医学院校高职高专规划教材

供临床医学类及相关专业用

预 防 医 学

第 2 版

主　编　郝晓鸣　李　芳　曹玉青

副主编　韦文洁　舒向俊　凌　媛

编　委　（按姓名汉语拼音排序）

曹玉青（河西学院）

郝晓鸣（广西科技大学医学院）

李　芳（黔东南民族职业技术学院）

凌　媛（广西科技大学医学院）

舒向俊（湖南医药学院）

唐　娟（邵阳学院）

韦文洁（广西科技大学医学院）

徐生刚（河西学院）

北京大学医学出版社

YUFANG YIXUE

图书在版编目（CIP）数据

预防医学 / 郝晓鸣，李芳，曹玉青主编．—2版．
—北京：北京大学医学出版社，2016.6（2023.7重印）
医学院校高职高专规划教材
ISBN 978-7-5659-1351-8

Ⅰ．①预…　Ⅱ．①郝…②李…③曹…　Ⅲ．①预防医
学-高等职业教育-教材　Ⅳ．①R1

中国版本图书馆CIP数据核字（2016）第050212号

预防医学（第2版）

主　　编：郝晓鸣　李　芳　曹玉青
出版发行：北京大学医学出版社
地　　址：（100191）北京市海淀区学院路38号　北京大学医学部院内
电　　话：发行部 010-82802230；图书邮购 010-82802495
网　　址：http：//www.pumpress.com.cn
E-mail：booksale@bjmu.edu.cn
印　　刷：北京瑞达方舟印务有限公司
经　　销：新华书店
责任编辑：高　翔　刘云涛　　责任校对：金彤文　　责任印制：李　啸
开　　本：850 mm×1168 mm　1/16　印张：19.75　字数：583千字
版　　次：2011年7月第1版　2016年6月第2版　2023年7月第8次印刷
书　　号：ISBN 978-7-5659-1351-8
定　　价：38.00元
版权所有，违者必究
（凡属质量问题请与本社发行部联系退换）

序

医药卫生类高职高专教育是我国医学教育体系的重要组成部分，随着国家对医药卫生体制改革的逐步推进，社会对基层卫生服务人才的需求与日俱增，对新时期高职高专医学人才培养及教材建设提出了更高要求。北京大学医学出版社于2011年组织全国高职高专院校教师编写出版了本套高职高专教材，由于教材的内容精炼、案例经典、符合临床、实用性强，受到众多高职高专院校师生的好评。

高职高专医学教材应服务于人才培养目标，基于高职高专学生的认知特点，以学生为中心、以就业为导向、以职业技能和岗位胜任力培养为根本，与课程、临床岗位和行业需求对接，促进产教融合。为推进教材建设、更好地服务于人才培养目标、将本套教材锤炼为精品之作，北京大学医学出版社对参与这套教材编写与使用的院校进行了深入调研，于2014年下半年正式启动了本套教材的修订再版工作，首先召开了教材编审委员会议，统一了教材修订再版的总体精神，重新审定再版教材目录、对个别主编进行了调整，然后召开了全体主编人会议。本轮教材修订加大了"双师型"和临床实践一线作者的比例，更加紧密地结合国家临床执业助理医师、全国护士执业资格考试大纲，理论、知识强调"必需、够用"；精选案例以促进案例教学；专业课教材的学习目标按布卢姆教育目标分类编写，突出了职业技能和岗位胜任力培养。力求以学生为中心，引导自主学习，渗透职业教育理念。总之，本轮教材在延续上版优点的基础上，体例更加规范，版式更加精美，质量明显提升，适用性更强。

在本次修订再版工作中，各参编院校给予了高度重视和大力支持，众多参编教师投入了极大的热情和精力，在主编带领下克服困难，以严肃、认真、负责的态度出色地完成了编写任务，在此一并致以衷心的感谢！"知行合一、行胜于言"一定程度上体现了职业教育理念，相信在北京大学医学出版社精心组织、编审委员会顶层设计和全体作者对教材的精雕细琢下，这套教材一定能与时俱进、日臻完善，满足新时期高职高专医学人才培养的需求，在教学实践中经受住检验，在教材建设"百花齐放、百家争鸣"的局面中脱颖而出，成为好学、好教、好用的精品教材。

王德炳

前　言

　　20 世纪中期，生物 - 心理 - 社会医学模式的确立，促进了预防医学与临床医疗护理实践的融合，也引发了以初级卫生保健为基础的全球卫生政策的变革。进入 21 世纪，"人人享有卫生保健"的卫生政策有了更进一步的深化，世界卫生组织提出了全民健康覆盖的政策和目标，我国也从 2009 年开始为城乡居民免费提供基本公共卫生服务，并且服务覆盖面逐年扩大、服务项目逐年增加。至 2015 年服务项目已由 2009 年的 9 项增加到了 12 项，这有力地推动了我国卫生服务的均等化，也进一步引导了基层卫生服务实践与预防疾病、促进健康的深度融合，同时，这对基层从事社区卫生服务的医护人员的科学素质、综合能力也提出了更高的要求。伴随着我国医药卫生体制改革的深化，近几年教育部、卫生和计划生育委员会相继发布了《教育部关于"十二五"职业教育教材建设的若干意见》《现代职业教育体系建设规划（2014—2020 年）》《全国乡村医生教育规划（2011—2020 年)》等一系列文件，为医药卫生类高职高专人才培养和教材建设指明了方向。为适应 21 世纪社会进步和我国卫生事业发展的需要，北京大学医学出版社组织了对第一版教材的修订工作。

　　本教材修订的指导思想是增加临床医疗、护理岗位和社区卫生服务中需要的预防医学知识和技能，纳入近年公共卫生和预防医学领域研究的新成果，提升学生的科学素质和综合能力。据此第 2 版教材编写主要做了以下增编和修订：①单独编写了"社区健康管理与健康促进"一章，增加了国家基本公共卫生服务项目的介绍和实施举例（社区居民健康档案建立与管理、儿童健康管理、家庭访视），以适应临床和护理专业学生在社区健康管理工作中的需要。②考虑护理专业学生在乡镇卫生院和社区卫生服务中心进行预防保健实践的需要，在传染病防控内容中增编了预防接种的实施与管理。③考虑适应社区健康教育与健康促进服务的需要，在"食品安全"一章中新编了食品标识和食品安全保障体系内容。④新编了"医院安全管理"内容，替代上版教材中的医院感染，使学生更全面地认识医护人员和患者在医院可能接触到的健康影响因素，同时也考虑通过切身的工作实际，让学生更深刻地理解并树立预防为主的观念。⑤在流行病学方法中增编的药物不良反应监测内容，符合国家公共卫生监测发展的要求，有利于加深医护专业学生对预防医学群体研究方法和临床医护人员在公共卫生中的作用的认知，同时有益于提升学生的科学素质。⑥国家基本公共卫生服务项目、《中国居民膳食营养素参考摄入量》（2013 年修订版）、WHO 2014 年发布的最新健康膳食建议、一些地方病等新的诊断标准、2015 年新颁布的《食品安全法》和其他职业卫生、环境卫生等新的卫生法规和标准、居民健康状况、常见疾病流行的最新动态等公共卫生和预防医学领域的新成果，在新编教材中均进行了更新，保证了教材内容的先进性。⑦在统计学方法内容中增编的 SPSS 实现统计过程简介，可以让学生初步学会建立数据库、知晓实现统计过程有便捷路径，为今后应用计算机软件工具打下初步的基础，也提升了学生学习统计的趣味性。⑧新版教材对生活环境与健康、职业卫生、食品安全几章中的相关内容进行了整合、调整，精简了环境污染内容，使之更符合医护专业学生的预防保健工作需要。⑨新版教材保留了受到学生欢迎的"学习目标""本章小结"这两种编写形式和内容，并增加了"知识链接""案例分析"，拓宽学生的知识面、引导学生思考，期待这种知识呈现形式能收到更好的效果。

　　高职高专《预防医学》的课程目标为：培养学生预防为主、疾病三级预防、生命全程的健康促进观念，使学生通过学习，能够初步运用预防医学的基本知识和技能，在临床医护实践和社区卫生服务中开展疾病预防和基本公共卫生服务。教材内容构架仍以"群体健康研究 - 健康影响因素 - 健康促进"为主线，共编写了 9 章内容，较上版教材增加了一章，但各章具体内容的选编更贴近医护岗位预防保健工作的需要，同时通过查新、更新、补新，力保教材内容的先进性。由于我们的编写经验和水平有限，书中难免存在不足、不当、疏漏之处，恳请预防医学界的前辈、专家、同道、读者以及使用本书的师生，提出宝贵意见和建议。

郝晓鸣

2015 年 9 月

目 录

绪　论

　　医学的产生源于治疗疾病的需要，以后在医学的发展进程中，随着对疾病发生、发展和转归规律的认识，人类发现疾病是可以预防的，尤其是在与传染病的斗争过程中，寻找预防传染病的有效方法成为医学迫切需要解决的问题，由此促成了预防医学的产生。预防医学在预防传染病中发挥的巨大作用，使得预防疾病的思想渐渐深入人心。现代社会，随着科学技术与社会经济的高度发展，人们对健康也有了更高的要求，不再满足于疾病的治疗，而是趋向预防疾病、促进健康、提高生命质量这样更高的健康目标，这再次推动了预防医学的发展，也使预防医学在现代医学中的地位变得日益重要。进入21世纪，"人人享有卫生保健"的卫生政策有了更进一步的深化，世界卫生组织（WHO）全民健康覆盖政策和目标的提出、我国2009年启动的基本公共卫生服务项目，有力地推动着基层卫生服务实践与预防疾病、促进健康的深度融合，同时，这对基层社区卫生服务人员的科学素质、综合能力也提出了更高的要求。

一、预防医学的概念与特点

　　预防医学（preventive medicine）是在研究人群健康和疾病规律的基础上，阐明疾病和健康的影响因素，尤其是环境因素对健康的影响，进而探讨如何利用对健康有利的因素，消除或减少不利因素，以达到预防疾病、促进健康的目的。

　　预防医学是应用科学，与临床医学有着密切联系，但又有区别于临床医学的突出特点。

　　1．研究对象有特殊性　预防医学的研究也要从个体着手，但预防医学侧重分析人群中健康和疾病的普遍表现，即人群健康状况和人群中疾病发生发展的规律，并由此进一步探索疾病和健康的影响因素；预防医学在探索预防疾病的策略与措施时，同样要考虑人人受益，因而预防医学的研究和工作对象侧重的是人群，即预防医学重视促进全体人群的健康，而不仅仅关注那些已患

1

病者或高危个体。但在临床工作中的预防服务，临床医生需运用预防医学的知识，为服务对象提供个体化的健康咨询、健康教育直至健康管理（健康管理主要在社区场所实施）。

2. 预防医学在社会实践中常常要采取公共卫生措施　预防医学研究对象、服务对象的广泛性，决定了预防医学的社会实践需要动员社会各方面的力量，要政府参与，行政干预，通过有组织的社会努力达成预防疾病，促进健康的目的。在临床工作中，这个特点主要显现在社区卫生服务中的社区健康促进。

3. 预防医学的研究方法在医学领域中突出地表现在重视宏观研究　即对健康和疾病的认识重视先从人群中的表现展开研究，弄清楚疾病和健康在人群中的分布情况，由此为进一步探索病因、健康影响因素以及采取疾病防控对策提供线索和依据。同样在临床工作中，这个特点在以卫生综合服务为特点的社区卫生保健中心（站）表现突出，如社区诊断与社区干预（详见本书第二章内容）。

二、预防医学的研究内容与研究方法

（一）预防医学研究的内容

由于健康和疾病影响因素众多，即使预防医学主要从环境和行为方面进行研究，也使得预防医学的研究内容十分广泛，概括起来有以下几方面的内容：

1. 人群健康状况与疾病流行特点　由于健康和疾病现象不是随机发生的，因此预防医学需要运用统计学方法与流行病学方法展开调查，收集人群健康、疾病、死亡资料，弄清人群的健康状况和疾病流行的规律，为深入探索病因提供线索。在此基础上，结合对环境因素、行为特点等的分析，阐明疾病危险因素。

2. 环境因素与健康的关系　由于人与环境不间断地进行着物质与能量的交换，人与环境有着不可分割的紧密联系，各种环境因素对人产生怎样的影响就成为以促进健康为目的的预防医学研究的主要内容。这其中还包括了社会因素以及在特定社会环境条件下产生的行为生活方式、社会心理对健康的影响。

3. 预防疾病促进健康的策略与措施　在了解健康危险因素的基础上，探讨有针对性的预防策略和具体措施，也包括加强部门和组织间的合作、调动公众广泛参与、采用多元健康促进策略等，并对其效果进行评价，实现预防医学的目标。

预防医学的研究工作，也为国家、地区的卫生工作决策如合理配置卫生资源等提供了科学依据。

（二）预防医学的研究方法

预防医学的研究方法有其独到之处，表现在宏观研究与微观研究的优势互补，宏观研究运用流行病学方法探讨疾病影响因素，是在人群中进行的现场调查，其得到的结论能反映各种因素间错综复杂的关系及其综合效应，结果是客观存在和可信的；但这种方法不能阐明机制，运用微观的研究方法，如毒理学方法在严格控制的实验条件下进行研究，便弥补了这一缺陷。

三、健康观与现代医学模式

什么是健康？特定历史时期的科技和社会发展水平影响到对健康的认识，传统的健康观认为无病就是健康，把健康简单理解成"无病、无伤、无残"。

（一）现代健康观

随着科技和人类社会的发展进步，对健康的认识也越趋完善。世界卫生组织 1948 年对健康的定义是"健康是身体、心理和社会适应的完好状态，而不仅是没有疾病"。它的突出特点是把人从生物人提高到了社会人，关注的是一个完整的个体，并强调人与社会的和谐。

1986 年世界卫生组织在《渥太华宪章》中进一步延伸健康的内涵，指出："健康是日常生活资源，而不是生活目标。健康是一个积极的概念，为达到身心健康和适应社会的完好状态，每个人都必须有能力去认识和实现这些愿望，努力满足需求和改善环境"。

"健康是一项基本人权"是世界卫生组织在 20 世纪 70 年代确立的"人人享有卫生保健"的全球卫生政策的基础；1998 年世界卫生组织《21 世纪人人享有卫生保健》中再次重申了"健康是一项基本人权"这一卫生政策。这样的健康观念要求所有人都应该获得最基本的健康资源，包括食物、住所、基本的卫生服务和可持续性的资源应用，这些因素与健康都密不可分。这样的健康观念是社会进步的结果，同时这一认识也是社会进步的潜在动力。

（二）现代医学模式

现代健康观的产生必然影响到医学领域中观察处理各种健康问题的思想和方法改变，即医学模式的改变，传统的医学模式是生物医学模式，这种医学模式的局限性是没有全面地看待人，不能解释和解决慢性非传染性疾病的发生、流行和治疗问题。1977 年美国罗彻斯特大学精神病学和内科学教授恩格尔率先提出了生物 - 心理 - 社会医学模式，他在其撰写的《需要新的医学模式——对生物医学挑战》中指出："生物医学模式只依据患者的身体检查和实验室检查结果是否偏离正常值来诊断疾病，而忽视了心理和社会因素对疾病的影响""为了理解疾病的决定因素，以及达到合理的治疗和预防，医学模式必须考虑到患者、环境和社会"。由此开始了生物 - 心理 - 社会医学模式的新时代，这种医学模式从生物、心理、社会多方面揭示健康和疾病的影响因素，同时也从多方面寻找疾病的治疗和预防措施，为现代医学的发展指明了方向，给医学科学的发展带来了新的生机，使医学科学体系不断丰富和发展，一些边缘学科和交叉学科相继产生，如医学心理学、行为医学、社会医学等；也为卫生保健事业的宏观决策提供了启示，医疗卫生服务应是多方面多层次的，由此促进了卫生事业的改革，包括扩大服务范围、增加服务内容等，新兴的健康教育与健康促进工作以及社区健康管理等均体现了现代医学模式的指导思想。

但是，在最近半个世纪环境科学和生态科学极大发展的情况下，生物 - 心理 - 社会医学模式也显露出不完善之处，无法体现环境与生态科学的最新成果，致使其审视健康、疾病和医学问题缺乏时代高度，所以有了生物 - 心理 - 生态医学模式的提法。"生态"一词的范畴，不仅包括社会环境，也包含了环境中各种物质因素和社会因素构成的整体状态及其与人的关系，因此，一种可能的情况是：生物 - 心理 - 社会医学模式会被生物 - 心理 - 生态医学模式所取代。

四、健康影响因素与健康生态学模型

（一）健康影响因素

从环境与健康的关系和现代医学模式的角度来考虑影响健康的因素，可将影响健康的众多因素归纳为 4 大类。

1. 环境因素　包括了人类生活、学习、职业活动中接触的各种物理、化学、生物性状的物质因素以及在社会活动中形成的各种社会关系、传统、风俗、价值观和受教育的程度、社会经济状态等社会因素。

2. 行为生活方式　包括个人的行为习惯与嗜好、生活技能、消费特点等。

3. 卫生服务　主要是卫生服务的可及性、全面性及卫生服务的质量。

4. 个人生物学因素　主要是指个人的遗传素质，可直接影响到疾病发生或对疾病的易感性。

（二）健康生态学模型

众多的健康影响因素在作用于人类的同时，这些因素之间也相互依赖、相互制约，而人与环境构成的生态体系，决定了人的健康状态就是个体的生物特性与众多健康影响因素相互作用的结果，这些因素从不同层面上的交互作用来影响健康。这是目前较为公认的健康影响因素对健康作用机制的学说——健康生态学模型，该模型将健康影响分为 5 个层次（图绪 -1）。①核心层是个人先天的生物学物质，如性别、种族及一些疾病的易感基因等；②第二层是个人的行为特点；③第三层是个人、家庭与社区的人际网络；④第四层是生活和工作条件，包括：职业、收入、受

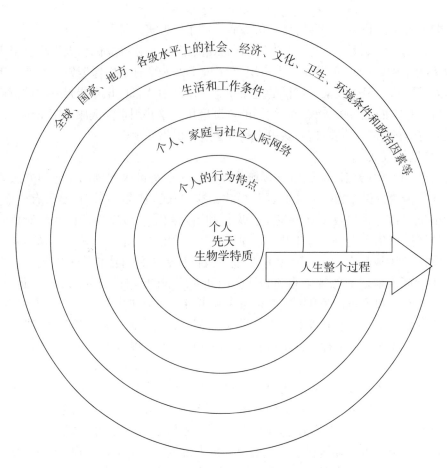

全球、国家、地方、各级水平上的社会、经济、文化、卫生、环境条件和政治因素等

生活和工作条件

个人、家庭与社区人际网络

个人的行为特点

个人
先天
生物学特质

人生整个过程

图绪 -1　健康生态学模型

教育的程度、自然和人工的环境条件、卫生设施、医疗卫生保健服务等；⑤最外层是宏观层面的因素，是全球、国家水平乃至当地的社会、经济、文化、卫生、环境条件和政治因素等。

五、生命全程的预防保健服务

生命有其自然过程，如常言道"生、长、壮、老、已"。但在这一过程中，自身的遗传、生理与众多的影响因素交织在一起才形成了每个个体特定的健康状态与寿命。健康生态学模型从横向上阐明了健康影响因素，也表明了健康促进工作的着力点；再纵观生命全过程，胚胎期、婴儿期、幼儿期、儿童期、青春期、成年期、老年期各有其特有的生理特点和受环境等作用的特点；纵观疾病的发生，多数疾病特别是慢性非传染性疾病，一般历经了致病因素逐渐累积到发病的长期过程，如胚胎期至婴儿期是脑细胞增殖的关键期，此阶段大脑发育形成的脑细胞数量将为一生的智力水平奠定基础；学龄儿童期虽然是人一生中最健康的时期，但儿童眼球发育的特点、眼调节的特点和学习过程中的近距离用眼，使得近视成了这个年龄段最突出的健康问题；恶性肿瘤、心脑血管疾病、糖尿病已经成为我国居民的头号杀手，而这些疾病的危险因素：肥胖、不良生活习惯等多是从年少时就已经形成，而且这些原来常见于老年人的慢性疾病越来越趋向于年轻化；骨质疏松是老年期的常见疾病，但生长发育过程中均衡地膳食、经常地运动锻炼可以增加骨密度、使骨量有更多的贮备、减缓老年期骨质疏松的发生；因此预防疾病、促进健康纵向上应覆盖生命的全过程，即从生命开始前的优生检查开始，以后依据各年龄段人群的发育、生理特点和疾病发生情况，在各种人群集中的场所：家庭、幼儿园、学校、工作场所、社区等适时开展有针对性的、包括健康教育与健康促进的各种预防保健措施，才能有效地促进发育、增强体质、阻断或延缓疾病的发生、充分发挥生命的潜能。

知 识 链 接

人口老龄化与健康期望寿命

人口老龄化是指老年人口占总人口的比例不断上升的过程，WHO 对老年人的界定：在发达国家为 65 岁以上的人群，在发展中国家则为 60 岁以上人群。国际社会对老龄化社会的界定一般为老年人口占总人口 7% 以上。2010 年全国人口普查结果显示，我国有 1.19 亿 65 岁及以上老人，约占全国总人口的 8.87%。同 2000 年第五次全国人口普查相比，0 ～ 14 岁人口的比重下降 6.29%，15 ～ 59 岁人口的比重上升 3.36%，60 岁及以上人口的比重上升 2.93%，65 岁及以上人口的比重上升 1.91%。国家统计局公布的 2014 年人口情况：65 岁及以上老人为 1.34 亿，占总人口的 10.1%。我国已经步入老年社会，并且老龄化的进程正在加速。

健康期望寿命是在考虑了疾病和残疾等因素造成的非健康状态影响后，用生命质量来调整生存年数测算出一个人在完全健康状态下生存的平均期望年数，即预期人在多大年龄以前是身体健康的，显然这一指标更关注生命的质量。2000 年 WHO 在《世界卫生报告》中推荐将健康期望寿命作为评价人群健康的综合测量指标。北京市疾病预防控制中心通过研究和测算发布了 2012 年北京户籍成人健康期望寿命，其中 18 岁组男性为 43.40 岁、女性为 38.06 岁，同期测算的相同年龄的期望寿命男性为 62.22 岁，女性为 66.50 岁。这一结果表明这一年龄人群生命中约有 20 余年的时间是在疾病或残疾状态下度过的。

六、现代医学的发展方向与医学生学习预防医学的意义

世界卫生组织在 20 世纪 70 年代提出的全球卫生策略，确立了卫生保健型的卫生服务体制，2008 年 WHO 总干事陈冯富珍在哈萨克斯坦阿拉木图市发布题为《初级卫生保健：过去重要，现在更重要》的世界卫生报告，以纪念 1978 年阿拉木图国际初级卫生保健会议 30 周年。报告指出了目前全球存在的主要卫生问题：疾病负担持续上升、卫生保健机会不均，呼吁卫生发展回归初级卫生保健的正确轨道。以初级卫生保健为主的卫生服务体制，突出了预防保健在卫生工作中的地位，据 WHO 估计，如果能够更好地利用现有的预防措施，全球疾病负担可以减少 70%。

"预防为主"从新中国成立以来一直是我国卫生工作的方针，而 20 世纪我国卫生工作取得的举世瞩目的成绩，正是由于几十年来贯彻预防为主的卫生工作方针的结果。WHO 提出的全球卫生政策，同样以预防保健作为优先考虑的要素，这些都标示了现代医学的发展方向是预防为主。由此再结合预防医学的研究内容与特点思考：临床专业及临床相关专业的医学生为什么要学习预防医学，至少我们可体会到以下几方面的意义。

1. 适应现代医学发展的要求　1988 年，在爱丁堡召开的世界医学教育会议明确指出："医学教育的目的是培养能促进人类健康的医生，而不是培养仅将治疗服务于能付得起钱或准备接受治疗的人们的那种医生"。此后 1995 年世界卫生组织又提出"五星级医生"的要求，即未来的医生应具备以下五个方面的能力：①卫生保健提供者，即能根据患者预防、治疗和康复的总体需要提供卫生服务；②医疗决策者，即能从伦理、费用与患者等多方面的情况，综合考虑和合理选择各种诊疗新技术；③健康教育者，即医生不仅是诊疗疾病，更应该承担健康教育的任务，主动、有效地促进个体和群体的健康；④社区卫生领导者，即能参与社区的卫生决策，能根据个人、社区和社会对卫生保健的需求做出合适的反应；⑤服务管理者，即协同卫生部门及其他社会机构开展卫生保健，真正做到人人享有卫生保健。这五项能力中至少有三项与预防医学的知识和技能有

关。显然，医学教育不可能独立于卫生工作之外，顺应医学和卫生工作的发展趋势是医学教育的主导方向。随着科学技术与社会经济的高度发展和人民生活水平的提高，尤其是进入21世纪以后，人们对健康有了更高的要求，不再满足于疾病的治疗，而是趋向预防疾病、促进健康、提高生命质量这样更高的目标；另一方面卫生资源配置不公带来的社会健康现状、初级卫生保健带来的高效卫生水平，也正引导着卫生服务越来越趋向于初级卫生保健为主和预防为主的轨道发展，医学教育的目标与五星级医生的要求正是顺应了这种社会和医学发展的趋势。作为21世纪的医学生，掌握预防医学的基本知识和技能，才可能成为符合时代要求的医务工作者。

2．发挥临床医护（技）人员在保障人民健康工作中的重要作用　对于人群的健康保护工作，如食品卫生的检测与许可，水质检测、生产环境检测、传染病防控、疾病监测、健康教育等，临床医护（技）人员一般会认为是公共卫生医生的职责。这主要是因为长期以来我国公共卫生与临床工作的分离（没有把医疗机构纳入疾病控制体系）造成的，事实上许多疾病预防与控制工作，没有临床医生的支持与工作将会是空中楼阁，如包括传染病监测、报告在内的疾病监测、突发公共卫生事件监测、公害事件、职业病发现等，临床医护（技）人员与患者的密切接触，使临床医生成为公共卫生突发事件的第一报告人、临床场所成为疾病监测的前哨；对于疾病预防策略中的第二级预防措施，也更多地落实在临床医生的工作中；如果临床医生缺乏预防控制疾病的意识，这些工作就很难落到实处。因此，临床医生能完整地认识现代医学的目标、具备预防控制疾病的意识、并能运用预防医学的基本知识和技能，在临床工作场所察觉和及时报告公共卫生问题，守好疾病监测的第一道关，并在日常工作中为服务对象提供个体化的预防服务、健康教育、健康管理等。临床医生对疾病预防控制工作具有无可替代的作用。

3．学习运用预防医学从人群出发进行研究的思维方式，提高临床循证决策能力　从人群出发的健康研究方法（运用流行病学和统计学方法），产生于预防医学并在病因探索与疾病预防中发挥了巨大的作用，是预防医学注重的研究方法。由于临床医生更多地受到基础医学研究方法的影响，常从个体探究深层和内在的疾病机制，相对忽视从群体层面认识健康问题。各种疾病影响因素作用于机体的复杂性，在一定程度上导致了这种研究方法的局限性。目前循证医学在医学领域的迅速发展，正显示着其对医学科学发展的强大作用。循证医学的核心是循证，它强调证据要有严格的科学证明，强调大样本随机对照实验与系统评价结果作为临床应用的证据。而获得这些证据的方法，正是要应用流行病学方法与统计学方法，因此，临床医生通过学习预防医学，学习和领会从人群出发进行研究的方法，对于循证医学实践有着重要的作用。

本章小结

绪论内容的学习，一是让大家对预防医学有个总体的认识，二是要明确以下问题：

一、预防医学的概念、特点与研究内容

1．预防医学是在研究人群中健康和疾病现象规律的基础上，阐明疾病和健康的影响因素，尤其是环境因素对健康的影响，进而探讨如何利用对健康有利的因素，消除或减少不利因素，以达到预防疾病、促进健康的目的。

2．预防医学的特点　主要表现在三个方面：

（1）研究和工作对象侧重于人群。

（2）预防医学的社会实践常常采取公共卫生措施。

（3）预防医学的研究方法重视宏观研究，注意宏观研究与微观研究的优势互补。

本章小结

3．预防医学的研究内容

（1）人群健康状况与疾病流行特点。

（2）环境因素与健康的关系。

（3）预防疾病促进健康的策略与措施。

二、现代健康观与现代医学模式

1．现代健康观　世界卫生组织1948年将健康定义为"健康是身体、心理和社会适应的完好状态，而不仅是没有疾病和虚弱"。其突出特点是把人从生物人提高到了社会人，并强调人与社会的和谐。对健康的认识在更深层次上要认识到：健康是日常生活资源，健康是一项基本人权。

2．现代医学模式　现代医学模式是生物‐心理‐社会医学模式，这种医学模式指导我们从生物、心理、社会多方面揭示健康和疾病的影响因素，也从多方面寻找疾病的治疗和预防的策略与措施。

三、健康影响因素与健康生态学模型

众多健康影响因素可归纳为四类：环境（包括物质因素和社会因素）、行为方式、个人生物遗传特性和卫生服务。这些因素从不同层面作用于人，自身也相互作用，并且在作用于人的同时同样受到人类的影响，这便是健康生态学模型。

四、现代医学的目标与医学教育的目的

现代医学的目标，不仅是治疗疾病，更要预防疾病促进健康。现代医学教育的目的是"培养能促进人类健康的医生"，要求现代医生应是：①卫生保健的提供者；②医疗决策者；③健康教育者；④社区卫生领导者；⑤卫生保健服务管理者。

（郝晓鸣）

第一章　人群健康研究的统计学方法

学习目标

通过本章内容的学习，学生应能：

识记：

1. 解释医学统计学概念与医学统计学中的基本概念（总体、样本、变量、变量值、同质、变异、三类误差、概率、小概率事件、计量资料、计数资料），列出医学统计工作的基本步骤。

2. 解释频数分布的含义，能制作合适的频数分布表并据此说明所观察健康现象的频数分布特点。

3. 定义标准差、变异系数，举例说明其应用。

4. 列出四分位数间距的位点和计算公式，举例说明其应用。

5. 说出正态分布、标准正态分布的主要特征及曲线下面积分布的规律。

6. 解释均数的标准误概念，比较标准差与标准误的区别与联系。

7. 列出 t 值计算公式，说出 t 分布的特征并据此指出样本均数的分布（抽样误差）规律。

8. 说出相对数的概念、列出常用的相对数及计算公式。

9. 解释率的标准误的概念、列出计算公式。说出运用正态近似法对总体率进行可信区间估计的方法与及应用条件

10. 说出进行率的 u 检验的适用条件。

11. 说出 χ^2 检验基本公式中各符号的含义，举例说明公式中理论数（T）是如何得出的，列出 χ^2 检验步骤。

12. 列出四格表资料、行 × 列表资料、配对资料 χ^2 检验的应用条件。

理解：

1. 总结算术均数、几何均数、中位数在描述计量资料集中趋势时的适用条件。

2. 分析制定医学正常参考值范围的基本步骤与方法，比较正态分布与偏态分布健康现象在制定医学正常参考值范围时的异同。

3. 说明总体均数可信区间估计的依据，指出医学正常参考值范围确定与总体均数可信区间估计区别。

4. 举例说明率的标准化的意义及其他应用相对数应注意的问题。

运用：

1. 能依据统计表的基本结构与制作要求，制作合适的统计表清晰地表达统计资料的结果。能依据常用统计图的适用资料与制作要求，制作恰当的统计图。

2. 联系 t 分布特征分析假设检验的基本思想与基本步骤，能依据研究设计类型选择正确的均数假设检验方法，并依据假设检验的基本思想分析假设检验的结果（注意事项）。

3. 分析 χ^2 检验的基本思想（χ^2 值与 P 的关系），能依据研究设计选择正确的 χ^2 检验方法。

第一节 医学统计学概述

一、医学统计学的概念与意义

统计学是运用数理统计的原理和方法，研究数据收集、整理、分析和推断的科学，是认识自然和社会现象本质特征与客观规律的重要工具。医学统计学（medical statistics）就是将统计学的原理和方法应用到认知人的健康与疾病以及卫生事业管理过程中，合理地收集、整理、分析资料并进行推断，以揭示事物的本质特点和内在规律，更好地指导医药卫生工作。

医学研究的对象主要是人体以及与人的健康有关的各种因素，而人的健康或疾病表现的一个重要特点就是普遍存在着变异。所谓变异即个体差异，指相同条件下同类个体之间某一方面发展的不平衡性，是各种偶然因素作用的结果。例如同地区、同性别、同年龄的儿童，他们的身长、体重、血压、脉搏、肺活量、红细胞等数值都会有所不同。又如在同样条件下，用同一种药物治疗某病，有的患者被治愈，有的疗效不显著，有的可能无效甚至死亡。引起生物现象差异的原因是多种多样的，归纳起来，一类原因是普遍的、共同起作用的主要因素，另一类原因则是偶然的、随机起作用的次要因素。这两类原因总是错综复杂地交织在一起，并以某种偶然性的形式表现出来，因此，由个体或抽样观察的结果（数据）常不能确定为何种影响因素的作用。医学研究的任务就在于，要从看起来是错综复杂的偶然性中揭示出潜在的必然性，即事物的客观规律性。这种客观规律的发现，需要运用统计学的方法通过对个体变异的研究，收集到可靠的资料，并进行正确的分析、归纳与推理判断，进而得出正确的结论。所以，医学统计学是一门方法学，是进行医学科学研究的重要工具。

医务人员在从事医疗卫生服务的实践中，常常需要从不完全的信息里取得科学的、可靠的结论，如研究人群健康状况和疾病影响因素，需要从人群抽样调查的结果对整个人群做出推断；研究疾病防治、护理措施的效果，研究结果是否适用于观察样本以外的同类对象。健康和疾病的表现既受本质规律的制约，又受许多偶然因素的影响，表现有个体差异，只有应用统计方法才能揭示被偶然因素掩盖了的本质规律，这就需要医学生必须具备医学统计学的基本知识和基本技能。

二、医学统计学的研究内容

医学统计学的主要研究内容可概括为以下四部分：

（一）统计设计

统计设计（statistical design）是指在进行研究和统计工作之前制订一个包括资料收集、整理和分析全过程的周密计划，统计设计可按照在研究过程中对研究对象是否进行干预分为调查研究设计和实验研究设计。调查研究设计主要包括抽样方法、样本量估计、调查技术、质量控制技术等，实验设计主要包括样本量估计、分组方法、对照形式、各种实验设计模型等。由于统计设计关系到数据收集的正确性，影响到研究结果的准确性、可靠性、严密性和代表性，如果在统计设计上存在失误或缺陷，就可能导致整个研究的失败。因此，统计设计是保证统计描述和统计推断正确的基础。在医学研究中，专业设计和统计设计是科研设计的两个重要组成部分，二者相辅相成、缺一不可。专业设计与统计设计的关系如下：

表 1-1　专业设计与统计设计关系

	专业设计	统计设计
要求	运用专业知识进行设计	运用统计学知识进行设计
内容	选题、调查（实验）的方法、材料	确定研究方案中如何收集、整理资料以及统计指标选择、统计描述、统计推断方法
方向	探讨研究结果的适用性和创造性	探讨研究结果的可重复性、高效性
目的	回答和解决科研课题、验证假说、保证科研结果的先进性	减少和控制误差。保证样本的代表性和可靠性，保证研究结果的精确性和可重复性

（二）统计描述

统计描述（statistical description）即对调查或实验所获得的原始数据进行归纳整理，用相应的统计指标表达出研究对象的数量特征。如收集的数据为计量资料，则要显示其频数分布特点，用相应统计指标表示其集中趋势、变异（或称离散）程度；如为计数资料（或等级资料），则要用相对数如率、构成比、相对比等表达事件的发生频率和不同性质（或种类）事物的数量比例关系，必要时配合统计表或统计图加以说明，以更明了地显示研究对象的数量特征。

（三）统计推断

由调查或实验所获得的资料一般是研究对象全体中的部分个体，称为样本资料，医学统计更重要的是通过样本的信息，来估计总体中相应的统计指标，即运用概率的理论进行分析、论证，在一定可靠的程度上，对总体的数量特征进行估计、推测，这种统计方法称为统计推断（statistical inference）。统计推断的内容包括总体参数的估计和假设检验两部分。

（四）健康和疾病现象的多因素分析

影响人体健康和疾病发生发展过程的因素很多，而这些因素之间常有交互作用。例如：①某种疾病是否发生，不仅取决于致病源，还取决于环境条件及机体状况，而致病源和环境条件又有多种。②疾病的诊断要根据患者的很多症状、体征及检验结果来确定。③疾病的预后要视治疗情况和机体自身的状况而定。④某些医学现象的分类要根据许多生物学特征。医学统计学中的多因素分析法对这些复杂问题的解决，提供了必要的方法和手段，用多因素分析法来研究医学问题，不仅可以同时考虑多个因素对人体生理、病理变化及疾病发生发展的影响，还可以分析各因素间的相互作用。多元分析的方法很多，医学统计学常用的有多元线性回归、多元线性相关、逐步回归、Logistic 回归、判别分析、聚类分析、因子分析等。

三、医学统计学中的基本概念

（一）研究对象与观察单位

研究对象（research object）是根据研究目的确定的具有某种特定性质的客体（观察对象）。这些对象可以是人、是物，也可以是文献记载或其他文字资料等，数量可以是一个、几个，也可以是成千上万个。

观察单位（observation unit）是研究对象中最基本的、最小的单位。观察单位可以是一个家庭、一个人、一只动物、一个细胞，一片树叶。如欲了解 18 岁健康男生的肺活量水平，一名 18 岁健康男生就是一个观察单位；欲了解农民的家庭年总收入，则一个农村家庭就是一个观察单位。

（二）变量与变量值

变量（variable）是观察单位的某种特征。如以人为观察单位，人的许多特征如身高、体重、胸围、血压、脉搏等均可被称为变量。变量的观测结果就被称作变量值或观察值（value of variable）。如某男性身高的测量结果为 176cm，这 176cm 就是一个变量值。

（三）同质与变异

同质（homogeneity）是指被研究指标（变量）的影响因素相同。但在医学研究中有些影响因素常常是难以控制的，甚至是未知的，如心理、遗传等。因此在实际工作中，影响被研究指标的主要可控因素达到相同或基本相同，就可认为是同质。如研究儿童的体重，主要的可控因素有年龄、性别、民族、地区等，故以这些因素相同，为同质的条件。

变异（variation）是指同质研究对象各个观察单位变量值之间的差异，如同地区、同时间、同民族和同年龄的正常男童的身高有高有矮；用相同的药物治疗患相同疾病的患者的疗效有好有差。生物个体的各种指标受到的影响因素极其复杂，有生物因素、心理因素、自然环境因素和社会环境因素，因此生物个体的各种指标变异很大，必须要用统计方法来揭露由变异所掩盖的本质规律。

（四）总体与样本

总体（population）是指根据研究目的所规定的同性质观察单位的全体。更确切地说，是同质的所有观察单位某种变量值的集合。同质是由目的确定的，仅有相对意义，例如：欲了解某市当年 20 岁健康男大学生的身高情况，则该地当年的全部 20 岁健康男大学生的身高值就构成一个总体。总体分有限总体和无限总体。有限总体的个体数或观察单位个数是有限的，如上例研究某地某年 20 岁健康男大学生身高，如果有 5 万名男大学生，则总体包括 5 万名男大学生，更确切地说，包括 5 万个身高值，为有限总体。无限总体是假想的，其个体数或观察单位的个数是无限的。例如研究用某药治疗某种疾病的疗效，总体为假想的包括所有使用该药治疗的患者，没有空间范围和时间范围限制，为无限总体。

样本（sample）是从总体中随机抽取的部分有代表性的个体（观察单位）某变量值的集合。如上例可以随机调查该地 120 名健康男大学生，用他们的情况来代表该地所有 20 岁健康男大学生的全体。样本中所包含的个体或观察单位的个数称为样本含量。在进行随机抽样时，总体中每一个观察单位都有同等的机会被选入到样本中去。

（五）参数与统计量

表示总体特征的指标称为参数（parameter）。如总体均数、总体率等，总体参数一般用希腊字母表示，如总体均数 μ、总体率 π 等。

根据样本个体值统计计算出来的描述样本特征的指标称为统计量（statistic）。如样本均数、样本率等。如前例 120 名 20 岁健康男大学生的平均身高是一个统计量，称为样本均数。参数通常是未知的，因为不太可能将所有的观察单位都调查到。抽样研究的方法就是利用样本计算出统计量，来对总体参数进行估计或推断。即统计量是研究者将要处理的，参数是研究者需要知道的。

（六）误差

误差（error）为观察值与实际值之差。统计工作中根据产生误差的原因，将误差分为系统误差、随机误差，其中随机误差又可分为随机测量误差和抽样误差。

1. 系统误差（systematic error） 是由于在观察过程中仪器、试剂等未经校准，观察方法、判断标准不统一或观察者主观偏见等，使观察值与实际值产生偏差。系统误差有共同的特点，一般具有倾向性，即在条件不变的情况下重复观察，测量值统一偏大或偏小。这种误差消除原因后是可以避免的。

2. 随机测量误差（random measurement error） 是由于多种无法控制的因素（未知的因素）使同一个样品使用同样仪器和方法，测量结果不完全相同的情况。这种误差随机变化没有倾向性，测量值可比实际值大，也可比实际值小。这种误差是不可避免的，但随机误差有规律，服从正态分布，因此可以用概率统计的方法进行相关问题的处理。

3. 抽样误差（sampling error） 同性质的观察单位间的差异，造成样本统计量和相应的总体参数会有差别，这种由抽样造成的样本统计量和总体参数的差别，称为抽样误差。如果从同一总体中做不止一次的抽样，由于不同样本所包含的个体值不同，各样本均数间也会有不同，这种差别也可称为抽样误差。抽样误差是随机误差，同样随机变化没有倾向性，也不可避免，但抽样误差是有规律的，也是统计学所研究处理的重要误差。

（七）随机事件和概率

随机事件（random event）是指在一定条件下，可能发生也可能不发生的事件，即结果不确定的事件。在医学研究中大多数事件是随机事件，如对某病的一群患者实施相同治疗方案，只知道治疗结果可能是治愈、好转、无效、死亡四种结果，但对某一患者，治疗结果是哪一种是不能确定的。

概率（probability）是描述某随机事件发生的可能性大小的指标，常用 P 表示。随机事件概率的大小在 0 与 1 之间，即 $0 < P < 1$。P 越接近 1，表示某事件发生的可能性越大，P 越接近 0，表示某事件发生的可能性越小。由于存在抽样误差，用样本统计量推断总体参数不可能是肯定推断，只能是概率推断。

小概率事件：习惯上是指 $P \leqslant 0.05$ 的事件，表示在一次实验或观察中该事件发生的可能性很小，可以被视为不会发生。小概率事件的概念在课程中会反复出现，因为统计分析中的很多结论是根据概率判断的。

当进行抽样观察时，样本中的观察事件的发生数（A）和观察单位数（n）之比（A/n）称为频率，如果观察单位数逐渐增大，则频率就会越来越接近概率，因此，如果样本数量足够大时，观察得到的某事件发生频率，可近似地看成是该事件发生的概率。

四、医学统计资料的类型

医学统计资料依据观察方式和观察结果（变量值）的不同可分为三种类型，计量资料、计数资料和等级资料，不同的统计资料有相应的统计指标和分析方法，因此，进行统计分析时，首先须分清资料的类型，才能决定采用何种分析方法。

（一）计量资料

计量资料（measurement data）是用定量的方法对每个观察单位进行某项指标测定所得的数值组成的资料。由于测量是用定量方法，故观察值均带有度量单位。例如测量人的身高（cm）、体重（kg）、血压（kPa）和红细胞数（10^{12}/L）等得到数值资料，这种资料也称数值变量资料。计量资料可分为连续性和非连续性的两种，如身高，在理论上，任意两个数值之间还有无穷多个数据；而龋齿数，其数据只能是 0、1、2……，在 0 和 1 之间没有其他数据了。

（二）计数资料

计数资料（enumeration data）是对每个观察单位的某种特征用定性的方法进行测量所得结果组成的资料。由于测量是用定性方法，故观察值表现为互不相容的类别或属性（即将观察单位按某种属性或类别分组，所得的各组的观察单位数）。如检测人的血型有 O 型、A 型、B 型和 AB 型 4 类。这种资料也称为分类变量资料。

（三）等级资料

等级资料（ranked date）是对每个观察单位的某种特征按某种等级进行测量，测量结果表现为观察值间存在程度或等级的差别（即将观察单位按某种性质的程度或等级分组，所得的各组的观察单位数）。如疗效可分为无效、好转、显效和治愈 4 级，一些化验检测结果为 -、+、++、+++、++++ 等。这种资料既有定性的性质，同时又有半定量的性质，故也称为有序分类资料。

不同类型的统计资料运用的统计方法有所不同，因此研究者首先要根据研究因素或观察值的性质来分清统计资料的类型，然后才能考虑选用正确的统计方法。

（四）资料的转换

根据研究目的，上述统计资料的类型是可以转换的。如观察某成年女性的血红蛋白量，观察值是定量的，属计量资料，但如果想了解研究对象的贫血发生情况，可将观察对象按血红蛋白正常与低于正常分组，转换为计数资料；如按不同程度的贫血情况分组，可分为正常、轻度贫血、中度贫血、重度贫血几个组，又成了等级资料。又如疗效为计数（或等级）资料，可分别计数无效、好转、显效和治愈各有多少人，也可以令无效、好转、显效和治愈分别为 $X = 0$，1，2 和 3（或 $X = 1$，2，3 和 4），而把其转换成计量资料。

观察指标是选择定量指标、定性指标或者等级指标，应考虑指标的客观性和敏感性，一般用定量指标描述个体特征是最好的。因此在医学科研中，根据研究目的确定研究指标首先应选择定量指标，用计量资料的统计方法。

五、医学统计工作的基本步骤

医学统计工作包括统计设计、搜集资料、整理资料和分析资料 4 个步骤。这 4 个步骤紧密相连，任何一个步骤的缺陷都会影响后续步骤，使统计分析的结果不可靠。

（一）设计

设计（design）即在进行研究工作之前制订一个完整周密的研究计划，统计设计的内容包括资料搜集、整理和分析全过程总的设想和安排。首先依据研究的专业目的，设计需用的统计分析方法和要得出的统计指标；然后再据此确定研究对象和观察单位、研究因素、研究方法、样本抽样方法和样本含量、整理资料的步骤和表格等，具体内容将在第二章介绍。设计是科研实施的依据，是能否达到预期目的的关键。

（二）搜集资料（data collection）

搜集完整、准确可靠的原始资料，这是统计分析的基础。医学统计资料主要来自 3 个方面：

1. 日常医疗工作资料的搜集

（1）统计报表：根据国家规定的报告制度，由医疗卫生机构定期逐级上报的各种统计报表，如出生、死亡报告、疫情报告、医院工作报表等，这些报表为各级卫生机构制订卫生工作计划、评价卫生工作和预测今后的工作提供重要依据，也为卫生管理研究提供了大量的原始资料。

（2）日常医疗卫生工作记录：如门诊或住院病历、健康检查记录、卫生监测记录等，这些资料都是进行医学研究的宝贵原始资料，若能做到认真填写，避免漏填、误填，便可很好地开发利用，加强这方面的资料管理工作是很有必要。

2. 专项研究资料的搜集　包括专题调查或实验研究，这是开展医学科研的主要资料来源，比上述两种经常性资料容易控制，可以得到较完整、准确的原始资料。

搜集资料要求完整、准确、及时，完整是指搜集资料项目无遗漏；准确是指观察、测量准确，记录、计算无误；及时对于统计报表是指按时间及时完成，对于专项研究资料是指数据记录应在观察测量的同时完成，不能以回忆方式记录。

（三）整理资料

搜集到的资料都要经过整理使之系统化、条理化，以便进一步做统计分析。整理资料（data sorting）可分核查资料、设计分组、归组汇总几个步骤。

1. 整理资料　首先对原始数据进行核对和检查，发现缺失和有疑问的项目必须复查并更正，无法补救的资料应剔除。核查无误后，再结合统计分析要求设计分组。

2. 设计分组　分组的形式常用以下两种：

（1）按性质分组：即按观察单位的性质或类别分组，如按性别、职业，实验室检查结果的阳性、阴性分组。

（2）按数量分组：即按观察值的数值大小分组，如划分年龄组、身高组等，具体分组方案要结合研究目的，以准确反映被观察者的特征。

实际工作中常常将上述两种分组方法结合，如先按性别划分性别组，再在同性别人群中划分不同年龄组。

3. 归组汇总资料　即按分组要求设计整理表，再用手工或计算机分组汇总。

（四）分析资料（data analysis）

根据研究目的，结合资料的类型、分布特征选择正确的统计方法进行分析。分析常常从两方面进行：①对研究资料做统计描述，即用平均数、发病率等统计指标、统计表和统计图对资料的数量特征及分布规律进行描述；②依据研究资料的结果进行统计推断，是指由样本统计量推断总体参数，或推断两个或几个总体指标之间是否相等。统计研究一般是抽样研究，抽取样本和求样本统计量是手段，推断总体情况才是目的。

知 识 链 接

"统计"与"统计年鉴"

"统计"一词起源于拉丁语 Status，意为各种现象的状态、状况。由这一词根派生的意大利语中的 Stato，表示"国家"，也含有"国家结构"和"国情"的含义。"统计"一词最早出现在德国政治学教授 G. Achenwall 于 1749 年所著《近代欧洲各国国家学纲要》一书绪言中，文中把"国家学"学名定为"Statistik"，意为"国家显著事项的比较和记述"或"国势学"。此后，印欧语系中的各国相继沿用这个词，意大利译为 Statistiche，法国译为 Statistiques，英国译为 Statistics。日本最初译为"政表""政算""国势"等，直到 1880 年才确定用"统计"二字。"统计"一词从日本传到我国是在 1903 年。我国的《统计年鉴》是由各级政府统计局编印的全面反映当地经济和社会发展情况的资料性年刊。一般分为 20 多个篇章，依据不同年份经济、社会发展的不同情况略有调整。如《2014 年中国统计年鉴》其条目有：①综合，②人口，③国民经济核算，④就业和工资，⑤价格，⑥人民生活，⑦财政，⑧资源和环境，⑨能源，⑩固定资产投资，⑪对外经济贸易，⑫农业，⑬工业，⑭建筑业，⑮房地产，⑯批发和零售业，⑰住宿、餐饮业和旅游，⑱运输和邮电，⑲金融业，⑳科学技术，㉑教育，㉒卫生和社会服务，㉓文化和体育，㉔公共管理、社会保障和社会组织，㉕城市、农村和区域发展，㉖香港特别行政区主要社会经济指标，㉗澳门特别行政区主要社会经济指标。附录一、台湾省主要社会经济指标，附录二、国际主要社会经济指标。为方便读者使用，各篇章前设有《简要说明》，对该篇章的主要内容、资料来源、统计范围、统计方法以及历史变动情况予以简要概述，篇末附有《主要统计指标解释》。

第二节　统计表与统计图

统计表与统计图是表达统计结果的工具。用统计表和统计图表达统计资料简洁明了、形象直观，便于比较和分析。研究资料经过统计计算出统计指标后，应制作恰当的统计表或统计图以表述研究结果。

一、统计表

广义的统计表包括调查表、资料整理汇总表、统计分析表三种，狭义的统计表仅指统计分析表，本节仅介绍统计分析表，简称统计表。

（一）统计表的作用与基本结构

统计表（statistical table）是将统计分析的事物及其指标用表格的形式列出，以说明研究事物的特征及研究项目之间的数量关系。制作统计表的目的是尽量让读者看了统计表能一目了然，为达到此目的，统计表基本结构如下：

表编号 标题

横标目名称	纵标目名称	纵标目名称
横标目名称	数字	数字
横标目名称	数字	数字
合计	数字	数字

（二）统计表的种类与制作要求

根据被说明事物标志的分组情况，可将统计表分为两种，即简单表和组合表。

1. 简单表　只按一个特征或标志分组的统计表称为简单表。如表 1-1 是按年龄组这一标志分组的，反映患者的年龄构成情况。

表 1-2　某年某医院外科患者年龄构成

年龄（岁）	患者数	构成比（%）
0 ~	235	9.49
10 ~	637	25.72
20 ~	821	33.14
30 ~	16	8.72
60 ~	568	22.93
合计	2477	100.00

2. 复合表　按两个或两个以上特征或标志结合起来分组的统计表称复合表或组合表。如表 1-3，将年龄和性别结合起来分组，描述不同年龄、不同性别少儿的发育情况。

表 1-3　2002 年中国城市儿童青少年身体发育情况*

年龄（岁）	男生		女生	
	身高均值（cm）	体重均值（kg）	身高均值（cm）	体重均值（kg）
7	124.0	24.8	122.6	23.2
8	129.0	27.2	128.3	26.0
9	134.4	30.4	133.5	28.6
10	139.6	33.8	139.9	32.8
11	144.9	37.4	145.8	36.7
12	149.5	40.5	150.5	40.5
13	156.6	44.9	154.5	44.5
14	162.0	49.4	157.2	47.2
15	167.6	55.2	158.3	50.8
16	168.4	57.2	158.8	52.2
17	170.2	58.7	158.6	51.9
18	170.8	60.9	158.8	51.9
19	170.4	61.2	159.6	51.8

*资料来源：卫计委网站

3．统计表的编制要求　编制统计表的基本要求是结构简单、中心突出、层次分明、数据准确、便于对比，符合阅读习惯，要尽量避免内容庞杂。对统计表各组成部分的具体要求如下：

（1）标题：应简明扼要，说明表的中心内容，并注明统计资料的时间、地点，标题位于表的最上方，如果文章中有几个表，应在标题左侧标明序号，如表1、表2等。

（2）标目：标目用来说明表中数字的含义，由于表中数字按行、列排列，标目就分为横标目和纵标目，横标目位于每一行数字的左侧，说明每一行数字的含义，类似主语；纵标目放在每一列数字的最前面，说明每一列数字的含义，类似谓语；横纵标目的设置，是统计表编制的关键，要使横纵标目连成一句完整通顺的话，表中的每一个数字对应这句话的数量结果。这样统计表才能层次清楚、简洁明了。为了同样的目的，标目的文字要简明确切，有单位的在括号内注明。

（3）线条：统计表中不需绘制方格，简洁明了的结构是绘制三条或四条横线，即表上方的顶线、纵标目与数字间的隔线或称标目线、表下方的底线以及必要时设置的合计线。除此之外，不设其他任何线条。

（4）数字：统计表中的数字一律用阿拉伯数字表示，同一行的数字排列整齐，同一列的数字位次要对齐，且一列内的小数位数要一致。表内不应有空格，无数字用"-"表示，暂缺或未记录用"…"表示，数字为零的填写"0"。

（5）备注：表中不能出现文字说明，如需特殊说明时，可用"*"号等标记，在表底线下说明作为备注。

下表1-4是一个编制不规范的统计表，依据前述统计表制作的要求，其存在的不足主要有①标题中涉及的数字应采用阿拉伯数字的形式；其次标题中通常不出现"统计表"的字样。建议改写为"某药物对几种骨质增生患者的疗效比较"。② 标目未能组织好主谓语的关系，此表的主语应是疾病类别，谓语是各种疗效的例数和相应的率。③线条繁杂：除顶线、底线、标目线等基本线条外，有多余线条。对表1-4按统计表的结构与基本要求进行修正如下表1-5：

表1-4　一千例骨质增生患者疗效统计表

分类及例数	增生性脊髓炎 820 例						颈椎病 120 例						退化性关节炎 60 例					
	显效		好转		无效		显效		好转		无效		显效		好转		无效	
疗效百分比	例	百分比(%)	例	百分比(%)	例	百分比(%)	例	百分比(%)	例	百分比(%)	例	百分比(%)	例	百分比(%)	例	百分比(%)	例	百分比(%)
	658	80	115	14	47	5.7	76	63	21	17.5	23	19	28	46.7	20	33.3	12	20

表1-5　某药物对几种骨质增生患者的疗效比较

患者种类	患者数	显效	显效率（%）	好转	好转率（%）	无效	无效率（%）
增生性脊髓炎	820	685	83.54	115	14.02	47	5.73
颈椎病	120	76	63.33	21	17.50	23	19.17
退化性关节炎	60	28	46.67	20	33.33	12	20.00

二、统计图

对统计结果还可用更直观、形象的方式表达，这就是统计图。统计图（statistical chart）是用点的位置、线条的高低、图形面积的大小来表达统计资料的数量大小、动态变化趋势、分布情况等特征的一种形式。与统计表的结果相比更一目了然，印象清晰，方便比较与记忆，但统计图的缺点是不能精确地表达数量，故常结合统计表加以说明。

（一）绘制统计图的基本要求

1．选图　要根据统计资料的性质和分析目的选择适当的图形，常用的统计图有直方图、直条图、普通线图、百分构成条图、圆形构成图、散点图和统计地图等。

2．标题　每图应有标题，以简明扼要地说明图的内容，并包括统计资料的时间、地点，一般放在图的下方正中，其左侧注明图的编号。

3．标目　有纵横轴的统计图，纵横两轴应有标目，标目如有单位应注明。

4．尺度　横轴尺度自左向右，纵轴尺度自下而上，数量由小到大。纵横两轴长宽的比例一般以 5∶7 为宜。

5．图例　在同一个图内比较不同事物时，需用不同的线条或颜色表示，并附图例说明。图例一般置于图的下方或置于图内右上角空隙处。

（二）几种常用统计图的绘制

1．直方图　直方图适用于表示连续性资料的频数分布，它用矩形面积来表示各组段频数或频率。绘制时横轴表示连续变量，尺度可以不从零开始，组距要相等；纵轴表示频数或频率，尺度应从零开始，各直条间不留空隙。如调查某地 120 名男大学生的身高资料如下表 1-6，试绘制直方图，见图 1-1。

表 1-6　某地 120 名男大学生的身高频数表

身高组段（cm）	频数（f）
162 ～	2
164 ～	3
166 ～	10
168 ～	13
170 ～	19
172 ～	28
174 ～	20
176 ～	10
178 ～	10
180 ～	4
182 ～ 184	1
合计	120

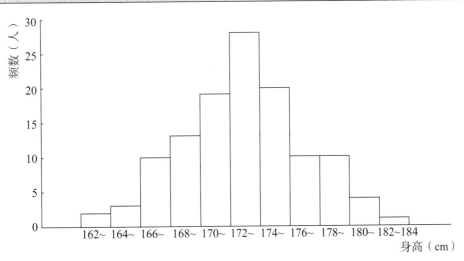

图 1-1　直方图（某地 120 名男大学生身高频数分布）

  2. 直条图　适用于相互独立的无连续性关系的资料比大小。它用等宽的直条的长短表示各项指标数值的大小。绘制直条图时，一般以横轴为基线，代表各项独立指标，纵轴表示相应指标的频数或频率或平均数等，纵轴尺度必须从零开始；直条一般按从高到低的顺序排列，直条间的距离一般为直条宽度的一半。直条图有单式直条图和复式直条图，如果所说明的对象只有一个因素，就绘制单式直条图，见图 1-2；如果说明的对象有两个因素，如表 1-7 就绘制复式直条图 1-3。

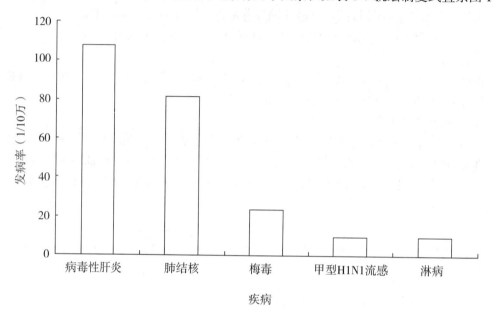

图 1-2 单式直条图（2009 年我国几种传染病的报告发病率）

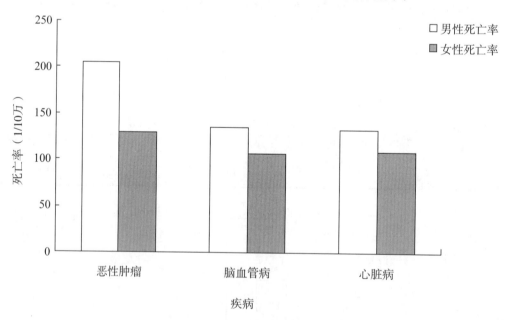

图 1-3 复式直条图（2009 年我国部分城市前三位死因疾病的死亡专率）

表 1-7　2009 年我国部分城市前三位死因疾病的死亡专率

死因	男性死亡率（1/10 万）	女性死亡率（1/10 万）
恶性肿瘤	204.92	129.36
脑血管病	135.41	107.35
心脏病	133.18	109.21

3．普通线图　普通线图适用于连续性资料，用于表达一事物随另一事物的变化而变化的趋势。其横轴表示某一连续变量，纵轴表示事物或现象发生的水平（如率、频数等），一般采用算术尺度。图中连接两点的直线，不可任意改为光滑的曲线。同一图内若有几条线作对比，应用不同的线段或颜色加以区别，并用图例说明。

如 1990—2005 年我国城乡居民人均卫生费用情况见图 1-4。

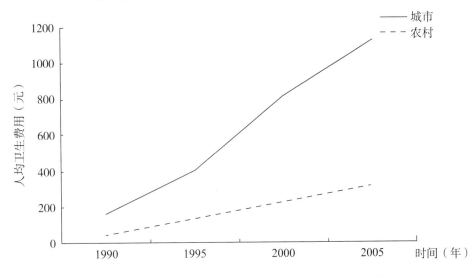

图 1-4　普通线图（1990—2005 年我国城乡居民人均卫生费用）

4．构成图

（1）圆形图：适于表示百分构成的资料，它用圆内各扇形面积的大小表示某事物各组成部分构成比的大小。绘制方法是以圆形的面积为 100%，将事物各部分的构成比乘以 3.6°，得圆心角的度数，用量角器从相当于 12 点处开始，顺时针从大到小量出各构成部分的角度，绘出相应的面积，标出百分比，再以不同的颜色或图案区分，并附图例说明，如图 1-5。

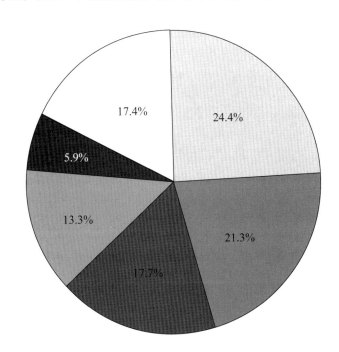

□ 恶性肿瘤　▨ 脑血管病　■ 心脏病　▨ 呼吸系统疾病　■ 损伤和中毒　□ 其他

图 1-5　圆形构成图（2000 年我国城市居民的主要疾病死因构成比 %）

（2）百分直条构成图：适于表示百分构成的资料，它用直条内各部分面积的大小表示某事物各组成部分构成比的大小。绘制方法是以等宽直条的整个面积为100%，在直条上方或下方绘一等长度的标尺，把标尺分成十等分，每等分为10%，根据各部分所占的比例将整个直条分成若干段，各段按数值大小顺序排列，并标出百分比，同时以不同图案或颜色区分，并附图例说明。同样如图1-5资料可绘制构成图1-6。

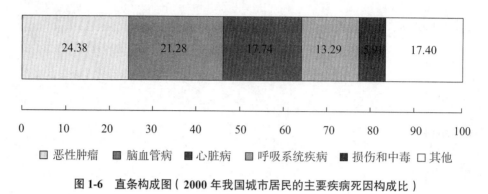

图1-6　直条构成图（2000年我国城市居民的主要疾病死因构成比）

5. 散点图　散点图表示两个计量指标之间的数量关系，用点的密集程度和趋势显示两个事物间的相互关系。如表1-8资料绘制散点图1-7

表1-8　8名儿童的尿肌酐含量

年龄（岁）	13	11	9	6	8	10	12	7
尿肌酐含量（mmol/24h）	3.54	3.01	3.09	2.48	2.56	3.36	3.18	2.65

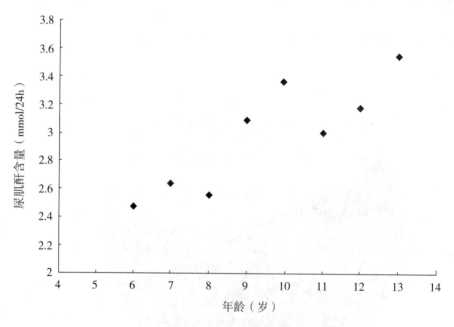

图1-7　散点图8名儿童的年龄与尿肌酐的关系

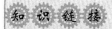

第三节　计量资料的统计分析

计量资料的统计分析，包含统计描述（statistical description）与统计推断（statistical inference）两方面的内容。

一、计量资料的统计描述

统计描述即对调查或实验所获得的原始数据进行归纳整理，用恰当的统计指标表达出研究对象某方面的数量特征。对计量资料的统计描述，就是表达其频数分布特点、集中趋势和变异（或称离散）程度。通过掌握所研究事物的这些基本特征，为进一步的统计分析打下基础。

（一）频数分布的特征与类型

对一随机事件进行重复观察时，其中某变量值出现的次数称作频数（frequency）；频数分布就是变量在其取值范围内各组段分布的情况，可通过频数分布表、频数分布图表示。

例 1.1　某年某校 110 名 18 岁健康女大学生的身高（cm）资料如下，试编制频数分布表。

165.1	164.0	159.5	166.1	162.8	166.2	170.2	165.2	163.0	161.5
169.6	165.1	166.3	167.5	163.6	166.1	158.4	169.0	161.3	162.6
163.0	159.9	168.5	166.0	164.2	156.8	163.0	162.3	165.0	158.3
169.3	160.6	167.3	158.2	161.8	160.6	162.2	160.8	164.2	165.8
160.9	169.1	161.0	161.2	160.7	161.5	162.9	163.4	168.9	170.5
162.0	162.5	163.7	155.6	159.4	161.9	169.7	164.0	162.6	167.5
166.5	171.2	167.1	158.5	163.8	166.6	163.5	164.6	160.4	165.1
165.9	157.1	157.2	**154.7**	158.0	164.3	162.7	163.1	165.2	164.5
165.4	165.8	163.1	168.2	158.2	157.0	159.9	161.2	164.5	162.8
168.0	156.3	159.0	167.5	**173.6**	162.0	167.4	156.5	159.9	161.8
161.5	161.7	159.6	157.1	161.0	167.2	162.0	170.6	160.6	157.5

1. 频数分布表的编制　编制步骤如下：

（1）计算全距：一组观察值中最大值与最小值之差称为全距（range），亦称极差，常用 R 表示。本例中最大值为 173.6(cm)，最小值为 154.7(cm)，全距 $R = 173.6 - 154.7(cm) = 18.9(cm)$。

（2）确定组数、组距和划分组段：分组的目的是描述数据的分布特征。

①确定组数：根据研究目的及观察单位的个数即样本含量确定组数。若为计算用，组数可适当增加，以减少计算误差；若为显示分布特征，则组数不宜太多或太少。样本含量少时，组数可适当少些，样本含量较多时，组数可适当增加。样本含量 n 在 100 左右时一般可分 10 组。实际应用时可根据研究目的和分析要求，灵活确定组数。本例拟分 10 组。

②确定组距：相邻两组段下限值之差称为组距（class interval），用 i 表示。等组距分组时，组距 = 全距 / 组数。为方便资料汇总，组距一般取整数。本例组距 = 18.9/10 = 1.89（cm），取整数组距 i =2（cm）。

③划分组段：即确定各组段的上下限，每个组段的起点称为该组段的下限（lower limit），终点称为该组段的上限（upper limit），第一组段应包括最小的观察值，最后一个组段应包括最大的观察值。对连续性变量资料，为避免相邻两组段变量值归组混乱，规定各组段从本组段的下限开始，用"本组段下限~"表示，各组段的上限都归到了下一组段，最后一组段应同时写出其下限和上限。

（3）列表划记：组段确定后，将原始数据采用划记法或计算机汇总，得到各组段的频数。

表 1-9 的第（1）栏和第（3）栏构成频数表。

表 1-9　某年某校 110 名 18 岁健康女大学生身高频数分布表

身高组段（cm） （1）	划记 （2）	频数（f） （3）	频率（%） （4）	累积频数 （5）	累积频率（%） （6）
154 ~	丁	2	1.82	2	1.82
156 ~	正下	8	7.27	10	9.09
158 ~	正正下	13	11.82	23	20.91
160 ~	正正正正	19	17.27	42	38.18
162 ~	正正正正丁	22	20.00	64	58.18
164 ~	正正正下	18	16.36	82	74.55
166 ~	正正正	14	12.73	96	87.27
168 ~	正正	9	8.18	105	95.45
170 ~	正	4	3.64	109	99.09
172 ~ 174	一	1	0.91	110	100.00
合计	-	110	100.00	-	-

2．频数分布图　以频数分布表的数据为基础，可绘制频数分布图，可更直观地表达频数分布情况，见图 1-8。

3．频数分布特征　从表 1-9 和图 1-8 中可以看到频数分布的两个重要特征，即集中趋势（central tendency）和离散趋势（tendency of dispersion）。集中趋势是指一组数据向某一位置集中，离散趋势是指一组数据的分散性或变异度。由表 1-9 及图 1-8 可见，110 名健康女大学生的身高测量值虽高低不等，但大多数集中在中央部分 158 ~ 168（cm）之间，尤其是 162 ~ 这一组段的人数最多，即中等身高者居多，所占比例较大，为集中趋势；其余各组段均有频数分布，但频数分布逐渐减少。

4．频数分布的类型　频数分布的类型可分为对称分布和偏态分布两种。对称分布是指频数

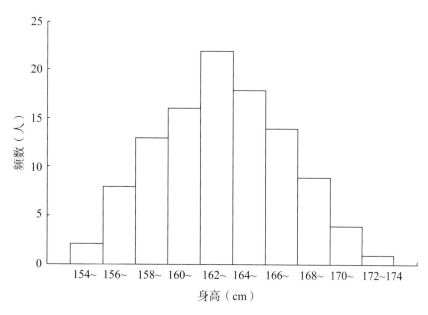

图 1-8 某年某校 110 名 18 岁健康女大学生身高频数分布图

集中位置在中央，左右两侧频数分布大体对称，如表 1-9 和图 1-8 所示。偏态分布是指频数集中位置偏向一侧，频数分布不对称。根据集中位置偏的方向，又可将偏态分布分为正偏态和负偏态。若观察值偏离中央部分而集中于较小的一侧，称为正偏态分布（positive skewness distribution），见图 1-9；若观察值集中于较大的一侧，称为负偏态分布（negative skewness distribution）。

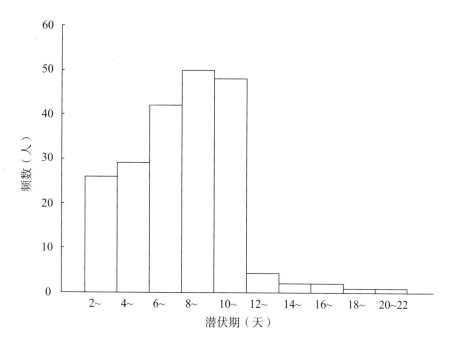

图 1-9 某年某地 205 名伤寒患者的潜伏期频数分布图

5．频数分布表（图）的用途

（1）描述频数分布的特征和类型。

（2）便于发现资料中远离群体的某些特大或特小的可疑值，必要时经检验后舍弃。

（3）依据资料分布类型才能进一步进行统计分析。

（4）当样本含量足够大时，各组段的分布频率可作为分布概率的估计值。

（二）集中趋势描述

计量资料的集中趋势就是表示一组同质观察值的集中位置或平均水平，描述集中趋势的指标是平均数（average），依据计量资料的分布特征，表达集中趋势应分别采用算术平均数、几何平均数和中位数。

1．算术平均数 算术平均数（arithmetic mean）简称均数（mean）。总体均数用希腊字母 μ 表示，样本均数用 $\overline{X}$ 表示。适用于对称分布特别是呈正态或近似正态分布资料的集中趋势描述。

（1）计算方法

①直接法：即将所有观察值 X_1，X_2，…，X_n 直接相加，再除以观察值的总例数 n。公式为：

$$\overline{X} = \frac{X_1 + X_2 + \cdots X_n}{n} = \frac{\sum X}{n}$$ （公式 1.1）

式中，$\sum$ 为希腊字母（读作 sigma），为求和符号。

例1.2 测得 12 名正常成年男子的脉搏（次 / 分），分别为 64，82，81，76，77，68，66，75，64，72，75，70，求脉搏均数。

$$\overline{X} = \frac{64 + 82 + 81 + \cdots + 70}{12} = 72.7 （次 / 分）$$

②加权法：当资料的观察值较多时，可利用编制频数表，将同一组段观察值的个数（即频数 f）与该组段的组中值（class mid-value）X 相乘后相加，再除以观察值的总例数，即：

$$\overline{X} = \frac{f_1 X_1 + f_2 X_2 + \cdots f_n X_n}{n} = \frac{\sum fX}{\sum f}$$ （公式 1.2）

式中，f_1，$f_1 \cdots f_n$ 及 X_1，$X_2 \cdots X_n$ 分别表示各组段的频数及组中值，$\sum f = n$。

例1.3 对例 1-1 资料计算 110 名 18 岁健康女大学生的平均身高见表 1-10，将表 1-10 中第

表1-10 110名18岁健康女大学生身高（cm）的均数、标准差计算表

身高组段 （1）	组中值 X （2）	频数 f （3）	fX （4）＝（2）×（3）	fX^2 （5）＝（4）×（2）
154 ～	155	2	310	48050
156 ～	157	8	1256	197192
158 ～	159	13	2067	328653
160 ～	161	19	3059	492499
162 ～	163	22	3586	584518
164 ～	165	18	2970	490050
166 ～	167	14	2338	390446
168 ～	169	9	1521	257049
170 ～	171	4	684	116964
172 ～ 174	173	1	173	29929
合计	—	110 （$\sum f$）	17964 （$\sum fX$）	2935350 （$\sum fX^2$）

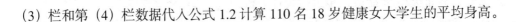

（3）栏和第（4）栏数据代入公式 1.2 计算 110 名 18 岁健康女大学生的平均身高。

$$\overline{X} = \frac{2 \times 155 + 8 \times 157 + \cdots + 1 \times 173}{2 + 8 + \cdots 1} = \frac{17964}{110} = 163.31 \text{（cm）}$$

这里的频数起着"权数"的作用，它权衡了各组中值由于频数不同对均数的影响，某个组段的频数越多，频数与组中值的乘积越大，对均数的影响也越大；频数越少，其影响也越小，因此这种计算均数的方法被称为加权法。

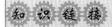

权数与统计指标

统计过程中用来衡量总体（或样本）中各变量值对分析指标作用大小的数值叫权数。如平均数的大小不仅取决于总体中各变量值的大小，而且取决于各变量值出现的次数（频数），所以权数是影响指标数值变动的一个重要因素。权数的表示一般有两种：一种是绝对数（频数），另一种是相对数，即用绝对数计算出来的百分比（%）或千分比（‰），又称比重。例如：居民消费价格指数（CPI）中的权数是根据城乡居民家庭各类商品和服务的消费支出详细比重确定的；再如：计算平均工资时，可以用各组职工人数占总人数的比重为权数。

（2）均数的特性

①各观察值与均数之差（离均差）的总和等于零，即 $\sum(X - \overline{X}) = 0$。

②各观察值的离均差的平方和最小。

2．几何均数　几何均数（geometric mean）用符号 G 表示，是将 n 个观察值 X 的乘积再开 n 次方所得的根。几何均数适用于呈等比级数据或呈对数正态分布的资料，如抗体滴度、平均效价等。

（1）几何均数的计算：其计算方法有两种。

①直接法：用于小样本资料。计算公式为：

$$G = \sqrt[n]{X_1 \cdot X_2 \cdots X_n} \tag{公式1.3}$$

为方便运算，利用对数进行计算，公式1.3的对数表达式为：

$$\lg G = \frac{\lg X_1 + \lg X_2 + \cdots \lg X_n}{n} = \frac{\sum \lg X}{n} \tag{公式1.4}$$

$$G = \lg^{-1}\left(\frac{\lg X_1 + \lg X_2 + \cdots \lg X_n}{n}\right) = \lg^{-1}\left(\frac{\sum \lg X}{n}\right) \tag{公式1.5}$$

例1.4　有5人其血清中的某种抗体效价分别为1:20，1:40，1:80，1:80，1:320，求其抗体效价的平均水平。

$$G = \lg^{-1}\left(\frac{\lg 20 + \lg 40 + \lg 80 + \lg 80 + \lg 320}{n}\right) = \lg^{-1}\left(\frac{9.2144}{5}\right) = 69.64$$

这5份血清的平均抗体效价为1:69.64。若计算其算术均数为1:108，显然不能代表这一组资料的平均水平。

②加权法：用于样本中有较多相同观察值或频数表资料。计算公式为

$$G = \lg^{-1}\left(\frac{f_1\lg X_1 + f_1\lg X_2 + \cdots f_n\lg X_n}{f_1 + f_2 + \cdots f_n}\right) = \lg^{-1}\left(\frac{\sum f \lg X}{\sum f}\right) \qquad （公式 1.6）$$

式中 X 为观察值。

例 1.5 某医院检验科医师对 52 例慢性乙型肝炎患者血清中的 HBsAg 滴度进行了测定，结果见表 1-11 第（1）（2）栏，求平均滴度。

表 1-11   52 例慢性乙型肝炎患者血清中 HBsAg 滴度的测定结果

抗体滴度 （1）	频数 f （1）	滴度倒数 X （3）	$\lg X$ （4）	$f(\lg X)$ （5）＝（2）×（4）
1:16	2	16	1.2041	2.4082
1:32	7	32	1.5052	10.5361
1:64	11	64	1.8062	19.8680
1:128	13	128	2.1072	27.3937
1:256	12	256	2.4082	28.8989
1:512	7	512	2.7093	18.9649
合计	52（$\sum f$）	—	—	108.0698（$\sum f \lg X$）

将表中有关数据代入公式 1.6，得 52 例慢性乙型肝炎患者血清 HBsAg 平均滴度为 1:119.75。

$$G = \lg^{-1}\left(\frac{108.0698}{52}\right) = \lg^{-1}(2.0905) = 119.75$$

（2）应用几何均数注意问题

①观察值中若有 0 或负值，则不宜直接计算几何均数。

②观察值一般不能同时有正值和负值。若全是负值，计算时可先将负号去掉，得出结果后再加上负号。

3．中位数与百分位数

（1）中位数：中位数（median）用符号 M 表示。若将一组观察值按从小到大的顺序排列，位置居中的观察值即是该组数据的中位数。全部观察值中，大于和小于中位数的观察值的个数相等。中位数适用于各种分布类型的资料，常用于描述下列资料的集中位置：①偏态分布的资料；②观察值中出现少数特大或特小值；③资料的一端或两端无确切数值。对于偏态分布的资料，中位数的代表性较好，也相对稳定，不受两端其他数值的影响，只受位置居中的观察值的影响；对于分布的一端或两端无确切数值的资料，只有计算中位数；对于正态分布资料，中位数等于均数；但由于中位数没有充分利用资料中每个观察值的信息以及进一步统计处理的方法较少，故用该指标表达正态分布资料的集中趋势不够理想。中位数的计算方法如下：

①直接法：观察值例数较少时，先将观察值按从小到大的顺序排列，当 n 为奇数时，位置居中的观察值即是中位数，当 n 为偶数时，位置居中的两个观察值的均数即为中位数。

$$M = X_{\left(\frac{n+1}{2}\right)} \quad 当 n 为奇数时 \qquad （公式 1.7）$$

$$M = \frac{1}{2}\left[X_{\left(\frac{n}{2}\right)} + X_{\left(\frac{n}{2}+1\right)}\right] \quad 当 n 为偶数时 \qquad （公式 1.8）$$

式中，n 为一组观察值的总例数，$\left(\frac{n+1}{2}\right)$、$\left(\frac{n}{2}\right)$、$\left(\frac{n}{2}+1\right)$ 为有序数列中观察值的位次，

$X_{\left(\frac{n+1}{2}\right)}$、$X_{\left(\frac{n}{2}\right)}$ 及 $X_{\left(\frac{n}{2}+1\right)}$ 为相应位次上的观察值。

例 1.6　9 例肝硬化患者手术治疗后存活天数分别为：49，65，79，128，162，215，215，243，784，求存活天数的中位数。

本例 $n = 9$ 为奇数，按公式 1.7 计算：

$$M = X_{\left(\frac{9+1}{2}\right)} = X_5 = 162（天）$$

例 1.7　某病 8 名患者的潜伏期（天）分别为 5，6，8，9，11，11，13，16，求潜伏期的中位数。

本例 $n = 8$ 为偶数，按公式 1.8 计算：

$$M = \frac{1}{2}\left(X_{\left(\frac{n}{2}\right)} + X_{\left(\frac{n}{2}+1\right)}\right) = \frac{1}{2}(X_4 + X_5) = \frac{1}{2}(9 + 11) = 10（天）$$

②频数表法：当观察例数较多时采用。计算中位数前先将观察值编制频数表，按所分组段，由小到大计算累计频数和累计频率，见表 1-12 中（3）、（4）栏，然后找出中位数（即累计频率为 50%）所在组段，最后代入公式（1.9）计算中位数。

$$M = L_m + \frac{i}{f_m}\left(\frac{n}{2} - \sum f_L\right) \tag{公式 1.9}$$

式中，L_m 为中位数所在组段的下限，i 为组距，f_m 为中位数所在组的频数，$\sum f_L$ 为中位数所在组之前的累计频数，n 为总例数。

例 1.8　某年某地 205 例伤寒患者的潜伏期（天）资料如表 1-12 第（1）、（2）栏，求其潜伏期的中位数。

表 1-12　某年某地 205 例伤寒患者的潜伏期（天）

潜伏期 （1）	人数 f （2）	累计频数 （3）	累计频率（%） （4）=（3）/205
2 ~	26	26	12.7
4 ~	29	55	26.8
6 ~	42	97	47.3
8 ~	50	147	71.7
10 ~	48	195	95.1
12 ~	4	199	97.1
14 ~	2	201	98.0
16 ~	2	203	99.0
18 ~	1	204	99.5
20 ~ 22	1	205	100.0
合计	205	—	—

从表 1-12 资料可以看出，该组数据呈正偏态分布；由于 n 较大，可用频数表法计算中位数。首先确定中位数所在组段，中位数对应的累计频率是 50%，由表 1-12 可见中位数所在组段为 "8 ~"，由此确定 $L_m = 8$，$i = 2$，$f_m = 50$，$\sum f_L$ 为 = 97。代入公式 1.9 得

$$M = 8 + \frac{2}{50}\left(\frac{205}{2} - 97\right) = 8.22（天）$$

205 例伤寒患者的潜伏期中位数为 8.22 天。

（2）百分位数（percentile）：百分位数是一种位置指标，是指将一组观察值从小到大依次排列后，再将其分为 100 等份，每一等份各含有 1% 的观察值，与第 x 等份相对应的观察值，即第 x 百分位数，用 P_x 表示。一个百分位数将全部观察值分为两部分，在不包含 P_x 的全部观察值中有 $x\%$ 的观察值比它小，有 $(100-x)\%$ 观察值比它大。中位数是特殊的百分位数，即第 50 百分位数（P_{50}）。因此，百分位数的计算与中位数类似，其公式为：

$$P_x = L_x + \frac{i_x}{f_m}(n \times x\% - \sum f_L)$$ （公式 1.10）

式中，P_x 为第 x 百分位数，L_x、i_x 和 f_x 分别为第 x 百分位数所在组段的下限、组距和频数，$\sum f_L$ 为第 x 百分位数所在组段之前的累计频数，n 为总例数。

例 1.9　计算例 1.8 资料的 P_{25} 与 P_{75}。

由表 1-12 资料第（4）、（1）栏可见，P_{25} 在 "4 ～" 组段，$L_{25}=4$，$i_{25}=2$，$f_{25}=29$，$\sum f_L=26$；P_{75} 在 "10 ～" 组段，$L_{75}=10$，$i_{75}=2$，$f_{75}=48$，$\sum f_L=147$，将数据代入公式 1.10 得：

$$P_{25} = 4 + \frac{2}{29}(205 \times 25\% - 26) = 5.47 （天）$$

$$P_{75} = 10 + \frac{2}{48}(205 \times 75\% - 147) = 10.28 （天）$$

同理，可求得 $P_{2.5}=2.39$（天），$P_{97.5}=14.87$（天）。

（3）应用百分位数时的注意问题：百分位数用于描述一组偏态分布资料在某百分位置上的水平及确定偏态分布资料的医学参考值范围。对抽样研究资料，若资料两端分布的频数过少时，计算得到的靠近两端的百分位数值结果不稳定。

（三）离散程度描述

离散程度（degree of dispersion）又称变异程度（degree of variation），是描述一组计量资料观察值频数分布的离散趋势特征，用以说明观察值之间参差不齐的程度。如现有三组 1 岁男童其血红蛋白测量（g/L）结果如下：

甲组　96　114　121　126　130　139　156　$\overline{X}=126$（g/L）
乙组　112　116　122　126　130　134　142　$\overline{X}=126$（g/L）
丙组　112　118　124　126　128　132　142　$\overline{X}=126$（g/L）

对三组数据进行比较后可看出，虽然均数都是 126（g/L），平均水平相同，但各组数据间参差不齐的程度（即变异程度）并不相同，或者说三组数据的离散程度不同。因而仅用均数来描述这组资料并不全面，还必须考虑描述其离散程度，即需要用变异指标来反映观察值的变异程度或离散趋势。现通过例 1.10 进一步说明应采用什么指标描述变异程度。

1. 极差（range）　极差（也称全距）即一组观察值中最大值与最小值之差，反映观察值的变异范围。极差大，说明该组资料的变异程度大，数据分布较分散；极差小，则说明资料的变异程度小，数据分布较集中。

例 1.10　计算上述甲、乙、丙三组数据的极差：

$$R_甲 = 156 - 96 = 60 （g/L）$$

$$R_乙 = 142 - 112 = 30 （g/L）$$

$$R_丙 = 142 - 112 = 30 （g/L）$$

由计算结果可知，甲组的极差较大，乙组与丙组的极差较小，说明甲组数据分布比较分散，乙组与丙组数据相对比较集中，即甲组变异程度较大，乙组与丙组变异程度较小。

用极差来说明变异程度的大小，优点是简单明了，计算方便。医学上常用于说明传染病、食物中毒的最短、最长潜伏期等。但缺点是：①仅考虑资料中最大值与最小值，不能反映组内其他数据的变异程度。如例1.10中$R_乙 = R_丙$，但两组数据的分布并不相同，极差未能很好地反映这一特征。②极差的稳定性较差：样本含量越大，抽到较大或较小观察值的可能性越大，极差可能也越大，故样本含量相差悬殊时不宜比较其极差；即使样本含量不变，极差的抽样误差也较大。因此用极差表示一组资料的变异程度并不理想。

2．方差（variance）　为了克服极差的缺点，应全面考虑每个观察值的离散情况，这样可考虑每个观察值 X 与总体均数 μ 之差，即 $X - \mu$，称为离均差。但由于离均差有正有负，使得 $\sum (X - \mu) = 0$，这样仍不能反映变异度的大小，故将离均差平方后再相加，得 $\sum (X - \mu)^2$ 称为离均差平方和。但 $\sum (X - \mu)^2$ 的大小，除了与观察值之间的离散程度有关外，还与观察值的个数 N 的多少有关，观察值的个数 N 愈多，$\sum (X - \mu)^2$ 就愈大。为了消除这一影响，可取其均数即为总体方差，用 σ^2 表示。其计算公式为：

$$\sigma^2 = \frac{\sum (X - \mu)^2}{N} \tag{公式1.11}$$

由于实际工作中常采用抽样研究，常得到的是样本资料，总体均数 μ 一般未知，只能以样本均数 $\overline{X}$ 作为总体均数 μ 的估计值，用样本含量 n 代替 N，得到样本方差 S^2。数理统计证明，用样本资料算得的方差往往比实际的 σ^2 小，英国统计学家 W. S. Gosset 提出用 $n-1$ 代替 n，以得到总体方差较好的估计值。于是计算样本方差 S^2 的公式为：

$$S^2 = \frac{\sum (X - \overline{X})^2}{n-1} \tag{公式1.12}$$

式中，$n-1$，称为自由度（degree of freedom），记作 ν。自由度是统计学上的常用术语，其意义是随机变量在一定条件下能"自由"取值的个数。如有一样本 $n = 4$，$\overline{X} = 6$，在自由确定3，5，7三个数据后，第四个数据只能是9，否则 $\overline{X} \neq 6$；因此在这里自由度 $\nu = n - 1 = 4 - 1 = 3$。

注：方差是一个重要的反映离散程度的指标；方差越大，说明观察值的变异程度越大，该组均数的代表性就越差；反之，说明观察值的变异程度越小，均数的代表性越好。

3．标准差　方差的度量单位是原观察值度量单位的平方，为与原度量单位保持一致，将方差开平方即得到标准差（standard deviation）。

总体标准差用 σ 表示，计算公式为：

$$\sigma = \sqrt{\frac{\sum (X - \mu)^2}{n-1}} \tag{公式1.13}$$

样本标准差用 S 表示，计算公式为：

$$S = \sqrt{\frac{\sum (X - \overline{X})^2}{n-1}} \tag{公式1.14}$$

（1）标准差的计算

①直接法：小样本资料可按公式1.14直接计算标准差。

数学推导已证明：离均差平方和 $\sum (X - X)^2 = \sum X^2 - \frac{(\sum X)^2}{n}$。为方便运算，可以利用这个公式直接由原始数据求标准差，于是样本标准差的计算公式可写成：

$$S = \sqrt{\frac{\sum X^2 - \frac{(\sum X)^2}{n}}{n-1}}$$ （公式 1.15）

例 1.11　计算例 1.10 三组 1 岁男童血红蛋白测量数据的标准差。

甲组　$n = 7$，$\sum X = 882$，$\sum X^2 = 113286$

代入公式 1.15：

$$S_{甲} = \sqrt{\frac{113286 - \frac{(882)^2}{7}}{7-1}} = 18.95 \ （g/L）$$

同理得 $S_{乙} = 10.39$（g/L），$S_{丙} = 9.66$（g/L）。从标准差的计算结果可以看出，三组资料中甲组观察值的变异程度最大，乙组次之，丙组最小。乙组与丙组的全距虽然相等，但两组内观察值的分布并不相同，标准差将每个观察值的差异都加以考虑；因此，更加全面地反映观察值之间的离散程度。

②加权法：用于频数表资料，计算公式为：

$$S = \sqrt{\frac{\sum fX^2 - \frac{(\sum fX)^2}{\sum f}}{\sum f - 1}}$$ （公式 1.16）

式中，X 为各组段的组中值，f 为相应的频数。

例 1.12　用加权法计算某年某校 110 名 18 岁健康女大学生身高的标准差。

由表 1-10 的第（2）、（4）、（5）栏可得：$\sum f = 110$，$\sum fX = 17964$，$\sum fX^2 = 2935350$。代入公式 1.16，得：

$$S = \sqrt{\frac{235350 - \frac{(17964)^2}{110}}{110-1}} = 3.91 \ （cm）$$

即 110 名健康女大学生身高的标准差为 3.91cm。

（2）标准差的应用

①表示观察值之间的离散程度。标准差较大，说明观察值的变异程度较大，即观察值围绕均数的分布较离散，均数的代表性较差；反之标准差较小，说明观察值的变异程度较小，即观察值围绕均数的分布较集中，均数的代表性较好。

②与均数结合，估计观察值的频数分布范围。当资料呈正态分布或近似正态分布时，将均数与标准差结合，应用正态曲线下面积的分布规律，可估计观察值频数分布范围并制定医学正常参考值范围。

③结合均数计算变异系数。

④结合样本含量计算标准误。

4. 变异系数　变异系数（coefficient of variation）亦称离散系数（coefficient of dispersion），为标准差与均数之比，用 CV 表示。计算公式为：

$$CV = \frac{S}{X} 100\%$$ （公式 1.17）

变异系数是一个相对指标，说明的是相对于均数的变异程度，更便于资料间变异程度的比较，常用于：

（1）比较度量衡单位不同的两组（或多组）资料的离散程度。

例 1.13　某地抽样调查 18 岁健康男大学生 110 名，其身高均数为 172.73cm，标准差为 4.09cm；体重均数为 55.04kg，标准差为 4.10kg。试比较身高与体重的变异程度。

$$身高\ CV = \frac{4.09}{172.73} \times 100\% = 2.37\%$$

$$体重\ CV = \frac{4.10}{55.04} \times 100\% = 7.45\%$$

由此可见，该地 18 岁健康男大学生体重的变异程度大于身高。

（2）比较均数相差悬殊的两组（或多组）资料的离散程度。

例 1.14　1995 年调查全国城市 10 岁男生的平均体重为 31.9kg，标准差为 6.7kg，18 岁男生的平均体重为 58.7kg，标准差为 8kg，试分析两个年龄男生的体重变异程度。

本例若用标准差做比较，会得出 18 岁男生体重变异程度大于 10 岁男生的结论。但考虑 18 岁男生的体重观察值较大（均值自然也相差较大）一般就会有较大的标准差（个体差异），因而不应采用标准差作为比较的指标，而应采用变异系数。

$$10\ 岁男生体重\ CV = \frac{S}{\overline{X}} = \frac{6.7}{31.9} \times 100\% = 21.0\%$$

$$18\ 岁男生体重\ CV = \frac{S}{\overline{X}} = \frac{8.0}{58.7} \times 100\% = 13.6\%$$

由变异系数计算结果可见，10 岁男生的体重变异程度大于 18 岁男生。

5．四分位数间距　四分位数（quartile）是特定的百分位数。将一组观察值按由小到大的顺序排列后，通过 P_{25}、P_{50} 及 P_{75} 这三个百分位数将全部观察值分为四等份，处于分位点上的数值即四分位数。下四分位数即第 25 百分位数，用 Q_L 表示；上四分位数即第 75 百分位数，用 Q_U 表示。

四分位数间距（quartile range）用符号 Q 表示，即上四分位数 Q_U 与下四分位数 Q_L 之差，其间包括了全部观察值的一半。它和极差类似，数值越大，说明变异度越大；反之说明变异度越小。四分位数间距常与中位数一起描述偏态分布资料的分布特征。如例 1.9 中，已求得 P_{75} = 10.28（天），P_{25} = 5.47（天），故四分位数间距为：

$$Q - Q_U - Q_L = P_{75} - P_{25} = 10.28 - 5.74 = 4.54（天）$$

用四分位数间距反映资料变异程度的大小，比极差稳定，但它也只反映了居中位置的 50% 数据的变异情况，不能反映全部观察值的离散程度。

（四）正态分布及其应用

1．正态分布的概念　正态分布（normal distribution）是医学和生物学中最常见、最重要的一种连续型随机变量分布，又称高斯分布（Gaussian distribution）。例如，我们从 110 名 18 岁健康女大学生身高的频数分布图（图 1-8）中，可见该资料的频数分布是以均数 163.37cm 为中心，靠近均数两侧的频数较多，离均数越远，频数越少，形成一个中间多、两侧逐渐减少、基本对称的分布。可以设想若资料中 18 岁健康女大学生的人数逐渐增多，组段不断细分，则频数分布图中的直条逐渐变窄，就会表现出中间高、两侧逐渐降低并完全对称的特点，如果将频数分布图中各直条顶端的中点进行连线，就接近于一条光滑的曲线，见图 1-10 所示。

这条光滑曲线高峰位于中央，两侧逐渐下降并完全对称，曲线两端永远不会与横轴相交。十

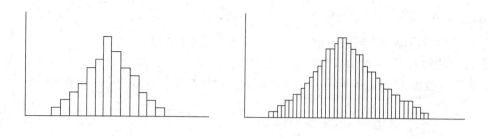

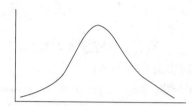

图1-10　频数分布接近正态分布示意图

分近似数学上的正态曲线（normal curve），这种类型的分布称正态分布。

正态分布曲线的数学函数表达式为：

$$f(X) = \frac{1}{\sigma\sqrt{2\pi}} e^{\frac{-(X-\mu)^2}{2\sigma^2}}$$

（公式1.18）

式中，$f(X)$称密度函数，是与X对应的正态曲线的纵坐标高度；π为圆周率；e为自然对数的底；μ与σ分别为总体均数、总体标准差，即正态分布的两个参数。

2. 正态分布的特征

（1）正态曲线在横轴上方，只有一个高峰，高峰位置即均数μ所在处。

（2）正态分布以均数为中心，两侧逐渐下降并完全对称。

（3）正态分布的图形取决于总体均数μ和总体标准差σ；均数μ决定曲线中心在横轴上的位置，标准差σ决定曲线的形态。若σ固定，μ值发生改变，曲线沿着横轴平行移动，其形态不变；若μ固定，σ越大，表示数据分布越分散，曲线越低平；σ越小，表示数据分布越集中，曲线越陡峭，见图1-11所示。

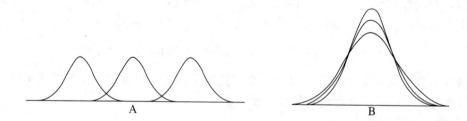

图1-11　正态曲线与μ和σ的关系示意图

A. 标准差相同、均数不同（$\mu_1 < \mu_2 < \mu_3$）的三条正态曲线；B. 均数相同、标准差不同（$\sigma_1 < \sigma_2 < \sigma_3$）的三条正态曲线。

3. 正态曲线下的面积分布规律　对于正态分布资料，只要知道总体均数μ与标准差σ，就可用公式求出曲线下的面积。数理统计证明：无论μ、σ取什么值，正态分布曲线下与横轴之间的总面积为1或100%，横轴上一定区间内的面积是有规律的，如图1-12所示。

$\mu \pm 1\sigma$范围内的面积占正态曲线下总面积的68.27%，即有68.27%的变量值分布在此范围内。

$\mu \pm 1.96\sigma$范围内的面积占正态曲线下总面积的95.00%，即有95.00%的变量值分布在此范围内。

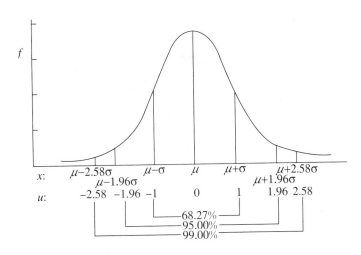

图 1-12　正态曲线下的面积分布规律

$\mu \pm 2.58\sigma$ 范围内的面积占正态曲线下总面积的 99.00%，即有 99.00% 的变量值分布在此范围内。

在实际工作中，总体均数 μ 和总体标准差 σ 往往未知，只能由样本进行估计。如果资料呈正态分布或近似正态分布，并且样本例数较大，则可用样本均数 $\bar{X}$ 作为总体均数 μ 的估计值，用样本标准差 S 作为总体标准差 σ 的估计值，用正态曲线下面积的分布规律来估计其频数的分布情况。

4. 标准正态分布　为了便于应用，对于任何一个服从均数为 μ，标准差为 σ 的正态分布，我们都可以通过变量变换，使之成为令 $\mu = 0$，$\sigma = 1$ 的标准正态分布，计算公式为：

$$u = \frac{X - \mu}{\sigma} \qquad \text{（公式 1.19）}$$

通过变换，将 $X \sim N(\mu, \sigma^2)$ 的正态分布转化为 $\mu \sim N(0, 1)$ 的标准正态分布（standard normal distribution），亦称 μ 分布，见图 1-13 所示，μ 称为标准正态变量或标准正态离差（standard normal deviate）。这样统计学家对标准正态分布曲线下的面积编制成工具表，以方便对正态分布的应用。

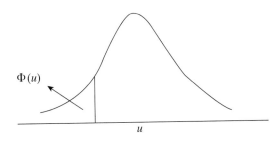

图 1-13　标准正态分布

5. 正态分布的应用　主要有以下几方面。

（1）估计频数分布：对于频数分布呈正态或近似正态分布的资料，只要求得均数和标准差即可通过正态曲线下面积分布的规律对频数分布做出估计。

例 1.15　已知某地 110 名 18 岁健康女大学生的身高资料近似服从正态分布，并算得 $\bar{X} = 163.31\text{cm}$，$S = 3.91\text{cm}$。试估计该地 18 岁健康女大学生身高的频数分布范围。

由于此资料为大样本且近似正态分布，可以根据正态曲线下面积的分布规律，估计其在不同范围内的频数分布情况。由表 1-13 可知，该资料的实际分布与理论分布非常接近。

表 1-13 110 名 18 岁健康女大学生身高的实际分布与理论分布的比较

$\overline{X} \pm uS$		身高范围（cm）	实际分布		理论分布（%）
			人数	%	
$\overline{X} \pm 1\,S$	$163.31 \pm 1 \times 3.91$	$159.40 \sim 167.22$	74	67.27	68.27
$\overline{X} \pm 1.96\,S$	$163.31 \pm 1.96 \times 3.91$	$155.65 \sim 170.97$	106	96.36	95.00
$\overline{X} \pm 2.58\,S$	$163.31 \pm 2.58 \times 3.91$	$153.22 \sim 173.40$	109	99.09	99.00

（2）制定医学正常参考值范围：正态分布在医疗卫生领域中一个重要的应用，即是利用正态分布理论制定医学正常参考值范围。详细内容参阅本节第（五）部分。

（3）质量控制：正常情况下，实验中的随机测量误差服从正态分布，因此，依据正态分布的特征可进行测量过程中的质量控制，即以 $\overline{X} \pm 2S$ 作为上、下警戒线，以 $\overline{X} \pm 3S$ 作为上、下控制线。若某一次测量的结果超过上、下警戒线，甚至超过上、下控制线时，则有理由认为该结果的波动不是随机测量误差引起的，而是可能存在某种非随机的误差（这里的 $2S$ 和 $3S$ 分别是 $1.96S$ 与 $2.58S$ 的近似值）。

（4）正态分布是许多统计方法的理论基础：本章后续内容会介绍的 t 分布及 χ^2 分布等都是在正态分布的基础上推导出来的，t 分布等的极限分布即是正态分布。许多统计推断的方法都是基于正态分布，如 t 检验、直线相关分析等多种统计分析方法均要求资料服从正态分布。

（五）医学正常参考值范围的确定

1. 医学正常参考值范围的概念　医学正常参考值范围（reference value range）传统上称作正常值范围（normal range），是指多数正常人的解剖、生理、生化、免疫及组织代谢产物的含量等各种数据的波动范围。

由于存在生物个体的差异，每个正常人的观察值会有所不同，即使是同一个人也会因机体的内外环境变化而改变。因此，同属正常人也不能以某一测量数据作为标准进行评价，必须确定一个波动范围作为判定正常和异常的参考标准。

2. 确定医学正常参考值范围的一般原则

（1）随机抽取足够数量的正常人。这里的"正常人"是一个相对的概念，不是指完全健康的人，而是指排除了对所研究指标有影响的疾病及有关因素的同质人群。一般认为用于制定医学正常参考值范围的样本含量，应在 100 例以上。

（2）对选定的正常人的某种健康现象进行准确而统一的测定，保证测定数据可靠是制定医学正常参考值范围的前提。

（3）弄清该健康现象的频数分布类型。因为确定医学正常参考值范围，要根据资料的分布类型选择适当的方法。

（4）确定适当的正常波动范围。医学正常参考值范围表示大多数正常人某项观察值的分布范围，这个"大多数"应结合专业知识与统计学知识综合考虑，最常用的是 95%。95% 的医学正常参考值范围，意指这个范围只包含了 95% 正常人的观察值，还有 5% 的正常人其观察值不在此范围内。而随机抽样时，抽中这 5% 的人的概率是小概率事件（≤ 0.05）。

（5）决定取单侧或双侧医学正常参考值范围。依据医学专业知识确定某项指标的医学正常参考值范围是双侧还是单侧。若该指标过高过低均为异常，应采用双侧正常参考值范围，分别制定下侧和上侧界值，如白细胞总数、血清总蛋白等指标；若该指标仅过高为异常，应采用单侧正常参考值制定上侧界值，如血清转氨酶、尿铅值等；若该指标仅过低为异常，应采用单侧正常参考值制定下侧界值，如肺活量等。

3．确定医学正常参考值范围的方法　估计医学正常参考值范围的方法有多种，下面两种计算方法较为常用。

（1）正态分布法：适用于正态或近似正态分布的资料。

对于服从或近似服从正态分布的资料，如同性别正常成年人的红细胞数、血红蛋白量、脉搏数等，即可以利用正态曲线下面积的分布规律估计医学参考值范围。其计算公式为：

双侧参考值范围：$\overline{X} \pm u_{a/2}S$　　　　　　　　　　　　　　　　　　　　　　　　（公式 1.20）

单侧参考值范围：$\overline{X} - u_a S$ 或 $\overline{X} + u_a S$　　　　　　　　　　　　　　　　　（公式 1.21）

（2）百分位数法：常用于偏态分布的资料，有时也用于正态分布资料。具体方法见表1-14。

表 1-14　医学正常参考值范围的制定

正常范围（%）	正态分布法			百分位数法		
	双侧	单侧		双侧	单侧	
		只有下限	只有上限		只有下限	只有上限
90	$\overline{X} \pm 1.64S$	$\overline{X} - 1.28S$	$\overline{X} + 1.28S$	$P_5 \sim P_{95}$	P_{10}	P_{90}
95	$\overline{X} \pm 1.96S$	$\overline{X} - 1.64S$	$\overline{X} + 1.64S$	$P_{2.5} \sim P_{97.5}$	P_5	P_{95}
99	$\overline{X} \pm 2.58S$	$\overline{X} - 2.33S$	$\overline{X} + 2.33S$	$P_{0.5} \sim P_{99.5}$	P_1	P_{99}

例 1.16　某地抽样调查了 126 名正常成年女性的血清，均数 $\overline{X} = 1.07$（mmol/L），标准差 $S = 0.25$（mmol/L），资料近似正态分布。试估计该地正常成年女性血清三酰甘油的 95% 参考值范围。

因血清三酰甘油过高或过低均属异常，故此参考值范围应是双侧范围，按公式 1.20 计算。

下限：$\overline{X} - u_{a/2}S = 1.07 - 1.96 \times 0.28 = 0.58$（mmol/L）

上限：$\overline{X} + u_{a/2}S = 1.07 + 1.96 \times 0.28 = 1.56$（mmol/L）

故该地正常成年女性血清三酰甘油的 95% 参考值范围是 0.58 ～ 1.56（mmol/L）。

二、计量资料的统计推断

由样本资料获得的信息，对总体的信息（数量特征）进行估计、推测称为统计推断。统计推断的内容包括总体参数的估计和假设检验两部分。

（一）均数的抽样误差与标准误

1．均数的抽样误差　医学研究中常采用抽样研究的方法，即从某总体中随机抽取一个样本进行研究，并根据样本提供的信息推断总体的特征，即统计推断。但由于个体间存在着差异，样本仅包括总体中的一部分，因而抽得的样本均数不大可能恰好等于总体均数；即使从同一总体中随机抽取多个样本含量相同的样本，这些样本的均数也往往不等，这种由于个体差异引起的随机抽样样本统计量与总体参数之间的差异，以及各样本统计量之间的差异，称为抽样误差（sampling error）。若样本的统计量为均数，这种差异就称为均数的抽样误差。

2．均数的标准误　表达样本均数抽样误差大小的指标称为均数的标准误（standard error，SE），均数的标准误的大小与两个因素有关：①观察值的变异程度即标准差；②抽样的样本例数（n）。因此，对于从均数为 μ，标准差为 σ 的总体中，随机抽取样本含量为 n 的样本，样本均数（$\overline{X}$）的抽样误差也即均数的标准误可按下式计算：

$$\sigma_{\overline{X}} = \frac{\sigma}{\sqrt{n}}$$

（公式 1.22）

即均数标准误的大小与标准差成正比，与样本含量 n 的平方根成反比。显然实际工作中，可通过增加样本含量 n 来减少均数的标准误即降低抽样误差。

但由于在实际应用中，总体标准差 σ 常常未知，此时可用样本标准差 S 来估计。因此均数的标准误的估计值为：

$$S_{\bar{X}} = \frac{S}{\sqrt{n}}$$

（公式 1.23）

例 1.17　根据例 1.1 资料，计算 107 名 18 岁健康女大学生身高均数的标准误。

已知　$n = 107$，$S = 3.94$（cm）代入公式 1.23 得：

$$S_{\bar{X}} = \frac{3.97}{\sqrt{107}} = 0.38 \text{（cm）}$$

数理统计推断与中心极限定理（central limit theorem）表明：

（1）从正态总体 N（μ，σ^2）中，随机抽取若干个样本含量为 n 的样本，其样本均数 $\bar{X}$ 也服从正态分布；即使从偏态总体中随机抽样，当 n 足够大时（如 $n > 60$），样本均数 $\bar{X}$ 也近似服从正态分布。

（2）从均数为 μ，标准差为 σ 的正态或偏态总体中，随机抽取样本含量为 n 的多个样本，则各样本均数 $\bar{X}$ 的总体均数也为 μ。

因此，对于各样本均数间的变异程度，也可用样本均数的标准差来说明。但为区别于表示个体观察值变异程度的标准差，对于样本均数间的变异程度采用了均数的标准误来表达。

3．标准误的应用

（1）表示抽样误差的大小：标准误越小，用样本均数估计总体均数的可靠性越大；标准误越大，表示样本均数越远离总体均数，抽样误差越大，用样本均数估计总体均数的可靠性就越小。

（2）估计总体均数的可信区间。

（3）应用标准误进行均数的假设检验。

（二）总体均数的估计

1．t 分布

（1）t 分布的概念：在讲解均数的标准误概念时，我们已认识到：从正态总体 N（μ，σ^2）中，随机抽取若干个样本含量为 n 的样本，其样本均数 $\bar{X}$ 也服从正态分布；即使从偏态总体中随机抽样，当 n 足够大时（如 $n > 60$），样本均数 $\bar{X}$ 也近似服从正态分布。若此时对正态变量 $\bar{X}$ 也进行 u 变换（$u = \frac{\bar{X} - \mu}{S_{\bar{X}}}$），同样可使正态分布 N（μ，σ^2）变换为标准正态分布 N（0，1^2）。

由于实际工作中，σ 往往是未知的，常用 S 作为 σ 的估计值，这时对正态变量 $\bar{X}$ 进行变换（而且样本例数也较少），（$\frac{\bar{X} - \mu}{S_{\bar{X}}}$）不再服从标准正态分布，而是服从 t 分布（t-distribution）。即

$$t = \frac{\bar{X} - \mu}{S_{\bar{X}}} = \frac{\bar{X} - \mu}{S/\sqrt{n}} \qquad v = n - 1$$

（公式 1.24）

t 分布主要用于总体均数的区间估计和均数的假设检验。

（2）t 分布的特征：由图 1-14 可见，t 分布与标准正态分布相比具有以下特征：①是以 0 为中心左右两侧对称的单峰分布；②t 分布曲线是一簇曲线，其形状变化与自由度 n 的大小有关；自由度 n 越小，t 值越分散，曲线的峰部越低而尾部翘得越高；随着自由度 n 逐渐增大，t 分布逐渐接近标准正态分布；当 $v \to \infty$ 时，t 分布就完全成为标准正态分布，故 t 分布的极限分布是标准正态分布。

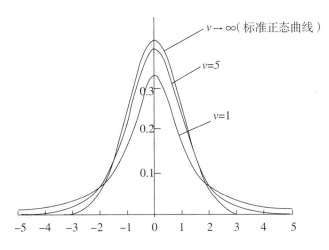

图 1-14　不同自由度下的 t 分布图

由于 t 分布是一簇曲线，故不同自由度的 t 分布曲线下面积所对应的 t 值是不同的。为了应用方便，统计学家根据自由度与曲线下面积的关系编制了 t 界值表，见附录 1。在 t 界值表中，横标目为自由度 n，纵标目为概率 P 即 α，即表右上角图例中阴影部分，概率有单侧和双侧之分。表中数字表示当 n 和 P 确定时，对应的 t 界值，其中与单侧概率相对应的 t 界值用符号 $t_{\alpha, v}$ 表示，与双侧概率相对应的 t 界值用符号 $t_{\alpha/2, v}$ 表示。由于 t 分布以 0 为中心左右对称，故表中只列出了正值，若计算的 t 值为负值时，可用绝对值查表。

从表中数字及右上角图例可看出：①在相同自由度下，$|t|$ 值增大，概率 P 减小；②在相同 $|t|$ 值时，双侧概率 P 为单侧概率 P 的两倍。③当 $v=\infty$ 时，$t=\mu$。

2．总体均数的区间估计

（1）点估计：就是用相应的样本统计量直接作为其总体参数的估计值。如用 $\overline{X}$ 估计 μ、S 估计 σ 等。这种方法虽然简单，但未考虑抽样误差的影响，故不常用。

（2）区间估计：即按预先给定的概率估计总体参数可能所在的范围，该范围称为参数的可信区间或置信区间（confidence interval，CI），常取 95% 或 99%。

可信区间通常由两个数值即可信限（confidence limit，CL）构成。其中较小的值称为下限（lower limit，L），较大的值称为上限（upper limit，U）。应用时根据资料的具体条件选用不同的计算方法。

①按正态分布原理估计总体均数的可信区间。

在正态分布的内容中介绍过：对于任何一个服从均数为 μ，标准差为 σ 的正态分布，我们都可以通过变量变换，使之成为令 $\mu=0$，$\sigma=1$ 的标准正态分布（$u=\dfrac{X-\mu}{\sigma}$），那么依据标准正态分布曲线下面积分布的规律，u（$\dfrac{X-\mu}{\sigma}$）取值在 -1.96 至 +1.96 的概率为 95%，故按正态分布原理估计总体均数的可信区间，可用下式：

当 σ 已知：$\overline{X}-u_{\alpha/2}\sigma_{\overline{X}}<\mu<\overline{X}+u_{\alpha/2}\sigma_{\overline{X}}$　　　　　　　　（公式 1.25）

当 σ 未知但 n 较大：$\overline{X}-u_{\alpha/2}S_{\overline{X}}<\mu<\overline{X}+u_{\alpha/2}S_{\overline{X}}$　　　　　　（公式 1.26）

上述总体均数的可信区间可简写为：

$$\overline{X}\pm u_{\alpha/2}\sigma_{\overline{X}}\ 或\ \overline{X}\pm u_{\alpha/2}S_{\overline{X}}$$　　　　　　　　（公式 1.27）

例 1.18　某地随机抽取了 128 名一年级男大学生，测得其空腹血糖的均数为 4.50mmol/L，标准差为 0.62mmol/L。估计该地一年级男大学生空腹血糖总体均数的 95% 可信区间。

本例 $n = 128 > 60$，故可按正态分布的原理，由公式 1.26 计算总体均数的 95% 可信区间。

$$4.50 \pm 1.96 \times \frac{0.62}{\sqrt{128}} = (4.39, 4.61) \text{ mmol/L}$$

故该地一年级男大学生空腹血糖总体均数的 95% 可信区间为 4.39 ~ 4.61（mmol/L）。

②按 t 分布原理估计总体均数的可信区间

由 t 分布知识可知，有 95% 的 t 值在 $-t_{0.05/2,v}$ 到 $t_{0.05/2,v}$ 之间，而 $t = \dfrac{\overline{X} - \mu}{S/\sqrt{n}}$，这种情况可表达

为：$-t_{0.05/2,v} < \dfrac{\overline{X} - \mu}{S/\sqrt{n}} < +t_{0.05/2,v}$ 由此可进一步推出：

$$\overline{X} - t_{0.05/2,v} S_{\overline{X}} < \mu < \overline{X} + t_{0.05/2,v} S_{\overline{X}} \tag{公式 1.28}$$

式中，$\overline{X}$、S 分别是样本均数和样本标准差，$t_{0.05/2,v}$ 为 t 界值表中，当自由度 $v = n-1$、双侧尾部面积为 0.05 的 t 界值。

同理，总体均数的 99% 可信区间可以表示为：

$$\overline{X} - t_{0.01/2,v} S_{\overline{X}} < \mu < \overline{X} + t_{0.01/2,v} S_{\overline{X}} \tag{公式 1.29}$$

于是得计算总体均数可信区间的通式为

$$\overline{X} - t_{\alpha/2,v} S_{\overline{X}} < \mu < \overline{X} + t_{\alpha/2,v} S_{\overline{X}} \tag{公式 1.30}$$

或写成

$$\overline{X} \pm t_{\alpha/2,v} S_{\overline{X}} \tag{公式 1.31}$$

例 1.19 某地 10 名正常成年男子空腹血糖（mmol/L）的均数 $\overline{X} = 5.63$（mmol/L），标准差 $S = 0.35$（mmol/L），试估计该地正常成年男子空腹血糖总体均数的 95% 可信区间。

根据资料：$\overline{X} = 5.63$，$S = 0.35$，$v = n - 1 = 10 - 1 = 9$，计算：$S_{\overline{X}} = \dfrac{0.35}{\sqrt{10}} = 0.11$，

查 t 界值：$t_{0.05/2,9} = 2.262$，代入公式 1.28 得：

$(5.63 - 2.262 \times 0.11, 5.63 + 2.262 \times 0.11)$ 即 $(5.38, 5.88)$（mmol/L）

故该地正常成年男子空腹血糖总体均数的 95% 可信区间为 $(5.38, 5.88)$（mmol/L）。

（三）均数的假设检验

1. 假设检验的概念与基本思想和基本步骤 假设检验（hypothesis test）是统计推断的另一重要内容，过去亦称显著性检验（significance test）。由于抽样误差的存在，从同一总体中随机抽取多个样本，各样本指标常不相等，样本指标与总体指标也不相同。导致这种结果的原因无非是两个方面：①是抽样误差所致；②是总体指标不相同导致样本指标也有差别。假设检验就是要对这两种情况做出判断。

用假设检验进行判断的基本原理是先对总体的参数或分布做出某种假设，然后用适当的统计方法，根据样本提供的信息，对所做出的假设进行检验其成立的概率，再依据"小概率事件"原理，决定是否拒绝该假设。

例 1.20 根据大量调查，已知正常成年男性的脉搏均数为 72.0 次 / 分，某医生对 20 名某病成年男性患者的脉搏进行了测量，脉搏均数为 78.4 次 / 分，标准差为 6.5 次 / 分，试问该病患者的脉搏均数与一般正常成年男性的脉搏均数是否不同？

这里样本均数与已知的总体均数存在着差异，造成两者差异的原因有两方面：①该病对患者的脉搏并没有影响，该病患者脉搏总体均数 μ 与一般正常成年男性脉搏总体均数 μ_0 相同，样本均数与总体均数的差异是由于抽样误差所造成的，统计学上称之为差异无统计学意义；②该种

疾病对患者的脉搏有一定的影响，其脉搏总体均数确与正常成年男性的脉搏均数不同，两者的差异不仅仅是由于抽样误差所造成的，而是两者有着本质的差别，统计学上称之为差异有统计学意义。如何判断差异的原因？这就需要做统计学中的假设检验，依小概率事件和反证法相结合的思想来回答这类问题。假设检验的基本步骤如下：

（1）建立检验假设，确定检验水准

假设包括两方面：

①检验假设（hypothesis to be tested），常称无效假设或零假设／原假设（null hypothesis），用 H_0 表示。本例的无效假设为该病成年男性患者的脉搏均数 μ 与一般正常成年男性的脉搏均数 μ_0 相等，两者的差异是由于抽样误差所致，即 H_0：$\mu = \mu_0$。

②备择假设（alternative hypothesis），用 H_1 表示。本例的备择假设为该病成年男性患者的脉搏均数 μ 与一般成年正常男性的脉搏均数 μ_0 不同，两者的差异不是由于抽样误差所致，即 H_1：$\mu \neq \mu_0$。

H_0 和 H_1 都是根据推断目的提出的对总体特征的假设，是相互联系、相互对立而又必须同时存在的一对假设。假设检验主要是围绕 H_0 进行的，当 H_0 被拒绝时，则接受 H_1。备择假设应根据专业知识及所要解决的问题，确定单、双侧检验。如本例，研究者对 20 名某病成年男性患者的脉搏均数 $\overline{X}$ 与一般正常成年男性的脉搏均数 μ_0 进行比较，若目的是推断两总体均数有无差别，即某病成年男性患者的脉搏均数高于和低于一般正常成年男性的脉搏均数的两种可能性都存在，此时应当用双侧检验（two-side test）；若根据专业知识认为该病患者的脉搏均数不会低于正常成年男性，应当用单侧检验（one-side test）。下面以样本均数与已知总体均数的比较为例，说明单侧与双侧检验的检验假设及备择假设。

$$\text{双侧检验}\begin{cases} H_0: \mu = \mu_0 \\ H_1: \mu \neq \mu_0 \end{cases} \quad \text{单侧检验}\begin{cases} H_0: \mu = \mu_0 \\ H_1: \mu > \mu_0 \end{cases} \quad \text{或}\begin{cases} H_0: \mu = \mu_0 \\ H_1: \mu < \mu_0 \end{cases}$$

检验水准（size of test）：是假设检验前预先规定的小概率事件的标准；换言之，是假设检验中判断差别有无统计学意义的概率水准，用 α 表示。α 的大小应根据分析要求确定，一般取 $\alpha = 0.05$。

（2）选择适当的假设检验方法，计算检验统计量：根据研究设计的类型和统计推断的目的选择不同的检验方法，如完全随机设计中，两样本均数的比较可用 t 检验，样本含量较大时可用 u 检验，不同的统计检验方法，得到不同的检验统计量，如 t 值、u 值等。

（3）确定 P 值：假设检验中，P 值的含义是指从 H_0 规定的总体中随机抽样，获得等于及大于（或等于及小于）现有样本统计量（如 t、u 等）的概率。

（4）做出统计推断：结论是对 H_0 是否成立做出判断。用 P 值与事先规定的概率—检验水准 α 进行比较，当 $P \leq \alpha$ 时，则为小概率事件，即在一次抽样中就获得现有样本统计量的可能性很小；因此，结论为按所取 α 检验水准，拒绝 H_0，接受 H_1，差异有统计学意义，即它们之间的差异不是由于抽样误差所致，而是存在着本质的差别。当 $P > \alpha$ 时，结论为按所取 α 检验水准，尚不拒绝 H_0，差异无统计学意义，即它们之间的差异是由于抽样误差引起的。

2．均数 t 检验和 u 检验　t 检验（t test）和 u 检验（u test）通常用于两均数的比较。t 检验（t-test）用于样本含量 n 较小、总体标准差未知时均数的比较，具体应用条件是：① 当样本含量较小时，理论上要求样本为来自正态总体的随机样本；② 当两个小样本均数比较时，要求两样本所对应的总体方差具有齐性。u 检验适用于总体标准差已知的样本均数与总体均数比较及大样本（$n > 60$）均数的比较，要求资料服从对称分布或正态分布。

3．不同研究设计类型的均数假设检验

（1）样本均数与已知总体均数比较的 t 检验：目的是推断样本均数所代表的未知总体均数 μ

与已知总体均数 μ_0 是否相等。已知总体均数 μ_0 一般为理论值、标准值或经过大量观察所得的稳定值等。按式 1.32 计算检验统计量 t 值

$$t = \frac{\overline{X} - \mu_0}{S_{\overline{X}}} = \frac{\overline{X} - \mu_0}{S/\sqrt{n}} \qquad v = n - 1 \qquad \text{(公式 1.32)}$$

例 1.20 进行 t 检验。

①建立检验假设，确定检验水准

H_0：$\mu = \mu_0 = 72.0$ 次 / 分，即该病男性成年患者与一般正常成年男性脉搏均数相等。

H_1：$\mu \neq \mu_0$，即该病男性成年患者与一般正常成年男性脉搏均数不等。

$\alpha = 0.05$（双侧）

②计算统计量 t 值

本例 $n = 20$，$\overline{X} = 78.4$ 次 / 分，$S = 6.5$ 次 / 分，$\mu_0 = 72.0$。代入公式 1.32，得：

$$t = \frac{\overline{X} - \mu_0}{S/\sqrt{n}} = \frac{78.4 - 72.0}{6.5/\sqrt{20}} = 4.403 \quad v = 20 - 1 = 19$$

③确定 P 值

按 $v = 19$，$t = 4.403$，查附表 2 的 t 界值表，得双侧界值 $t_{0.05/2,19} = 2.093$，$t_{0.001/2,19} = 3.883$，因 $t > t_{0.001/2,19}$，则 $P < 0.001$。

④做出统计推断结论

因为 $P < 0.001$，按 $\alpha = 0.05$ 的水准，拒绝 H_0，接受 H_1，差异有统计学意义，故可以认为该病成年男性患者与一般正常成年男性的脉搏均数不同，患者较高。

（2）配对设计资料的 t 检验：配对设计是将受试对象按可能会影响研究结果的某些特征或属性相近的原则配成对子，每对中的两个受试对象随机分配到两处理组中，这样的设计称为配对设计（paried design）。在医学研究中，常用的配对设计有以下几种情况：①配对的两个受试对象分别接受两种不同处理后的数据；②同一受试对象分别接受两种不同的处理；③同一受试对象（一种）处理前后结果比较。

配对设计的目的是推断两种处理的效应有无差别或处理因素有无作用。采用这种研究设计方法的目的是尽量排除干扰因素。

基本原理：若两种处理的效应相同或某种处理不起作用，两总体均数相等，即 $\mu_1 = \mu_2$，则 $\mu_1 - \mu_2 = 0$，这时理论上差值的总体均数 μ_d 应为 0，那么配对设计的 t 检验可看做差值的样本均数 $\overline{d}$ 与已知差值的总体均数 0 的比较，按式公式 1.33 计算统计量 t 值。

$$t = \frac{\overline{d} - \mu_d}{S_{\overline{d}}} = \frac{\overline{d} - 0}{S_d/\sqrt{n}} \qquad v = n - 1 \qquad \text{(公式 1.33)}$$

式中，d 为每对观察值的差值，$\overline{d}$ 为差值的样本均数，S_d 为差值的标准差，$S_{\overline{d}}$ 为差值均数的标准误，n 为对子数。

例 1.21 某医师应用某一新药治疗高血压患者 14 名，观察高血压患者治疗前后舒张压（mmHg）的变化，结果如表 1-15。问该新药对高血压患者舒张压的变化是否有影响？

表 1-15 高血压患者治疗前后舒张压（mmHg）的测量结果

患者编号 （1）	治疗前 （2）	治疗后 （3）	差值 d （4）=（2）−（3）	d^2 （5）=（4）^{2}
1	102	90	12	144
2	100	90	10	100
3	92	85	7	49
4	98	90	8	64
5	118	114	4	16
6	100	95	5	25
7	102	86	16	256
8	116	84	32	1024
9	109	98	11	121
10	116	103	13	169
11	92	88	4	16
12	108	100	8	64
13	102	88	14	196
14	100	86	14	196
合计	—	—	$\sum d = 158$	$\sum d^2 = 2440$

①建立检验假设，确定检验水准

H_0：$\mu_d = 0$，即该药物对高血压患者舒张压的变化无影响。

H_1：$\mu_d \neq 0$，即该药物对高血压患者舒张压的变化有影响。

$\alpha = 0.05$（双侧）

②计算统计量 t 值

本例 $n = 14$，$\sum d = 158$，$\sum d^2 = 2440$，$\overline{d} = \sum d / n = 158/14 = 11.2857$

$$S_d = \sqrt{\frac{\sum d^2 - \frac{(\sum d)^2}{n}}{n-1}} = \sqrt{\frac{2440 - \frac{(158)^2}{14}}{14-1}} = 7.1083$$

代入公式 1.33 得：

$$t = \frac{11.2857}{7.1083/\sqrt{14}} = 5.941$$

③确定 P 值

按 $v = 14 - 1 = 13$，$t = 5.911$，查 t 界值表，得双侧界值 $t_{0.05/2, 13} = 2.160$，$t_{0.001/2, 13} = 4.221$，因 $t > t_{0.001/2, 13}$，则 $P < 0.001$。

④做出统计推断结论　因为 $P < 0.001$，按 $\alpha = 0.05$ 的水准，拒绝 H_0，接受 H_1，有统计学意义。可以认为该药物对高血压患者的舒张压有影响，治疗后患者舒张压降低。

（3）完全随机设计两样本均数比较的 t 检验：完全随机设计又称成组设计，是将受试对象随机地分配到不同的处理组中，分别接受不同的处理，或分别从不同的研究总体中随机抽样进行研究。

进行完全随机设计两样本均数比较的 t 检验，目的是推断两样本均数所代表的两总体均数是否相同,两样本的含量可以相等也可以不等。

按公式 1.34 计算检验统计量 t 值。

$$t = \frac{\overline{X}_1 - \overline{X}_2}{S_{\overline{X}_1 - \overline{X}_2}}, \qquad v = (n_1 - 1) + (n_2 - 1) \qquad \text{(公式 1.34)}$$

式中,$\overline{X}_1$ 和 $\overline{X}_2$ 为两样本的均数,$S_{\overline{X}_1 - \overline{X}_2}$ 为两样本均数之差的标准误,计算公式为:

$$S_{\overline{X}_1 - \overline{X}_2} = \sqrt{S_c^2 \left(\frac{1}{n_1} + \frac{1}{n_2} \right)} \qquad \text{(公式 1.35)}$$

式中,n_1 及 n_2 为两样本含量,S_c^2 为合并样本方差,计算公式为:

$$S_c^2 = \frac{\sum X_1^2 - (\sum X_1)^2 / n_1 + X_2^2 - (\sum X_2)^2 / n_2}{(n_1 - 1) + (n_2 - 1)} \qquad \text{(公式 1.36)}$$

当两个样本标准差 S_1 和 S_2 已知,合并样本方差 S_c^2 为:

$$S_c^2 = \frac{S_1^2 (n_1 - 1) + S_2^2 (n_2 - 1)}{(n_1 - 1) + (n_2 - 1)} \qquad \text{(公式 1.37)}$$

例 1.22 为研究国产新药阿卡波糖的降血糖效果,某医院用 40 名 2 型糖尿病患者进行同期随机对照实验。实验者将这些患者随机分到实验组 20 人(用阿卡波糖)和对照组 20 人(用拜糖平胶囊),结果服药 8 周后,实验组患者空腹血糖平均下降值为:$\overline{X}_1 = 2.0650$ mmol/L,标准差 $S_1 = 3.0601$ mmol/L;对照组患者空腹血糖平均下降值为:$\overline{X}_2 = 2.6250$ mmol/L,标准差 $S_2 = 2.4205$ mmol/L;试比较两药对空腹血糖的降糖效果。

①建立检验假设,确定检验水准

H_0:$\mu_1 = \mu_2$,即两种药物降低空腹血糖的效果是相同的。

H_1:$\mu_1 \neq \mu_2$,即两种药物降低空腹血糖的效果不相同。

$\alpha = 0.05$(双侧)

②计算统计量 t 值

本例 $n_1 = 20$,$\overline{X}_1 = 2.0650$,$S_1 = 3.0601$,$n_2 = 20$,$\overline{X}_2 = 2.6250$,$S_2 = 2.4205$

$$S_{\overline{X}_1 - \overline{X}_2} = \sqrt{\frac{(n_1 - 1)S_1^2 + (n_2 - 1)S_2^2}{n_1 + n_1 - 2} \left(\frac{1}{n_1} + \frac{1}{n_2} \right)} = \sqrt{\frac{19 \times 3.0601^2 + 19 \times 2.6250^2}{38} \left(\frac{1}{10} \right)} = 0.9015$$

$$t = \frac{2.0650 - 2.6250}{0.9015} = -0.6212$$

③确定 P 值

按 $v = 20 + 20 - 2 = 38$,$t = 0.6212$,查 t 界值表,得双侧界值 $t_{0.05/2,38} = 2.024$,$t_{0.5/2,38} = 0.681$,因 $t < t_{0.5/2,38}$,则 $P > 0.50$。

④做出统计推断结论

因为 $P > 0.50$,按 $\alpha = 0.05$ 的水准,不可拒绝 H_0,差别无统计学意义。不能认为阿卡波糖的降血糖效果与拜糖平胶囊不相同。

4. μ 检验

当样本含量(n)大于等于 60 时,样本均数近似服从正态分布,为计算方便,其均数的假设检验可用 μ 检验。

(1)样本均数与总体均数的比较:检验统计量 u 值可按公式 1.38 或公式 1.39 计算。

$$u = \frac{\overline{X} - \mu_0}{\sigma_{\overline{X}}} = \frac{\overline{X} - \mu_0}{\sigma_0 / \sqrt{n}} \qquad (\sigma_0 \text{ 已知时}) \qquad \text{(公式 1.38)}$$

$$u = \frac{\overline{X} - \mu_0}{S_{\overline{X}}} = \frac{\overline{X} - \mu_0}{S / \sqrt{n}} \qquad (\sigma_0 \text{ 未知时}) \qquad \text{(公式 1.39)}$$

例 1.23 根据大量调查，已知 20 ~ 29 岁的健康女性的收缩压均数 $\mu_0 = 114.0$ mmHg，现某医师随机抽样调查了某高原地区 20 ~ 29 岁健康女性 100 人，收缩压均数为 $\overline{X} = 119.8$ mmHg，标准差为 $S = 10.6$ mmHg。问高原地区健康女性与一般健康女性的收缩压是否不同？

①建立检验假设，确定检验水准

H_0：$\mu = \mu_0$，即高原地区健康女性与一般健康女性收缩压均数相等。

H_1：$\mu \neq \mu_0$，即高原地区健康女性与一般健康女性收缩压均数不等。

$\alpha = 0.05$（双侧）

②计算检验统计量 u 值

本例 $n = 100$，$\overline{X} = 119.8$ mmHg，$S = 10.6$ mmHg，$\mu_0 = 114.0$ mmHg。代入式 1.39

$$u = \frac{\overline{X} - \mu_0}{S_{\overline{X}}} = \frac{\overline{X} - \mu_0}{S / \sqrt{n}} = \frac{119.8 - 114.0}{10.6 / \sqrt{100}} = 5.472$$

③确定 P 值

查 u 值表（即 t 界值表中 $v \to \infty$ 一行的界值），得双侧 $u_{0.05/2, \infty} = 1.96$，$u_{0.001/2, \infty} = 3.29$。

因 $u > u_{0.001/2, \infty}$，则 $P < 0.001$。

④做出统计推断结论

因 $P < 0.001$，按 $\alpha = 0.05$ 的水准，拒绝 H_0，接受 H_1，差异有统计学意义。可以认为高原地区健康女性与一般健康女性的收缩压均数有差别，高原健康女性高于一般健康女性。

（2）完全随机设计两大样本均数的比较：按公式 1.40 计算检验统计量 u 值

$$u = \frac{\overline{X}_1 - \overline{X}_2}{S_{\overline{X}_1 - \overline{X}_2}} = \frac{\overline{X}_1 - \overline{X}_2}{\sqrt{\left(\dfrac{S_1^2}{n_1} + \dfrac{S_2^2}{n_2}\right)}} \qquad \text{(公式 1.40)}$$

例 1.24 某医院对 40 ~ 50 岁年龄组不同性别的健康人群进行 β 脂蛋白（g/L）的测定，结果见表 1-16，试分析不同性别健康人群的 β 脂蛋白有无差异？

表 1-16 不同性别健康人群 β 脂蛋白测定结果（g/L）

性别	人数	均数	标准差
男	193	3.97	1.04
女	128	3.58	0.90

①建立检验假设并确定检验水准

$H_{0:}$ $\mu_1 = \mu_2$，即不同性别健康人群 β 脂蛋白无差别。

$H_{1:}$ $\mu_1 \neq \mu_2$，即不同性别健康人群 β 脂蛋白有差别。

$\alpha = 0.05$（双侧）

②计算检验统计量 u 值

本例 $n_1 = 193$，$\overline{X}_1 = 3.97$（g/L），$S_1 = 1.04$（g/L）；

$n_2 = 128$，$\overline{X}_2 = 3.58$（g/L），$S_2 = 0.90$（g/L）。

代入公式 1.40 得：

$$u = \frac{3.97 - 3.58}{\sqrt{(\frac{1.04^2}{193} + \frac{0.90^2}{128})}} = 3.57$$

③确定 P 值

查 u 值表（即 t 界值表中 $v \to \infty$ 一行的界值），得双侧 $u_{0.05/2,\infty} = 1.96$，$u_{0.001/2,\infty} = 3.29$。因 $u > u_{0.001/2,\infty}$，则 $P < 0.001$。

④做出统计推断结论

因 $P < 0.001$，按 $\alpha = 0.05$ 的水准，拒绝 H_0，接受 H_1，差异有统计学意义。可以认为不同性别健康人群的 β 脂蛋白有差别，男性高于女性。

5. 假设检验的两类错误 假设检验时，根据样本统计量做出的推断结论（拒绝 H_0 或不拒绝 H_0）是概率性质的，并非百分之百的正确，可能发生两类错误，见表 1-17。

表 1-17 可能发生的两类错误

客观实际	假设检验的结果	
	拒绝 H_0	不拒绝 H_0
H_0 成立	Ⅰ型错误（α）	推断正确（$1-\alpha$）
H_0 不成立	推断正确（$1-\beta$）	Ⅱ型错误（β）

Ⅰ类错误（type Ⅰ error）：拒绝了实际上成立的无效假设 H_0，这类"弃真"的错误称为Ⅰ型错误（即第一类错误）；Ⅰ型错误的概率即检验水准用 α 表示；α 可取单侧亦可取双侧，根据研究目的确定 α 值的大小。若规定检验水准 $\alpha = 0.05$，则犯Ⅰ型错误的概率为 0.05，则理论上 100 次抽样中平均发生 5 次这样的错误。

Ⅱ类错误（type Ⅱ error）：接受了实际上不成立的无效假设 H_0，这类"存伪"的错误称为Ⅱ型错误（即第二类错误）；Ⅱ型错误的概率用 β 表示，β 值的大小一般未知。

当样本含量固定时，α 愈小，β 愈大；反之，α 愈大，β 愈小。统计上将 $1-\beta$ 称为检验效能或把握度（power of a test），即两总体确有差别存在，而以 α 为检验水准，假设检验能发现它们有差别的能力。例如 $1-\beta = 0.9$ 的含义是若两总体确有差别，理论上平均每 100 次抽样有 90 次能得出有差别的结论。

实际工作中，可根据研究目的来控制 α 和 β 值。若重点在于减少 α，则取 $\alpha = 0.05$；若重点在于减少 β，则取 $\alpha = 0.1$ 或 0.2 甚至更高。若要同时减少 α 和 β，唯一的办法是加大样本含量。

6. 假设检验应注意的问题

（1）样本资料应具有代表性：即样本是其相应总体中的随机样本，能够代表总体的特征；比较的组间应具有可比性，即各对比组除了所要比较的主要因素不同外，其他影响结果的因素应尽可能相同或基本相近。

（2）正确选用假设检验方法：不同的假设检验方法其应用条件不同，应根据分析目的、设计类型、资料的特点、样本含量的大小等选用适当的检验方法。如：进行成组设计两样本均数比较的 t 检验，要求样本是来自正态总体的计量资料，且两总体方差具有齐性，否则应选用其他方法；而配对设计与成组设计资料的 t 检验方法也不同，配对设计资料若采用成组设计的方法进行分析，会降低检验效能。

（3）要根据资料的性质事先确定采用双侧或单侧检验：在进行假设检验时，应事先根据专业知识和问题的要求在设计之初确定是采用单侧还是双侧检验，不能在计算检验统计量后才主观确定。因为相同的统计量（t 值、u 值等）对应的单侧和双侧的概率值不同，双侧概率是单侧的 2 倍，在同一检验水准下，单侧检验比双侧检验更易得出有统计学意义的结论。所以，不能因双侧检验无统计学意义而改用单侧检验。

（4）正确理解 P 值的含义：$P \leq \alpha$，差别有统计学意义，是指如果总体均数相同，抽到这样大或更大的检验统计量值的可能性很小，即小概率事件，因而拒绝无效假设 H_0；但不能将"拒绝 H_0，接受 H_1，差异有统计学意义"的检验结果，理解为两均数相差很大或医学上有显著的价值；反之，$P > \alpha$，差异无统计学意义，是指如果总体均数相同，抽到现有样本统计量的可能性较大，因而尚不拒绝 H_0，但不应理解为相差不大或肯定无差别。需要特别注意的是，P 值越小，说明越有理由拒绝 H_0 而接受 H_1，越有理由认为样本所来自的总体不同，但并不意味两者实际差别越大。

总之，统计结论只说明有统计学意义或无统计学意义，而不能说明专业上的差异的大小或实际意义的有无。只有将统计结论与专业知识有机地结合起来，才能得出恰如其分的专业结论。

（5）可信区间与假设检验的联系与区别：可信区间与假设检验都属于统计推断的内容。可信区间用于推断总体均数可能的范围，假设检验用于推断总体均数间是否相等。两者结合使用，可相互印证。如算得的可信区间包含了 H_0，则按 α 水准不拒绝 H_0；反之，若算得的可信区间不包含 H_0，则按 α 水准拒绝 H_0，接受 H_1；而且，可信区间还能提示：差别在专业上有无实际意义。但这并不意味着两者能完全相互替代，因可信区间只能在预先规定的概率前提下进行计算，而假设检验能获得一较为确切的概率 P 值。两者既有联系又有区别。

（6）假设检验结论的推断应综合考虑各种因素：假设检验的结论是根据 P 值大小做出的，不可能百分之百正确。是否拒绝 H_0，取决于被研究事物有无本质差异和抽样误差的大小，以及选用检验水准的高低、检验的单双侧。而检验水准是根据分析要求确定的，实际工作中，对同一问题选用 α 的大小往往有一定的灵活性。有时按 $\alpha = 0.05$ 水准拒绝 H_0，而按 $\alpha = 0.01$ 水准有可能不拒绝 H_0；再者，取同一检验水准，就现有样本不拒绝 H_0，但增加样本含量，由于抽样误差的减少，就有可能拒绝 H_0；另外，同样的统计量值所对应的双侧概率是单侧的 2 倍，故进行双侧检验时不拒绝 H_0，而进行单侧检验时有可能拒绝 H_0。因此，假设检验的结论推断应综合考虑各种因素，不能绝对化，在表述上不能使用"肯定""一定""必然"等词。尤其当 P 值接近检验水准 α 时，下结论要慎重。

当我们对研究结果报告结论时，正确的做法应列出所采用的是单侧还是双侧检验、检验方法、检验水准和检验统计量值，尽量写出具体的 P 值或 P 值的确切范围，如 $P = 0.038$ 或 $0.01 < P < 0.02$，而不是简单写成 $P < 0.05$，然后结合专业知识做出专业结论。

知 识 链 接

人口平均预期寿命与平均寿命

人口平均预期寿命又称人均期望寿命，是衡量人口健康状况的一个重要的指标，这个指标与年龄、性别有着紧密的联系，因此常常需要分别计算。在不特别指明年龄的情况下，人均预期寿命就是指 0 岁人口的平均预期寿命，即新出生的一代人，按现有政治、经济、文化、卫生等条件，平均每一个人预期可存活的年数；另外，分年龄的预期寿命是指假如当前的各年龄死亡率保持不变，同一时期出生的人预期能继续生存的平均年数。显然，平均预期寿命是一个假定的指标，因为它是以当前各年龄死亡率为基础计算的，但实际上，死亡率是会发生变化的。平均寿命是指死亡人口的平均年龄，是以死亡人口死亡年龄分布为权数计算的，是死亡人口年龄的真实反映。

第四节　计数资料的统计分析

前面我们讨论了计量资料的统计分析，本节介绍计数资料的统计分析。计数资料的统计分析方法，同样包含统计描述与统计推断两方面的内容。

一、计数资料的统计描述

从前面的学习中我们已经知道，计数资料的变量值是定性的，对这种类型的资料进行整理，一般都是按性质分组后汇总各种性质（各组）的观察单位数，如甲地流感发病 400 例，乙地发病 300 例。但这些绝对数并不能反映两地发病的严重程度，因两地的易感人数可能不一样，若要比较两地发病的严重程度，就应分别计算两地的发病率，若已知甲地人口数为 4000 人，乙地人口数为 2000 人，则：

$$甲地流感发病率 = \frac{400}{4000} \times 100\% = 10\%$$

$$乙地流感发病率 = \frac{300}{2000} \times 100\% = 15\%$$

由此可知，乙地流感发病更为严重。这两个发病率是由绝对数计算出来的相对数，说明了每 100 人中发病的人数，在此 100 称为比例基数。只有比例基数相同，资料才具有可比性，所以对计数资料进行统计描述，要能说明其数量特征必须用相对数。

（一）常用相对数

相对数是两个有联系的指标之比，按其联系的性质和所要说明的问题，常可计算率、构成比和相对比。

1. 率　率（rate）又称频率指标或强度指标，是指某种现象在一定条件下，实际发生的例数与可能发生的总例数之比，是用来说明某种现象发生的频率或强度的相对数。常以百、千、万、十万等为比例基数，分别称为百分率、千分率、万分率、十万分率等。计算公式为：

$$率 = \frac{某现象实际发生的例数}{该现象可能发生的总例数} \times K \qquad （公式1.41）$$

式中，K 为比例基数，依据习惯用法确定。例如：治愈率用百分率（%），生育率用千分率（‰），某些肿瘤的死亡率用十万分率等。

为了便于分析和比较，算得的率一般要保留 1 ~ 2 位小数，例如 3.20%，12.60‰ 等。

例 1.26　某地某年 50 岁以上人口有 42212 人，因患各种恶性肿瘤死亡 68 人，求 50 岁以上人口恶性肿瘤的死亡率。按公式 1.41 计算：

$$恶性肿瘤死亡率 = \frac{68}{42212} \times 100000/10 万 = 161.1/10 万$$

在临床治疗和护理中，常用的频率评价指标有：发病率、患病率、感染率、死亡率、病死率、有效率、治愈率、n 年生存率等。

2. 构成比　构成比（constituent ratio）又称构成指标或结构指标，表示某一事物内部各组成部分在整体中所占的比重或分布。通常以 100 为其比例基数，故常称百分构成比，以 100% 表示。计算公式为：

$$构成比 = \frac{事物内部某一组成部分的观察单位数}{同一事物各组成部分的观察单位总数} \times 100\% \qquad (公式 1.42)$$

例 1.27　某医院某月共收治各种传染病患者 120 例，其中肠道传染病 90 例，呼吸道传染病 18 例，其他各种传染病共 12 例，试计算该院本月收治各种传染病患者的构成比。按公式 1.42 计算：

$$肠道传染病：\frac{90}{120} \times 100\% = 75\%$$

$$呼吸道传染病：\frac{18}{120} \times 100\% = 15\%$$

$$其他传染病：\frac{12}{120} \times 100\% = 10\%$$

即肠道传染病占 75%，呼吸道传染病占 15%，其他传染病占 10%。

由上例可知，构成比有两个特点：①各构成部分的相对数之和为 100%。②某一构成部分所占比重增大，其他部分相应地会减少。

3．相对比　相对比（relative ratio）又称对比指标，为两个有关指标之比。性质相同或不同的两个指标，都可求相对比。相对比常以倍数或百分数表示。计算公式为：

$$相对比 = \frac{甲指标}{乙指标}（或 \times 100\%） \qquad (公式 1.43)$$

例 1.28　某年某地出生婴儿中，男婴为 1139，女婴为 1088，则该地出生婴儿的性别比按公式 1.43 计算：

$$男与女之比：\frac{1139}{1088} = 1.05（倍）$$

$$女与男之比：\frac{1088}{1139} \times 100\% = 95.52\%$$

即男婴是女婴的 1.05 倍，女婴是男婴的 95.52%。

例 1.29　某医院 2008 年共有护理人员 468 人，同年开放病床 844 张，护理人员与病床数之比同样按公式 1.43 计算：

$$\frac{844}{468} \times 100\% = 1.8（张 / 人）$$

即平均每个护理人员负责 1.8 张病床。

应用相对比时：①甲乙两个指标可以是绝对数、相对数和平均数。②习惯上，甲指标大于乙指标，用倍数表示；甲指标小于乙指标，用百分数表示。

（二）应用相对数的注意事项

1．计算率的分母不宜过小　计算相对数时，如果计算的是率，观察单位数足够多时计算的结果才比较稳定，能够正确反映事物的实际水平。观察单位数少时，则计算结果不稳定，容易造成较大误差。例如用某药治疗某病患者 3 例，全部治愈，即报道治愈率为 100%，显然这个治愈率是不可靠的，这时最好用绝对数表示。

2．分析资料时不能以构成比代替率　构成比说明事物内部各组成部分的比重或分布，率说明某现象发生的频率或强度，在分析资料时，要注意其区别。不能以构成比代替率。如表 1-18 资料，肿瘤患病率随着年龄的增加而增加，以 60～组患病率最高，但患者构成比 60～并非最高，但这并不能说明 60～组患肿瘤的机会反而少了。在此就要正确理解率与构成比的区别。

表1-18　某年龄组某病患者构成比和患病率

年龄组（岁）	人口数	患者数	构成比（%）	患病率（1/10万）
＜30	633000	19	1.27	3.00
30～	570000	171	11.46	30.00
40～	374000	486	32.58	129.95
50～	143000	574	38.47	401.40
60～	30250	242	16.22	801.19
合计	1750205	1492	100.00	85.25

3．注意合计率的正确计算　计算观察单位数不同的几个率的合计率时，不能将这几个率相加计算合计率，如上述表1-18中合计率计算，应是实际患者数（1492）除以总人口数（1750250），即观察单位数不同的几个率的合计率，实际上应是这几个率的平均率。

4．相对数比较时应注意资料的可比性　率（或构成比）进行比较，需要注意可比性。就是说除了被研究因素之外，其他可能影响研究结果的因素应该相同。通常要注意：观察对象同质，研究方法相同以及地区、民族、经济水平等客观条件基本一致。

5．对样本率（或构成比）的比较应做假设检验　抽样研究中，因为率与构成比同样存在着抽样误差，所以比较样本率与构成比时，不能仅凭表面数值的大小做出结论，而应进行假设检验。

二、率的标准化法

（一）率的标准化法的意义

在日常医疗工作和医学科研中，常会对两个或多个率进行比较，但如果比较对象的内部构成不同，而研究对象的构成又影响到结果，如年龄影响死亡情况、病情轻重影响治愈情况等，此时就不宜直接比较两个总率，而应采用率的标准化消除这种影响后再做比较。如表1-19资料。

表1-19　某年甲乙两矿工人尘肺患病率比较

工龄（年）（1）	甲矿			乙矿		
	检查人数（2）	尘肺人数（3）	患病率（%）（4）	检查人数（5）	尘肺人数（6）	患病率（%）（7）
0～	1200	3	0.25	889	2	0.22
5～	16822	130	0.77	1480	5	0.34
10～	9055	198	2.19	4207	86	2.04
15～	2678	386	14.41	1812	228	12.58
合计	29755	717	2.40	8388	321	3.83

从表1-19资料可见，乙矿各工龄段的尘肺患病率都低于甲矿，但总的患病率却高于甲矿。这是由于两矿各工龄段的检查人数构成不同造成的。甲矿工龄10年以前的占多数，10年以后的占少数；乙矿工龄10年以前的占少数，10年以后的占多数。这是造成乙矿总的患病率高于甲矿的主要原因。只有消除两矿检查人数构成的差别后，即将其标准化法后用标化率才能正确比较两矿工人的尘肺患病率。

（二）率的标准化法

率的标准化法（standardization）就是在一个指定的标准构成条件下，进行率的比较的方法，由统一标准计算的率称为标准化率。一般计算步骤为：

1．确定标准构成有三种选法：

（1）选择比较的两组资料中的任一组资料中构成情况做标准。

（2）选择比较的两组资料中的各组构成情况的合并数值做标准。

（3）选择有代表性的、较稳定的数据作标准：如全国的、全省的、本地区的历年积累的数值做标准，资料的性质应与被标准化组的资料一致或接近。

2．计算预期发生数

$$预期发生数 = 标准人数 \times 原发生率 \qquad （公式 1.44）$$

3．计算标准化率

$$标准化率 = \frac{预期发生数}{标准人口总数} \times K \qquad （公式 1.45）$$

根据表 1-19 资料，试分析甲乙两矿尘肺的患病情况。结果见表 1-20。

表 1-20　甲乙两矿工人尘肺标准化患病率计算表

工龄（岁）（1）	标准人口数（2）	甲矿		乙矿	
		原患病率（%）（3）	预期患病人数（4）=（2）×（3）	原患病率（%）（5）	预期患病人数（6）=（2）×（5）
0 ~	2089	0.25	5	0.22	5
5 ~	18302	0.77	141	0.34	62
10 ~	13262	2.19	290	2.04	271
15 ~	4490	14.41	647	12.58	565
合计	38143	—	1083	—	903

将表 1-20 计算的结果代入公式 1.45 得：

$$甲矿尘肺标准化患病率为：\frac{1083}{38143} \times 100\% = 2.84\%$$

$$乙矿尘肺标准化患病率为：\frac{903}{38143} \times 100\% = 2.38\%$$

乙矿尘肺标准化患病率低于甲矿，与工龄组比较尘肺患病率的结论一致，解决了未标准化前出现的矛盾。

（三）应用标准化法的注意事项

1．标准化率已不能反映率的实际水平，它只表明相互比较资料间的相对水平。

2．选定的标准不同，算得的标准化率也不同；因此，它仅限于采用共同标准构成的组间比较。

3．如果是抽样研究，比较标准化率时，应进行假设检验。

三、计数资料的统计推断

计数资料的统计推断同样也是由样本资料获得的信息，对总体的信息（数量特征）进行估计、推测。推断的内容包括总体参数的估计和假设检验两部分。

包含总体参数的估计与假设检验两部分内容。

（一）率的抽样误差与标准误

同样由于抽样而引起的样本率与总体率之间的差异称为率的抽样误差。表示率的抽样误差的指标，叫率的标准误。率的标准误是衡量率的抽样误差大小即样本率与总体率接近程度的指标。根据数理统计的原理，率的标准误的计算公式为：

$$\sigma_p = \sqrt{\frac{\pi(1-\pi)}{n}}$$
（公式 1.46）

式中，σ_p 为率的标准误；π 为总体率；n 为观察单位数。可见，率的抽样误差的大小与两个因素有关：①事件的发生率，②抽样的样本例数。

当总体率未知时，可用样本率作为总体率的估计值，计算率的标准误的估计值：

$$S_p = \sqrt{\frac{p(1-p)}{n}}$$
（公式 1.47）

式中，S_p 为 σ_p 的估计值，P 为样本率。

例 1.30　某化工厂检查工龄 5 ~ 10 年的工人 500 人，其中患慢性气管炎者 70 人，患病率为 14%，试求患病率的标准误。

将已知的样本例数 $n = 500$，样本率 $P = 14\%$ 代入公式 1.47 得：

$$S_p = \sqrt{\frac{0.14 \times (1-0.14)}{500}} = \sqrt{\frac{0.14 \times 0.86}{500}} = 0.0155 = 1.55\%$$

即该厂工龄 5 ~ 10 年工人慢性气管炎患病率的标准误为 1.55%。

（二）总体率的可信区间估计

研究样本率的目的常是为了推断总体率，总体率的可信区间估计可采用下列两种方法。

1．正态近似法　当样本例数 $n \geq 50$，并且 np 与 $n(1-p)$ 均大于 5 时，样本率 p 的抽样分布近似服从正态分布，可用公 1.48 和公式 1.49 分别计算总体率的 95% 可信区间与 99% 可信区间。

$$95\% \text{ 可信区间为 } p \pm 1.96S_p$$
（公式 1.48）

$$99\% \text{ 可信区间为 } p \pm 2.58S_p$$
（公式 1.49）

例 1.31　试估计例 1.30 慢性气管炎患者患病率的 95% 可信区间。

由例 1.30 已知 $p = 14\%$，$S_p = 1.5\%$，代入公式 1.48 得：

$$p \pm 1.96S_p = 0.14 \pm 1.96 \times 0.0155 = (0.1096, 0.1704)$$

即该工厂工龄 5 ~ 10 年工人的慢性气管炎患病率的 95% 可信区间为（10.96% ~ 17.04%）。

2．查表法　当样本含量较小（$n < 50$）且样本率 $p \geq 0.01$ 时，可通过查"百分率的可信区间表"，求得总体率的可信区间（本教材不做详细介绍，详见有关统计参考书）。

（三）率的 u 检验

对于计数资料的抽样研究结果，如果样本率与总体率不相等或者两样本率不相等时，同样要判断：差异是否由于抽样误差所致，也要通过假设检验做出判断。当样本含量足够大（$n \geq 50$），并且样本率 p 和（$1-p$）均不太小 [np 与 $n(1-p)$ 均大于 5] 时，样本率 p 也是以总体率 π 为中心呈正态分布或近似正态分布的，故可根据正态分布的原理，用 u 检验对其进行假设检验。其假设检验的原理、步骤及方法，与均数的假设检验相同。

1．样本率与总体率的比较　样本率与已知某总体率比较的目的，是推断样本率是否为已知某总体率的随机样本，或样本率所代表的总体率与已知某总体率是否相等。计算公式为：

$$u = \frac{|p - \pi|}{\sigma_p}$$
（公式 1.50）

式中，p 为样本率，π 为总体率，σ_p 为率的标准误。

例 1.32　已知某地一般人群高血压患病率为 13.60%，某医师在山区随机抽取了 240 人进行观察，有 21 人确诊为高血压，问该山区人群高血压患病率与一般人群有无不同?

此例中，可将一般人群高血压患病率 13.60% 作为总体率 π。检验步骤如下:

(1) 建立假设

H_0：$\pi = \pi_0$，山区人群与一般人群高血压患病率相同。

H_1：$\pi \neq \pi_0$，山区人群与一般人群高血压患病率不相同。

$\alpha = 0.05$（双侧）

(2) 计算 u 值

本例 $n = 240$，$\pi = 0.1360$，$p = \dfrac{21}{240} = 0.0875$，代入公式 1.50 得:

$$u = \frac{|0.0875 - 0.1360|}{\sqrt{\dfrac{0.1360(1 - 0.1360)}{240}}} = 2.1919$$

(3) 确定 P 值

双侧检验 $u_{0.05} = 1.9600$，$u_{0.01} = 2.5758$，本例 $u = 2.1919 > 1.9600$，故 $P < 0.05$。

(4) 做出统计推断结论

因 $P < 0.05$，按 $\alpha < 0.05$ 水平，拒绝 H_0，接受 H_1，差异有统计学意义。故可认为山区人群高血压患病率低于一般人群。

2．两样本率的比较　若两样本率均满足 $n \geq 50$，并且 np 与 $n(1 - p)$ 均大于 5 时，亦可根据正态分布的理论，对其进行 u 检验。两样本率比较的目的是推断它们各自所代表的总体率是否相等。计算公式为:

$$u = \frac{|p_1 - p_2|}{S_{p_1 - p_2}} \tag{公式 1.51}$$

式中，p_1、p_2 为两样本率；$S_{p_1 - p_2}$ 为两个率之差的标准误，由下式求得:

$$S_{p_1 - p_2} = \sqrt{p_c(1 - p_c)\left(\frac{1}{n_1} + \frac{1}{n_2}\right)} \tag{公式 1.52}$$

式中，p_c 为两样本的合并率，由下式求得:

$$p_c = \frac{x_1 + x_2}{n_1 + n_2} \tag{公式 1.53}$$

式中，x_1、x_2 分别为两样本的阳性例数，n_1、n_2 分别为两样本的样本含量。

例 1.33　流行病学课题组研究体质指数（BMI）与 2 型糖尿病的关系，检查了 55 ~ 70 岁的居民 1670 人，BMI < 25 者 988 人中，糖尿病患者 52 人，BMI ≥ 25 者 682 人中，糖尿病患者 69 人，试分析两组 BMI 不同者糖尿病患病率是否相同。

(1) 建立假设

H_0：$\pi_1 = \pi_2$，BMI ≥ 25 者与 BMI < 25 者糖尿病患病率相同。

H_1：$\pi_1 = \pi_2$，BMI ≥ 25 者与 BMI < 25 者糖尿病患病率不相同。

$\alpha = 0.05$（双侧）

(2) 计算 u 值

本例：$n_1 = 988$，$x_1 = 52$，$p_1 = \dfrac{x_1}{n_1} = \dfrac{52}{988} = 0.0526$

$n_2 = 682$，$x_1 = 69$，$p_2 = \dfrac{x_2}{n_2} = \dfrac{69}{682} = 0.1011$

由公式 1.53 得：$p_c = \dfrac{x_1 + x_2}{n_1 + n_2} = \dfrac{52 + 69}{988 + 682} = 0.0725$

由公式 1.52 得：$S_{p_1 - p_2} = \sqrt{0.0725(1 - 0.0725)\left(\dfrac{1}{988} + \dfrac{1}{682}\right)} = 0.01292$

由公式 1.51 得：$u = \dfrac{|p_1 - p_2|}{S_{p_1 - p_2}} = \dfrac{|0.0526 - 0.1011|}{0.0129} = 3.7563$

（3）确定 P 值

本例因为 $u = 3.7563 > 2.58$，所以 $P < 0.01$。

4．做出统计推断结论

因 $P < 0.01$，按 $\alpha = 0.01$ 水准，拒绝 H_0，接受 H_1，差异有统计学意义。故可认为 BMI ≥ 25 者与 BMI < 25 者的患病率有差别。

（四）χ^2 检验

χ^2 检验（chi-square test）也称卡方检验，是一种用途较广的假设检验方法。本书仅介绍两个（或多个）率或构成比比较和配对计数资料比较的 χ^2 检验。

1．四格表资料的 χ^2 检验

例 1.34 将 260 名受试对象随机分为两组，用甲乙两种方法预防流感，结果如表 1-21，试分析甲乙两种方法预防流感的效果是否有差别？

表 1-21 两组人群流感发病率比较

方法	发病患者数	未发病患者数	合计	发病率（%）
甲法	13（11.85）	127（128.15）	140	9.29
乙法	9（10.15）	111（109.85）	120	7.50
合计	22	238	260	8.46

表 1-21 中，$\begin{array}{|c|c|}\hline 13 & 127 \\ \hline 9 & 111 \\ \hline\end{array}$ 这 4 个数为表的基本数据，即甲乙两种预防方法的人群中的发病患者数和未发病患者数，其余数字都是从这 4 个数字计算出来的，故将这种资料称为四格表资料。

（1）基本思想：四格表 χ^2 检验的基本公式为：

$$\chi^2 = \sum \frac{(A - T)^2}{T} \tag{公式 1.54}$$

式中，A 为实际数，即为四格表中的 4 个实际发生数；T 为理论数，是按照无效假设 H_0（两组的发生率是一样的）推算出来的两组各种情况的发生数，其计算方法可按公式 1.55 进行：

$$T_{RC} = \frac{n_R n_C}{n} \tag{公式 1.55}$$

式中，T_{RC} 为 R 行 C 列格子的理论数，n_R 为与理论数同行的合计数，n_C 为与理论数同列的合计数，n 为总例数。在此，两组的发生率相同采用两组的平均率来计算（$\dfrac{n_C}{n}$）。

例如，按公式 1.55 可计算表 1-21 中 4 个格子的理论数，第 1 行第 1 列的理论数为：

$$T_{11} = \frac{140 \times 22}{260} = 11.85$$

因为四格表每行与每列的合计数是固定的，所以只要用公式 1.55 求出其中任何一个格子的理论数后，其余三个格子的理论数可用减法求得。例如：

$$T_{12} = 140 - 11.85 = 128.15$$

$$T_{21} = 22 - 11.85 = 10.15$$

$$T_{22} = 120 - 10.15 = 109.85$$

表 1-21 中括号内的数字即为本例计算的理论数。

由此可见：公式 1.54 中的 χ^2 值，反映了实际频数与理论频数的吻合程度，即 χ^2 值愈小，实际频数与理论频数的差值愈小，无效假设 H_0 成立的可能性越大；反之，χ^2 值越大，实际频数与理论频数的差值愈大，无效假设 H_0 成立的可能性越小，也就越有理由拒绝无效假设 H_0。

χ^2 值的大小，还受格子数多少（自由度 v 大小）的影响，自由度 v 越大，χ^2 值越大。χ^2 值的大小与统计推断结论关系见表 1-22。

表 1-22 χ^2 值与统计推断结论

χ^2 值	P 值	统计推断结论
$\chi^2 < \chi^2_{0.05,v}$	$P > 0.05$	不拒绝 H_0，差别无统计学意义
$\chi^2 \geq \chi^2_{0.05,v}$	$P \leq 0.05$	拒绝 H_0，接受 H_1，差别有统计学意义
$\chi^2 \geq \chi^2_{0.01,v}$	$P \leq 0.01$	拒绝 H_0，接受 H_1，差别有高度统计学意义

（2）检验步骤：例 1.34 检验步骤如下：

①建立假设，确定检验水准

H_0：$\pi_1 = \pi_2$ 两组人群流感发病率是一样的。

H_1：$\pi_1 \neq \pi_2$ 两组人群流感发病率不一样。

$\alpha = 0.05$

②计算 χ^2 值：将实际数与理论数带入公式 1.54。

$$\chi^2 = \frac{(13-11.85)^2}{11.85} + \frac{(127-128.15)^2}{128.15} + \frac{(9-10.15)^2}{10.15} + \frac{(111-109.85)^2}{109.85} = 0.26$$

因为各分式中 $(A-T)$ 的绝对值相等，故计算时公式可简化为：

$\chi^2 = (A-T)^2 \left(\sum \frac{1}{T} \right)$。

如上式简化为：

$$\chi^2 = 1.15^2 \times \left(\frac{1}{11.85} + \frac{1}{128.15} + \frac{1}{10.15} + \frac{1}{109.85} \right) = 0.26$$

③确定 P 值

自由度 $v =$（行数 -1）（列数 -1），即 $v = (R-1)(c-1)$

本例 $v = (2-1)(2-1) = 1$，查 χ^2 界值表得

$\chi^2_{0.05,1} = 3.84$，$\chi^2_{0.5,1} = 3.45$

因 $\chi^2 < \chi^2_{0.5,1}$，所以 $P > 0.5$。

④做出统计推断结论

因 $P > 0.5$，按 $\alpha = 0.05$ 水准，不拒绝 H_0，差别无统计学意义。即据该研究结果，不能认为两种方法预防流感效果有差别。

（3）四格表专用公式：在实际工作中，为了简化运算，常采用四格表专用公式计算 χ^2 值，其专用公式为：

$$\chi^2 = \frac{(ab-bc)^2 \cdot n}{(a+b)(c+d)(a+c)(b+d)}$$ （公式1.56）

式中，a、b、c、d 分别为四格表中的 4 个实际数，n 为两样本的总例数。

例 1.34 中的数值代入公式 1.56 计算 χ^2 值：

$$\chi^2 = \frac{(13 \times 111 - 127 \times 9)^2 \times 260}{140 \times 120 \times 22 \times 238} = 0.26$$

结果与基本公式计算的结果一致。

（4）四格表的校正公式：χ^2 界值表是根据连续性分布理论计算出来的，但计数资料属非连续性资料，所以计算的 χ^2 值仅仅是 χ^2 分布的一种近似，当 $n \geqslant 40$ 且所有格子的理论数（T）均 $\geqslant 5$ 时，χ^2 值的近似较好，当 $n < 40$，$T < 5$ 时这种近似性就较差，通过 χ^2 值查 χ^2 界值表所得的概率 P 偏小。因此，对于 χ^2 值的计算，需根据样本量与理论频数的情况，选用计算公式：

① 四个格子 $T \geqslant 5$，$n > 40$ 时，用 χ^2 检验的基本公式计算。

② $1 \leqslant T < 5$，并且 $n > 40$ 时，用 χ^2 检验的校正计算。

$$\chi^2 = \sum \frac{(|A-T|-0.5)^2}{T}$$ （公式1.57）

$$\chi^2 = \frac{(|ad-bc| - \frac{n}{2})^2 \cdot n}{(a+b)(c+d)(a+c)(b+d)}$$ （公式1.58）

③ $T < 1$ 或 $n < 40$ 时，用四格表确切概率法计算（参阅相关统计书）。

例 1.35   某医师用甲、乙两种疗法治疗某种皮肤病，治疗结果如表 1-23，试比较两种疗法的治愈率有无区别。

表 1-23   甲、乙两种疗法治疗某皮肤病的治愈率

疗法	治愈数	未治愈数	合计	治愈率（%）
甲疗法	26（23.55）	2（4.45）	28	92.86
乙疗法	11（13.45）	5（2.55）	16	68.75
合计	37	7	44	84.09

检验步骤：

① 建立假设，确定检验水准

$H_0 : \pi_1 = \pi_2$，甲、乙两种疗法的治愈率相同。

$H_1 : \pi_1 \neq \pi_2$，甲、乙两种疗法的治愈率不相同。

$\alpha = 0.05$

② 计算 χ^2 值

本例有两个格子理论数小于 5，样本总例数大于 40，故宜用公式 1.57 或公式 1.58 计算 χ^2 值。

$$\chi^2 = \frac{(|26 \times 5 - 2 \times 11| - \frac{44}{2})^2 \times 44}{28 \times 16 \times 37 \times 7} = 2.80$$

③确定 P 值

本例 $v = (2-1)(2-1) = 1$，查 χ^2 界值表，得 $\chi^2_{0.05,1} = 3.84$

因 $\chi^2 < \chi^2_{0.05,1}$，所以 $P > 0.05$。

④做出统计推断结论

因 $P > 0.05$，按 $\alpha = 0.05$ 水准，不拒绝 H_0，差别无统计学意义。故尚不能认为甲、乙两种疗法对这种皮肤病的治愈率有差别。

本例如不校正，则 $\chi^2 = 4.42 > 3.84$，$P < 0.05$，将得出相反的结论。

2. 行 × 列表资料的 χ^2 检验

多个样本率（构成比）比较时列表，其行或列会超过 2 行或 2 列，此时也称这种资料为行 × 列表资料，简记为 $R \times C$ 表。对这种资料也可进行 χ^2 检验，这也是 χ^2 检验较率的 u 检验的优点之一。

（1）基本思想：$R \times C$ 表资料 χ^2 检验的基本思想与四格表资料的 χ^2 检验相同，因此计算 χ^2 值的公式也就与四格表一样（四格表只有 2 行 2 列，是行 × 列表中最简单的形式），只是为了省去计算理论频数的繁琐，行 × 列表的计算常采用其专用公式（简化公式）：

$$\chi^2 = n\left(\sum \frac{A^2}{n_R n_C} - 1\right) \qquad (公式 1.59)$$

式中，n 为总例数，A 为每个格子的实际数，n_R、n_C 为与实际数 A 同行、同列的合计数。

例 1.36 某医院用三种疗法治疗成年男性结肠炎患者 286 人，治疗结果如表 1-24，试比较三种疗法的疗效有无差别。

表 1-24 三种疗法治疗成年男性结肠炎的疗效比较

疗法	有效人数	无效人数	合计	有效率（%）
甲疗法	54	66	120	45.00
乙疗法	42	18	60	70.00
丙疗法	70	36	106	66.04
合计	166	120	286	58.04

检验步骤：

①建立假设，确定检验水准

H_0：$\pi_1 = \pi_2 = \pi_3$，三种疗法的疗效相等。

H_1：$\pi_1 \neq \pi_2 \neq \pi_3$，三种疗法的疗效不相等或不全相等。

$\alpha = 0.05$

②计算 χ^2 值，将已知数值代入公式 1.59 得：

$$\chi^2 = 286 \times \left(\frac{54^2}{120 \times 166} + \frac{66^2}{120 \times 120} + \frac{42^2}{60 \times 166} + \frac{18^2}{60 \times 120} + \frac{70^2}{106 \times 166} + \frac{36^2}{106 \times 120} - 1\right) = 14.69$$

③确定 P 值

本例 $v = (3-1)(2-1) = 2$，查 χ^2 界值表，$\chi^2_{0.05,2} = 5.99$，$\chi^2_{0.005,2} = 10.60$

因 $\chi^2 > \chi^2_{0.005,2}$，所以 $P < 0.005$。

④做出统计推断结论

因 $P < 0.005$，按 $\alpha = 0.05$ 水准，拒绝 H_0，接受 H_1，差别有高度统计学意义。故可认为，三种疗法治疗成年男性结肠炎的疗效有差别。但究竟哪两种疗法的疗效有差别，须进一步做两两疗法间的比较。

（2）行 × 列表资料 χ^2 检验的注意事项

①行 × 列表 χ^2 检验中，不能有 1/5 以上格子的理论频数小于 5，或有一个格子的理论频数小于 1。如果出现上述情况，可采取下述三种处理方法：a．最好增加样本含量，以增大理论频数；b．将理论频数太小的行或列与性质相近的邻行或邻列合并，使合并后计算的理论数增大；c．删去理论频数太小的行或列。但后两种方法可能会损失资料的原有信息，也可能会损害样本的随机性，因此不宜作为常规方法使用。

②当检验结论为拒绝 H_0，接受 H_1，检验假设，只能认为各总体率（或总体构成比）之间总的说来有差别，但不能认为它们彼此之间都有差别。若要比较彼此之间的差别，可做行 × 列表的 χ^2 分割再进行检验（参阅相关统计学书的内容）。

例 1.37　某医生收集了 291 名鼻咽癌患者的病理组织学分类资料，并按患者的籍贯整理资料如表 1-25，试就该资料分析我国南北方鼻咽癌患者的病理组织学分类构成有无差别。

表 1-25　我国南北方鼻咽癌患者的病理组织学分类构成

地区	淋巴上皮癌	未分化癌	鳞癌	其他	合计
南方四省	71	6	16	18	111
东北三省	89	18	22	51	180
合计	160	24	38	69	291

本例检验步骤：

①建立假设检验，确定检验水准

H_0：南北方鼻咽癌患者的病理组织学分类构成无差别。

H_1：南北方鼻咽癌患者的病理组织学分类构成有差别。

$\alpha = 0.05$

②计算统计量 χ^2 值

本例最小理论值 $T_{12} = \dfrac{24 \times 111}{291} = 9.15$，故知所有格子的理论值都大于 5，可直接计算 χ^2 值。

将已知数值代入公式 1.59 得：

$$\chi^2 = 291 \times \left(\frac{71^2}{111 \times 160} + \frac{6^2}{111 \times 24} + \frac{16^2}{111 \times 38} + \frac{18^2}{111 \times 69} + \frac{89^2}{180 \times 160} + \frac{18^2}{180 \times 24} + \frac{22^2}{180 \times 38} + \frac{51^2}{180 \times 69} - 1 \right)$$

$$= 8.89$$

③确定 P 值

本例 $v = (2-1)(4-1) = 3$，查 χ^2 界值表，得

$\chi^2_{0.05,3} = 7.81$，$\chi^2_{0.01,3} = 11.34$，因 $\chi^2_{0.01,3} > \chi^2 > \chi^2_{0.05,3}$，所以 $0.01 < P < 0.05$。

④推断结论

因 $0.01 < P < 0.05$，按 $\alpha = 0.05$ 水准，拒绝 H_0，接受 H_1，差别有统计学意义。故可认为，我国南北方鼻咽癌患者的病理组织学分类构成不一样。

3. 配对资料的 χ^2 检验 用定性观察的方法进行配对设计研究，通常是将观察例数为 n 的观察对象，分别采用两种不同处理方法，比较两种处理的结果。此时，同一观察对象接受两种不同的处理后，可表现为 4 种情况或性质（分别用 a、b、c、d 表示），其观察结果可简单示意如下：

甲法	观察对象	乙法	观察结果（4 种情况）
+	1	+	a
+	2	−	b
−	3	+	c
−	4	−	d
+	5	+	a
+	6	−	b
+	7	+	a
−	8	+	c
−	9	−	d
+	10	+	a
…	…	…	…
…	…	…	…

将上述观察结果整理汇总并列表如表 1-26。

表 1-26　配对资料的四格表形式

乙法	甲法		合计
	+	−	
+	a 种情况的数量	b 种情况的数量	a + b
−	c 种情况的数量	d 种情况的数量	c + d
合计	a + b	c + d	$n = a + b + c + d$

例 1.38　有 60 份某病患者的咽喉涂抹标本，将每份标本分别接种在甲乙两种培养基中，观察两种培养基中该病致病菌生长情况，结果如表 1-27，试比较甲乙两种培养基的培养效果有无差别。

表 1-27　甲乙两种培养基培养结果比较

乙培养基	甲培养基		合计
	+	−	
+	30 (a)	2 (b)	32
−	16 (c)	12 (d)	28
	46	14	60

从上表可看出：a 和 d 为两种培养基培养结果一致的两种情况，对比较甲、乙两种培养基的阳性率有无差别是不起作用的，而 b 和 c 为两种培养基培养结果不一致的两种情况，正是因为 b 的对子数不等于 c 的对子数，才使两种培养基的培养结果不一样。因此，配对资料的 χ^2 检验只考虑 b 和 c 对结果的影响，检验公式为：

$$b + c \geq 40 \text{ 时，} \chi^2 = \frac{(b-c)^2}{b+c} \tag{公式 1.60}$$

$$b + c < 40 \text{ 时，} \chi^2 = \frac{(|b-c|-1)^2}{b+c} \tag{公式 1.61}$$

本例的检验步骤：

①建立假设，确定检验水准

H_0：两种培养基培养结果相同，即两总体的 $b = c$。

H_1：两种培养基培养结果不相同，即两总体的 $b \neq c$。

$\alpha = 0.05$

②计算 χ^2 值

因 $b + c = 2 + 16 = 18 < 40$，故将数值代入公式 1.61 得：

$$\chi^2 = \frac{(|2-16|-1)^2}{2+16} = 9.39$$

③确定概率 P 值

本例 $v = (2-1)(2-1) = 1$，查 χ^2 界值表，$\chi^2_{0.05,1} = 7.88$

因 $\chi^2 > \chi^2_{0.05,1}$，所以 $P < 0.05$。

④做出统计推断结论

因 $P < 0.05$，按 $\alpha = 0.05$ 水准，拒绝 H_0，接受 H_1，差异有统计学意义。故可认为两种培养基效果有差别。甲培养基的培养效果优于乙培养基。

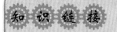 **知识链接**

人口自然增长率

人口自然增长率指一定时期内人口自然增长数（出生人数减死亡人数）与该时期内平均人口数之比，通常以年为单位计算，用千分比来表示。计算公式为：

$$\text{人口自然增长率} = \text{人口出生率} - \text{人口死亡率} = \frac{\text{年内活产婴儿数} - \text{年内死亡人数}}{\text{年平均人口数}}$$

第五节　常用统计软件 SPSS 实现统计过程简介

在了解统计分析基本原理的基础上，能借助统计软件实现需要的统计分析结果，而无需进行具体、繁杂地运用公式与计算。这也是非统计专业人员进行专业领域科学研究的基本需要。

SPSS 是英文 "statistical product and service solutions" 的首字母缩写，意为"统计产品与服务解决方案"，SPSS 的基本功能包括数据管理、统计分析、图表分析、输出管理等，其统计过程包含了社会科学、自然科学研究中常用的、较为成熟的统计分析方法，完全可以满足非统计学专业人员的统计分析需要。该软件是世界上最早采用图形菜单驱动界面的统计软件，它使用 Windows 的窗口方式展示各种管理和分析数据方法的功能，通过对话框展示出各种功能选择项。使用者只要掌握一定的 Windows 操作技能，知晓统计分析原理，就可以使用该软件、选择适合的统计过程、完成数据统计分析。

一、SPSS 应用界面窗口简介

SPSS 软件主要包含三大窗口，数据编辑窗口（Data Editor）、结果输出窗口（Viewer）和程序编辑窗口（Syntax Editor），其中主要的应用界面窗口是数据编辑窗口和结果输出窗口。

（一）数据编辑窗口

1. 数据编辑窗口界面　　数据编辑窗口在运行 SPSS 后自动打开，是进行统计分析最主要的窗口界面，在此可以浏览、输入、编辑数据，还可导入其他格式的数据文件，通过此窗口可以执行所有的数据处理和统计分析过程。该窗口界面与 Excel 相似，从上到下依次是标题栏、菜单栏、工具栏、数据编辑区域、窗口切换标签和状态栏。详见图 1-15。

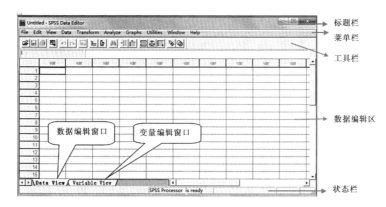

图 1-15　SPSS 数据编辑窗口

数据编辑窗口又可切换为数据编辑（Data View）和变量编辑（Variable View）两个不同功能的窗口。数据编辑窗口为数据录入、编辑、统计分析的操作界面；在变量编辑窗口对变量进行定义并显示变量的各种属性。两个窗口的对比见图 1-16。

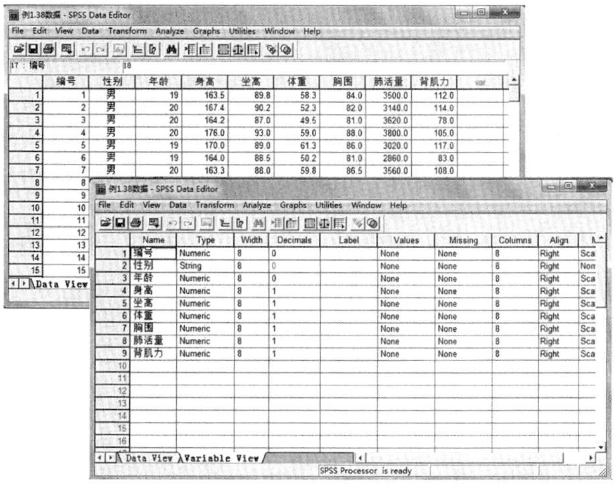

图 1-16　数据视图窗口（Data View）与变量视图窗口（Variable View）比较

数据编辑窗口菜单的主要功能见表 1-28。

表 1-28　数据编辑窗口的菜单和子菜单

File 文件	Edit 编辑	View 视图	Data 数据	Trans form 转换	Analyze 分析	Graphs 统计图	utilities 自定义
New 新文件	Undo 撤销	Status Bar 状态条	Define Dates 定义日期	Compute 通过计算建立新变量	Reports 数据报告	Gallery 图库	Variables 变量
Open 打开	Redo 重复	Toolbars 工具条	Insert Variable 插入变量	Random Number Seed 产生随机数	Descriptive Statistics 描述性统计	Interactive 交互式的	File Info 文件信息
Open Database 打开数据库	Cut 剪切	Fonts 字体	Insert Case 插入观察对象	Count 计数	Compare Means 比较均值	Bar 条形图	Define Sets 定义变量集
Data Capture 获取数据	Copy 复制	Grid Lines 格线	Go to Case 定位观察对象	Recode 再编码	General Linear Model 一般线性模型	Line 线图	Use Sets 使用变量集
Read Text Data 读取文本数据	Paste 粘贴	Value Labels 值标签	Sort Cases 观察对象排序	Categorize Variables 将变量类别化	Correlate 相关	Area 面积图	Run Script 运行脚本
Save 保存	Paste Variable 粘贴变量名		Transpose 行列转置	Rank Cases 求样品的秩	Regression 回归	Pie 饼图	Menu Editor 菜单编辑器
Save As 另存为	Clear 清除		Merge Files 合并文件	Automatic Recode 自动编码	Loglinear 对数线性	High-Low 高低图	
Display Data Info 显示数据信息	Fine 寻找		Aggregate 汇总	Create Time Series 创建时间序列	Classify 聚类与判别	Pareto 帕雷托图	
Apply Data Dictionary 应用数据字典	Option 选项		Split File 分割文件	Replace Missing Values 替换缺失值	Data Reduction 简化数据	Control 控制图	
Print 打印			Select Cases 选择观察对象		Scale 测量分析	Box Plot 箱图	
Print Preview 打印预览			Weight Cases 给样品加权		Nonparametric Tests 非参数检验	Error Bar 误差图	
Exit 退出					Survival 生存分析	Scatter 散点图	
					Multiple Response 多选项分析	Histogram 直方图	

菜单　子菜单

2．数据表格的结构 在数据编辑窗口中，数据文件是一张二维表格：每一行记录一个观察单位各变量的变量值，在 SPSS 中称作一个"Case"；每一列表示一个变量（Variable）。

（二）结果输出窗口

SPSS 的统计分析结果都显示在结果输出窗口（Viewer）中。每一次分析完成后，系统自动打开结果输出窗口，该窗口分为左右两个子窗口，左边为输出导航大纲窗口，右边为内容窗口。在此窗口可以浏览、编辑输出结果，改变输出显示顺序等，其菜单命令与数据编辑窗口相似。结果输出窗口的内容可以保存为 SPSS 结果输出文件格式（*.SPO），保存的结果包含了大纲和内容两部分，保存的文件以后可以在 SPSS 结果输出窗口中打开；也可以将结果输出窗口的内容保存为其他文档格式（Word、Excel、PowerPoint、HMTL 文档或文本文档）。

二、SPSS 数据文件建立

建立 SPSS 数据文件有两种方法，一是在 SPSS 中直接建立，二是从其他数据文件调入，我们重点介绍第一种。在 SPSS 中建立数据文件时，一般先定义变量然后再录入数据。

（一）定义变量

定义变量就是定义变量的各种属性，操作须通过单击变量编辑窗口（Variable View）进入变量视图执行，该视图的每一行表示对一个变量的定义，每一列表示对该变量定义的某种属性，定义变量包括：变量名（Name）、变量类型（Type）、宽度（Width）、小数位（Decimals）、变量标签（Label）、变量值标签（Values）、缺失值（Missing）、显示宽度（Columns）、对齐方式（Align）、变量测度（Measure）。详见上图 1-16。

1．变量名（Name） 对变量名称定义的一般要求是：在同一数据文件内，变量名不能重复；变量名长度在 1～64 个字符之间，如果全部采用汉字则最多为 32 个汉字；变量名首字符必须为字母或者汉字；变量名不能用"."或者"_"结尾；变量名中不能用空格和特殊符号"?""*"! "等；变量名不能用"ALL、AND、OR、NOT、EQ、NE、GE、GT、LT、LE、TO、WITH、BY"等 SPSS 系统保留名作为变量名；英文字母作为名字时，不区分大小写。

2．变量类型（Type） 指定每个变量的数据值类型，定义变量对话框中提供了 8 种类型供选择，一般常用的是 3 种：数值型（Numeric）、日期型（Data）、字符型（String）。系统默认的是数值类型，数值型变量需要定义数值的宽度（Width）和小数位数（Decimal Places），数值宽度默认为 8 位，小数位数默认为 2 位；对日期型变量用户可从系统提供的日期显示形式中选择自己需要的；字符型变量，用户可定义字符长度（Characters）。

3．变量标签（Label） 当变量的含义较为复杂时可用变量标签对变量做进一步说明。对变量定义可采用长达 256 个字符（128 个汉字）对变量做出解释或标注，统计结果输出时，在相应位置显示该变量标签。

4．变量值标签（Values） 用来解释变量值，尤其是对等级变量和定性变量编码时，可用此标签对变量的可能取值做说明。

5．变量测度（Measure） SPSS 把变量测度分为 3 种，即尺度型（Scale）、等级型（Ordinal）和名义型（Nominal），其分别对应于定量变量，等级（有序）变量、定性变量。

在定义变量时，必须指定的变量属性是：变量名和变量类型，其他属性可以省略或者使用系统默认定义。

（二）录入数据

在完成了变量定义之后，点击"Data View"进入数据编辑窗口进行数据录入，此时表格每一列的顶部已经显示定义的变量名。如例 1.38，将 123 名某高职学校男生的体质检测结果建立 SPSS 数据文件，结果如图 1-16。

（三）数据文件保存

数据文件建好后，选择菜单 File → Save（或者 Save as）保存文件。保存文件的类型有多种，我们一般选择 SPSS 数据文件（系统默认为此种类型），也可保存为 Excel 类型文件。

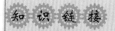

Excel 数据文件读取

SPSS 可以直接调用微软 Excel 电子表格建立的数据文件。但需要注意 Excel 电子表格数据文件最好符合 SPSS 数据库文件建立的标准方式，即首行为变量名，同列数据类型相同。SPSS 读取 Excel 数据文件步骤如下：File → Open → Data → (文件类型选择)Excel（*.xls）→选择合适的数据文件，点击打开后，显示如下对话框：Read variable names from the first row of data（是否指定首行作为变量名），选择第一行单元格内容作为变量名。

三、用 SPSS 软件实现统计过程的方法举例

建好数据文件后就可进行统计分析，具体操作为：点击统计菜单（Analyze）→选择需要的统计分析方法。现以例 1.38 数据文件为例，对该资料做统计描述分析，包括：频数（frequencies）分布情况、集中趋势（central tendency）和离散趋势（tendency of dispersion）描述。

（一）描述频数分布

例 1.38 数据文件中的身高、坐高、体重等变量均为连续性的定量变量，用 SPSS 制作频数分布表时，需先将连续性变量转换为分组变量（划分组段），即对变量进行重新分段编码。

1. 对变量重新分段编码

（1）选择 Transform → Recode → into Different Variables，弹出对话框，见图 1-17。

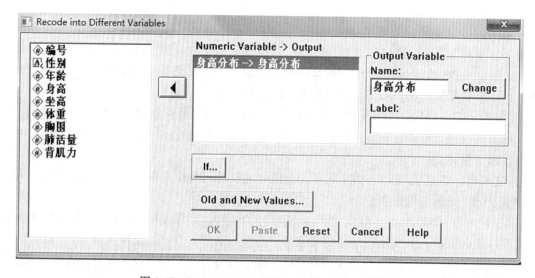

图 1-17　Recode → into Different Variables 对话框

（2）将变量选入"Output Variable"矩形框，本例选入"身高"，此时右上方的"Output Variable"被激活，在其下方的"Name"框中输入"身高分布"新变量名后，单击 Chang 按钮，"身高→？"变为"身高→身高分布"。

（3）完成上一步后，单击"Old and New Values"按钮，弹出变量值定义框，左侧的"Old

Value"定义原变量值范围，右侧的"New Values"需要赋新值，本例赋值情况为："157～"赋值"1""159～"赋值"2""161～"赋值"3"，其余赋值以此类推，详见图1-18所示。

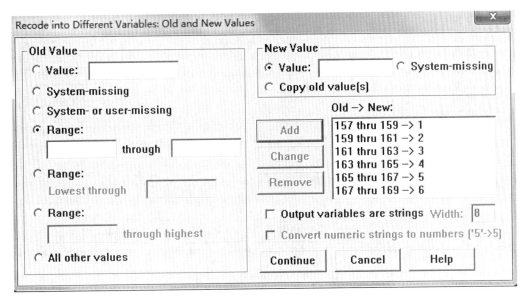

图 1-18　Old and New Values 对话框

（4）完成赋值后，单击"Continue"按钮，返回上一级菜单，点击"OK"后返回数据表，此时数据表显示新增了变量"身高分布"及对应身高组段的新赋值，详见图1-19。

图 1-19　身高→身高组段

2. 描述频数分布　选择 Analyze → Descriptive Statistics → Frequencies，出现"Frequencies"对话框，选择"身高分布"添加到"Variable（s）："，如图1-20所示，再点击OK按钮，便得到了身高的频数分布情况，详见图1-21。

（二）描述集中趋势和离散趋势

描述群体健康现象集中趋势常用的指标有：算术平均数、中位数、几何均数；描述正态分布的健康现象的离散趋势常用：方差、标准差；偏态分布的健康现象的离散趋势可用四分位数间距。

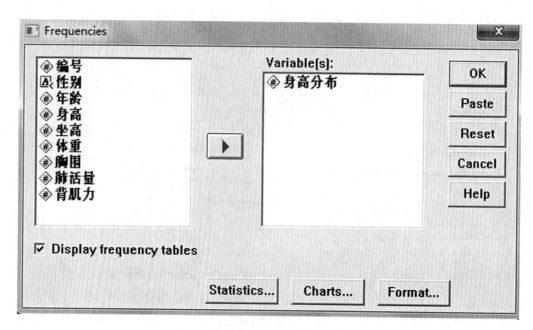

图 1-20　**Frequencies** 对话框

身高分布

		Frequency	Percent	Valid Percent	Cumulative Percent
Valid	1	5	4.1	4.1	4.1
	2	10	8.1	8.1	12.2
	3	13	10.6	10.6	22.8
	4	19	15.4	15.4	38.2
	5	16	13.0	13.0	51.2
	6	20	16.3	16.3	67.5
	7	18	14.6	14.6	82.1
	8	8	6.5	6.5	88.6
	9	6	4.9	4.9	93.5
	10	7	5.7	5.7	99.2
	12	1	.8	.8	100.0
	Total	123	100.0	100.0	

图 1-21　身高频数分布

现以例 1.38 数据文件为例，用 SPSS 软件实现描述这些特征的统计过程步骤如下：

1．选择统计菜单　选择 Analyze → Descriptive Statistics → Frequencies，出现 "Frequencies"对话框。

2．选添加分析变量　在 "Frequencies" 对话框中，用户选择需要分析的变量添加到 "Variable（s）:"框中。本例以身高为例做分析，故只选入 "身高"，如前述图 1-20 所示。

3．选择统计项目　在 "Frequencies" 对话框下面有统计按钮 "Statistics"，点击进入统计对话框 "Frequencies Statistics"，该对话框有 "Percentile Values"（百分位数值）、"central tendency"（集中趋势）、"tendency of dispersion"（离散趋势）、"Distribution"（分布特征）4 个选项区，分析者可依据个人需要选择分析项目，本例选择 "Quartiles"（四分位数间距）、"Percentile（s）:"（第 90 百分位数）、"Mean"（算术平均数）、"Median"（中位数）、"Std.deviation"（标准差）、

"Variance"（方差）、"Range"（极差）、"Maximun"（最大值）、"Minimum"（最小值），详见图
1-22。

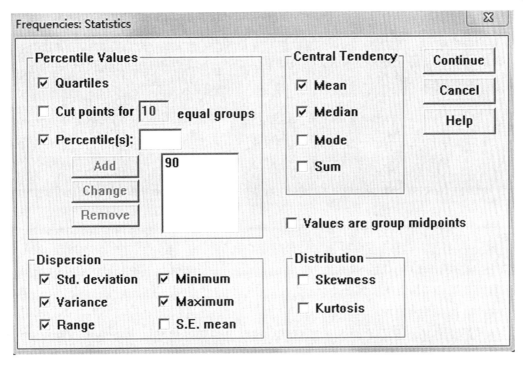

图 1-22 Frequencies Statistics 对话框

4. 执行运算输出结果 完成分析指标选择后，点击"Continue"按钮，返回上一级菜单，
点击"OK"按钮后 SPSS 便执行运算并输出结果，如图 1-23。

身高

N	Valid		123
	Missing		0
Mean			167.069
Median			167.000
Std. Deviation			4.8361
Variance			23.3876
Range			22.5
Minimum			157.0
Maximum			179.5
Percentiles	25		163.500
	50		167.000
	75		170.000
	90		174.000

图 1-23 Statistics

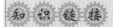

用SPSS实现随机抽样

观察群体健康现象，常常需要进行抽样研究，抽样要做到随机抽取观察对象，同样可以利用 SPSS 实现。具体步骤为：

1. 将抽样总体编号（或使用总体人群原有的编号，如学生编有学号）录入 SPSS 数据表中。

2. 选择"Date"菜单执行随机抽样操作依次为：Date → Select Cases → Random Sample of Cases → Sample → Exactly → 左框输入抽样例数 → 右框输入总体数量 → Continue → 返回上一级菜单 → OK

本章小结

一、统计分析的基础

统计分析的基础是收集的资料要完整、准确，样本资料要能代表总体，并且收集的数据性质不同统计分析方法就不同。因此，学习统计学首先要明确以下概念：

1. 总体与样本　总体是指根据研究目的所确定的同性质观察单位的全体，样本是从总体中随机抽取的部分有代表性的观察单位某变量值的集合。

2. 同质与变异　同质是指被研究指标（变量）的影响因素相同，变异是指同质研究对象各个观察单位变量值之间的差异。

3. 产生误差的几种情况

（1）系统误差是由于在观察过程中仪器、试剂等未经校准，观察方法、判断标准不统一或观察者主观偏见等，使观察值与实际值产生偏差。

（2）抽样误差是由于同性质的观察单位间的差异，造成样本统计量与相应的总体参数间的差别，以及各样本统计量间的差别。

（3）随机测量误差是由于多种无法控制的因素（未知的因素）使同一个样品使用同样仪器和方法，测量结果不完全相同的情况。

4. 随机事件与概率　随机事件是指在一定条件下，可能发生也可能不发生的事件，即结果不确定的事件；概率是描述某随机事件发生的可能性大小的指标，常用 P 表示。

5. 计量资料与计数资料　计量资料是用定量的方法对每个观察单位进行某项指标测定所得的数值组成的资料；计数资料是对每个观察单位的某种特征用定性的方法进行测量所得结果组成的资料。

6. 统计工作的基本步骤是统计设计、收集资料、整理资料、分析资料。

二、统计分析的内容与方法

统计分析的内容主要是统计描述与统计推断。

1. 统计描述　即对收集到的资料用恰当的统计指标表达其数量特征。不同性质的资料统计描述方法不一样，具体方法归纳如下：

（1）计量资料统计描述的内容与方法见下表：

本章小结

计量资料统计描述内容与方法

频数分布情况	集中趋势		离散（变异）程度	
	指标	计算方法	指标	计算方法
正态、近似正态	算术均数	$\overline{X} = \dfrac{\sum X}{n}$	标准差	$S = \sqrt{\dfrac{\sum (X - \overline{X})^2}{n-1}}$
偏态分布	中位数	$M = L_m + \dfrac{i}{f_m}\left(\dfrac{n}{2} - \sum f_L\right)$	四分位数间距	$Q = Q_U - Q_L = P_{75} - P_{25}$
对数正态分布（呈等比级数据）	几何均数	$G = \lg^{-1}\left(\dfrac{\sum \lg X}{n}\right)$	可将观察值取对数后计算标准差	

- 医学正常参考值范围的确定　掌握了描述计量资料集中趋势与离散程度的知识与方法后，结合对医学正常值范围（指多数正常人的解剖、生理、生化、免疫及组织代谢产物的含量等各种数据的波动范围）的理解，就可运用这些知识与方法进行医学正常参考值范围的确定，其基本原则是：
- 随机抽取足够数量的正常人。
- 对选定的正常人的某健康现象进行准确而统一的测定。
- 弄清该健康现象的频数分布类型。
- 确定适当的正常波动范围。
- 决定取单侧或双侧医学正常参考值范围。

具体制定的方法见下表：

医学正常参考值范围的确定方法

正常范围（%）	正态分布法			百分位数法		
	双侧	单侧		双侧	单侧	
		只有下限	只有上限		只有下限	只有上限
90	$\overline{X} \pm 1.64\,S$	$\overline{X} - 1.28\,S$	$\overline{X} + 1.28\,S$	$P_5 \sim P_{95}$	P_{10}	P_{90}
95	$\overline{X} \pm 1.96\,S$	$\overline{X} - 1.64\,S$	$\overline{X} + 1.64\,S$	$P_{2.5} \sim P_{97.5}$	P_5	P_{95}
99	$\overline{X} \pm 2.58\,S$	$\overline{X} - 2.33\,S$	$\overline{X} + 2.33\,S$	$P_{0.5} \sim P_{99.5}$	P_1	P_{99}

（2）计数资料的统计描述方法是用相对数，常用相对数的计算方法与用途如下：

①率：说明某现象发生的强度或频率。

$$率 = \frac{某现象实际发生的例数}{该现象可能发生的总例数} \times K$$

②构成比：说明某事物内部各组成部分在整体中所占的比重。

$$构成比 = \frac{事物内部某一组成部分的观察单位数}{同一事物各组成部分的观察单位总数} \times 100\%$$

本章小结

③相对比：用于描述相比较的两指标的对比水平

$$相对比 = \frac{甲指标}{乙指标}（或 \times 100\%）$$

■ 应用率时注意：如果比较的两个总率其内部构成不同，而研究对象的构成又影响到结果，如年龄影响死亡情况、病情轻重影响治愈情况等，此时就不宜直接比较两个总（合计）率，而应采用率的标准化消除了这种影响后再做比较。

2. 统计推断　是由样本资料获得的信息，对总体的信息（数量特征）进行估计、推测。统计推断的内容包括总体参数的估计和假设检验两部分。不同性质的资料统计推断的方法不一样。

（1）计量资料统计推断的步骤、内容、方法见下表：

计量资料统计推断的步骤内容与方法

步骤	内容		方法
第一步	估计均数的抽样误差	用均数的标准误（$\sigma_{\bar{x}}$）表示	$\sigma_{\bar{x}} = \dfrac{\sigma}{\sqrt{n}}$ 或 $S_{\bar{x}} = \dfrac{S}{\sqrt{n}}$
第二步	总体均数估计	按正态分布原理估计（样本例数 $n \geq 100$）	$\bar{X} \pm u_{\alpha/2}\sigma_{\bar{x}}$ 或 $\bar{X} \pm u_{\alpha/2}S_{\bar{x}}$
		按 t 分布原理估计（样本例数 $n < 100$）	$\bar{X} \pm t_{\alpha/2,v}S_{\bar{x}}$
	均数假设检验	1）样本均数与总体均数比较	$t = \dfrac{\bar{X} - \mu_0}{S_{\bar{x}}} = \dfrac{\bar{X} - \mu_0}{S/\sqrt{n}}$，$\quad v = n - 1$
		2）配对资料比较	$t = \dfrac{\bar{d} - \mu_d}{S_{\bar{d}}} = \dfrac{\bar{d} - 0}{S_{\bar{d}}/\sqrt{n}}$，$\quad v = n - 1$
		3）两样本均数比较	$t = \dfrac{\bar{X}_1 - \bar{X}_2}{S_{\bar{x}_1 - \bar{x}_2}}$，$\quad v = (n_1 - 1) + (n_2 - 1)$

（2）计数资料统计推断的步骤、内容、方法见下表

本章小结

计数资料统计推断的步骤内容与方法

步骤	内容		方法
第一步	估计率的抽样误差	用率的标准误（σ_P）表示	$\sigma_P = \sqrt{\dfrac{\pi(1-\pi)}{n}}$ 或 $S_P = \sqrt{\dfrac{p(1-p)}{n}}$
第二步	总体率的可信估计	按近似正态分布原理估计 适用于：样本例数 $n \geqslant 50$，且 np 与 $n(1-p)$ 均大于 5	$P \pm u_{\alpha/2}\sigma_p$ 或 $P \pm u_{\alpha/2}S_p$
		查表法	略（实际应用少）
	率的假设检验	1）率的 u 检验 适用于： 样本例数 $n \geqslant 50$，且 np 与 $n(1-p)$ 均大于 5	样本率与总体率比较：$u = \dfrac{\lvert p-\pi \rvert}{\sigma_P}$
			两样本率比较：$u = \dfrac{\lvert p_1 - p_2 \rvert}{S_{p_1-p_2}}$
		2）χ^2 检验 自由度（v）： $v =$（行数 -1）（列数 -1）	两样本率比较： $T \geqslant 5$ 且 $n > 40$ 时：$\chi^2 = \sum \dfrac{(A-T)^2}{T}$ $1 \leqslant T < 5$ 且 $n > 40$ 时：$\chi^2 = \sum \dfrac{(\lvert A-T \rvert - 0.5)^2}{T}$
			多个率或构成比比较：$\chi^2 = n\left(\sum \dfrac{A^2}{n_R n_C} - 1\right)$ 应用条件：理论频数（T）小于 5 的格子数不能超过总格子数的 1/5，并且所有的理论频数均大于 1
			配对资料比较： $b+c \geqslant 40$ 时：$\chi^2 = \dfrac{(b-c)^2}{b+c}$ $b+c < 40$ 时：$\chi^2 = \dfrac{(\lvert b-c \rvert - 1)^2}{b+c}$

三、统计分析结果的表达

用统计表　可使分析指标的数量大小与数据关系一目了然。

统计表的基本构成与要求如下：

1．标题　位于表的最上方，要简明扼要说明表的中心内容，并注明统计资料的时间、地点。

2．标目　用来说明表中数字的含义，分为横标目和纵标目，横标目位于每一行数字的左侧，说明每一行数字的含义，类似主语；纵标目放在每一列数字的最前面，说明每一列数字的含义，类似谓语；纵横标目的设置，是统计表编制的关键，要使横纵标目连成一句完整通顺的话，表中的每一个数字对应这句话的数量结果。

3．线条　统计表中只画三条或四条横线，即表上方的顶线、纵标目与数字间的隔线或称标目线、表下方的底线以及必要时设置的合计线。

本章小结

4. 数字　表中的数字一律用阿拉伯数字，同一行的数字排列整齐，同一列的数字位次要对齐，表内不应有空格，无数字用"－"表示，暂缺或未记录用"⋯"表示，数字为零的填写"0"。

5. 备注　表中不能出现文字说明，如需特殊说明时，可用"*"号等标记，在表底线下说明作为备注。

四、应用SPSS软件实现统计分析过程

借助SPSS统计软件执行统计过程，关键是熟悉SPSS数据编辑窗口和结果输出窗口，特别是数据编辑窗口的操作：首先在明确变量定义内涵的基础上，在Variable View中对数据文件中的各变量定义好其各种属性；然后在Data View中进行数据录入、编辑、统计分析等。对SPSS中各种统计方法的选择以及统计结果的分析，需要具备一定的统计学知识。

（郝晓鸣）

第二章　人群健康研究的流行病学方法

学习目标

通过本章内容的学习，学生应能：

识记：

1. 复述流行病学的概念、用途，总结流行病学研究方法、原理。
2. 说出现况调查的特点、用途以及调查设计的内容和原则。
3. 定义疾病分布的概念，说明描述疾病分布的意义。
4. 复述筛检试验概念、目的与应用，解释筛检试验结果评价。
5. 陈述流行病学实验研究的基本原理，研究设计的内容、原则、资料分析方法。
6. 陈述公共卫生监测、疾病监测、药物不良反应、突发公共卫生事件的概念。

理解：

1. 区分病例对照研究与队列研究的基本原理，复述研究设计的内容、原则、资料整理分析方法以及优缺点。
2. 解释疾病监测方法，药物不良反应的监测因果关系评价，突发公共卫生事件分类及突发公共卫生事件的应急措施。

运用：

能计算疾病分布的常用指标。

第一节　流行病学概述

　　流行病学（epidemiology）是预防医学中的主导学科，也是现代医学的一门重要的基础学科。它不仅是一门研究预防和控制疾病、促进健康的实用科学，还是一门方法学。

　　流行病学是在人类与疾病斗争过程中逐渐发展起来的。早期，流行病学以研究传染病的发生与流行规律为主，并形成了较系统的理论。随着传染病发病率和死亡率的大幅下降，慢性非传染性疾病成为 20 世纪后期的主要卫生问题。随之，流行病学研究的病种扩大到非传染性疾病，流行病学的研究方法有了明显的发展。目前，流行病学的研究对象又扩大到与健康有关的状态及公共卫生事件等。

　　一、流行病学定义、基本方法与原理

　　1. 流行病学的定义　流行病学可以定义为："研究特定人群中与健康有关的状态或事件的分布及决定分布的因素，借以解决健康问题的一门科学"。我国学者给流行病学的定义更为直接和明确："流行病学是研究人群中疾病与健康状况的分布及其影响因素，并研究防治疾病及促进健康的策略和措施的科学。"

流行病学研究的对象是人群，包括各种疾病的患者和健康人。流行病学研究的内容包括疾病、伤害和健康三个层次。疾病包括传染病、寄生虫病、地方病和非传染性疾病等一切疾病，伤害包括意外伤害、残疾、智障和身心损害等，健康状态包括身体生理生化的各种功能状态、疾病前状态和长寿等。流行病学任务的三个阶段依次为揭示现象、找出原因和提供措施。揭示现象即揭示流行或分布的现象，找出原因即从分析现象入手，找出流行与分布的规律和原因。提供措施即合理利用前两阶段的结果，得出预防或控制疾病及促进健康的策略和措施。

2．流行病学基本方法　流行病学研究方法按照设计类型分为三大类：观察法、实验法和数理法。在观察法中，又有描述法和分析法；具体方法见图2-1。

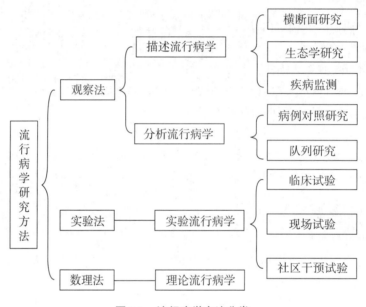

图 2-1　流行病学方法分类

从上述分类方法可以看出，描述流行病学主要是揭示人群中疾病或健康状况的分布现象；分析流行病学主要是找出影响分布的决定因素，即病因；实验流行病学主要是研究并评价疾病防治和健康促进中的干预措施及其效果；而理论流行病学则是通过对疾病或健康状况的分布与影响因素之间内在的关系深入研究，建立数学模型以描述疾病流行规律、预测疾病流行趋势、检测疾病防治效果。

3．流行病学基本原理　由于疾病与健康状况在人群中的分布不是随机的，因此流行病学从研究这些分布入手，了解其分布状况，分析其原因，制定干预措施并评价其效果。与此相对应，流行病学的基本原理主要有：

（1）分布论：即疾病或健康状况在人群中的分布不是随机的，主要从以下几个方面来描述疾病与健康状况的分布。①人群特征：如男性、女性，不同年龄，不同民族，不同职业等；②时间特征：如不同季节，不同年份等；③地区特征：如山区与平原，内陆与沿海等。分布论是流行病学最基本的理论，其不仅在疾病分布的描述中具有指导意义，同样对于疾病病因分析和预防控制措施效果的评价都具有重要的指导价值。

（2）病因论：即人群中疾病的发生发展是由多种原因造成的，这些原因以及相互之间的关系是复杂的、多样的、可变的；对于一种疾病来说，所有能引起疾病发生概率增高的因素都可以称为是该病的病因或危险因素。按病因的自然社会属性大致可以分为。①自然因素：可以是生物的、物理的、化学的因素，如空气、水、土壤等；②社会因素：如人员流动、交通运输、医疗卫生条件等；③饮食行为因素：如吸烟、饮酒、高脂饮食等；④机体因素：如机体易感状态、营养状况、心理因素等。影响疾病或健康状况分布的原因是复杂的，单一病因论的观点已经过时，多因论、概率病因论的观点逐渐得到广大学者们的认同。

（3）健康 - 疾病连续带（health-disease continuum，HDC）的理论：即机体由健康到疾病是一个连续的过程，在这个过程中受多种因素的影响，有一系列相互联系、相互依赖的机体疾病或健康标志发生，见图 2-2。

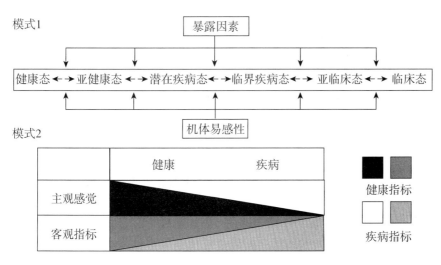

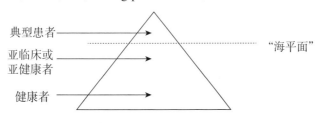

图 2-2　健康 - 疾病连续带示意图

对于个体而言，从健康到疾病是一个连续的过程（反之亦然）；对于群体来说，一个群体从健康高分布（健康问题低分布）到健康低分布（健康问题高分布）再到健康高分布（健康问题低分布），也是一个连续的过程，如传染病在某人群中的流行过程，这就是我们常说的疾病分布或健康问题分布的连续性。这一观点在现代医学实践中非常重要。基于健康 - 疾病连续带理论，流行病学揭示了疾病的"冰山现象"（iceberg phenomenon），见图 2-3。

图 2-3　疾病的"冰山现象"

了解和认识疾病的"冰山"全貌是十分重要的，因为只看到冰山的顶端对于防治疾病和促进健康是不全面的，有时是非常危险的。如传染病的防治中，如果只知道对典型患者进行治疗或采取预防控制措施，后果将是非常严重的，因为隐性感染者、病原携带者等对传染病的传播和流行具有无法估量的作用。对于慢性非传染病来说，认识"冰山"的全貌，对于我们认识疾病的发生发展过程和采取相应的预防控制措施、对于优化医疗卫生资源、对于促进全体人群的健康也具有重要的意义。

（4）预防控制理论：根据疾病发生、发展和健康状况的变化规律，疾病预防控制可以采取三级预防理论：第一级预防是病因预防，即防止疾病的发生；第二级预防是早发现、早诊断、早治疗（慢性非传染病的三早）或早发现、早诊断、早报告、早隔离、早治疗（传染的五早）；第三级预防是合理治疗疾病并防止伤残、延长寿命。在疾病的预防控制中，不同的疾病所采取的策略和措施是不相同的；即使是同一种疾病，在不同的地区或不同的人群采取的预防控制策略和措施也是不同的。

（5）数理模型：即人群中疾病与健康状况的发生、发展及分布变化，受到环境、社会和机体多种因素的影响，它们之间具有一定的函数关系，可以用数学模型来描述疾病或健康状况分布的变化规律。在一定条件下，可以预测它们未来的变化趋势。

（6）流行病学的几个基本原则：

①群体原则：在人群中宏观地考察事物的动态变化是流行病学区别于其他医学学科最显著的特点。流行病学研究中，虽然其观测对象可以是个体，但其描述、分析、判断事物以及做出疾病预防控制策略和措施都是基于人群的。这里的人群是指具有一定范围和特征的人群，其可以是一个家庭、一个单位、一个国家乃至全世界。它超出了临床医学只注意单个患者的局限。

②现场原则：流行病学研究的人群是生活在社会中的人群，因此常把一群人与周围的环境（现场）联系起来。这个环境是包括社会环境、自然环境在内的一个生态系统。所以说，没有现场的人群对流行病学是毫无意义的。流行病学是将人群与现场结合在一起进行研究的，同样其预防控制策略和措施的研究和实施也是基于人群和现场的。

③对比原则：对比是流行病学研究方法的核心。只有通过对比，才能发现疾病发生的原因，才能考察诊断的正确性和治疗方法的有效性，可以毫不夸张地说，任何流行病学结论均来自于对比资料。对比的方式可归纳为两类：一类按结局分，比如比较有病和无病、有效与无效、康复与死亡等组间因素是否有差别；另一类按因素分，比如暴露与非暴露、干预和非干预、治疗和对照，以及不同地区、不同人群、不同时间疾病或其他卫生事件的差别，对照的形式可以千变万化，对比的原则却始终如一。

④代表性原则：流行病学研究的对象是人群，进而实施预防控制措施的对象也是人群。但在研究中，一般情况下不可能或没有必要把全部人群作为研究对象，而常常是选取其中的一部分人作为研究对象，即样本。这个样本有一个基本要求，就是要有代表性。所谓代表性具有两个特征：一是样本的产生是随机的，二是样本要足够大。只有这样，流行病学研究的结论才能够推论到总体。

二、流行病学方法的用途

流行病学是从群体角度研究疾病和健康的科学，其研究及应用范围非常广泛，概括为以下5个方面：

1．描述疾病与健康状况的分布　疾病或健康状态的分布是指在不同时间、不同地区及不同人群中的疾病或健康状态的表现。研究疾病或健康状态的分布是流行病学研究工作的起点，依据疾病或健康状态在人群中的分布特点，可以提出某些病因或流行因素的假设，亦可为卫生行政决策提供依据。

2．探讨病因与流行因素并确定防治方法　许多疾病的病因至今尚未明确，流行病学可以探讨这些因素，从而寻找预防和控制这些疾病的方法。例如，根据已知病因传染病的分布特点，流行病学可以探讨其散发、暴发或流行的因素，从而提出有效的控制措施。

3．用于医疗、护理研究及预后分析　首先，通过对疾病分布的正确认识，对疾病的临床症状、体征及实验室检查结果诊断价值的估计以及对疾病自然史的准确了解，帮助医护人员对患者病情做出迅速、准确的判断，这就需要医护人员从群体角度对疾病进行了解和认识。其次，临床上判断某药物的疗效、安全性或副作用以及选择治疗方案、护理方案都需要对各种疾病的结局做出正确的预测，这种正确的预测有赖于对疾病自然史的全面了解和对影响预后转归因素的全面认识，必须应用流行病学方法进行研究。

4．制定疾病预防和控制的对策与措施　通过对人群健康状况的评价和分析，了解和掌握疾病的病因、流行因素和分布状况，在此基础上，制定针对具体地区、具体人群、具体疾病的卫生策略和防制措施。再者，对各种预防措施的考核与筛选也需要运用流行病学方法。

5．为医疗、卫生、保健服务的决策和评价提供基础资料　通过描述人群中有关疾病与健康状况，使卫生行政主管部门了解人群中的疾病及其有关因素所造成的负担，有助于确定优先预防及保健项目的卫生规划，使有限的卫生资源发挥最好的效益。流行病学研究还可用于评价卫生服务的效果及效益，如确定某病（心肌梗死）的最适宜住院期限、确定治疗某病（脑卒中）的价值，确定最为经济有效的治疗方案等。

第二节　常用流行病学研究方法

一、描述流行病学方法

描述性研究是流行病学调查的第一步，也是分析流行病学的基础。当某种疾病或人群健康状况的原因不明时，应该从描述性研究开始，通过对该病或健康状况的基本分布特征进行对比分析，从而获得有关病因假设的线索，逐步建立病因假设。常用的描述性研究有生态学研究、现况调查、纵向调查等。

（一）现况研究

1．现况研究的概念　现况研究又称现况调查、患病率研究，是指在某一特定时间内对某一特定范围的人群，以个人为单位收集和描述人群的特征及疾病或健康状况的方法。现况调查所获得的描述性资料是在某一时点或在一个短暂时间内收集的，客观地反映该时点的疾病分布人群的某些特征与疾病之间的关联，如同时间上的一个横断面，因而又称横断面研究。现况调查的资料可以弥补常规记录资料的不足，可以提供较全面的疾病分布及影响分布的因素的信息。由于急性病在不同时点的分布情况差异较大，单一时点的调查结果不能提供全面、正确的分布信息，因此，现况调查不适用于病程短的疾病，而只适用于慢性病的调查。该方法虽然不能得到疾病的发病率，但利用间隔一年的两次现况研究获得的患病率之差可估算发病率。另外，现况调查也可以用于人群中的解剖、生理、生化和免疫指标等以及环境因子分布情况的调查。

2．种类　根据研究目的，现况研究可以普查也可以采用抽样调查。

（1）普查（census）：就是对总体中所有个体均进行调查。现况研究中普查的含义为：在特定时间对特定范围内人群中的每一成员进行调查。普查分为以了解人群中某病的患病率、健康状况等为目的的普查和以早期发现患者为目的的筛检（screening）。

当工作目的是早发现、早诊断患者，使其得到及时治疗时，必须采用普查。除有特殊需要，流行病学研究一般都首选抽样调查方法。道理很简单，普查获得的信息虽然没有抽样误差，但因工作量大，需使用大批人员、设备，由此引起的质量问题难以控制，获得的信息往往比较粗糙。不仅如此，普查还耗费人力、物力。此时若系统误差超过了抽样误差则得不偿失。

开展普查时必备的条件：①有足够的人力、物质和设备用于发现病例和及时治疗。②所普查的疾病患病率较高。③疾病的检验方法操作技术不很复杂，试验的敏感性和特异性均较高。

普查的优缺点：由于是调查某一人群的所有成员，所以在确定调查对象上比较简单；普查所获得的数据对疾病的流行因素研究能有一定的启示。但由于普查对象多，调查期限短暂，漏查难免；调查质量不易控制；对患病率低，诊断技术复杂的疾病不宜开展普查。

（2）抽样调查（sampling survey）

1）抽样调查的概念：抽样调查是从研究对象的总体中随机抽取一个有代表性的样本，从样本获得的信息来估计和推断被调查对象的总体特征。

抽样调查的目的不是了解样本的情况，而是要通过样本推断总体的情况，因此，要求研究样本必须对其所来自的总体有较好的代表性。样本代表性是抽样调查能否成功的关键所在，而随机抽样和样本含量适当是保证样本代表性的两个基本原则。

随机抽样的含义是：在一个有 N 个观察单位的总体中，若抽取 n 个单位组成随机样本，则每个单位被抽到的概率均应为 n/N。如某单位有 1000 人，欲从中抽取 100 人组成随机样本，每人被抽到的概率应为 1/10。即总体中每个抽样单元（个体或集合）都有同等的机会被选入样本。

样本含量适当是指：将样本的随机误差控制在允许范围之内时所需的最小样本含量。虽然样本含量越接近总体抽样误差越小，但样本含量过大，普查的缺陷又会在抽样调查中重现。

2）抽样方法：常用的随机抽样方法有以下几种。

①单纯随机抽样（simple random sampling）：是最基本的抽样的方法，也是其他抽样方法的基础。即先将被研究对象编号，再用随机数字表或抽签、摸球、电子计算机抽取等进行抽样。

该方法虽然简便易学，但当总体较大时，不仅编号和抽样变得十分繁琐，而且抽到的个体分散，导致资料收集十分困难。如，欲从一个 100 万人口的城市中采用单纯随机抽样方法随机抽取 5 万人进行某病的现况调查，试想，这 100 万人如何编号、如何抽样。即使抽样完成，抽到的 5 万人散布在该城市的各个地区，要完成这 5 万人的逐个调查，任务之艰巨可想而知。由于这一缺陷，单纯随机抽样方法在大型流行病学调查中的应用受到了限制，但它是理解和实施其他抽样方法的基础。

②系统抽样（systematic sampling）：此法是按照一定的顺序机械地按一定间隔抽取调查单位的方法，又称间隔抽样或机械抽样。具体方法如下：抽样前先确定抽样范围和样本含量，并对每一个单位依次编号。然后确定每隔多少单位抽取一个单位进入样本。在第一阶段随机选一个数作为起点，然后等距抽下去。例如拟选一个 5% 的样本（即抽样比为 1：20），可以先从 1 ~ 20 间随机选一个数，设以 15 作为起点，以后每隔 20 抽取一个，得 15、35、55、75……以后依此类推。

若研究总体已具备某种排序或编号，系统抽样与单纯随机抽样相比可省去编号和抽样的烦恼，是一种更简单的抽样方法。但该方法同样具有当总体较大时，抽到的个体分散，资料难以收集的缺陷，也不适于大型流行病学研究。

应注意：假如总体各单位的排列有某种规律，而该规律与研究结果有关，若利用该排列做系统抽样，可使样本产生偏倚。比如，全班同学排好队，按 1/3 比例做系统抽样，调查身体发育情况。若队伍由矮往高排列，若恰巧抽样起点是队列中的第 1 名，之后每间隔 2 人抽 1 人，该样本的平均身高就低于全班平均身高。

③分层抽样（stratified sampling）：先按照某些人口学特征或某些标志（如年龄、性别、民族、职业、住址、文化程度等）将研究对象的总体分成若干组，这些组在统计上称为层。然后在各层中进行随机抽样，各层抽出的对象就构成该项研究的样本。例如，某地区要调查乙型肝炎表面抗原携带率，若不同职业间乙型肝炎表面抗原携带率差别很大，就可以按照职业将人群分成若干层，然后按照事先计算的样本含量在每层中随机抽取所需的调查对象。该方法层间变异可以很大，但层内个体变异越小越好。若将样本含量按每层在总体中所占比例分配到各层中，然后再在每层中按分配的数额抽取研究对象，称为按比例分层抽样。例如，某层的人口数占总体的 1/5，就应在该层中抽取样本含量的 1/5。

分层可将一个内部变异很大的总体分成一些内部变异较小的层，并保证总体中每一层都有相应比例的个体被抽到，所以抽样误差较其他抽样方法小。但是归根结底，该方法的抽样基础没有脱离单纯随机抽样或系统抽样，因而该方法同样具有当总体较大时，抽到的个体分散，资料难以收集的缺陷，也不适于大型流行病学研究。

④整群抽样（cluster sampling）：当总体是由若干个相似的群体（如县、乡、村、学校、家庭等）组成，可以随机抽取若干个群体作为样本，对群内个体则全部加以调查。如某市有 30 所中

学，共有 3 万在校生，欲从中抽取 3000 学生组成样本调查其近视患病率，只需随机抽取约 3 所学校即满足样本含量。抽到的学校，全部学生均进行视力检查。

整群抽样要求抽样单位的群间差异小，另外抽样单位的人口数不能相差太大，否则需先合并或拆分，然后抽样。

⑤多级抽样（multistage sampling）：将上述抽样方法综合运用即多级抽样，又称多阶段抽样。这是大型调查时常用的一种抽样方法。根据需要，每个阶段的抽样都可以采用上述 4 种方法中的任意一种，原则是优势互补。例如，一般流行病学调查多采用先分层后整群的抽样方法，这种组合方式既利用了分层抽样误差最小的优点又兼顾了整群抽样易于组织的长处。而国家组织的大规模调查多采用按行政区域逐级进行整群抽样的方法，这样既易于组织实施又覆盖面大。具体方法是从总体中先抽取范围较大的单元，称为一级抽样单元（如省、自治区、直辖市），再从每个抽中的一级单元中抽取范围较小的二级单元（如县、区、街道），最后抽取其中部分范围更小的三级单元（如村、居委会、学校）作为调查单位。对抽到的单位中的个体均进行调查。

3）样本含量估计：

当调查资料的统计指标为均数时，决定样本量大小的因素为：①调查对象（观察单位）的观察值之间的变异程度即标准差（S），②样本均数与总体均数间的允许误差（d），③控制样本均数与总体均数间的允许误差的概率（α）。了解、确定了上述这些因素后，样本含量用下式估计。

$$n = \frac{t_\alpha^2 \times S^2}{d^2} = \left(\frac{t_\alpha \times S}{d}\right)^2 \qquad \text{（公式 2-1）}$$

例 2-1　拟用抽样调查了解某地健康成人白细胞计数的平均水平，希望误差不超过 100×10^6/L。已知健康成人白细胞计数的标准差约 1000×10^6/L，如定 α 为 0.05 需调查多少人？

本例 $S = 1000 \times 10^{-6}$/L，$D = 100 \times 10^{-6}$/L，大样本时 $t_{0.05} = 1.96$，取近似值 2，按公式（2-1）计算：

$$n = \left(\frac{2 \times 1000 \times 10^{-6}}{100 \times 10^{-6}}\right)^2 = 400 \text{（人）} \text{ 即需要调查 400 人。}$$

当调查资料的统计指标为率时，决定样本量大小的因素为：①人群中欲调查疾病的现患率（p），②样本率与总体率间的允许误差（d），③控制允许误差的概率（α），此时样本含量用下式估计。

$$n = \frac{t_\alpha^2 p(1-P)}{d^2} \qquad \text{（公式 2-2）}$$

例 2-2　现拟调查血吸虫感染率，据过去资料估计流行率（P）为 30%，如要求控制允许误差的可能性要达到 0.95（$\alpha = 0.05$），样本率与总体率的偏差（d）不超过 10%（即 0.1P），问需调查多少人？

本例 $P = 30\% = 0.3$，$d = 0.1P = 0.1 \times 0.3 = 0.03$，大样本时 $t_{0.05} = 1.96$，取近似值 2，按公式（2-2）计算：

$n = 2^2 \times 0.3 \ (1-0.3)/0.03^2 \approx 933.33$，即需要调查 934 人。

抽样调查的优点是节省人力、物力，可以较快得出结果，调查工作容易做得细致。在有限的人力物力条件下，抽样调查比普查的覆盖面更大，结论更加可靠。但抽样调查设计及数据处理较普查复杂，而且抽样调查不适用于普查普治（筛检）计划，也不适用于研究罕见病或变异过大的现象，因为这种情况下所需样本量较大，若估计的样本量达到总体的 75% 时，直接进行普查更有意义。

3．现况调查的研究设计

（1）确定研究目的：确定研究目的是现况调查的第一步，也是关键的一步。确定研究目的需要做许多准备工作，包括查阅文献资料、实地考察、向专家咨询、总结自己的经验等。后面的调查研究设计、实施及结果分析都要围绕研究目的进行。

（2）确定研究对象：根据研究目的选择合适的研究对象。如果研究目的是为了"三早"预防，则可选择高危人群；如果为了研究某些相关因素与疾病的关联，寻找病因线索，则要选择暴露人群或职业人群；如果是为了获得疾病的三间分布资料或确定某些生理、生化指标的参考值，则要选择有代表性的人群；如果是为了评价疾病防治措施的效果，则要选择已实施了干预措施的人群。

（3）确定调查方法：研究方法的确定，首先要考虑研究目的，如目的是为了"三早"可选择高危人群普查；如果为了解某病的患病率，可采用抽样调查。具体调查方法的确定也要考虑研究对象、研究内容和所收集资料的特殊性进行选择。如果调查的对象集中且文化水平较高，可选用自填式问卷调查表；如果所调查的人群的电话普及率高，可以考虑电话采访；如果调查对象极其分散，可采取信访调查；如果调查的要求较高，所调查的内容需经调查者当面核实，或调查内容中有现场观察的部分，可选择面访。

（4）确定调查内容：在一项调查中所收集的数据项目要根据研究目的、方法、人员、经费、设备条件、研究期限等因素综合考虑确定。在研究目的确定后，具体的调查内容围绕着目的展开并且对调查的项目尽可能采用定量观察方法。

（5）资料的收集：现况研究可收集的信息多种多样，大体来自研究对象的各种特征（疾病、健康状况、行为特征、心理特征、遗传学特征、人口学特征等）和研究对象所处的自然环境和社会环境几方面。随信息的特征不同，获取信息的方式各异。可以采用询问或信函的方式，也可采用各种医学检查；有时一些常规记录资料，如疾病登记、体检记录、医疗记录或其他现有的档案资料也可为现况研究所用，也可通过自行设计的调查表进行专题调查获得。收集的数据并非越多越好，以保证调查研究的质量、达到研究的目的为前提，要繁简适当，量力而行。

调查中应注意调查对象的"无应答"率，它是影响数据质量的重要因素。

（6）资料的整理分析：对于调查的资料应如何整理分析在设计阶段就应当明确，数据分析之前应对原始资料的完整性、逻辑性等方面进行查漏补缺、纠正错误，有缺陷不能弥补的信息要予以剔除；对疾病或某种健康状况等信息按事先规定的标准进行归类。

①现况研究的资料分析应从描述三间分布入手：首先应描述资料的人口学基本特征，如年龄、性别、民族、职业等构成，以介绍该资料所代表的总体。然后描述不同空间、不同特征人群中某事件或多个事件的分布特征。分类变量资料常用的有患病率、阳性率、检出率等。为了便于不同地区之间比较，常采用标准化率。数值变量资料可计算平均数、几何均数、中位数等。此项工作的目的是找出某事件在不同地区、不同特征人群中分布的差异，为进一步分析提供线索。

②进一步分析有助于病因假设的形成：在了解事件分布特征的基础上，还要依赖各种推理方法，科学地对资料加以分类、比较，以确认在两事件或多个事件之间确实存在关联。能实现此类目的的统计方法很多，有单因素分析方法也有多因素分析方法。无论采用哪种方法，都需要事先思考所有分析变量之间谁可能是因、谁可能是果。依此，可以理清分析思路，确定统计学分析方案，并在分析的过程中不断修正分析思路。现况研究的结论是事件之间在时间横断面上是否存在统计学关联，其发现的统计学关联可以提出病因线索。

（7）结果的解释：一般应先表明样本的代表性、应答率等情况。然后要估计分析调查中有无偏倚及其来源、大小、方向和调整方法。最后归纳疾病分布情况及提供病因线索。现况调查若为了查明疾病的分布，可根据三间分布特征的结果，结合有关因素进行解释。若是利用现况调查来提供病因线索，则可把研究对象分为病例组与非病例组，从而比较两组的某些特征和某些因素在病例组与非病例组间的差异。现况调查一般只能为进一步的流行病学研究（如队列研究及病例对照研究等）提供病因线索，不能做因果联系分析。

4. 现况调查中常见偏倚和控制　影响现况调查资料真实性和可靠性的主要因素为抽样误差和系统误差。在流行病学研究中样本人群所测得的某变量值与目标人群中该变量真实值的偏离，使研究结果或推论结果与真实情况之间出现偏差称为偏倚（bias）。

（1）常见偏倚

1）选择偏倚（selection bias）：指研究者在选择研究对象时或调查过程中由于选择条件受限制所致的偏差。

①无应答偏倚：调查对象不合作或因某些原因不能或不愿意参加调查称为无应答。无应答者在身体素质、暴露情况、患病情况、嗜好等方面可能与应答者不同，由此产生的偏倚称为无应答偏倚。

②选择性偏倚：一方面没有严格按照随机化原则抽样；另一方面则可能是由于在调查中，被抽中的调查对象没有找到，而随便找了其他人代替，从而可能破坏了调查对象的同质性。

③幸存者偏倚：在现况调查中，调查对象均为幸存者，无法调查死亡者，故不能代表某病的实际情况，带有一定的局限性和片面性。

2）信息偏倚（information bias）：指在收集和整理有关暴露或疾病资料时出现的偏倚。主要发生在观察、收集资料及测量等实施阶段。

①调查对象所引起的偏倚：当询问调查对象有关个人疾病史、个人生活习惯、经济状况等问题时，由于种种原因使回答不准确称为报告偏倚；当询问调查对象某种暴露史时，患者会因自己患病而对暴露史详细地回忆，而健康者对此却不太在意，这种偏倚称为回忆偏倚。

②调查员偏倚：调查员有意识地详细调查某些人群或具有某种特征者，而比较马虎地调查另一些人群或不具备某些特征者而导致的偏倚。

③测量偏倚：调查过程中由于使用的仪器和试剂不统一或质量问题以及操作人员的操作误差等造成的偏倚。

（2）控制

①随机化：使研究对象都有同等的概率被抽中，从而使潜在的混杂因素、可测量或不可测量及无法预知的非研究因素在各组间分布均衡。

②提高应答率：在调查前及实施调查过程中要做好宣传和组织工作，调查方法和调查内容要适当，调查对象在调查时因各种原因未能参加者应设法补救，必要时进行补查以提高应答率，一般要求应答率达到90%以上。

③控制测量偏倚：选用不易产生偏差的仪器、设备，仪器使用前要进行校正，试验、检验方法应有详细的规定并要求严格地遵循。诊断标准、排除标准、纳入标准必须统一。

④严格培训调查员：并对其进行监督和控制，统一调查程序和方法。

（二）疾病分布

疾病分布（distribution of disease）是指以疾病的频率为指标描述疾病在不同地区、不同时间、不同人群的分布特征，简称"三间分布"。疾病分布的研究是流行病学研究的起点和基础，属于描述性研究的范畴，通过分析、比较疾病的分布特征，可以发现病因线索，为制定疾病的防治策略和措施提供科学依据，同时为进一步医学研究指明方向。

1. 地区分布　无论哪种疾病的发生都或多或少存在地域上的差异，疾病这种地区分布的差异反映了不同地区致病因子分布的差别，与不同地区的自然环境和社会环境因素有关。如自然环境中的特殊地理位置、地形、地貌、气象条件等，社会环境中的政治、经济、文化、风俗习惯等因素均可影响疾病的地区分布。因此，研究疾病的地区分布常可为疾病的病因、流行因素等提供线索，以便制订有效的防治对策。

地区的划分一般有两种方法：一是行政区划法。在世界范围内可按半球、洲、地域、国家为单位；在一个国家内，如我国可按省、市、自治区、直辖市、县、乡等行政区域为单位划分。这样可以比较容易地获得完整的人口数据和发病与死亡的记录资料。但在同一行政区域常常自然环境又不尽相同，若疾病的分布是受自然因素的影响，则以行政区域为单位来描述疾病的分布，就可能掩盖了自然环境因素的作用。二是自然环境划分法。可按自然条件形成的自然边界划分，如依山区、平原、湖泊、河流、森林和草原等为单位划分，以显示自然条件对疾病分布的影响，而特殊的地理环境往往对形成当地独特的风俗习惯、文化传统、遗传素质等有影响，因此这种划分法也可反映这些因素对疾病地区分布的影响。

另外，不同的人口组成地，如城市、农村、住宅区、商业区等的文化水平、政治活动、交通条件等都跟疾病的分布有关。因此，用何种方式划分地区来描述疾病分布，可根据研究目的和病种的不同选择合适的划分方法。

（1）疾病在不同国家间的分布：有些疾病只存在于世界某些地区，有些疾病在全世界均可发生，但其在不同地区的分布各异，发病和死亡情况不一。如黄热病的分布与埃及伊蚊分布一致，主要见于非洲和南美洲。肿瘤发病在世界各地的差别更为明显：肝癌多见于东南亚、非洲，而欧洲、美洲则少见；乳腺癌在北美洲、北欧、西欧发病最多，东欧次之，非洲和亚洲各国较少；糖尿病在发达国家的患病率高于发展中国家；欧美各国心脏病死亡率高于我国和日本；我国和日本的脑卒中死亡率高于欧美各国。

（2）疾病在同一国家内不同地区的分布：疾病在一个国家内的分布也有差别。在我国，疆域辽阔，人口众多，地处温带和热带气候区，南北气温相差悬殊，地势高低起伏，各种民族地区和杂居地区均有，人民生活习俗和卫生文化水平差异明显，是了解疾病流行因素和探讨病因的有利条件。如血吸虫病在我国仅限于南方一些省份，这是因为北方干燥、寒冷，缺乏钉螺孳生繁殖条件所致。食管癌在我国北方多于南方，北方以太行山脉地区的山西、河南、河北3省交界处食管癌死亡率最高，且以此为圆心，以同心圆形式向周围扩散，逐渐降低，这些地区多属低山丘陵地带，年降雨量较少，自然植被稀疏，水土流失严重，土壤和饮水多偏碱性，农产品以旱田作物玉米、小麦、谷子、棉花及红薯等为主，水果蔬菜一般较少。而肝癌则是南方高于北方，东部高于西部，沿海高于内地，尤以江河三角洲地区和沿海岛屿高发，可能与这些地区共有的气候条件和地理环境有关；胃癌则多发生在高纬度地区和沿海地区。另外如鼻咽癌广东多见，肺癌的死亡率由东北向南、由东向西逐步降低，原发性高血压北方高于南方等。

（3）城乡分布：疾病在城市和农村的分布也不相同，一般来说，受自然因素影响大的疾病，农村多见；受社会因素影响大的疾病，城市多见。城市人口多、密度大、交通频繁、人口流动也大，一些呼吸道传染病易于流行。另外，城市工业密集，空气污染重，肺癌发生率高于农村。农村人口稀少、居住分散、流动性小，一些呼吸道传染病不易在农村发生。由于农村给水卫生和卫生设施差，肠道传染病如细菌性痢疾、伤寒发病率高。农村虫媒滋生地多，暴露机会多，故虫媒传染病、动物传染病的发病率高，一些地方病如地方性甲状腺肿、大骨节病多见于农村。

近年的改革开放使农村经济得到极大改善，生活水平、医疗条件有了明显的好转，各种传染病和地方性疾病的发生明显减少。但由于农村人口不断流入城市，为一些传染病在城乡间相互传播创造了条件，同时乡镇企业的发展，造成环境污染，使职业性疾病和慢性病的患病率逐渐增多。

（4）疾病的地方性：由于自然环境和社会因素的影响而使一些疾病无需从外地输入，只存在于某一地区，或在某一地区的发病率水平总是较高，这种现象称为疾病的地方性（endemic）。主要表现为以下几个方面：

①自然疫源性：一些疾病的病原体不依靠人而是在自然界的野生动物中绵延繁殖，只在一定的条件下才传染给人，这种性状称自然疫源性；具有这种性状的疾病称为自然疫源性疾病，如鼠

疫、森林脑炎等；这类疾病的流行地区称自然疫源地。

②自然地方性：如果一些疾病在某地区发病水平较高或仅在该地区发生与当地的自然环境有关，则称其为自然地方性，这些疾病称为自然地方性疾病。自然地方性疾病主要有两类：一类是自然地方性传染病，有些传染病的传播媒介受自然环境影响，只能在一定地区生存，如血吸虫病分布在长江中、下游各省，主要与钉螺的地区分布有关，还有疟疾、丝虫病等均属此类。另一类是地方病（endemic disease），是由于该地区的自然地理环境中过多存在或缺乏某些人体正常代谢所需的微量元素而造成的，如大骨节病、碘缺乏病、地方性氟中毒等。

③统计地方性：由于生活习惯、卫生条件或宗教信仰等社会因素导致疾病在某地区发病水平较高，这与当地自然环境无关，只在疾病统计上这些疾病经常高于其他地区，这种现象称为统计地方性。如由于卫生条件较差，尤其饮水设施不完善，生活习惯不良，使某些地区伤寒、痢疾等常年处于较高发病水平。

此外，凡本国没有而从国外传入的疾病，称为输入性疾病，如我国最初发生的艾滋病。如在一个国家内，某种疾病由一地区传入另一没有该病或已消灭了该病的地区，则称为带入性疾病。

> **知　识　链　接**
>
> 　　1854 年秋季，伦敦宽街暴发霍乱，10 天内死亡多人。当地居民纷纷逃往外地，在霍乱暴发后的 6 天内，发病严重的街道有 3/4 以上的居民离去。英国医师 John Snow 深入现场，对 8 月 31 日至 9 月 2 日 3 天内所发生的 89 例死亡病例做了详细调查，并将死亡病例标在地图上，首创了标点地图分析法。从标点地图发现死亡病例集中分布在宽街水井周围。根据这种分布特点，John Snow 认为此次暴发是由于宽街水井被污染引起。封闭该水井后，暴发即告终止。该结果比发现霍乱弧菌早了 30 年。

2. 人群分布　人群的特征有年龄、性别、职业、家庭、民族、行为、收入等，有些是固有的生物性的，有些是社会性的特征，这些特征有时可能成为疾病的危险因素。研究疾病人群分布有助于确定危险人群和探索致病因素。

（1）年龄分布：年龄与疾病之间的关系极为密切，几乎所有疾病的发病率或死亡率都与年龄有关。不同类型的疾病可有不同的年龄表现，通常慢性非传染性疾病的发病率随年龄增长而增加，急性传染性疾病的发病率随年龄的增长而降低。

易于传播且病后有较巩固免疫力的传染病，多见于儿童，如麻疹、百日咳、水痘，学龄前儿童发病率高，流行性腮腺炎在学龄儿童中多见，实施计划免疫后有些疾病发病高峰后移，如麻疹在大龄儿童、甚至成人中都有发生，且症状往往较重和不典型，这与人群免疫状况有关。隐性感染为主的传染病，儿童发病率高，成人少见，如流行性乙型脑炎、脊髓灰质炎等。病后无巩固免疫力的传染病则无明显年龄发病率差别，如流感、菌痢等，各年龄组发病率的差别，主要取决于暴露于该病的机会大小。

恶性肿瘤、心脑血管病、糖尿病等的发病率多随年龄增加而增高，可能由于致病因子长期积累，长期作用于机体和机体退行性变的结果，但白血病则在儿童期和老年期均多见，乳腺癌在青春期和更年期有两个发病高峰，提示致癌因素可能不同。

职业病和自然疫源性疾病以青壮年多发，伤害死亡的高发年龄为 15 ~ 59 岁，可能与暴露机会不同有关。同一疾病因流行的型别不同，其年龄分布也不同。如钩端螺旋体病，稻田型和洪水型流行时青壮年发病较多，雨水型流行时则儿童发病者多。某地疾病的流行历史，常可影响疾病的年龄分布。一个地区若传入一种新传染病，则流行时往往不分老幼皆患病。但如果一种疾病经常存在，反复流行，则以婴幼儿患病较多，如一些地区的疟疾，流行性乙型脑炎等。

年龄不仅与发病频率有关，还与疾病的严重程度有关系，如年幼和年长者对于一些病原微生物比较敏感，如肺炎球菌和沙门菌，对于年幼和年老者均可引起严重症状。

疾病年龄分布出现差异的原因：①免疫水平的差异；②暴露机会和方式的不同。

研究疾病年龄分布的目的：①提供病因线索，探讨病因；②帮助发现高危人群，以便重点保护；③有助于观察人群自然免疫状况和规律，确定计划免疫和预防接种对象。

（2）性别：疾病的发病率和死亡率常有性别的差异，其原因主要包括：

1）男女的解剖、生理特点及内分泌代谢等不同：如宫颈癌仅发生于女性，乳腺癌女性多见；冠心病的患病率男高于女，而胆囊炎、胆结石女性多发，可能与女性某些生理特点有关；地方性甲状腺肿、克山病亦女多于男，可能与因碘、硒缺乏不能满足女性较多的生理需求有关。

2）男女生活方式、嗜好、体力等不同，使男女暴露或接触致病因素的机会不同。如肺癌、肝癌均男多于女，很大程度上是由于男性吸烟、饮酒者所占的比例多于女性所致。癌症死亡率，除乳腺癌和宫颈癌外，绝大多数癌症的死亡率都是男性高于女性，尤其膀胱癌、胃癌、肝癌、肺癌及食管癌等，可能与男子接触致病因子的机会较多有关。血吸虫病、野鼠型出血热、钩端螺旋体病、森林脑炎等皆可因接触病原体的机会不同而致男女两性发病率不同。

3）男女职业特点不同，造成某些职业相关性疾病的发病率或死亡率的差异。危险性大的职业男性较多，故职业中毒男性高于女性。

另外，女性较男性对健康的重视程度要高，如女性人群的就医频率平均高于男性，就医的时间也明显早于男性。

男女两性在发病率、死亡率的差异，有些与环境因素有关，有些与机体内在因素有关，探讨疾病的性别分布，常有助于探索致病因素。

（3）职业：许多疾病的发生与职业因素有关系，取决于人们与致病因子接触的机会。如煤矿工人易患尘肺，接触化学物品联苯胺的工人易患膀胱癌，镍矿工人易患肺癌。有些传染病的发生与职业也有密切关系，如皮毛厂工人易患炭疽，畜牧工人易患布鲁菌病，农民易患钩虫病，伐木工人易患森林脑炎。不同职业的体力劳动强度和精神紧张程度不同，影响疾病的发生。如凡体力劳动少的职业人群易患冠心病和高血压，汽车司机、飞行员多患高血压和胃炎、消化性溃疡。

（4）种族和民族

不同种族和民族之间疾病的频率有明显差异，其原因有：

1）遗传因素不同：同一种族或民族的人具有某些相同的遗传特质，而不同种族或民族间则有一定的差别，因此对某些疾病的遗传易感性不同。如镰状细胞贫血只见于黑人；我国广东是世界上鼻咽癌的高发区，而移居到东南亚、美国的中国 广东籍人鼻咽癌发病率仍远高于其他种族的人，揭示遗传因素在鼻咽癌发病中的重要作用。

2）生活、饮食、风俗习惯以及宗教信仰不同：如信仰伊斯兰教民族，男童一律行包皮环切术，使男子阴茎癌的发病率很低。新疆锡伯族好食"米送乎乎"造成察布查尔病的流行。

3）各民族所处定居点的自然条件和社会条件不同：如食管癌具有明显的种族分布特点，在世界范围内，内蒙古人高发，如苏联的哈萨克族和乌孜别克族等，我国亦以哈萨克族最高，其次为回族、维吾尔族、蒙古族，而苗族最低，这种民族聚集性可能与其环境条件和生活习惯关系密切。我国太行山区居民食管癌患病率高，可能与常年摄入含亚硝胺的酸菜有关。

4）不同民族间社会经济状况和医疗卫生质量、水平不同：美国黑人和白人的发病率和死亡率有很明显的区别；黑人多死于高血压性心脏病、脑血管意外、结核、梅毒、犯罪和意外事故。而白人的死亡率比较高的是血管硬化性心脏病、自杀和白血病。另外，宫颈癌黑人中多发，乳腺癌则白人较多。

3．时间分布　疾病的发生频率在时间上是不断变化的，传染病尤其明显，对一些慢性病长期观察也可以看出疾病发生频率的变化及其趋势。研究疾病的时间分布和变化有助于探索病因，判断流行因素，预测疾病的发展趋势和评价防制措施效果等。

（1）季节性（seasonal variation）：疾病频率在一定季节升高的现象称为季节性。季节性分布表明该季的致病因子或传播因素特别活跃，由于全年病例中绝大多数发生在流行季节，因此，弄清疾病的季节性，不但可探讨流行因素、传染源，还可为防治对策的制订提供依据，有的放矢地采取防制措施。

传染病的季节性表现较明显，原因可能与受到各种气候条件、生物媒介、野生动物和家禽等生长繁殖影响。也可能与人群风俗习惯、生产、生活活动、卫生水平等有关。其中虫媒传染病的季节性最严格，发病多集中在少数几个月内，其他时间几乎不发生。如流行性乙型脑炎在我国北方7、8、9三个月为发病高峰季节，在此前后则很少有病例发生，而南方稍早。有些传染病全年均有，但在一定月份发病率升高，呈明显季节性，如夏秋季的肠道传染病，冬春季的呼吸道传染病。也有一些传染病季节性不明显，如乙型病毒性肝炎、结核、麻风、梅毒等发病无季节性。究其原因，可能与这些疾病的传播方式有关。

非传染病季节性不明显，但一些营养缺乏病、过敏性疾病有在一定季节多发的现象，如阴囊皮炎多发于6月到10月，可能与气温和维生素B_2缺乏有关。由花粉引起的支气管哮喘多发生在春夏之交，脑卒中和冠心病均在冬季多发。

（2）周期性（cyclic fluctuation）：疾病依规律性的时间间隔发生流行，称为周期性。某些传染病如麻疹、百日咳、猩红热、流感等，常可表现为周期性流行。最明显的是流感，每隔10～15年出现一次世界性大流行。实施有效预防措施后，这种周期性可以改变或消失，如我国麻疹疫苗在普遍使用前，在人口众多的城市中常表现为每隔1年流行1次。自1965年广泛推广使用疫苗后，我国麻疹的发病率降低，周期性流行已不复存在。呈现周期性流行的大多是呼吸道传染病。疾病呈现周期性常见的原因有：①足够数量的易感人群，尤其新生儿积累使易感者数量增加；②该病的传播机制容易实现；③病后可以获得稳固的免疫力；④病原体变异。

（3）长期变异（secular change）：经过一个相当长的时期（通常为几年或几十年），疾病的分布状态、感染类型、病原体种类、宿主及临床表现等方面发生了显著的变化，这种现象称为长期变异，或长期趋势（secular trend）。长期变异一方面反映了致病因素的变化，另一方面也与社会生活条件的改变、医学科学技术的进步、自然条件的变化、生产生活习惯的改变及环境污染等因素有关。如近百年来猩红热发病率和死亡率都有明显下降，临床上轻型和不典型患者比例逐年增多，重症患者的比例明显减少，梅毒也有类似情况存在。其原因与病原体型别、毒力、致病性的变异，身体状况，疾病的防治措施等因素有关。

慢性非传染性疾病，如糖尿病在很多国家呈上升趋势，居慢性非传染性疾病的第3位，在我国糖尿病的患病率由1979年的0.67%上升至2013年的9.7%；我国脑卒中发病率正以每年8.7%的速率上升，发病者约30%死亡，70%的生存者多有偏瘫失语等残障。2011年，我国新发生恶性肿瘤病例3 372 175例，发病率250.28/10万（其中男性277.77/10万，女性221.37/10万），恶性肿瘤死亡2 113 048例，死亡率156.83/10万（男性194.88/10万，女性116.81/10万），均高于世界平均水平（发病率182.76/10万，死亡率111.82/10万）。

长期变异的原因有：①病因或致病因素发生了变化；②抗原型别变异，病原体毒力、致病力的变化和机体免疫状况的改变；③诊疗技术的进步、防治措施的改善；④社会人口学资料的变化及疾病的诊断、报告标准的改变等。

了解疾病的长期变异，探索其变化的原因，可为制定防治疾病的长远规划提供理论依据。

（4）短期波动（rapid　fluctuation）：是指在一个地区或一个集体的人群中，短时间内某病的发病数明显增多的现象，亦称为时点流行或暴发，只是暴发一词常用于较局限的区域和较小的人群，而短期波动或时点流行则用于较大区域和较大的人群。另外，短期波动没有疾病暴发来势凶猛。短期波动和暴发均是由于该群体中许多人在短期内暴露或接触同一致病因子而引起。由于暴露者个体差异和接触致病因子的剂量、时间的不同，疾病的发生有先有后、病情轻重不一，但大多数病例集中发生在该病最短和最长潜伏期之间，发病高峰与该病常见潜伏期基本一致。因此，可由发病高峰推算暴露时间，从而推测出短期波动的原因，也可根据发病时间推测疾病的潜伏期。传染病常可发生短期波动或暴发，如食物中毒、痢疾、伤寒、甲型病毒性肝炎等的暴发；非传染性疾病也可发生短期波动或暴发，如化学毒物食物中毒、环境突遭污染导致居民发病突然增多等。

4. 描述疾病分布的常用指标　描述疾病在不同人群、不同时间、不同地区的频率和表现形式，需要一系列指标，下面介绍常用的频率测量指标。

（1）发病率：发病率（incidence rate，morbidity）指在一定期间内（一般为 1 年）、特定人群中某病新病例出现的频率。

$$发病率 = \frac{某期间（年）某人群中某病新病例数}{同时期露人口数} \times K \qquad （公式 2-3）$$

$K = 100\%，1000‰，或 10000/ 万\cdots$

计算发病率时，要正确理解和计数分子和分母。分子是一定期间内的某病新发生的病例数。若在观察期间内一个人多次发病时，则应多次计为新发病例，如流感、腹泻等急性疾病，其发病时间容易确定，易区分新旧病例。而对发病时间难以确定的一些疾病，如高血压、恶性肿瘤等，则应根据统一的标准来确定新病例，一般可将初次诊断的时间作为发病时间来确定新病例；分母规定的是暴露人口，指有可能发生该病的人群，对那些不可能患该病的人，如传染病的非易感者（曾患某病的人）、有效接种疫苗者，不能算作暴露人口。但在实际工作中，有时由于人群较大，具体暴露人口数不易得到，分母多采用该人群该期间内的平均人口数作为暴露人口。

期间平均人口数的计算有两种方法：一个是可以用该期间的期初人口数与期末人口数之和除以 2 所得的人口数为期间平均人口数，也可以用该期间的中间时间点的人口数做期间平均人口数。如：若观察期间为 1 年，则为该人群该年年初（1 月 1 日零时）与该年年终（12 月 31 日 24时）的人口数之和除以 2 所得的人口数，或以当年年中（即 7 月 1 日零时）的人口数做该年的年平均人口数。以此类推，可求任何期间的平均人口数。

发病率还可按不同的年龄、性别、民族、种族、职业、婚姻状况、病种等特征分别计算，称为发病专率。

由于影响发病率的因素很多，所以在不同资料进行比较时，要注意其可比性，如考虑年龄、性别等构成的影响，要进行发病率的标准化。此外，疾病报告、登记、记录制度以及诊断的正确性也可影响发病率的准确性。

在流行病学研究中，发病率可用作描述疾病的分布，它能反映疾病发生的频率。发病率的变化意味着影响发病的因素发生变化，通过比较某病不同人群的发病率可探讨发病因素，提出病因假说，还可评价防制措施的效果。

（2）罹患率：罹患率（attack rate）与发病率一样，也是测量人群新病例发生频率的指标，计算方法同发病率；与发病率相比，罹患率适用于小范围、短时间内疾病频率的测量，观察期限可以以日、周、旬、月为单位，可以精确地测量发病的概率，常用于疾病暴发或流行时的调查，如传染病、食物中毒及职业中毒等暴发的调查。

（3）患病率：患病率（prevalence rate）也称现患率，指某特定时间内，总人口中现患某病者（包括新、旧病例）所占的比例。

$$患病率 = \frac{某特定时间内一定人群中现患某病的新旧病例数}{同期的平均人口数（被观察人口数）} \times K \qquad （公式 2-4）$$

$K = 100\%$，$1000‰$，或 $10000/$ 万…

患病率的分子包括调查期间被观察人群中所有的病例，包括新、旧病例，分母为被观察人群的总人口数或该人群的平均人口数。

按观察时间的不同，患病率又可分为时点患病率和期间患病率；时点患病率对时点的要求一般很短，最长不超过 1 个月；而期间患病率的时间范围可以较长，通常超过 1 个月，但一般不超过 1 年。

患病率的高低与发病率和病程有关，凡可影响发病率高低和病程长短的因素均可影响患病率。患病率下降既可由于发病率下降，也可由于患者恢复快或死亡快，病程缩短。如果病程缩到很短，尽管发病率增高，但患病率仍可很低。可见，患病率的高低反映了发病率或疾病结果的变化或两者兼有。当某地某病的发病率和病程在相当长时间内保持稳定时，患病率、发病率和病程三者的关系是：

$$患病率 = 发病率 \times 病程 \qquad (公式 2\text{-}5)$$

该公式亦常用于推算某些疾病的病程。

患病率主要用来描述病程较长的慢性病的发生或流行情况，如冠心病、糖尿病、肺结核等，可为制定卫生政策、医疗卫生设施的规划、合理分配医疗卫生资源、评估医疗质量以及医疗费用的投入等提供科学的依据。

（4）续发率：续发率（secondary attack rate）也称二代发病率，指某传染病易感接触者中，在最短潜伏期与最长潜伏期之间发病的人数占所有易感接触者总数的百分率。

$$续发率 = \frac{易感接触者中发病的人数}{易感接触者总人数} \times 100\% \qquad (公式 2\text{-}6)$$

续发病例指在一个家庭或某较小的群体单位如集体宿舍、幼儿园班组中第一个病例发生后，在该病最短与最长潜伏期之间出现的病例，亦称二代病例。计算续发率时，须将原发病例从分子及分母中去除。

续发率可用于比较传染病传染力的强弱，分析传染病流行因素，如年龄、性别、家庭中儿童数、家庭人口数、经济条件等对传染病传播的影响，衡量日常生活接触传播在传染病流行中的作用，以及评价免疫接种、隔离、消毒等卫生防疫措施的效果。

（5）感染率：感染率（infection rate）是指在某个时间内被检查的人群中，某病现有感染者人数所占的比例。感染率的性质与患病率相似。

$$感染率 = \frac{受检者中阳性人数}{受检人数} \times 100\% \qquad (公式 2\text{-}7)$$

在流行病学工作中这一指标常用于研究某些传染病或寄生虫病的感染情况和防治工作的效果，估计某病的流行趋势，也可为制定防治措施提供依据。它是评价人群健康状况常用的指标，尤其是对乙型肝炎、结核、乙型脑炎、寄生虫等的隐性感染、病原携带及轻型和不典型病例的调查较为有用。

（6）死亡率：死亡率（mortality rate）也称粗死亡率（crude death rate），是某地某年平均每千人口的死亡人数。

$$死亡率 = \frac{某期间内死于所有原因的死亡总数}{同期平均人口数} \times 100‰ \qquad (公式 2\text{-}8)$$

死亡率也可按年龄、性别、种族、病种等不同特征分别计算死亡专率，如年龄别死亡率、性别死亡率、某病死亡率等。计算时应注意分母必须是与分子相应的人口。比较不同地区死亡率时，若人口构成不同，需要先对死亡率进行标化。

死亡率是用于衡量某时期、某人群死亡危险性大小的一个指标，是一个国家或地区卫生、经济和文化水平的综合反映，可为当地经济建设及卫生保健工作的规划提供科学依据。对于病死率高的疾病，死亡率基本可以代表其发病率，并且其准确性高于发病率，而死亡专率可提供某病死亡的三间变化的信息，故也常用作探讨病因和评价防治措施的指标。

（7）病死率：病死率（fatality rate）表示一定时期内，患某病的全部患者中因该病死亡者所占的比例。

$$病死率 = \frac{某时期因某病死亡人数}{同期患该病人数} \times 100\%$$
（公式 2-9）

病死率表示确诊患者的死亡概率，它可反映疾病的严重程度和医疗、诊断水平，主要用于病程短且易引起死亡的疾病，多用于急性传染病。用病死率作为评价不同医院的医疗水平时，要注意不同医院接收患者的病种、病情、病程等是否可比。

（8）存活率：存活率（survival rate），又称生存率，指随访期终止时仍存活的病例数与随访期满的全部病例数之比。

$$n\,年存活率 = \frac{随访\,n\,年仍存活的病例数}{随访满\,n\,年病例数} \times 100\%$$
（公式 2-10）

研究存活率必须有随访制度。首先确定随访起始时间及终止时间，一般以确诊日期、手术日期或住院日期为起始时间。n 通常以 1、3、5 或 10 年计算。

存活率是用于评价某些慢性的、病死率较高的疾病如癌症、心血管病等的远期疗效的重要指标。

5. 疾病流行强度　疾病的流行强度是指某疾病在某地区、某人群中，一定时期内发病数量的变化及各病例间联系的程度。常用散发、流行、大流行和暴发等术语来表示。

（1）散发：某病发病率维持历年的一般水平，各病例间无明显的时、空联系和相互传播关系，表现为散在发生，数量不多，这样的流行强度称为散发（sporadic）。确定某病在某地区是否属于散发，应参照当地前 3 年该病发病率的平均水平，如当年的发病率未明显超过既往的一般发病率水平，即为散发。散发不适于小范围的人群，一般用于较大范围（区、县以上）的地区。

（2）流行：流行（epidemic）指某病在某地区的发病率显著超过历年（散发）的发病率水平。它是与散发相比较的流行强度指标，疾病流行时，各病例间有明显的时、空联系，发病率高于当地散发发病水平的 3～10 倍。如果某地某病达到流行水平，意味着当地有促进该病发病率升高的因素存在，应当引起注意。流行的判定应根据不同病种、不同时期、不同的历史情况进行。

（3）大流行：当疾病迅速蔓延，涉及地域广，短时间内可跨越省界、国界或洲界，发病率超过该地一定历史条件下的流行水平，称为大流行（pandemic）。如流行性感冒、霍乱历史上曾多次发生世界大流行。

（4）暴发：暴发（outbreak）是指在一个局部地区或集体单位中，短时间内，突然出现大量相同患者的现象。暴发是流行的一个特例，暴发的病例在时间、空间上高度集中，病例多局限于某集体单位或小范围人群中、在该病的最短和最长潜伏期之间出现，大多有共同的传染源或传播途径（或致病源）。例如集体食堂的食物中毒、托幼机构中的麻疹等暴发。

（三）筛检试验

1. 筛检的概念　筛检（screening）是运用一种或几种快速、灵敏、简便的试验、检查或其他方法，在健康的人群中，发现那些表面健康，但可疑有病或有缺陷的人。筛检也称筛查，用于筛检的试验称为筛检试验。筛检不是诊断试验，筛检出来的阳性或可疑阳性者，应进一步去诊断和治疗。

在一般人群中对某种疾病而言有三种情况，一是健康人，二是筛检阳性实际无该病的人，三是患者。筛检就是首先要将健康人和另外两种情况区分开，而后通过诊断试验将患者查出并给予及时治疗。

2．筛检的目的与应用

①早期发现可疑患者，做到早诊断、早治疗，提高治愈率，实现疾病的二级预防。如乳腺癌、宫颈癌的筛检。

②发现高危人群，以便实施相应的干预，降低人群的发病率，实现疾病的第一级预防。如筛检高血压预防脑卒中。

③了解疾病自然史。通过筛检可以观察到疾病发展过程的各个阶段，包括临床前期、临床期及临床后期的症状和体征，有利于弥补临床观察不足。

④进行疾病监测。如对传染病的病原学监测及隐性感染者的发现均需做筛检。

3．筛检的原则

（1）被筛检的疾病或缺陷是当地重大的卫生问题，如严重影响人群健康、给社会和家庭造成严重负担的疾病。

（2）具备有效的治疗方法：所要筛检的应是经有效治疗能恢复健康的疾病。若对筛检出的患者不能提供有效的医疗措施，则没有筛检的必要。

（3）了解被筛检疾病的自然史，包括从潜伏期发展到临床期的全部过程，以准确预测筛检可能取得效益。

（4）对筛检出的患者能进一步诊断和治疗：对筛检中发现的阳性和可疑阳性者，要有医疗机构对他们做进一步的诊断和治疗，并事先做好合理安排，要避免为筛检而筛检。

（5）要有适当的筛检技术：①筛检试验应简便、快速和廉价：例如测量高血压、检查尿糖等。②筛检试验必须安全且易被筛检对象接受。例如用乙状结肠镜检查作为结肠癌筛检方法就不安全，也不易被筛检对象接受。③试验操作必须标准化：由于试验操作人多，所以必须统一标准，进行质量控制，避免出现系统误差。④筛检应选择灵敏度和特异度都比较高的试验。⑤预期有良好的筛检效益：筛检试验的费用要低廉，通过筛检达到早期诊断、早期治疗，可以明显改善预后。

4．筛检试验结果评价　筛检试验的评价是指将待评价的筛检试验方法与"金标准"（gold standard）诊断方法进行同步盲法比较，以评价该筛检试验方法对某疾病诊断的真实性和效益。具体做法是：首先选定适当的金标准（目前被公认的最可靠、最权威的、可以反映有病或无病实际情况的诊断方法称为金标准），其次用金标准确诊出适量的某病患者和非患者，然后用待评价的筛检试验方法再对这些患者和非患者诊断一次，最后比较两次诊断的结果，应用相关指标从真实性、可靠性和收益性三方面对该筛检试验方法进行分析评价。

表2-1　筛检试验方法评价

待评试验结果	金标准		合计
	有病	无病	
阳性	a（真阳性）	b（假阳性）	a＋b
阴性	c（假阴性）	d（真阴性）	c＋d
合计	a＋c	b＋d	N

表中，a（真阳性）是指经金标准确诊的该病病例中，被评试验检出的阳性例数；b（假阳性）是指经金标准确诊的无该病的非病例中，被评试验检出的阳性例数；c（假阴性）是指经金标准确诊的该病病例中，被评试验检出的阴性例数；d（真阴性）是指在金标准确诊无该病的非病例中，被评试验检出的阴性例数。

（1）真实性评价：真实性（validity），也称效度或准确性（accuracy），是指测量值与实际值（金标准的测量值）符合的程度，即正确地判定受试者有病与无病的能力。主要评价指标有灵敏度、特异度、误诊率、漏诊率、约登指数和粗一致性。

①灵敏度（sensitivity）：筛检试验阳性人数占真正有病（金标准）人数的百分比，又称真阳性率。反映待评筛检试验方法能将实际有病的人正确诊断为患者的能力。灵敏度越大，筛检试验发现患者的能力越大，理想应为100%。

$$灵敏度 = \frac{a}{a+c} \times 100\% \qquad （公式2-11）$$

②特异度（specificity）：筛检试验阴性人数占真正无患者数的百分比，又称真阴性率。反映待评筛检试验方法能将实际无病的人正确诊断为非患者的能力。特异度越大，筛检试验确定非患者的能力越大，理想也应为100%。

$$特异度 = \frac{d}{b+d} \times 100\% \qquad （公式2-12）$$

③漏诊率：指真正有病而被该筛检试验判断为阴性的人数占有病者的百分比，又称假阴性率。理想应为0。

$$漏诊率 = \frac{c}{a+c} \times 100\% \qquad （公式2-13）$$

④误诊率：指真正无病而被该筛检试验判断为阳性的人数占无病者的百分比，又称假阳性率。理想也应为0。

$$误诊率 = \frac{b}{b+d} \times 100\% \qquad （公式2-14）$$

⑤约登指数：约登指数（Youden index）又称正确指数，是灵敏度与特异度之和减去1，反映待评价筛检试验方法发现真正患者和非患者的总能力。

$$约登指数 = （灵敏度 + 特异度） - 1 \qquad （公式2-15）$$

指数范围从0～1，灵敏度和特异度之和越大，约登指数越接近于1，试验的真实性越好，反之越差。约登指数表示试验能够正确地判断患者和非患者的能力。但应注意，正确指数大时，并未明确是灵敏度高还是特异度高，因此，它不能代替前述4项指标。

⑥粗一致性：粗一致性（crude agreement）又称符合率，是试验所检出的真阳性和真阴性例数之和占受试人数的百分比。它反映试验结果与金标准诊断结果的符合程度。其计算公式如下：

$$粗一致性 = \frac{a+d}{a+b+c+d} \times 100\% \qquad （公式2-16）$$

该值越大，试验的真实性越好。

（2）可靠性评价：可靠性（reliability）亦称信度或重复性（repeatability）、精确性（precision），是指一项试验在相同条件下重复检测获得相同结果的稳定程度。评价时需用待评价的试验对同一组研究对象做两次相同的检测，根据两次检测结果计算相应指标，进行分析评价。理想试验应有较好的可靠性。

1）影响试验可靠性的因素

①受试对象自身生物学差异：指因受试对象某些生理、生化、免疫学等指标受各种因素的影响，使同一测量者以同一方法对同一受试对象进行重复测量时，测得的结果出现差异。如血压、心率、血糖值等，可因测量的时间、地点及受试者的情绪等不同而有差异。

②观察者差异：指由同一或不同观察者对同一受试者的同一指标进行测量时，结果会出现差异。包括观察者自身的差异（如不同时间、条件等）和观察者之间的差异，如不同的观察者测同一对象的血压值，会出现不同的结果，同一观察者在不同时间和不同地点对同一试验结果判断不同。常因观察者技术不熟练和责任心不强所致。

③试验方法的差异：重复试验时，因试验方法本身不稳定，或所用的仪器、设备、试剂不同或不稳定，甚至配制方法及外环境（如温度、湿度等）的影响等，致使测量结果出现误差。

在评价诊断试验的可靠性时，应充分了解影响因素的来源及控制方法，如仪器设备统一校准、试剂同批次、检测步骤标准化、试验条件和方法严格控制，对工作人员统一培训等，将这些因素的影响控制在最低限度，以保证试验的可靠性。

2）评价试验可靠性的指标

①变异系数（coefficient of variance）：当筛检试验是定量测定时，可用变异系数来测量可靠性。变异系数越小，表示可靠性越好。

$$变异系数 = \frac{标准差}{算术均数} \times 100\%$$ （公式 2-17）

②符合率：又称观察一致率，用于定性资料的可靠性分析。它是指两次测量结果相同的人数占总受测人数的百分比。符合率越高，可靠性越好。

$$符合率 = \frac{a+d}{a+b+c+d} \times 100\%$$ （公式 2-18）

③ Kappa 值：适用于定性资料的可靠性分析，该值表示不同观察者对同一批结果的判定和同一观察者在不同情况下对同一批结果判定的一致程度。Kappa 值越高，一致性越好。一般认为 Kappa 值在 0.4 ~ 0.6 为中度一致，0.6 ~ 0.8 为高度一致，> 0.8 有极好的一致。

例 2-3　甲乙两位眼科医生检查相同的眼底图像 100 张，检查结果列于表 2-2。

表 2-2　两位医生对 100 张眼底图像结果判定的一致性比较

乙医生	甲医生		合计
	轻或无视网膜病	中或重度视网膜病	
轻或无视网膜病	46 (a)	10 (b)	56 (r_1)
中或重度视网膜病	12 (c)	32 (d)	44 (r_2)
合计	58 (c_1)	42 (c_2)	100 (N)

Kappa 值计算公式：

$$Kappa = \frac{N(a+d) - (r_1 c_1 + r_2 c_2)}{N^2 - (r_1 c_1 + r_2 c_2)}$$ （公式 2-19）

由表 2-2 资料：

$$Kappa = \frac{100\ (46+32)-(56\times58+44\times42)}{100^2-(56\times58+44\times42)} = 0.55$$

（3）收益评价：试验收益的评价可从个体效益和社会效益的生物学、社会经济学效益等方面进行评价。间接反映试验收益的主要指标有：

①预测值（predictive value）：是表示筛检试验结果判断正确的概率，它表明试验结果的实际临床意义。有阳性预测值和阴性预测值两种。

阳性预测值（positive predictive value）是指筛检试验阳性结果的人中真正有病的人所占的比例。

$$阳性预测值 = \frac{a}{a+b} \times 100\% \qquad （公式2-20）$$

阴性预测值（negative predictive value）是指试验阴性结果的人中真正无病的人所占的比例。

$$阴性预测值 = \frac{d}{c+d} \times 100\% \qquad （公式2-21）$$

预测值受筛检试验的灵敏度、特异度和患病率的影响。筛检试验的灵敏度越高，则阴性预测值越好。筛检试验的特异度越高，则阳性预测值越好。受试人群的患病率越低，则阳性预测值越差。预测值与灵敏度、特异度及患病率的关系表达式如下。

$$阳性预测值 = \frac{灵敏度 \times 患病率}{灵敏度 \times 患病率+（1-患病率）（1-特异度）} \qquad （公式2-22）$$

$$阴性预测值 = \frac{灵敏度 \times （1-患病率）}{特异度 \times （1-患病率）+（1-特异度）\times 患病率} \qquad （公式2-23）$$

②似然比（likelihood ratio）：指患者中某种试验结果出现的概率与非患者中该试验结果出现的概率之比。

阳性似然比：是试验结果真阳性率与假阳性率之比，说明患者中出现某种试验结果阳性的概率是非患者的多少倍。其值越大，试验结果为真阳性的概率越大。

$$阳性似然比 = \frac{真阳性率}{假阳性率} = \frac{灵敏度}{1-特异度} \qquad （公式2-24）$$

阴性似然比：是试验结果假阴性率与真阴性率之比，说明患者中出现某种试验结果阴性的概率是非患者的多少倍。其值越小，试验结果阴性者为真阴性的可能性越大。

$$阴性似然比 = \frac{假阴性率}{真阴性率} = \frac{1-灵敏度}{特异度} \qquad （公式2-25）$$

5．提高筛检收益的方法

（1）选择患病率高的人群：在患病率高的人群中开展筛检，可发现较多的病例，提高阳性预测值，降低筛检成本，提高筛检收益。

（2）选用高灵敏度的筛检方法：如果筛检试验的灵敏度高，则可筛检出较多的患者，增加筛检收益。

（3）采用联合试验：进行筛检在实施筛检时，可采用多个筛检试验方法检测同一对象，以提高筛检的灵敏度和特异度，提高筛检收益。这种方法称为联合试验。分为串联试验和并联试验。

①串联试验（serial tests）：又称系列试验，即几个筛检试验中只要有一个阴性即判为阴性，只有全部阳性才能判为阳性。该法可提高特异度和阳性预测值、降低误诊率，但灵敏度降低、漏诊率升高、阴性预测值下降。当几种方法的特异度均不理想，或不必急于做出诊断，或进一步确诊造价高且不安全，或误诊可能造成严重后果时，常应用此法。

A、B 两种试验串联应用时，可用下列公式估计其灵敏度和特异度：

联合灵敏度（串联）=A 灵敏度 ×B 灵敏度　　　　　　　　　　　　　　　（公式 2-26）

联合特异度（串联）=A 特异度 +〔（1-A 特异度）×B 特异度〕　　　　　　（公式 2-27）

②并联试验（parallel tests）：又称平行试验，即几个筛检试验中只要有一个试验呈阳性即可判为阳性。并联试验可使灵敏度提高，减少漏诊率，阴性预测值升高，但使特异度降低，增加误诊率，阳性预测值下降。当几种方法的灵敏度均不理想，或急需做出诊断，或医生希望尽可能发现患者、漏诊后果严重时才采用此方法。A、B 两种试验并联应用时，可用以下公式估计其灵敏度和特异度：

联合灵敏度（并联）=A 灵敏度 +〔（1-A 灵敏度）×B 灵敏度〕　　　　　　（公式 2-28）

联合特异度（并联）=A 特异度 ×B 特异度　　　　　　　　　　　　　　　（公式 2-29）

二、分析流行病学方法

分析流行病学（analytical epidemiology）也称分析性研究（analytical study）。它是进一步在有选择的人群中观察可疑病因与疾病和健康状况之间关联的一种研究方法。

分析流行病学主要有病例对照研究和队列研究两种方法。前者按是否患病将研究对象分组，了解他们在研究因素的暴露方面有无差别；后者则按是否暴露于所研究的可疑病因将研究对象分组，前瞻性地观察他们的发病水平是否有差别。无论何种设计，这两种研究方法的目的都是检验病因假设，估计危险因素的作用程度。

（一）病例对照研究

基本原理　病例对照研究（case-control study）是指选择患有所研究疾病的人群作为病例组，未患该病的人群作为对照组，调查并比较两组人群过去是否暴露于某种或某些可疑因素及其暴露程度，从而推断该暴露因素与该病是否有关联及联系程度大小的一种观察性研究方法。若病例组有暴露史的比例或暴露的程度显著高于对照组，且其差异有统计学意义，则可认为这种暴露与疾病存在关联，见图 2-4。

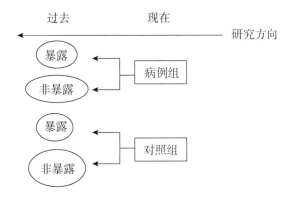

图 2-4　病例对照研究示意图

暴露（exposure）是指研究对象曾经接触过某些因素或具备某些特征。这些因素或特征称为暴露因素，如接触过某种化学物质，具备性别、年龄或职业的某种特征等。

病例对照研究特点：①属于观察法。研究中只是客观地收集和分析研究对象的暴露情况，而不给予任何干预措施，属于观察性研究。②设立对照。选择未患所研究疾病的人组成对照组，对照组与病例组具有可比性。③研究方向由"果"追"因"。该方法在研究疾病与暴露因素的关系时，是从已有的结果去追溯其可能的原因，调查方向是回顾性的。因此，该研究只能证明暴露因素与疾病有无联系，不能证实因果联系。④病例对照研究按有无疾病分组，研究因素可根据需要任意设定，因而可以观察一种疾病与多种因素之间的关联。

病例对照研究类型：

①成组病例对照研究，先选定一组病例人群，并选择一组对照人群，使所要求配比的因素所占的比例两组一致。②配比病例对照，以病例和对照的个体为单位进行配比，一个病例配一个或多个对照。一个病例配一个对照称配对，一个病例配两个以上对照，如 1∶2、1∶3、1∶4 称配比，配比一般不超过 1∶4，否则就难使统计效率再提高。

2．研究设计

（1）确定研究目标：明确研究的目的是广泛探索疾病的可疑危险因素，还是以检验某个病因假设为目的。

（2）确定研究类型：病例对照研究的类型应服从于研究目的。如果以广泛探索危险因素为目的，以成组比较的病例对照研究为宜。如果是为了检验具体的病因假设，则以配比病例对照研究为宜。

（3）确定研究对象：正确选择病例和对照是决定研究是否成功、结果是否真实可靠的关键。

1）病例的选择：选择病例时应考虑的问题：

①疾病的诊断标准：病例对照研究以有无某种疾病为分组标准，因而病例应有明确的诊断标准，而且该标准应尽可能是得到公认的。若需要自订标准，应注意控制诊断标准的假阳性率和假阴性率。有时研究因素的暴露剂量与疾病的严重程度有关，病因亦可能只与所研究疾病的某种病理型别有关，更易理解的是微生物病因只与所研究疾病的某种病原学分型有关。若有上述情况，诊断标准中还要有疾病分期、分型的相应标准。

②病例的确诊时间：收集病例时，研究疾病的新发病例、现患病例和死亡病例均可见到。由于新发病例是刚刚确诊，尚未接受临床干预措施，平时的行为习惯尚未因患病而改变，加之收集资料的时间与暴露时间接近，所以由新发病例可获得较为全面而真实的信息，应作为研究对象的首选。现患病例是过去发生的病例中的存活者。他们一则因时间过长对既往暴露情况有所遗忘，二则因患病后接受治疗、健康教育等干预措施，其生活习惯和身体许多指标等皆已发生改变，从该类病例中获得的信息往往不够准确或根本就不是患病前的真实情况。因而，从现患病例获取可疑病因的暴露信息时应格外注意。死亡病例仅能从医学记录或他人代述中获得其暴露资料，误差更大，尽量不用。

③病例的代表性：抽样调查的目的是以样本说明总体。病例不仅要在病情、疾病分型等方面能代表总体，而且在人口学特征（如年龄、性别、种族等）、所处的社会环境、生活环境等与疾病发生有关的诸多方面也能代表其总体。在解释研究结果时应特别注意对总体推论的表述，不可随意外延。

④对病例某些特征的限制：有时为更好地处理干扰因素，病例对照研究允许在选择研究对象时对其某些特征加以限制，如为避免年龄因素的干扰，可将病例和对照限制在某个年龄组。限制与匹配的作用是相同的，因匹配不当给研究结果带来的偏倚同样可出现在限制中，使用时应当慎重。

2）病例的来源：病例主要来自于两方面，一是医院，二是社区。

①来源于医院的病例：该类病例为某一所或几所医院在一定时期内诊断的全部病例或其随机样本，称为以医院为基础的（hospital-based）病例。由医院来源的病例具有易收集、配合好、信

息质量高的优点，但其缺点也是很明显的：其一是到某医院就医的病例在住址、病情、职业、经济水平、病种等方面可能是有特征的，而这些特征又往往与病因有着千丝万缕的联系。因而，以医院为基础的病例对照研究，即使设计完美、真实性很好，其结论也只能推理至在该医院就医的人群（有限总体），不可能代表某地区全部人口中的某病病例，即外延性不好。其二是容易发生选择偏倚。

②来源于社区的病例：该类病例是在某一地区内，通过普查、疾病统计或医院资料汇总得到的全部病例或其随机样本，称为以社区为基础的（community-based）病例。由社区获得的病例，其研究结论可推及该社区人群。若该社区人群在与疾病有关的诸多特征方面能代表更大的人群，则研究结论还可进一步外延。但进行社区来源的病例对照研究时病例较难获得，除非有疾病筛检、队列研究、疾病监测等发现的病例可以直接利用，否则费时、费力，不宜作为首选的病例来源。

3）对照的选择：对照是病例所来源的人群中未患所研究疾病的人。与选择病例相比，选择对照更为复杂和困难。选择对照时应考虑的问题：

①确认对照的标准：对照应是经过与病例相同的诊断技术确认的不患所研究疾病的人。

②对照的代表性：对照应是产生病例的人群中全体未患该病者的一个随机样本，即根据病例的定义可以确定病例来源的总体，对照应当从该总体的非该病患者中随机抽取。在以医院为基础的病例对照研究中，到该医院就医的人群是一特殊的有限总体，它的对照也应来自该总体。

③对照与病例的可比性：要求除了研究因素之外，所有与疾病发生有关的因素在病例与对照之间均有可比性。这是逻辑学方法所要求的基本条件，否则研究将无科学性可言。

④对照不应患有与所研究因素有关的其他疾病：例如，研究吸烟与肺癌的关系时，不能以慢性支气管炎患者为对照。否则，即使吸烟与肺癌有关，也会得到吸烟在比较组间没有差别的研究结果。又如研究阿司匹林与心肌梗死的关系时，风湿性关节炎患者不宜作为对照，因为他们多常规服用阿司匹林。

⑤可同时选择两种以上对照：比如，既从一般人口中选择对照，又从住院患者中选择对照。若研究结果一致，则能增加评价的依据；如结果不一致，则需分析其原因，找出可能存在的偏倚。有时设立多组其他疾病的对照可加强研究结果的说服力。

4）对照的来源：根据实际需要，对照多有以下来源：

①同一或多个医疗机构中诊断的其他疾病病例；

②社区人口中未患该病的人；

③病例的邻居中未患该病的人；

④病例的配偶、同胞、亲戚；

⑤病例的同事。

不同来源的对照说明不同的问题。前两种对照是为了实现"对照代表病例来源的人群中未患所研究疾病者"的原则。邻居对照可能有助于控制社会经济地位、居住环境等因素的混杂作用。同胞对照可以均衡遗传因素的混杂作用。配偶或同事对照则主要用于排除生活环境或工作环境的影响。

（4）样本含量的估计　样本量主要取决于下列 4 个有关因素：①研究因素在对照人群中的暴露率（P_0）；②预期暴露于该研究因素造成的相对危险度（RR）或比值比（OR）；③希望达到的检验性水平 α，即假设检验第 I 类错误，假设检验所允许的假阳性错误的概率；④希望达到的检验把握度（$1-\beta$），β 为假设检验第 II 类错误，即假设检验所允许的假阴性错误的概率。

（5）研究因素的选择和资料收集：信息资料的来源有访问调查记录、通信调查表、登记记录、医院档案、职业史记录等，大多是由调查人员直接询问研究对象本人或家属，也可采用通信方式进行调查，必要时查阅登记记录或医疗记录。

收集内容主要有一般情况（姓名、性别、年龄、民族、职业、文化程度、经济收入、工作单位和住址等），主要作为备查项目，也可作为匹配的依据，或用于组间可比性分析和混淆作用分析；疾病情况（发病时间、诊断依据、诊断医院等），必须有统一的、明确的诊断标准，对照也应采用相同的标准加以排除；暴露史（是否暴露、暴露时间和剂量等），一项病例对照研究可以同时调查多种暴露因素，但不宜过多。

3. 资料的整理分析　病例对照研究的目的就是通过对病例组和对照组之间各种可疑因素的暴露情况进行比较，从而判断哪种或哪些暴露因素与所研究疾病有联系，及其联系强度的大小。

（1）成组设计的数据分析

①数据整理：将病例组和对照组的资料按有无暴露分组，归纳于表2-3

表2-3　成组病例对照研究资料整理表

暴露史	病例	对照	合计
有	a	b	a + b = n_1
无	c	d	c + d = n_2
合计	a + c = m_1	b + d = m_2	a + b + c + d = N

②统计学假设检验：判断暴露与疾病是否有统计学联系，一般采用 χ^2 检验。

$$\chi^2 = \frac{(ad - bc)^2 N}{n_1 n_2 m_1 m_2}$$ （公式2-30）

若两组差异有统计学意义，说明该暴露因素与疾病的关联很可能不是由抽样误差造成的。

③估计联系强度大小及方向：由于病例对照研究不能计算发病率或死亡率，因此常用比值比来估计联系强度的大小。比值（odds）是指某事物发生的概率与不发生的概率之比。比值比（odds ratio，OR）表示病例组的暴露比值与对照组的暴露比值之比。

$$病例组的暴露比值 = \frac{a/(a+c)}{c/(a+c)} = \frac{a}{c}$$ （公式2-31）

$$对照组的暴露比值 = \frac{b/(b+d)}{d/(b+d)} = \frac{b}{d}$$ （公式2-32）

$$OR = \frac{a/c}{b/d} = \frac{ad}{bc}$$ （公式2-33）

OR 是指暴露者的疾病危险性为非暴露者的多少倍。当 OR = 1，表明暴露与疾病无联系；当 OR > 1，说明暴露使疾病的危险度增加，称为正关联，暴露是疾病的危险因素；当 OR < 1，说明暴露使疾病的危险度减少，称为负关联，暴露是疾病的保护因素。无论是正联系还是负联系，都有病因学意义。OR 越接近于1，暴露与疾病的联系强度越小，OR 越远离于1，联系强度越大。

由于 OR 值是通过一组样本调查所得的点估计值，存在抽样误差，因此，应该估计总体 OR 值的范围，即 OR 的可信区间。常用95%可信区间。如果 OR 的95%可信区间包含1，则表明暴露因素与疾病之间的联系无统计学意义，即暴露因素和疾病可能无联系。常用 Miettinen 法，计算公式为：

$$OR_L，OR_U = OR^{(1 \pm u_\alpha / \sqrt{\chi^2})}$$ （公式2-34）

例2-3 1950年Dell和Hill报道吸烟与肺癌关系的病例对照研究结果如表2-4，问能否判断吸烟与肺癌有联系，并估计其强度的大小。

表2-4 吸烟与肺癌的关系

吸烟史	病例	对照	合计
有	688 (a)	650 (b)	1338 (n_1)
无	21 (c)	59 (d)	80 (n_2)
合计	709 (m_1)	709 (m_2)	1418 (N)

第一步：χ^2 检验：

$$\chi^2 = \frac{(688 \times 59 - 650 \times 21) \times 1418}{1338 \times 80 \times 709 \times 709} = 19.13$$

自由度 = 1，$P < 0.001$，说明吸烟与肺癌存在联系。

第二步：计算 OR：

$OR = 688 \times 59 / 650 \times 21 = 2.97$ 说明吸烟使肺癌危险性增加2.97倍。

第三步：计算 OR 的95%可信限：

$$OR_L = 2.97^{(1 - 1.96/\sqrt{19.13})} = 1.83$$

$$OR_U = 2.97^{(1 + 1.96/\sqrt{19.13})} = 4.90$$

即 OR 值95%可信区间为：1.83 ~ 4.90。分析结果说明吸烟与肺癌相关。

（2）配对设计（1:1配比）的数据分析

①数据整理：一般整理成配对四格表的形式。配对资料的统计分析要以每一个对子作为基本分析单位，不能把对子拆开做组间比较。

例2-4 一项高血压与心肌梗死关系的病例对照研究，共调查心肌梗死患者150例，每例患者以性别、年龄为匹配条件选择1名同一时期、同一医院就诊的其他科室患者作为对照，分别调查是否有高血压病史，调查结果见表2-5。

表2-5 高血压与心肌梗死关系的病例对照研究结果

对照	病例		合计
	有高血压史	无高血压史	
有高血压史	15 (a)	35 (b)	50
无高血压史	60 (c)	40 (d)	100
合计	a + c	b + d	150 (N)

②统计学假设检验：计算公式如下：

当 $b + c > 40$ 时，$x^2 = \frac{(b-c)^2}{b+c}$ （公式3-35）

当 $b + c < 40$ 时，应该使用校正公式。

$$x^2 = \frac{(|b-c|-1)^2}{b+c}$$ （公式3-36）

本例 35 + 60 = 95 > 40，按公式 3-35 计算：$x^2 = \dfrac{(35-60)^2}{35+60} = 6.58$

$P < 0.05$，说明心肌梗死组和非心肌梗死组高血压的暴露率差异有统计学意义，心肌梗死与高血压有关。

③估计联系强度大小及方向

配对设计资料比值比的计算公式　　　　　$OR = c/b$　　　　　　　　　　（公式 2-37）

本例　$OR = c/b = 60/35 = 1.71$

OR 的 95% 可信区间为：

$$OR_L = 1.71^{(1-1.96/\sqrt{6.58})} = 1.13$$

$$OR_U = 1.71^{(1+1.96/\sqrt{6.58})} = 2.58$$

结果说明：高血压是心肌梗死的危险因素，高血压患者患心肌梗死的危险是非高血压患者的 1.71 倍。OR 值的 95% 可信区间为 1.13 ~ 2.58，不包含 1，说明 OR 值有统计学意义。

4．常见偏倚及控制

(1) 选择偏倚：在以医院为基础的病例对照研究中更易发生。常见的选择偏倚有入院率偏倚、现患病例 - 新发病例偏倚、检出征候偏倚、时间效应偏倚。选择偏倚的控制主要是在研究设计阶段。尽量随机选择研究对象，以人群为基础选择研究对象或从多家医疗单位选择研究对象；调查时明确规定纳入标准为新发病例；尽量选择不同病情、不同特征的患者作为病例组；调查中尽量采用敏感的疾病早期检查指标等。

(2) 信息偏倚：病例对照研究中常见的信息偏倚有回忆偏倚、调查员偏倚。对于回忆偏倚的控制主要是选择不易被人们忘记的重要指标，并重视问卷的提问方式和调查技巧；对于调查偏倚可以通过规范调查研究方法、校正仪器、严格按照规定程序收集资料、完善质量控制方法、采用"盲法"收集资料等措施进行控制。

(3) 混杂偏倚：是由于混杂因素的影响，掩盖或夸大了研究因素与疾病之间的联系。混杂因素是与所研究暴露因素和所研究的疾病均有关的因素，这些因素如果在病例组和对照组中分布不均，就可能歪曲暴露与疾病之间的真正联系。要控制混杂偏倚，首先必须认识混杂现象及其影响，并对混杂因素采取相应的控制措施。在研究设计阶段，可通过限制研究对象的入选条件、匹配等方法对一些主要混杂因素如年龄、性别、职业等进行控制，其他混杂因素则可以在结果分析阶段采用分层分析、多元回归分析等方法解决。

5．病例对照研究的优缺点　病例对照研究的优缺点是相对于队列研究而言的。

(1) 优点：①组织实施较容易，省力、省钱、省时间；②所需研究对象较少，特别适用于罕见病的研究，有时甚至是唯一的选择；③可同时研究一种疾病与多个因素的关系，研究周期短，可以较快获得结果；④一般无伦理学问题；⑤用途较广泛，可用于病因探索、初步检验假设、干预措施效果考核等。

(2) 缺点：①不适于研究人群中暴露率很低的因素，因为需要很大的样本量；②暴露因素与疾病的时间先后常难以判断，因此不能确证因果关系；③不能计算发病率或死亡率等，只能计算比值比，估计相对危险度，虽然可以检验或探讨病因，但是论证因果关系的能力不强；④容易发生的偏倚较多，如选择偏倚、信息偏倚、混杂偏倚等。

（二）队列研究

1．基本原理　队列研究（cohort study）又称定群研究、群组研究。队列研究根据是否暴露于所研究的可疑因素或暴露程度将研究对象分组，然后随访观察一定时间，比较暴露组和非暴露组某种或多种疾病的发病率或死亡率。如果暴露组与非暴露组之间或不同暴露剂量组之间的发病率或死亡率有显著差异，则可认为暴露因素与疾病存在因果联系，是从"因"推"果"的一种观察性研究方法。如图 2-5 所示。

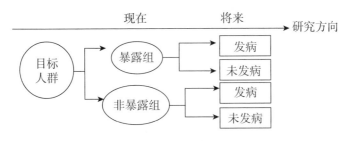

图 2-5 队列研究示意图

队列研究的特点：①属于观察性研究方法，研究者不给予研究对象任何干预措施，暴露与否是客观、自然地存在于研究人群中的；②设立对照，按研究对象是否暴露某因素或暴露程度不同进行分组设立对照；③研究方向由"因"推"果"，从病因链的角度来看，队列研究是从"因"到"果"的研究，在病因推断上合乎逻辑推理的顺序，其结果的可靠性强；④可确证暴露因素与疾病的因果关系；⑤可研究一种因素和多种疾病之间的关系。

队列研究的类型：根据研究对象进入队列的时间及资料获取的方式不同，可以将队列研究分为：①前瞻性队列研究（prospective cohort study），研究对象的确定与分组是根据研究开始时的实际情况，如是否暴露来确定，研究的结局需随访观察一段时间才能得到；②历史性队列研究（historical cohort study），研究工作是现在开始的，而研究对象是过去某个时间进入队列的。其特点是追溯到过去某时期，决定人群对某因素的暴露史，然后追查至现在的发病或死亡情况。由于研究结局在研究开始时已经发生，然后追溯到过去某时期，其性质是回顾性的；③双向性队列研究（ambispective cohort study），又叫混合性队列研究，是在历史性队列研究的基础上，继续进行前瞻性队列研究。

在前瞻性观察中，若研究对象同时（某一固定时间或一个短时期之内）进入队列、没有新成员的加入并且直至观察终止基本没有成员的退出，即在观察期内队列保持着相对固定。这种队列称为固定队列（fixed cohort）。若观察中原有的队列成员可以不断退出，新的观察对象可以随时加入，队列成员在不断变化，就叫动态人群（dynamic population）。

2．研究设计

（1）确定研究目标：队列研究首先要确定本次研究的目标，根据一些病因线索提出病因假设，然后验证假设是否科学、正确。可以先通过现况研究或病例对照研究结果初步验证假设，然后在此基础上提出队列研究的检验假设。

（2）确定研究因素：可以通过查阅文献或请教有关专家，同时结合自己的研究目的、财力、人力和对研究结果的精确度要求等因素，综合考虑后对暴露因素进行定义。要尽可能对暴露因素进行定量，并且要考虑到暴露时间的长短以及暴露是否连续。队列研究除了要确定主要暴露因素外，同时应收集其他次要暴露因素的资料，以便更好地说明研究结果。但一次研究中暴露因素的数量也不能太多，否则会影响研究的精确程度。

（3）选择研究对象：由于前瞻性队列研究需对研究对象追踪观察，研究周期较长，故在选择研究对象时首先要考虑是否便于观察，而且暴露状况容易测量，有必要的医疗条件，居住比较集中，人口流动性小，稳定性高，不会在追踪观察过程中出现大量失访。

1）暴露组人群的选择：①特殊暴露或职业人群。是对研究因素有较高暴露水平或从事暴露于研究因素的人群。这部分人群暴露明确，发病率高，有利于探索暴露与疾病之间的关系。如选择原子弹爆炸的受害者、接受过放射线治疗的人，研究电离辐射与白血病的关系等。②一般人群。有时研究的暴露因素是一般人群经常接触的因素，如生活嗜好、饮食习惯、遗传特征等，此时可从一般人群中获得暴露组。暴露组可以来自某行政区域或地理区域，是该地暴露者的全体或其随机样本。③有组织的团体。如医学会会员，工会会员，机关、社会团体、学校或部队成员等。选择这些人中的暴露者进入暴露组，优点是可以利用他们的组织系统收集随访资料。如 Doll 和 Hill 就选择英国医师会员进行了吸烟与肺癌关系的队列研究。

2）对照组人群的选择

①内对照：研究人群内部如果包含暴露与非暴露两种人群，就可将其中暴露于所研究因素的人作为暴露组，非暴露者作为对照组。这种对照组称为内对照。

内对照与暴露组来自同一人群，较易实现比较组间的均衡。有时，研究的因素不仅是一连续性变量且人人暴露，如食盐摄入量、血压、体重，此时可按暴露剂量划分为几个等级，按等级将人群分成若干组。

②外对照：当选择特殊暴露人群做暴露组时，该人群内部往往找不出非暴露者，常需在该人群之外寻找对照组，故称外对照。如前所述，研究某化学物质对人体造血功能的影响时，以接触该化学物的某个车间的工作人员为暴露组成员，对照只能来自该厂的其他车间或其他工厂。特殊暴露人群，尤其是职业方面的特殊暴露人群，多具有某些与普通人群不同的特征，使用外对照时要格外注意比较组间的可比性问题。

③总人口对照：即以该地区全人群的发病（或死亡）资料与暴露组进行比较。总人口对照的优点在于免去了选择、随访对照组的工作，节省人力、物力，但很难实现比较组间的均衡。专门设计的对照组尚难免与暴露组之间存在差异，未考虑任何均衡性的总人口与暴露组之间的差异能有多大就可想而知了。为尽量解决可比性问题，在对此类资料进行统计分析时常采用标准化的方法。不过，统计学标化方法能均衡的变量个数是有限的，因而在检验因果关联时应慎用总人口对照，对研究结论也应慎重对待。

④多重对照：即从上述对照的形式中选择两组或两组以上对照，以加强结果的说服力。

（4）样本含量的估计：样本量主要取决于 4 个有关因素：①对照人群中的估计发病率（P_0）；②暴露人群中的估计发病率（P_1）；③希望达到的检验性水平 α；④希望达到的检验把握度（$1-\beta$）。

（5）资料收集

①基线资料收集：确定研究对象后，首先要收集研究对象的基础信息。包括：一般人口学信息（年龄、性别、职业、文化、婚姻、家庭、生活习惯等）、研究对象的暴露及健康信息。资料可以来源于医疗记录、人口普查和户籍管理资料、劳动记录、环境监测、疾病监测等常规资料，必要时也可通过访问、医学检查及环境检测来获得所需的资料。

②随访（follow up）：随访是队列研究的关键环节，应着力避免信息偏倚和失访偏倚。随访方法一般有面谈、信函访问、电话访问、自填问卷、体检、实验室检测、环境检测等。在整个随访过程中，随访方法应保持不变。研究对象出现的预期疾病或结局，之后不再继续随访称观察终点（end-point），研究对象未出现预期结局而中途脱离随访称为失访。整个队列研究随访工作的截止时间称为观察终止时间。终止时间主要以疾病的潜伏期为依据来确定，在此原则下尽量缩短随访观察期限，以节约人力、物力，减少失访。

3．资料整理分析　资料分析前，首先要对资料进行审查、修正或剔除，对不完整的资料要设法补齐。在此基础上，先对资料进行描述性分析，即描述研究对象的组成、人口学特征、随访的经过、结局的发生和失访情况等，分析两组的可比性及资料的可靠性。然后进行推断性分析，通过比较暴露组与非暴露组的率或不同暴露剂量组的发病率或死亡率，来判断可疑暴露因素与疾病（或死亡）是否存在关联，以及关联的强度和方向。

（1）率的计算：根据是固定队列还是动态队列，可计算两种率。

①累积发病率（cumulative incidence，CI）：当研究对象为固定队列，可计算累积发病率或死亡率。即不论观察期的长短和发病率的高低，均用观察开始时的人口数做分母，以整个观察期内发生的病例数做分子，分别计算暴露组和非暴露组某病的累积发病率或死亡率。

$$累积发病率 = \frac{观察期间发病人数}{观察开始时队列人数}$$

②发病密度（incidence density，ID）：当观察期内队列人群因失访、迁移、死于其他疾病、中途加入或退出等原因流动较大、呈动态变化时，应该用发病密度来测量发病情况。发病密度是一定时期内的平均发病率，其分子仍是某人群在观察期内发生的病例数，分母则是该人群的每一个成员所提供的人时的总和。人时（PT）为观察人数乘以观察时间的积。因为以人时为单位计算的率带有瞬时频率的性质，故称为发病密度。观察时间可以是年、月、日等，一般以年为单位，称人年数。

$$发病密度 = \frac{观察期间发病例数}{观察人时数}$$

（2）率差异的假设检验：暴露组与非暴露组累积发病率差异的统计学检验可用 x^2 检验或 u 检验，发病密度差异的显著性检验可采用二项分布检验、泊松分布检验等方法。

（3）联系强度测量：队列研究可直接计算率，如表 2-6 资料分析暴露与疾病联系强度的大小。

表 2-6 队列研究资料归纳表

组别	病例	非病例	合计	发病率
暴露组	a	b	$a + b = n_1$	$a/n_1 = I_e$
对照组	c	d	$c + d = n_0$	$c / n_0 = I_0$
合计	$a + c = m_1$	$b + d = m_2$	$a + b + c + d = n$	

①相对危险度（relative risk，RR）：是暴露组与非暴露组发病率或死亡率的比值。

$$RR = \frac{I_e}{I_0} = \frac{a/(a+b)}{c/(c+d)} \qquad （式公 2-38）$$

RR 的意义和 OR 相同，表示暴露组发病或死亡的危险性是非暴露组的多少倍。$RR = 1$，说明暴露因素与疾病无关联；$RR > 1$，说明暴露因素与疾病有"正"的关联，暴露是疾病的危险因素，暴露的效应越大，暴露与结局的联系强度越大；$RR < 1$，说明暴露因素与疾病有"负"的关联，暴露具有保护意义。RR 也需要估计总体的可信区间，计算方法同 OR。

②归因危险度（attributable risk，AR）：也叫特异危险度或超额危险度（excess risk）。因为它是暴露组发病率与对照组发病率的差值，还可称之为率差（rate difference）。反映发病归因于暴露因素的程度。

$$AR = I_e - I_0 = a/(a+b) - c/(c+d) \qquad （公式 2-39）$$

AR 表示暴露人群与非暴露人群比较，所增加的发病（死亡）率。对暴露人群而言，消除了这个暴露因素就可减少这个数量的发病概率，因此 AR 在疾病预防中很有意义。

③归因危险度百分比（AR%）：又叫病因分值 EF（etiologic fraction），是指暴露人群的发病归因于暴露的成分占全部发病的百分比。

$$AR = \frac{I_e - I_0}{I_e} \times 100\% = \frac{RR - 1}{RR} \times 100\% \qquad \text{（公式 2-40）}$$

当 $AR\% > 75\%$ 时，即可认为找到了主要病因。

④人群归因危险度（population attributable risk，PAR）：是总人群中某病发病率（I_t）或死亡率与非暴露人群发病率（I_0）或死亡率的差值，表示总人群中因某暴露因素的作用而增加的发病率或死亡率。

$$PAR = I_t - I_0 \qquad \text{（公式 2-41）}$$

⑤人群归因危险度百分比（population attributable risk proportion，$PAR\%$）是指 PAR 占总人群全部发病的百分比。

$$PAR\% = \frac{I_t - I_0}{I_t} \times 100\% \qquad \text{（公式 2-42）}$$

例 2-5　某吸烟与肺癌的队列研究资料如下，试计算各指标，吸烟者肺癌死亡率为 $I_e = 0.96‰$，非吸烟人群肺癌死亡率为 $I_0 = 0.07‰$，全人群中肺癌死亡率为 $I_t = 0.56‰$

$RR = 0.96‰ / 0.07‰ = 13.7$

说明吸烟组的肺癌死亡危险是非吸烟组的 13.7 倍。

$AR = 0.96‰ - 0.07‰ = 0.89‰$

表明如果去除吸烟，则可使肺癌死亡率减少 0.89‰。

$AR\% = 0.89‰ / 0.96‰ = 92.7\%$

表明吸烟人群中由吸烟引起的肺癌死亡在所有肺癌死亡中所占百分比为 92.7%。

$PAR = 0.56‰ - 0.07‰ = 0.49‰$

表明如果去除吸烟，则可使全人群中肺癌死亡率减少 0.49‰。

$PAR\% = 0.49‰ / 0.56‰ = 87.5\%$

表明如果全人群都不吸烟，将减少 87.5% 的肺癌死亡率。

4．常见偏倚及控制

（1）常见偏倚：①选择偏倚：任何非研究因素在研究人群中与一般人群中的分布不一致，均可引起选择偏倚。②失访偏倚（lost to follow-up）：在研究过程中，某些选定的研究对象因为不能坚持、迁居、死亡等脱离了观察，研究者无法继续随访他们，这种现象叫失访，因此而造成对研究结果的影响称为失访偏倚。由于观察人数较多、观察时间较长，失访是不可避免的。失访率一般不应超过 10%。③信息偏倚（information bias）：队列研究中的信息偏倚主要是错分偏倚（misclassification bias），包括暴露错分和疾病错分以及暴露与疾病的联合错分。主要原因是使用的仪器不准确、检验技术不熟练、诊断标准定义不明确或掌握不当、询问技巧欠佳造成结果不真实等。④混杂偏倚。

（2）偏倚的控制：①选择偏倚控制应采用随机化原则选择研究对象，明确规定研究对象的入组标准和排除标准，严格按规定的标准选择研究对象，特别要弄清愿意加入和不愿意加入研究的两组人有哪些不同特点，了解这些特点有助于全面合理地解释研究结果。②失访偏倚控制主要靠尽可能提高研究对象的依从性，在选择研究对象时选择那些符合条件并且依从性好的研究对象。当失访率大于 10% 时，对于失访可能的影响应当做进一步估计。③信息偏倚控制主要是提高设计水平和调查质量，做好质量控制工作。明确各项标准，严格按规定执行，采取定期抽取一定比例的样本复查等方法可减少信息偏倚。④在设计时利用限制和匹配的方法；资料分析时采用标准化方法计算发病率或死亡率，按混杂因素进行分层分析或多因素分析模型处理可控制混杂偏倚。

5．队列研究的优缺点

（1）优点：①研究对象在疾病发生前按暴露情况分组且进行随访，所获得的资料完整可靠，无回忆偏倚。②暴露因素与疾病的时间先后顺序清晰，因此论证因果关系的能力强。③可直接计算发病率或死亡率，因而能直接计算相对危险度和特异危险度等指标，直接估计暴露与疾病的联系强度大小。④有助于了解疾病的自然史。⑤可同时研究一种因素与多个疾病的关系。⑥样本量大，结果较稳定。

（2）缺点：①不适用于研究人群中发病率很低的疾病。②随访时间长，易发生失访偏倚。③耗费的人力、物力和时间较多。④设计要求高，实施复杂。⑤在随访过程中，未知变量引入人群，或人群中已知变量的变化等，都可使结局受到影响，使分析复杂化。

三、实验流行病学方法

（一）概述

1747 年英国 James Lind 关于坏血病的病因研究，是人群中最早开展的流行病学实验性研究。流行病学实验研究（experimental epidemiology）是将研究对象随机分为实验组和对照组，以研究者人为控制的措施给予实验组，而对照组不给予该措施，随访并比较两组人群结局，以评价该措施的效果。在实验性研究中，研究者能更有效地控制非研究因素对效应的影响，减少误差，提高研究效率。目前流行病学实验已广泛用于探讨疾病病因和评价防制措施效果。

1. 基本特征　①属于前瞻性研究：干预在前，效应在后。②有干预措施：这是与观察性研究的根本区别，实验流行病学研究的目的是评价干预措施的效果。作为处理因素可以是预防或治疗某种疾病的疫苗、治疗某病的药物或其他干预的方法措施等。③随机分组：严格的实验流行病学应采用随机方法把研究对象分配到实验组或对照组。④具有平行的对照组：实验组和对照组的研究对象均来自同一个总体的样本人群，其基本特征、自然暴露因素相似，且两组研究对象同期随访观察，因此，结果的组间差别才能归之于干预措施的效应。

在实验研究中，干预措施由研究者所控制，研究人群的分组是随机的，从而对结局做解释时能够较好地排除那些外部因素的干扰作用。由于流行病学实验对象是人群，故必须遵循人体实验研究的伦理学原则，实验措施不能损害研究对象的健康。

2. 分类　实验性研究一般根据不同的研究目的和研究对象分为以下三类。

（1）临床试验（clinical trial）：是以患者为研究对象的实验研究，常用于评价药物或治疗方法的效果。此类试验研究不可能防止疾病的发生，也不能达到一级预防的目的，但是可以预防其后遗症的发生。如高热通过合理补液、补电解质、降温、对因给抗生素等，可以降低虚脱、并发感染等。

（2）现场试验（field trial）：以尚未患所研究疾病的人群为研究对象，以个体为单位进行试验，评价疾病预防措施的效果。为了提高试验的效率，通常在高危人群中进行研究。如用乙肝疫苗在母亲为 HBsAg 阳性者的婴儿中进行预防乙型肝炎感染的试验。

（3）社区试验（community trial）：是以尚未患所研究疾病的人群为研究对象，以群体为单位进行试验，评价某种预防措施的效果，如评价食盐加碘预防地方性甲状腺肿的效果。

（二）临床试验设计

1. 确定研究对象　根据国际疾病分类和全国性学术会议规定的诊断标准选择患者，在诊断标准的基础上制订适当的入选和排除标准。要求入选的研究对象在病型、病情以及年龄、性别、一般状况等方面能够代表其目标人群，以保证结论具有推广价值，可以指导今后的临床实践。无论何种试验研究，原则上所选择的研究对象应该可能从中受益。如评价药物的疗效，研究者应根据药物的作用机制、适应证、禁忌证或敏感菌株等，选择敏感菌株感染的患者作为研究对象，从而使受试者受益。选择研究对象时还应注意选择干预对其无害的人群，若干预对其有害，不应选作研究对象。如有消化道出血史者不能作为抗炎药的试验对象，通常老年人、儿童、孕妇不作为对象。此外，还要选择预期结局事件发生率较高及依从性好的人群作为研究对象。

2．估计样本含量　为保证实验质量，在设计时就应对研究所需的样本量加以适当估计，因为，样本量过小会降低实验研究的可靠性和精确性；样本量过大，不仅导致人力、物力、财力和时间的浪费，而且给实验的质量控制带来更多的困难。

样本含量的决定因素：①试验效应指标的发生率，预期结局发生率越高，样本含量就可以越少。②研究因素的有效率，即实验组与对照组结局比较，数值差异越大，样本量就可以越少。③要求实验组与对照组效应差异的概率水平（α），α 越小，所需要的样本量越大。④对实验的把握度（$1-\beta$），即避免假阴性的概率，β 越小，所需要的样本量越大。

3．研究对象随机分组　在实验研究中，随机化是一项极为重要的原则，即将研究对象随机分配到实验组和对照组，使每个研究对象都有同等的机会被分配到各组去，以平衡实验组和对照组已知和未知的混杂因素，从而提高两组的可比性，避免造成偏倚，使研究结论更加可靠。常用的随机化分组的方法有以下三种：①简单随机分组（simple randomization）：将研究对象按照个人为单位用掷硬币（正、反两面分别指定为实验组和对照组）、抽签、使用随机数字表，也可采用系统随机化法，即用现成的数据（如研究对象顺序号、身份证号、病历卡号、工号、学号等）交替随机分配到实验组和对照组中去。优点是简单易行，随时可用，不需要专门工具。缺点是要求在随机分组前抄录全部研究对象的名单并编号，研究对象数量大时，工作量相当大，有时甚至难以做到。②分层随机分组（stratified randomization）：按研究对象特征，即可能产生混杂作用的某些因素（如年龄、性别、种族、文化程度、居住条件等）先进行分层，然后在每层内随机地把研究对象分配到实验组和对照组。优点是可增加处理组间均衡性，提高实验效率。但在分组前也需要有一个完整的研究对象名单，所以也具有简单随机分组同样的缺点。③整群随机分组（cluster randomization）：按社区或团体分配，即以一个家庭、一个学校、一个医院、一个村庄或居民区等为单位随机分组。优点是，在实际工作中易为群众所接受，抽样和调查都比较方便，也可节约人力、物力，因而多用于大规模调查；其缺点是，抽样误差较大，分析工作量也大。

4．确定研究因素　研究因素是根据研究目的而施加的某种干扰措施，在确定时，①要注意研究因素的性质、强度、施加方法在整个实验过程中必须始终如一，保持不变；②在一项实验研究中应适当控制研究因素的数量，一般以一个或几个处理因素作为主要研究因素，如果处理因素过多，不仅会增加实验设计和实施的难度，影响实验结果的准确性，而且不利于对主要研究因素效应的正确判断；③注意找出非研究因素，并采取措施，控制非处理因素对实验结果的影响。

5．对照形式与处理方法　在实验研究中，要正确评价干预措施的效应，必须注意影响干预效应的因素，并采用严密的、合理的对照设计，由此来控制抽样误差和消除人为的偏倚，使研究者有可能做出正确评价。实验研究中常用的对照形式有：

（1）空白对照：对照组不施加任何处理措施。目的是观察药物对有自愈倾向疾病的真正效应。只有在非处理因素的效应很弱时才可以使用空白对照。

（2）安慰剂对照：对照组使用安慰剂，临床药物试验和疫苗效果评价常采用这种对照形式。安慰剂是指外观特征如大小、颜色、气味等与实验药物完全一样，但不含任何有效成分。

（3）标准对照：是临床试验中最常用的对照形式，即给对照组以标准的或常规处理措施，或以标准值作为参照标准。适用于对已知有肯定疗效的治疗方法的疾病进行治疗研究。

（4）自身对照：实验前后以同一人群做对比。如评价某预防规划实施效果，在实验前需要规定一个足够的观察期限，然后将预防规划实施前后人群的疾病和健康状况进行对比。

（5）交叉对照：即在实验过程中将研究对象随机分为两组，在第一阶段，一组人群给予干预措施，另一组人群为对照组，干预措施结束后，两组对换试验，这种对照第一阶段的干预一定不能对第二阶段的干预效应有影响。

6．盲法的应用　为避免研究者或研究对象的主观因素带来的偏倚，实验过程中应采用盲法

（blindness）收集资料，特别是在以主观或半客观指标作为效应指标的实验研究中尤其有必要采用盲法。根据盲法程度可分为以下三种：

（1）单盲（single blind）：只有研究者了解分组情况，研究对象不知道自己属于试验组还是对照组。这种盲法的优点是研究者可以更好地观察了解研究对象，在必要时能够及时恰当地处理研究对象可能发生的意外问题，使研究对象的安全得到保障；缺点是避免不了研究者方面带来的主观偏倚，易造成试验组和对照组的处理不均衡。

（2）双盲（double blind）：研究对象和研究者都不了解试验分组情况，而是由研究设计者来安排和控制全部试验。其优点是可以避免研究对象和研究者的主观因素所带来的偏倚，缺点是方法复杂，较难实行，且一旦出现意外，较难及时处理，因此，在实验设计阶段就应慎重考虑该方法是否可行。

（3）三盲（triple blind）：不但研究者和研究对象不了解分组情况，而且负责资料收集和分析的人员也不了解分组情况，从而较好地避免了偏倚。其优缺点基本上同双盲，从理论上讲该法更合理，但实际实施起来非常困难。

7.试验结果观察指标　实验性研究的效应是以结局变量（效应指标）来反映的，在选择结局变量时应注意以下几方面：

（1）能全面反映处理因素的效应：所选指标必须能够充分反映研究目的，既要有反映近期效应的指标，还要有反映中、远期效应的指标，而且应以后者为主。例如，研究降血脂药物和低脂膳食对冠心病的预防作用，不仅要观察研究对象血脂的变化，更重要的是研究因素对研究对象冠心病的患病率和死亡率的影响。此外，既要有反映生物学效应的指标，还要有反映社会、心理学效应的指标。

（2）提高效应判断的客观性：效应指标分为客观指标、半客观指标和主观指标。在实验研究中，应尽量采用客观或半客观指标，减少主观因素对结果判断的干扰。

（3）尽量选用敏感性高、特异性好的指标：敏感性高的指标能如实反映轻微的效应变化，应尽量采用先进的、敏感性高的检测方法和仪器。

实验性研究效果的评价，对于治疗措施效果一般主要采用有效率、治愈率、病死率和生存率（见公式 2-10）等指标，对于预防措施效果一般主要采用保护率、效果指标、抗体阳转率、抗体几何平均滴度等指标，对于病因预防效果可采用疾病发病率、感染率等指标。

$$有效率 = \frac{治疗有效例数}{治疗总例数} \times 100\% \qquad （公式 2-43）$$

$$治愈率 = \frac{治愈例数}{治疗总例数} \times 100\% \qquad （公式 2-44）$$

$$保护率 = \frac{对照组发病率 - 实验组发病率}{对照组发病率} \times 100\% \qquad （公式 2-45）$$

$$效果指数 = \frac{对照组发病率}{实验组发病率} \qquad （公式 2-46）$$

四、循证医学简介

1.概念　循证医学（evidence-based medicine，EBM）即遵循证据的医学，是国际临床领域近年来迅速发展起来的一种新的医学模式。其核心思想是：任何医疗决策的确定都应基于客观的临床科学研究依据；任何临床的诊治决策，必须建立在当前最好的研究证据与临床专业知识和患者的价值相结合的基础上,这是加拿大临床流行病学专家 David Sackett 教授对于循证医学的定义。这句话定义了临床医学的新模式,强调最佳证据、专业知识和经验、患者需求三者的结合,并且指出三者缺一不可,相辅相成,共同构成循证思维的主体。医学的循证化要求临床医生从更多方面来把握疾病,把握医患关系。其结果是医生和患者形成诊治联盟,使患者获得最好的临床结果和生命质量。

2. 实践步骤 包括提出问题,检索证据,评价证据,临床决策和效果评价 5 个步骤。

(1) 提出临床问题:在临床实践中,经常会遇到的问题,这些问题医生关心,患者也关心。当这些问题以传统医学经验难以解释,就应当提出,通过寻求证据来解决。

(2) 检索证据:针对所提出的问题运用各种检索工具,包括光盘检索、网络检索和手工检索,获取相关文献资料。

(3) 评价证据:从真实性、可靠性、适用性角度,应用临床流行病学及循证医学质量评价标准,采用系统评价(systematic review,SR)和 Meta 分析等评价方法,进行文献评价,得出确切的结论。在评价时常根据证据性质分为:一级,按照特定病种的特定疗法,收集所有多个质量可靠的随机对照试验后所作的系统评价;二级,单个的大样本随机对照试验;三级,设计很好的队列研究、病例对照研究或无对照的系列病例观察;四级,专家意见。

(4) 临床决策:应用文献综合评价所获得的真实性、可靠性和适用性较好的最佳证据,指导临床决策。对于那些经严格评价为有害或无效的治疗措施则否定;对于尚难定论的治疗措施,则留待以后继续研究评价。

(5) 效果评价:将结论运用于实践之后,对其应用的效果和效应进行再评价,从中总结出经验和教训,找出提高临床技能和经验的方法。通过不断的循证医学实践和不断的评价总结,达到逐步提高学术水平和医疗质量、推动医学实践不断发展的目的。

3. 获取证据的途径

(1) 证据的来源:确定了需要回答的临床问题之后,应当通过有效的文献检索最全面地获取证据。这些证据可以来源于:①原始研究资料(中国生物医学文献数据库、中国循证医学/Cochrane 中心数据库、综合性医学杂志和临床问题所涉及的相关专科杂志等)。②经系统综述的二次研究资料,包括数据库(Cochrane 图书馆、循证医学评价、中国循证医学图书馆、美国国立卫生研究院卫生技术评估与导向发布数据库等)、期刊(《中国循证医学杂志》《循证护理杂志》《美国内科医生学院杂志联合》等)、指南(国立指南库、指南等)。③网络资源。

(2) 证据检索:①提出问题:检索证据的前提是提出问题,一个理想的临床问题应包括四个要素,即患者或人群、干预措施或暴露因素、结局和比较。如“电磁场治疗骨关节炎”,包括骨关节炎患者、脉冲电磁场或电刺激建立电磁场、治疗效果、两种电磁场治疗方法比较。②选择检索方法:主要有计算机检索和人工检索。③检索资料:资料收集的原则是多途径、多渠道、最大限度地收集与研究问题相关的文献。检索策略一般为:先进行预检索,大致确定检索范围,根据预检索的结果修改检索策略;检索时可进行必要的限定,如研究对象、语种、出版年限、出版类型等;保证较高的查全率;计算机检索与手工检索相结合,并重视所得文献的参考文献;要注意通过其他渠道收集如会议专题论文、未发表的学术论文、专著内的章节等通过常规方法难以检索到的文献。

4. 系统评价

(1) 系统评价的含义:系统评价是以某一具体临床问题为基础,系统、全面地收集全世界所有已发表或未发表的临床研究结果,采用临床流行病学减少偏倚和随机误差的原则和方法,筛选出符合质量标准的文献,并进行定性分析或定量合成,得出综合可靠的结论,并随着新的临床研究的出现及时更新。

(2) 系统评价的分类:根据研究设计方案将系统评价分为:观察性研究的系统评价、病例对照研究的系统评价、非随机临床对照试验的系统评价、队列研究的系统评价、随机对照试验的系统评价等。

按是否采用统计方法分为：定量的系统评价（即含 Meta 分析）、定性的系统评价（即不使用统计学方法）。

根据临床问题分为：病因学研究的系统评价、诊断性试验的系统评价、治疗性研究的系统评价、预后研究的系统评价、卫生经济学研究的系统评价。

按纳入原始研究的方式分为：回顾性系统评价、前瞻性系统评价、单个病例资料的系统评价、累积性系统评价等。

（3）系统评价的过程与步骤

1）确立题目：

选题：一般多选择不肯定、有矛盾的重要临床问题或医疗实践中经常遇到的问题；根据单个临床试验难以确定干预措施疗效的临床问题；在临床实践中差异较大的重要临床问题。如：治疗突发性耳聋有效措施是什么？

例 2-6　题目：针灸治疗癌症患者化疗后的恶心或呕吐。

研究对象：化疗后发生或可能发生恶心、呕吐的肿瘤患者，不考虑性别、年龄。

干预措施：治疗组：采用各种方法刺激相关穴位，如针刺、针压、表面电针刺激；对照组：假性针灸或标准治疗。

研究结果：能否预防或缓解患者的恶心和（或）呕吐。

设计方案：随机对照试验（RCT）

2）收集文献

查寻 MEDLINE 数据库只能检索出已发表 RCTs 研究论文中的 30% ~ 80%，要多渠道、多语种（避免语言偏倚）检索发表、未发表的文献（避免发表偏倚），制订正确的检索策略，系统、全面收集文献。如例 2-6，参考 Cochrane 评价小组的检索策略，应该全面检索以下数据库：

—Cochrane Complementary Medicine Field Registry

—Medline

—Complementary & Alternative Medicine & Pain

—CCTR（Cochrane Controlled Trials Register）

—Conference abstracts and unpublished trials

—Bibliographic from retrieved articles

—Web of Science

3）选择文献

根据确定纳入与排除的标准选择文献。

文献选择应注意：多人、盲法选择；专业与非专业人员共同选择；意见有分歧时讨论解决或请第三人评判。最好通过预试验，完善选择方法以便尽量避免偏倚。

如例 2-6 的纳入标准：化疗的患者，至少一组；使用针灸；至少结果之一为恶心、呕吐。两人首先独立选择，如意见分歧采用讨论解决。

4）评价文献

包括内在真实性（internal validity/applicability）——各种偏倚因素的影响情况；外在真实性（external validity）——结果的实用价值与推广应用的条件；影响结果解释的因素——药物的剂量、剂型、用药途径、疗程等；偏倚的来源：选择偏倚、实施偏倚、失访偏倚等。

①选择性偏倚：选择性偏倚产生于组成各研究组时发生的偏倚；在选择和分配研究对象时，造成组间基线不可比。避免方法：采用真正随机的方法产生分配方案及分配方案的隐藏。

②实施偏倚：发生在干预措施的实施进程中，除比较的措施外，对研究对象提供的其他措施

在试验组和对照组不一样。避免实施偏倚的方法主要是盲法，包括对研究措施的实施者和接受措施的患者均采用盲法。

③测量偏倚：测量试验组、对照组结果的方法不一致。其控制方法为对测量人员实施盲法。

④失访偏倚：试验组、对照组失访人数不一样或失访者的情况不一样（失访一般包括退出、失联、不按方案治疗等情况），而作者经常不报告失访情况造成的一种偏倚。控制失访偏倚的方法：从作者处获取失访信息；意向性分析，即对失访进行原因分析。

⑤盲法的实施情况：实施盲法的主要目的是保证基线的可比性。它对失访，以及解释不同文献结果差异的原因都是一个重要的影响因素。

⑥敏感性分析：（Meta 分析）。

⑦方法学质量标准与评价方法：原始研究的"方法学部分"问题包括报告不详细，缺乏真实性标准与试验结果之间相关性的证据，分配研究对象不够随机，分配方案未隐藏，对结果评价者和患者未采用盲法等等。Cochrane 手册推荐将每条标准划分为"符合""不符合""不清楚"，然后按照每条质量标准去评价整个 Meta 分析的质量高低。也可采用量表（scales）和清单或一览表（checklists），比如 Jadad scale 等评价方法。

5）收集数据：采用计算机收集或表格收集的数据，是原始文献与系统评价之间的桥梁，是分析前的最重要环节。注意收集时一定要详细记录数据的收集过程，并注意记录的规范性与准确性，采用双重收集方法，两个评价者分别独立收集资料。

6）分析数据：包括一些定性分析与定量分析，描述研究的特征并列成表格，浏览纳入研究的情况、研究方法的合格性和不同研究间的差异，定量合成和结果解释。

7）解释结果：对结果的解释应注意：证据的强度；结果的推广应用性、对临床实践的意义、对研究的意义；纳入研究的质量；不同临床试验其研究效果是否一致；权衡利弊、价格；是否有明显的剂量 - 效应关系；是否有其他类型的证据支持系统评价的结果；结果的推广应用性（研究对象、研究场所、干预措施、其他条件是否类同；基线情况是否可比；生物学变异；依从性；文化背景等种群差异）等等。

8）更新系统评价：系统评价发表后，还需定期收集新的原始研究，按前述步骤重新进行分析、合成提供现有的最新、最佳的证据，使系统评价得以不断更新。

五、公共卫生监测与突发公共卫生事件应急策略

（一）公共卫生监测概述

1. 定义　公共卫生监测（public health surveillance）是连续地、系统地收集疾病或其他卫生事件的资料，经过分析、解释后及时将信息反馈给所有应该知道的人（如决策者、卫生部门工作者和公众等），并且利用监测信息的过程。公共卫生监测是制订、实施和评价疾病和公共卫生事件预防控制策略与措施的重要信息来源。

2. 公共卫生监测的目的　①确定主要的公共卫生问题，掌握其分布和趋势；②查明原因，采取干预措施；③评价干预措施效果；④预测疾病流行；⑤制订公共卫生策略和措施。

3. 公共卫生监测的种类

（1）疾病监测：①传染病监测：公共卫生监测起源于传染病监测。传染病是各国法定报告的一类疾病，传染病监测是疾病防制的常规工作之一。WHO 规定的国际监测传染病为流行性感冒、脊髓灰质炎、疟疾、流行性斑疹伤寒和回归热 5 种。我国根据国情增加了登革热，共 6 种国际监测传染病。为防止艾滋病传播和蔓延，我国把艾滋病列为国境检疫疾病。我国规定报告的传染病分为甲、乙、丙 3 类 39 种。传染病监测的内容主要有我国规定报告的传染病发病、死亡及其分布；病原体型别、毒力、抗药性变异情况；人体免疫水平的测定；动物宿主和媒介昆虫种群分布及病原体携带状况；传播动力学及其影响因素的调查；防治措施效果的评价；疫情预测；专题调

查（如暴发调查、漏报调查等）等。②非传染病监测：主要内容有恶性肿瘤、心血管疾病、出生缺陷、伤害等非传染病发病、死亡及其分布；人群生活方式和行为危险因素监测；地理、环境和社会人文（包括经济）因素的监测；饮食、营养因素的调查；高危人群的确定；预防和干预措施效果评价等。

（2）与健康相关问题的监测：随着疾病谱和医学模式的改变，现代生物—心理—社会医学模式提出了遗传因素、环境因素和社会因素对疾病和健康的综合作用。由此，监测的范围也逐渐扩大，涵盖了与健康相关问题，包括行为危险因素监测、出生缺陷监测、环境监测、药物不良反应监测、营养和食品安全监测、突发公共卫生事件监测和计划生育监测等。

4．公共卫生监测的程序

（1）建立监测组织和监测系统：开展监测工作必须首先建立监测组织和在此组织（机构）管理下的有组织、有计划的操作系统，即监测系统。监测组织是专门的机构，它具备相应的行政职能、技术条件和运作经费。WHO除了在总部设有负责全球监测的部门外，还在世界各地设置了专门机构，如虫媒病毒中心、流行性感冒中心等。中国疾病预防控制中心（CCDC）是负责管理全国公共卫生监测系统的机构。

（2）公共卫生监测的基本过程：公共卫生监测包括资料收集、资料分析和解释、信息反馈和信息利用四个基本过程。

1）收集资料：首先要根据监测目的确定监测对象和收集资料的内容，明确监测事件的定义。一般来说，资料收集越全面、系统，提供的信息就越丰富。但是，收集的资料越多，收集的难度就越大，从而影响监测资料的质量。因此，要综合考虑各方面的因素后决定监测内容。其次，要确定收集资料的方式。监测资料的来源有多种渠道，可以来自以人群为基础的监测系统、医院为基础的监测系统或者实验室为基础的监测系统。从多个系统收集资料，可以提高监测的效果。疾病监测收集的资料主要有：①人口学资料；②法定传染病发病资料；③医院、诊所、实验室的发病报告资料；④死亡登记资料；⑤个案或专题调查资料；⑥动物宿主及媒介昆虫的分布资料。

2）资料分析和解释：对监测的原始资料进行正确的分析解释，提炼成有价值的信息。①对原始资料进行认真仔细地核对，剔除错误资料或无法补救的不完整的资料，建立数据库；②采用统计分析方法把经过核实整理的原始数据转化成有关的指标；③解释这些指标的意义和内涵。

3）信息反馈：通过信息反馈系统，使所有应该了解信息的单位和个人都能及时获取监测信息和资料，以便迅速对疫情做出反应，及时采取相应的防治措施。

4）信息利用：充分利用监测资料是公共卫生监测的最终目的。利用监测资料可以了解疾病及危险因素的分布特征，为疾病控制服务；掌握疾病的长期变化趋势，进行流行预测；了解人群中最主要的卫生问题以及高危人群，确定重点，为制定合理的卫生策略和干预措施提供科学依据，评价干预措施的效果。

（二）疾病监测

1．定义　疾病监测（surveillance of disease）指长期、连续、系统地收集疾病的动态分布及其影响因素的资料，经过分析将信息上报和反馈，以便及时采取干预措施并评价其效果。最早的监测工作是对疾病的发生和死亡进行观察，故称疾病监测，但随着监测内容的扩大，也有人称为流行病学监测（epidemiological surveillance），现在一些国家一般都称为公共卫生监测。我国由于约定俗成，通常仍称为疾病监测，但内涵已经改变。

2．疾病监测方法　我国主要的疾病监测方法：

（1）被动监测（passive surveillance）：下级监测单位按照常规上报监测数据和资料，而上级监测单位被动接受，称为被动监测。我国法定传染病报告属于此类监测。

（2）主动监测（active surveillance）：根据特殊需要，上级监测单位专门组织调查或者要求下级监测单位严格按照规定收集资料，称为主动监测。传染病漏报调查以及对性病门诊就诊者、暗娼、吸毒者等艾滋病高危行为人群的监测属于主动监测。

（3）常规报告：国家法定传染病报告系统，由法定报告人上报传染病病例，属于常规报告。

（4）哨点监测（sentinel surveillance）：对能够反映总人群中某种疾病流行状况的有代表性特定人群（哨点人群）进行监测，了解疾病的流行趋势，属于哨点监测。例如我国的艾滋病哨点监测系统。哨点监测花费少，效率高。

3．我国疾病监测体系

（1）疾病监测信息报告管理系统：主要对法定报告的传染病进行监测。

（2）重点传染病监测系统：建立国家级监测点、省级监测点，对20种传染病进行重点监测。

（3）症状监测系统：是长期系统地连续收集并分析包括临床症状群在内的各种健康相关数据，常以非特异性的症状或现象为基础，提高对疾病或卫生事件反应的及时性。

（4）死因监测系统：在全国各省市160个监测点，对7300万监测人口（总人口6%）开展居民死亡原因监测、健康相关因素监测/调查、其他基本公共卫生数据监测。

（5）病媒生物监测系统：在全国17个省份40个监测点，对老鼠、蚊子、苍蝇、蟑螂和钉螺的密度进行动态监测，并观察这些病媒生物的带毒、带菌情况。

（6）健康相关危险因素监测系统：①营养与食品安全监测。通过监测，评估营养与食品安全的危险性；②环境与健康监测。对水质、环境污染及其健康危害和健康相关产品进行监测、评价和预警。

（三）药物不良反应的监测

药物在治疗和预防疾病，促进人类健康方面起着重要的作用，但也可以产生危害机体的药物效应，严重的致伤致残，甚至引起死亡。20世纪曾发生10余起重大药害，造成2万多人死亡，伤残万余人。随着医药事业的快速发展，药害也成为威胁人类生命和健康的严重问题，引发了人们高度的关注，开始对上市后的药物进行不良反应监测，保障公众用药的安全性和有效性。

1952年，当证实氯霉素能够引起再生障碍性贫血后，美国医学会所属的药物与化学会首次建立药物不良反应的官方登记制度，收集严重的药源性血液病病例。1960年，美国食品药物协会开始收集药物不良反应报告，并资助以医院为基础的新药监测。1959—1961年，西德等国海豹样短肢畸形的新生儿明显增加，病例高达12 000余人，近半数的畸形儿陆续死亡。研究证明这是由于孕妇在妊娠4～8周期间服用反应停治疗妊娠呕吐所致的震惊世界的药害事件。此后，英、美及西欧各国加强了药物上市的检查等安全管理措施；WHO成立了药物不良反应监测中心。由此可见，药物不良反应监测是在与药害做斗争中应运而生的，在保障用药安全和有效，促进人类健康方面起着重要的作用。据统计，我国约有8 000万残疾人，其中1/3为听力残疾，其致聋原因60%～80%与使用过氨基糖苷类抗生素（如链霉素、庆大霉素、卡那霉素）有关。国外新药从研制到获准上市的成功率约为1/10万，我国新药临床试验后获批的概率是国外的几十倍，上市后发生药物不良反应的风险更大，在我国开展药物不良反应监测显得尤为重要。

1．药物不良反应的概念　药品不良反应（adverse drug reaction，ADR）是指合格药品在正常用法用量下出现的与用药目的无关的有害反应。一般可以分为A型反应和B型反应，A型反应与剂量有关，可以预测，包括过度作用、副作用、毒性反应、首剂反应、继发反应和停药综合征；B型反应与常规的药理作用和剂量无关，可能涉及遗传易感性和变态反应等机制，因此难以预测。当不良反应致使机体某个器官或局部组织产生功能性或器质性损害而出现一系列临床症状和体征时，就成为药源性疾病（drug-induced diseases，DID）。严重药品不良反应，是指因使用药品引起以下损害情形之一的反应：①导致死亡；②危及生命；③致癌、致畸、致出生缺陷；④导致显著的或者永久的人体伤残或者器官功能的损伤；⑤导致住院或者住院时间延长；⑥导致其他重要医学事件，如不进行治疗可能出现上述所列情况的。

2．药物不良反应监测的概念和方法　　药品不良反应报告和监测是指药品不良反应的发现、报告、评价和控制的过程。新药上市前须进行临床试验证明药物的安全性和有效性，才能获得药品监督管理部门的批准。虽然药物上市前经过动物试验和Ⅰ期、Ⅱ期和Ⅲ期临床试验，但由于动物和人存在着种属差异，有些人体的药物不良反应在动物身上不能表现出来；而临床试验观察时间较短，研究对象人数少，病种单一，多数情况下排除了老人、孕妇和儿童，不能观测到较为少见的不良反应、迟发的不良反应以及特殊人群中的不良反应。鉴于新药上市前研究的局限性，人们对药品安全性和有效性的评价不够充分，对公众用药安全构成潜在的威胁，因此，为了确保公众安全、有效地用药，必须开展药物上市后监测（post-marketing surveillance，PMS）。

国际上常用的药物不良反应监测方法包括以下几种：

（1）自愿报告系统（spontaneous reporting system，SRS）：又称黄卡制度（yellow card system），这是因 20 世纪 60 年代英国药品安全委员会开展药物不良反应监测所使用的报告卡为黄色而得名。自愿报告系统是一种自愿而有组织的报告制度，当医疗机构、药品生产和经营企业的相关人员发现可疑的药物不良反应时，就应当填写药物不良反应报告表，逐级上报。监测中心收集、整理、分析这些自发报告的药物不良反应资料，及时将不良反应信息反馈给各监测报告单位，以保障用药安全。自愿报告制度的基本作用是发现药物不良反应信号，尽管药物不良反应报告中没有详尽的因果关系判断，但它基于这样的假设：如果某药物确实会产生某药物不良反应，只要可疑即上报，那么国家药物不良反应中心或全球药物不良反应中心将收到大量有关该药物的药物不良反应的报告，当该药的药物不良反应报告累计到一定程度时，则提示该药物会引起药物不良反应。自愿报告系统是目前世界上最主要的药品不良反应监测方法，WHO 国际药物监测合作中心的成员国大多采用这种监测方法。

自愿报告制度的优点是简便易行，监测覆盖面广；药物上市后就加入了被监测行列，不受时间限制，可长期观察；能够发现罕见的、新的不良反应；可以及早发现潜在的药物不良反应问题，早期预警。缺点是漏报现象严重，缺乏对照组，存在报告偏倚等。

（2）义务性监测（mandatory or compulsory monitoring）：1975 年，瑞典在自愿报告制度的基础上，建立了义务性监测报告制度，要求医师报告所发生的每一例不良反应，在很大程度上提高了药物不良反应监测报告率。

（3）重点医院监测（intensive hospital monitoring）：是指定有条件的医院，报告药物的不良反应和对药品不良反应进行系统监测研究。这种方法覆盖面较小，提高了监测的针对性和准确性，能够反映一定范围内某些药品的不良反应发生率和药物利用的模式。主要缺点是花费高，多用于临床常用药物，较难反映新药的问题。

（4）重点药物监测（intensive medicines monitoring）：主要是对一部分新药进行上市后监测，以便及时发现一些未知或非预期的不良反应，并作为这类药品的早期预警系统。药物不良反应专家咨询委员决定哪些药物需要重点监测；专家咨询委员根据该药是否为新型药物、其相关药品是否有严重的不良反应，来估计该药是否会被广泛应用而决定能否进入重点药品监测目录。

（5）速报制度（expedited reporting）：许多国家要求制药企业对其产品有关的药品不良反应做出"迅速报告"。如美国、法国和日本等国均要求，上市后的药品发生严重药物不良反应要在 15 日之内向药品安全性监测机构报告，如果属于临床试验之中的药品发生药物不良反应要在 7 日之内报告。我国《药品不良反应报告和监测管理办法》（2011 年）规定，药品生产、经营企业和医疗机构发现或者获知新的、严重的药品不良反应应当在 15 日内报告，其中死亡病例须立即报告；其他药品不良反应应当在 30 日内报告。有随访信息的，应当及时报告。

3．药物不良反应因果关系评价　　药物不良反应因果判断是药物不良反应监测中的难点，直接关系到对药物的正确评价，也是最值得探讨的问题。药物不良反应因果关系评价及其评价信号的可靠程度是药物不良反应监测工作的重要内容。目前，国际上对药物不良反应因果关系评价有多种方法，如 Karach 和 Lasagna 方法、计分推算法及贝叶斯不良反应诊断法等。

目前，我国采用 WHO 国际药品不良反应监测合作中心建议使用的方法，将关联程度分为肯定、很可能、可能、可能无关、待评价和无法评价六个等级。其评价内容包括：

①开始用药的时间与不良反应出现的时间有无合理的先后关系？

②所怀疑的不良反应是否符合该药品已知不良反应的类型？

③停药或减量后，反应是否减轻或消失？

④再次接触可疑药品是否再次出现同样的反应？

⑤所怀疑的不良反应是否可用并用药的作用、患者的临床状态或其他疗法的影响来解释？

国家食品药品监督管理局药物不良反应中心推荐的药物不良反应关联性评价见表 2-7。

表 2-7　药物不良反应关联性评价表

等级 / 内容	1	2	3	4	5
肯定	+	+	+	+	−
很可能	+	+	+	？	−
可能	+	−	± ？	？	± ？
可能无关	−	−	± ？	？	± ？
待评价	需补充材料才能评价				
无法评价	评价的必需资料无法获得				

注：+ 表示肯定；− 表示否定；± 表示难以肯定或否定；？ 表示情况不明。

药物不良反应评价的目的有两个：①该药品是否会发生这种不良反应；②该药品是否已经在特定患者身上发生了不良反应。评价分为个例评价与集中评价两个步骤。

个例评价是指对所收到的每一份药物不良反应报告表逐一进行评价，内容包括：①与药物警戒目的相关性：未知的、严重的、新的、报告次数多的，或有科学价值或教育意义的药物不良反应；②报告的质量：数据是否完整；包括药物不良反应表现过程、重点阳性体征、转归和有关临床检验结果等；③可疑药品的信息：厂家、批号、剂型、用法和用量及用药原因；④不良反应分析：按照药物不良反应关联性评价的内容进行；⑤关联性评价：参照表 2-7 的内容评定等级。

药物不良反应报告的集中评价是对一系列病例报告的系统研究和阐释，是在个例评价基础上进行的综合评价。主要目的是发现、鉴别信号，以便扩大信息交流或制订管理措施。集中评价的内容有：①联系的程度：同类报告数量；②数据的一致性：药物不良反应报告的形式、特点；③药物不良反应与暴露的相关性：发生药物不良反应的部位、时间、剂量；④生物学合理性：药理、病理、病生理等原理；⑤试验结果的提示：各类试验结果；⑥类似事件的比较：相关药品、类似的不良反应等；⑦数据的特征和质量：特征性和准确性，个例的因果关系。

（四）突发公共卫生事件应急策略

1．概念　突发公共卫生事件（public health emergency）是指突然发生，造成或者可能造成社会公众健康严重损害的重大传染病疫情、群体性不明原因疾病、重大食物和职业中毒以及其他严重影响公众健康的事件。

突发公共卫生事件应急（emergency public health emergencies）是指突发公共卫生事件出现后采取的紧急措施，包括对突发公共卫生事件采取调查、控制、监测、预测和预防等措施，减少其对社会政治、经济、人民群众生命安全的危害。

2．分类

根据《突发公共卫生事件应急条例》和定义，可将突发公共卫生事件分为四类：

（1）重大传染病疫情：是指传染病在集中的时间、地点发生，发病率超出平常发病水平，包括《中华人民共和国传染病防治法》规定的传染病或新的传染病暴发或流行严重的疫情。随着社会的发展，我国的传染病出现了一些变化，某些传染病死灰复燃（如结核、性病等），又不断出现新的传染病（如艾滋病、传染性非典型肺炎、人感染高致病性禽流感、甲型 H_1N_1 流感等），使得传染病疫情不断发生。

（2）群体性不明原因疾病：是指一定时间内（通常是 2 周），在某个相对集中的区域（如同一个医疗机构、自然村、社区、建筑工地、学校等集体单位）内同时或相继出现 3 例及以上相同临床表现，经县级及以上医院组织专家会诊，不能诊断或解释病因，有重症病例或死亡病例发生的疾病。此类突发公共卫生事件，由于一时原因不明而往往不能立即采取快速、有效的控制措施，也缺乏有效的预防手段，很容易造成疾病的暴发流行，后果往往比较严重。如传染性非典型肺炎、人感染高致病性禽流感在流行初期就属于群体性不明原因疾病。

（3）重大中毒事件：人数超过 30 人或出现死亡 1 例以上的食物中毒或饮水中毒；短期内发生 3 人以上或死亡 1 例以上的职业中毒；有毒有害化学品、生物毒素等引起的集体性中毒事件等。

（4）其他严重影响公众健康的事件：

①自然灾害：气象灾害、海洋灾害、洪水灾害、地质灾害、地震灾害、农作物灾害、森林灾害等。

②重大环境污染事故：指在化学品的生产、运输、储存、使用和废弃处理过程中，由于各种原因引起化学品从其包装容器或在生产和使用环节中泄露，造成生活饮用水污染、大气污染等严重危害或影响公众健康的事件。

③核事故和放射性辐射事故：核反应堆运转事故、放射源丢失事故、放射性物质事故性排放等造成或可能造成公众健康严重影响或严重损害的突发事件。

④恐怖袭击事件：包括生物恐怖事件、化学恐怖事件、核恐怖事件等。

⑤其他对公众健康可能造成危害的突发事件：如严重威胁公众健康的水、环境、食品污染和放射性、有毒有害化学物质丢失、泄露；医源性感染暴发；药品或免疫接种引起的群体性反应或死亡事件；有潜在威胁的传染病动物宿主、媒介生物发生异常事件；上级卫生行政部门临时规定的其他重大公共卫生事件。

3. 群体性不明原因疾病应急处理　依据《中华人民共和国传染病防治法》《突发公共卫生事件应急条例》《国家突发公共事件总体应急预案》和《国家突发公共卫生事件应急预案》等法律法规和预案，制定《群体性不明原因疾病应急处置方案（试行）》，并于 2007 年 1 月 16 日颁布。本方案适用在中华人民共和国境内发生的，造成或者可能造成社会公众身心健康严重损害的群体性不明原因疾病事件的应急处置工作。

（1）群体性不明原因疾病特点：群体性不明原因疾病具有临床表现相似性、发患者群聚集性、流行病学关联性、健康损害严重性的特点。这类疾病可能是传染病（包括新发传染病）、中毒或其他未知因素引起的疾病。

（2）工作原则：

1）统一领导、分级响应的原则：

①发生群体性不明原因疾病事件时，事发地的县级、市（地）级、省级人民政府及其有关部门按照分级响应的原则，启动相应工作方案，做出相应级别的应急反应，并按事件发展的进程，随时进行调整。

②特别重大群体性不明原因疾病事件的应急处置工作由国务院或国务院卫生行政部门和有关部门组织实施，开展相应的医疗卫生应急、信息发布、宣传教育、科研攻关、国际交流与合作、应急物资与设备的调集、后勤保障以及督导检查等工作。事发地省级人民政府应按照国务院或国务院有关部门的统一部署，结合本地区实际情况，组织协调市（地）、县（市）人民政府开展群

体性不明原因疾病事件的应急处置工作。

③特别重大级别以下的群体性不明原因疾病事件的应急处置工作由地方各级人民政府负责组织实施。超出本级应急处置能力时，地方各级人民政府要及时报请上级人民政府和有关部门提供指导和支持。

知识链接

突发公共卫生事件的心理伤害

严重的突发公式卫生事件往往会对人造成强烈刺激，容易产生焦虑、神经症、忧郁、恐慌等心理问题。美国纽约医学会研究发现，9.7%的纽约居民在"9·11"事件后的1～2个月内表现出临床抑郁症状，7.5%的人经历了创伤后应激障碍，预示大约100万纽约居民在恐怖袭击事件后数周内出现了精神障碍。精神病医师们称，在每年9月，他们将为更多的焦虑、抑郁和滥用药品的人提供精神心理治疗。这是纽约历史上规模最大的"群体性突发心理疾病"。

同样的情况出现在我国汶川大地震后。据统计，汶川地震中直接和间接受到心理伤害的人数不少于50万。有人不断做噩梦，有人精神长期处于高度紧张中，有人患了强迫症，有人无论到哪儿，都要查看一下建筑结构和地质结构，找出房子里最安全的地方，有人习惯在睡觉时穿着衣服开着门，并且在床头柜上放上手电筒、水和食物。他们不愿意回忆地震当时的情形，却又不由自主地回忆。对这些人的心理援助是地震后迫切需要解决的问题之一。

2）及时报告的原则：报告单位和责任报告人应在发现群体性不明原因疾病2h内以电话或传真等方式向属地卫生行政部门或其指定的专业机构报告，具备网络直报条件的机构应立即进行网络直报。

3）调查与控制并举的原则：对群体性不明原因疾病事件的现场处置，应坚持调查和控制并举的原则。在事件的不同阶段，根据事件的变化调整调查和控制的侧重点。若流行病学病因（主要指传染源或污染来源、传播途径或暴露方式、易感人群或高危人群）不明，应以调查为重点，尽快查清事件的原因。对有些群体性不明原因疾病，特别是新发传染病暴发时，很难在短时间内查明病原的，应尽快查明传播途径及主要危险因素（流行病学病因），立即采取针对性的控制措施，以控制疫情蔓延。

4）分工合作、联防联控原则：各级业务机构对于群体性不明原因疾病事件的调查、处置实行区域联手、分工合作。在事件性质尚不明确时，疾病预防控制机构负责进行事件的流行病学调查，提出疾病预防控制措施，开展实验室检测；卫生监督机构负责收集有关证据，追究违法者法律责任；医疗机构负责积极救治患者；有关部门（如农业部门、食品药品监督管理部门、安全生产监督管理部门等）应在各级人民政府的领导和各级卫生行政部门的指导下，各司其职，积极配合有关业务机构开展现场的应急处置工作；同时对于涉及跨区域的群体性不明原因疾病事件，要加强区域合作。一旦事件性质明确，各相关部门应按职责分工开展各自职责范围内的工作。

5）信息互通、及时发布原则：各级业务机构对于群体性不明原因疾病事件的报告、调查、处置的相关信息应建立信息交换渠道。在调查处置过程中，发现属非本机构职能范围的，应及时将调查信息移交相应的责任机构；按规定权限，及时公布事件有关信息，并通过专家利用媒体向公众宣传防病知识，传达政府对群众的关心，正确引导群众积极参与疾病预防和控制工作。在调查处置结束后，应将调查结果相互通报。

（3）医疗卫生机构在应急处置中职责和分工

①医疗机构：主要负责病例（疫情）的诊断和报告，并开展临床救治。有条件的医疗机构应及时进行网络直报，并上报所在辖区内的疾病预防控制机构。同时，医疗机构应主动配合疾病预防控制机构开展事件的流行病学和卫生学调查、实验室检测样本的采集等工作，落实医院内的各项疾病预防控制措施；按照可能的病因假设采取针对性的治疗措施，积极抢救危重病例，尽可能减少并发症，降低病死率；一旦有明确的实验室检测结果，医疗机构应及时调整治疗方案，做好病例尤其是危重病例的救治工作。

②疾病预防控制机构：主要负责进行群体性不明原因疾病事件的流行病学和卫生学调查、实验室检测样本的采集和检测，同时要提出具体的疾病预防控制措施（如消毒、隔离、医学观察等），并指导相关单位加以落实。

③卫生监督机构：主要协助卫生行政部门对事件发生地区的食品卫生、环境卫生以及医疗卫生机构的疫情报告、医疗救治、传染病防治等进行卫生监督和执法稽查。

（4）现场调查及病因分析

1）群体性不明原因疾病的核实与判断

①核实：卫生行政部门接到报告后应立即派出专业人员（包括流行病学或卫生学、临床、检验等专业人员）对不明原因疾病进行初步核实，核实内容主要包括：病例的临床特征、诊断、治疗方法和效果；发病经过和特点：发病数、死亡数及三间分布等；样本采集种类、方式、时间及保存、运输方法等；实验室检测方法、仪器、试剂、质控和结果；危及人群的范围和大小；不明原因疾病性质的初步判断及其依据；目前采取的措施和效果；目前的防治需求。

②判断：根据核实结果进行综合分析，初步判断群体性不明原因疾病是否存在，若确认疫情存在，应对群体性不明原因疾病的性质、规模、种类、严重程度、高危人群、发展阶段和趋势进行初步判断，并制定初步的调查方案和控制措施。

2）病例调查及分析

①病例搜索：根据病例定义的内容，在一定的时间、范围内搜索类似病例并开展个案调查、入户调查和社区调查。设计调查表，培训调查人员，统一调查内容和方法。

②初步分析：统计病例的发病数、死亡数、病死率、病程等指标，描述病例的三间分布及特征，进行关联性分析。

3）提出病因假设

①从临床、流行病学基本资料入手，寻找病因线索。

分析思路：首先考虑常见病、多发病，再考虑少见病、罕见病，最后考虑新出现的疾病。如果初步判定是化学中毒，首先考虑常见的毒物，再考虑少见毒物。

根据临床表现（发热、咳嗽、腹泻、皮疹等）、病情进展、常规检验结果，以及基本的流行病学调查（个人史、家族史、职业暴露史等），初步判定是感染性疾病还是非感染性疾病；如果为感染性疾病，需考虑是否具有传染性。

如考虑为非感染性疾病，需先判定是否中毒，结合进食史、职业暴露史、临床症状和体征、发病过程等，判定是否中毒，以及可能引起的中毒物；再考虑是否为心因性、过敏性、放射性（辐射）或其他的原因引起的疾病。

②从流行病学特征入手，建立病因假设。

掌握背景资料：现场环境、当地生活习惯、方式、嗜好、当地动物发病情况以及其他可能影响疾病发生、发展、变化的因素。

归纳疾病分布特征，形成病因假设：通过三间分布，提出病因假设，包括致病因子、危险因素及其来源、传播方式（或载体）、高危人群等。

提出可能的病因假设，可以不止一个假设，适宜的病因假设包括导致暴发、流行的疾病、传染源及传播途径、传播方式、高危人群，提出病因假设后，在验证假设的同时，应尽快实施有针对性的预防和控制措施。

4）验证病因

①流行病学病因验证：根据病因假设，通过病例-对照研究、队列研究等分析性流行病学方法进行假设验证。

②实验室证据：收集样本（血、咽拭子、痰、大便、尿、脑脊液、尸解组织等），通过实验室检测验证假设。

③干预（控制）措施效果评价：针对病原学病因假设进行临床试验性治疗；根据流行病学病因假设，提出初步的控制措施，包括消除传染源或污染源、减少暴露或防止进一步暴露、保护易感或高危人群。通过对所采取的初步干预（控制）措施的效果评价也可验证病因假设，并为进一步改进和完善控制措施提供依据。

④如果通过验证假设无法成立，则必须重新考虑或修订假设：根据新的线索制定新的方案，有的群体性不明原因疾病可能需要反复多次的验证，方能找到明确原因。

（5）现场控制措施

应急处置中的预防控制措施需要根据疾病的传染源或危害源、传播或危害途径以及疾病的特征来确定。不明原因疾病的诊断需要在调查过程中逐渐明确疾病发生的原因。因此，在采取控制措施上，需要根据疾病的性质，决定应该采取的控制策略和措施，并随着调查的深入，不断修正、补充和完善控制策略与措施，遵循边控制、边调查、边完善的原则，力求最大限度地降低不明原因疾病的危害。

1）无传染性的不明原因疾病

①积极救治患者，减少死亡。

②对共同暴露者进行医学观察，一旦发现符合本次事件病例定义的患者，立即开展临床救治。

③移除可疑致病源。如怀疑为食物中毒，应立即封存可疑食物和制作原料，职业中毒应立即关闭作业场所，怀疑为过敏性、放射性疾病，应立即采取措施移除或隔开可疑的过敏原、放射源。

④尽快疏散可能继续受致病源威胁的群众。

⑤在对易感者采取有针对性保护措施时，应优先考虑高危人群。

⑥开展健康教育，提高居民自我保护意识，群策群力、群防群控。

2）有传染性的不明原因疾病

①现场处置人员进入疫区时，应采取保护性预防措施。

②隔离治疗患者。根据疾病的分类，按照呼吸道传染病、肠道传染病、虫媒传染病隔离病房要求，对患者进行隔离治疗。重症患者立即就地治疗，症状好转后转送隔离医院。患者在转运中要注意采取有效的防护措施。治疗前注意采集有关标本。出院标准由卫生行政部门组织流行病学、临床医学、实验室技术等多方面的专家共同制定，患者达到出院标准方可出院。

③如果有暴发或者扩散的可能，符合封锁标准的，要向当地政府提出封锁建议，封锁的范围根据流行病学调查结果来确定。发生在学校、工厂等人群密集区域的，如有必要应建议停课、停工、停业。

④对患者家属和密切接触者进行医学观察，观察期限根据流行病学调查的潜伏期和最后接触日期决定。

⑤严格实施消毒，按照《中华人民共和国传染病防治法》要求处理人、畜尸体，并按照《传染病患者或疑似传染病患者尸体解剖查验规定》开展尸检并采集相关样本。

⑥对可能被污染的物品、场所、环境、动、植物等进行消毒、杀虫、灭鼠等卫生学处理。疫区内重点部位要开展经常性消毒。

⑦疫区内家禽、家畜应实行圈养。如有必要，报经当地政府同意后，对可能染疫的野生动物、家禽、家畜进行控制或捕杀。

⑧开展健康教育，提高居民自我保护意识，做到群防群治。

⑨现场处理结束时要对疫源地进行终末消毒，妥善处理医疗废物和临时隔离点的物品。

根据对控制措施效果评价，以及疾病原因的进一步调查结果，及时改进、补充和完善各项控制措施。一旦明确病因，即按照相关疾病的处置规范开展工作，暂时无规范的，应尽快组织人员制定。

（6）防护措施

1）防护原则：在群体性不明原因疾病的处置早期，需要根据疾病的临床特点、流行病学特征以及实验室检测结果，鉴别有无传染性、确定危害程度和范围等，对可能的原因进行判断，以便采取相应的防护措施。对于原因尚难判断的情况，应该由现场的疾控专家根据其可能的危害水平，决定防护等级。

一般来说，在群体性不明原因疾病的处置初期，如危害因素不明或其浓度、存在方式不详，应按照类似事件最严重性质的要求进行防护。防护服应为衣裤连体，具有高效的液体阻隔（防化学物）性能、过滤效率高、防静电性能好等。一旦明确病原，应按相应的防护级别进行防护。

2）防护服的分类

防护服由上衣、裤、帽等组成，按其防护性能可分为四级：

A级防护：能对周围环境中的气体与液体提供最完善保护。

B级防护：适用于环境中的有毒气体（或蒸气）或其他物质对皮肤危害不严重时。

C级防护：适用于低浓度污染环境或现场支持作业区域。

D级防护：适用于现场支持性作业人员。

①疑似传染病疫情现场和患者救治中的应急处置防护。

配备符合中华人民共和国国家标准《医用一次性防护服技术要求》（GB 19082-2003）要求的防护服，且应满足穿着舒适、对颗粒物有一定隔离效率，符合防水性、透湿量、抗静电性、阻燃性等方面的要求；配备达到N95标准的口罩；工作中可能接触各种危害因素的现场调查处理人员、实验室工作人员、医院传染科医护人员等，必须采取眼部保护措施，戴防护眼镜，双层橡胶手套，防护鞋靴。

②疑似放射性尘埃导致疾病的应急处置防护。

多数情况下使用一次性医用防护服即可，也可选用其他防护服。防护服应穿着舒适、对颗粒物有一定的隔离效率，表面光滑、皱褶少，具有较高的防水性、透湿量、抗静电性和阻燃性。根据放射性污染源的种类和存在方式以及污染浓度，对各种防护服的防护参数有不同的具体要求。此类防护服要求帽子、上衣和裤子联体，袖口和裤脚口应采用弹性收口。

如群体性不明原因疾病现场存在气割等产生的有害光线时，工作人员应配备相应功能的防护眼镜或面盾。

③疑似化学物泄漏和中毒导致疾病的应急处置防护。

根据可能的毒源类型和环境状况，选用不同的防护装备。化学物泄露和化学中毒事件将现场分成热区、温区或冷区。不同区域所需的防护各异，一个区域内使用的防护服不适合在另一区域内使用。在对生命及健康可能有即刻危险的环境（即在30min内可对人体产生不可修复或不可逆转损害的区域）以及到发生化学事故的中心地带参加救援的人员（或其他进入此区域的人员），均需按A级（窒息性或刺激性气态毒物等）或B级（非挥发性有毒固体或液体）防护要求。

（7）临床救治原则

1）疑似传染病的救治：在群体不明原因疾病处置中，鉴于传染病对人群和社会危害较大，因此，在感染性疾病尚未明确是否具有传染性之前，应按传染病进行救治。

治疗原则：隔离患者，病原治疗，一般治疗与病情观察和对症治疗。

2）疑似非传染性疾病的救治

①疑似食物中毒：停止可疑中毒食品；在用药前采集患者血液、尿液、吐泻物标本，以备送检；积极救治患者。

②疑似职业中毒：

迅速脱离现场：迅速将患者移离中毒现场至上风向的空气新鲜场所安静休息，避免移动，注意保暖，必要时给予吸氧。密切观察 24～72h。医护人员根据患者病情迅速将病员分类，做出相应的标志，以便于医务人员抢救。

防止毒物继续吸收：脱去被毒物污染的衣物，用流动的清水及时反复清洗皮肤、毛发 15min 以上，对于可能经皮肤吸收中毒或引起化学性烧伤的毒物更要充分冲洗，并可考虑选择适当中和剂中和处理，眼睛溅入毒物要优先彻底冲洗。

对症支持治疗：保持呼吸道通畅，密切观察患者意识状态、生命体征变化，发现异常立即处理保护各脏器功能，维持电解质、酸碱平衡等对症支持治疗。

知 识 链 接

流行病学常用研究方法的比较

项目	现况研究	病例对照研究	前瞻性队列研究	实验性研究
研究对象	暴露者、现患者、存活者、健康人	病例与对照	暴露者、未暴露者	患者、健康人
分组依据	不同地区、不同人群、不同时间	患病或未患病	暴露或未暴露	随机分组
时间顺序	现况（某一特定时点或特定时期）	回顾（暴露情况）（从果推因）	前瞻性（从因到果）	前瞻性（从因到果）
比较内容	不同时间、不同地区、不同人群的情况	病例组与对照组过去的暴露情况	暴露与未暴露者发病或死亡情况	干预组与对照组的有效、发病、死亡等情况
统计指标	现患率、暴露率	暴露百分比	发病率或死亡率	有效率、治愈率、生存率、不良反应发生率、保护率等
暴露与疾病联系分析	—	OR	RR、AR、PAR	—
主要用途	描述疾病、健康分布；提供病因线索；确定医学正常参考值范围；研究疾病筛查方法；疾病、公共卫生等监测	探索疾病的可疑危险因素；建立和检验病因假说	验证病因假设；研究疾病的自然史	治疗、预防措施研究；病因和疾病预后研究
优点	有来自同一群体自然形成的同期对照，结果具有可比性；一次调查可同时观察多种因素	获得结果快、费用低；可同时研究一种疾病与多种暴露的关系；筛选病因；最适用于罕见病	暴露资料较准确，可计算发病率及相对危险度；可同时研究一种暴露与多种疾病的关系	可以人为控制研究对象的条件和暴露情况，对结果可以进行标准化评价；研究对象随机分组，组间均衡性好；因果强度高
局限性	因果关系不易确定；仅调查存活者，不适用于病程短和死亡快的病；不适用于罕见病的调查	样本代表性差，对照选择不易得当；回忆暴露史多偏倚；仅能计算 OR；不适用于研究人群中暴露比例很低的因素	需大样本和长期随访；费用高；失访多；不适用于罕见病的病因研究	实施和设计比较复杂；对研究对象的条件控制严格，研究对象依从性不易保证，有时还有医学伦理方面的争议

本章小结

一、流行病学定义与用途

流行病学是研究人群中疾病与健康状况的分布及其影响因素，并研究防治疾病及促进健康的策略和措施的科学。因此流行病学方法可用作：①描述疾病和健康状态的分布规律。②探讨病因与流行因素并确定防治方法。③用于医疗、护理研究及预后分析。④制定疾病预防和控制的对策与措施。⑤为医疗、卫生、保健服务的决策和评价提供基础资料。

二、常用流行病学研究方法

（一）现况调查

现况调查是对人群中的疾病或健康状况在某一时点或短时期内的分布情况进行的调查，又称横断面研究。现况调查是最常用的流行病学调查方法之一。

1. 种类　按调查对象的范围将现况调查分：①普查：即于一定时间对一定范围内的人群中每一成员所做的调查或检查。②抽样调查：是从总体中随机抽取一个有代表性的样本作为研究对象，然后根据样本的调查结果推论总体情况的一种调查方法。

2. 调查设计内容　包括：①确定研究目的；②确定研究对象；③确定调查方法（普查还是抽样调查；④确定调查内容；⑤资料的收集；⑥资料整理分析；⑦结果解释。

3. 现况调查中常见偏倚　①选择偏倚（无应答偏倚、选择性偏倚、幸存者偏倚）；②信息偏倚（调查对象所引起的偏倚、调查员偏倚、测量偏倚）。

（二）病例对照研究

病例对照研究是指选择患有所研究疾病的人群作为病例组，未患该病的人群作为对照组，调查并比较两组人群过去是否暴露于某种或某些可疑因素及其暴露程度，从而推断该暴露因素与该病是否有关联及联系程度大小的一种观察性研究方法。

1. 病例对照研究特点　①属于观察法。②设立对照。③研究方向由"果"追"因"。④可以观察一种疾病与多种因素之间的关联。

2. 病例对照研究类型　①成组病例对照研究；②配比病例对照。

3. 研究设计　①确定研究目标；②确定研究类型；③确定研究对象（病例、对照的选择）；④样本含量的估计；⑤研究因素的选择和资料收集；⑥资料整理分析（列表、假设检验、OR 值）。

4. 常见偏倚　①选择偏倚（入院率偏倚、现患病例 - 新发病例偏倚、检出征候偏倚、时间效应偏倚）；②信息偏倚（回忆偏倚、调查员偏倚）；③混杂偏倚。

（三）队列研究

队列研究根据是否暴露于所研究的可疑因素或暴露程度将研究对象分组，然后随访观察一定时间，比较暴露组和非暴露组某种或多种疾病的发病率或死亡率。

1. 队列研究的特点　①属于观察性研究方法；②设立对照；③研究方向由"因"推"果"；④可确证暴露因素与疾病的因果关系；⑤可研究一种因素和多种疾病之间的关系。

2. 队列研究的类型　①前瞻性队列研究；②历史性队列研究；③双向性队列研究。

3. 研究设计　①确定研究目标；②确定研究类型；③确定研究对象（暴露组、对照组的选择）；④样本含量的估计；⑤资料收集；⑥资料整理分析 [率（累积发病率、发病密度）、假设检验、联系强度（RR/AR/PAR 值）]。

4. 常见偏倚　①选择偏倚；②失访偏倚；③信息偏倚（错分偏倚）；④混杂偏倚。

本章小结

（四）流行病学实验研究

流行病学实验研究是将研究对象随机分为实验组和对照组，以研究者人为控制的措施给予实验组，而对照组不给予该措施，随访并比较两组人群结局，以评价该措施的效果。

1. 基本特征　①属于前瞻性研究；②有干预措施；③随机分组；④有平行的对照组。

2. 分类　①临床试验；②现场试验；③社区试验。

3. 研究设计　①确定研究对象；②样本含量估计；③研究对象随机分组；④确定研究因素；⑤对照形式（空白对照、安慰剂对照、标准对照、自身对照、交叉对照）；⑥盲法的应用（单盲、双盲、三盲）；⑦试验结果观察指标（有效率、治愈率、生存率、保护率、效果指标等）。

（五）疾病分布

疾病分布是指以疾病的频率为指标描述疾病在不同地区、不同时间、不同人群的分布特征，简称"三间分布"。疾病分布的研究是流行病学研究的起点和基础，属于描述性研究的范畴，通过分析、比较疾病的分布特征，可以发现病因线索，为制定疾病的防制策略和措施提供科学依据，同时为进一步医学研究指明方向。

1. 地区分布（不同国家间、同一国家内不同地区、城乡、疾病的地方性）；

2. 人群分布（年龄、性别、职业、种族和民族等）；

3. 时间分布（季节性、周期性、长期变异、短期波动）；

4. 描述疾病分布的常用指标（发病率、罹患率、患病率、续发率、死亡率、病死率等）；

5. 疾病流行强度　①散发；②流行；③大流行；④暴发。

（六）筛检试验

筛检是运用一种或几种快速、灵敏、简便的试验、检查或其他方法，在健康的人群中，发现那些表面健康，但可疑有病或有缺陷的人。筛检试验不是诊断试验，筛检出来的阳性或可疑阳性者，需进一步诊断和治疗。

1. 筛检的目的　①早期发现可疑患者，做到早诊断、早治疗，提高治愈率，实现疾病的二级预防。②发现高危人群，以便实施相应的干预，降低人群的发病率，实现疾病的第一级预防。③了解疾病自然史。④进行疾病监测。

2. 筛检试验结果评价　①真实性评价（灵敏度、特异度、误诊率、漏诊率、约登指数和粗一致性）；②可靠性评价（变异系数、符合率、Kappa值）；③收益评价（预测值、似然比）。

3. 提高筛检收益的方法　①选择患病率高的人群；②选用高灵敏度的筛检方法；③采用联合试验进行筛检（并联、串联）。

（七）循证医学

循证医学即遵循证据的医学。其核心思想是：任何医疗决策的确定都应基于客观的临床科学研究依据；任何临床的诊治决策，必须建立在当前最好的研究证据与临床专业知识和患者的价值相结合的基础上。

系统评价的过程与步骤：①确立题目；②收集文献；③选择文献；④评价文献；⑤收集数据；⑥分析数据；⑦解释结果；⑧更新系统评价。

本章小结

（八）公共卫生监测

公共卫生监测是连续地、系统地收集疾病或其他卫生事件的资料，经过分析、解释后及时将信息反馈给所有应该知道的人（如决策者、卫生部门工作者和公众等），并且利用监测信息的过程。

（九）疾病监测

疾病监测指长期、连续、系统地收集疾病的动态分布及其影响因素的资料，经过分析将信息上报和反馈，以便及时采取干预措施并评价其效果。

疾病监测方法：①主动监测；②被动监测；③常规监测；④哨点监测。

（十）药品不良反应监测

药物不良反应是指合格药品在正常用法用量下出现的与用药目的无关的有害反应。

药品不良反应报告和监测是指药品不良反应的发现、报告、评价和控制的过程。

（十一）突发公共卫生事件应急

突发公共卫生事件是指突然发生，造成或者可能造成社会公众健康严重损害的重大传染病疫情、群体性不明原因疾病、重大食物和职业中毒以及其他严重影响公众健康的事件。

突发公共卫生事件应急是指突发公共卫生事件出现后采取的紧急措施，包括对突发公共卫生事件采取调查、控制、监测、预测和预防等措施，减少其对社会政治、经济、人民群众生命安全的危害。

1. 突发公共卫生事件分类 ①重大传染病疫情；②群体性不明原因疾病；③重大中毒事件；④其他严重影响公众健康的事件（自然灾害、重大环境污染事故、核事故和放射性辐射事故、恐怖袭击事件、其他如有毒有害化学物质丢失、泄露；医源性感染爆发等）。

2. 群体性不明原因疾病具有临床表现相似性、发病人群聚集性、流行病学关联性、健康损害严重性的特点。分为Ⅰ级、Ⅱ级、Ⅲ级三个级别。

3. 工作原则 ①统一领导、分级响应；②及时报告；③调查与控制并举；④分工合作、联防联控；⑤信息互通、及时发布。

4. 现场调查及病因分析 ①核实与判断；②病例调查及初步分析；③提出病因假设；④验证病因；⑤现场控制措施；⑥防护措施；⑦临床救治原则。

（李 芳）

第三章　疾病三级预防与临床预防服务

学习目标

通过本章内容的学习，学生应能：

识记：

1. 定义临床预防服务。
2. 说出临床预防服务实施的原则和注意事项。
3. 简述临床预防服务的内容。

理解：

解释疾病的三级预防策略。

运用：

1. 联系所学临床知识、依据服务对象的健康情况，制定个体健康维护计划并实施。
2. 能在日常工作（特别是社区卫生服务）中，依据各种疾病发生发展的特点、联系疾病三级预防策略、恰当的进行疾病防控和健康指导。

第一节 疾病的自然史与三级预防

一、疾病自然史

疾病自然史（natural history of disease）是指不给任何治疗或干预措施的情况下，疾病从发生、发展到结局的整个过程。不同疾病的自然史演变过程不尽相同，有的过程简单、阶段清楚、变化小、结局不复杂，如急性感染性疾病；有的过程较长且复杂、临床变化多、结局也复杂，甚至不完全清楚，如：恶性肿瘤、心血管疾病、糖尿病等。

一般认为疾病自然史可有以下几个阶段。①健康期：此阶段人们的周围环境和行为生活方式中不存在危险因素；②病理发生期：机体在致病因素的作用下正在发生病理改变，但还没有发展到可以检出的阶段，如吸烟对肺癌的诱变、肥胖对糖尿病的促发作用；③临床前期：虽然没有患病的症状和体征，但疾病发生过程中的生化、病理改变已经可以检出，如冠心病早期可见血清胆固醇增高、血管粥样硬化等；④临床期：机体出现功能或形态上的异常；⑤结局：疾病可以发展至缓解、痊愈、伤残、死亡。

对于慢性病，Dr.Lewise Robbins 和 Dr.Jack.H.Hall 的观点，将其自然病程划分为六个阶段：即将临床前期又划分为：症状出现期和体征出现，两期的主要区别是处于症状期时，组织器官的形态功能损害尚可发生可逆变化，而体征出现期，即使停止危险因素的继续作用，一般也不易改变病程，只是采取治疗措施可以改善症状和体征，推迟伤残和减少劳动能力的丧失。

了解疾病的自然病史，对早期诊断和预防，判断治疗效果等都有重要意义。另外，对疾病的早期诊断、早期干预和治疗可以改变疾病发生、发展到结局的整个过程。要清楚了解疾病自然史，必须通过对大量患者的疾病过程全貌的研究才能实现。

一个人从健康→疾病→健康（或死亡）是一个连续的过程，称其为健康疾病连续带（health-disease-HDC），对个体来说是这样；对于群体来说，一个群体从健康高分布（健康问题低分布）→健康低分布（健康问题高分布）→健康高分布（健康问题低分布），也是一个连续的过程，如传染病在人群中的流行过程，这就是疾病分布或健康问题分布的连续性。基于疾病自然史的几个阶段和健康疾病连续带的理论，从危险因素作用于机体到出现疾病的临床症状，都有一个时间的过程，在这个过程中，接触危险因素的性质和接触的量不同；那么这个过程时间有长有短，这就为我们在疾病的预防上提供了机会，称为预防的机会窗（windows of opportunity for prevention）。而三级预防就是基于上述理论来说明什么时候适合采取什么预防措施。

二、疾病的三级预防

根据疾病自然史的不同阶段，采取不同的相应措施，来阻止疾病的发生、发展或恶化，即疾病的三级预防（preventions at three levels），三级预防的概念最早由 Hugh Leavell 于 1965 年提出，故又称为 Leavell 预防级别。

1. 第一级预防防（primary prevention）　亦称为病因预防，是通过采取措施消除致病因素对机体危害的影响或提高机体抵抗力预防疾病的发生。目的是减少发病率，这是最积极最有效的预防措施。

第一级预防包括保障全人群健康的社会和环境措施和针对健康个体的措施。①保障全人群健康的社会和环境措施，是从全球性预防战略和各国政府策略及政策角度考虑所采取的公共卫生措施，如提供清洁安全的饮用水和食品，针对保护大气、水源和土壤的环境措施，公共场所禁止吸烟，公共健康教育，提高公共健康意识和自控能力等；②针对健康个体的措施，如个人的健康教育、戒烟、合理膳食、节制饮酒，有组织地进行预防接种，做好妇女妊娠期和儿童卫生保健，某些高危个体的化学预防等。

2. 第二级预防（secondary prevention）亦称"三早"预防，即在疾病的临床前期通过采取早期发现、早期诊断、早期治疗的预防措施，以控制疾病的发展和恶化。"三早"预防的根本办法是做好宣传和提高医务人员的诊断、治疗水平，通过普查、筛检和定期健康检查以及群众的自我监护，及早发现疾病初期（亚临床型）患者，并使之得到及时合理的治疗。如宫颈癌筛查、乳腺癌筛查、结直肠癌筛查等；对于某些有可能逆转、停止或延缓发展的疾病，早期检测和预防性体格检查更为重要。对传染病，除了三早，需做到病情的早报告及患者的早隔离，即五早。

3. 第三级预防（tertiary prevention）亦称康复治疗，是对疾病进入中后期阶段的预防措施，此时机体对疾病已失去调节代偿能力，将出现伤残或死亡的结局。此时应采取对症治疗，减少痛苦延长生命，并实施各种康复工作，力求病而不残，残而不废，促进康复。

三级预防是疾病预防的核心策略，不论疾病致病因子是否明确，都应强调第一级预防。但不同类型疾病有不同的三级预防策略。对病因明确而且是人为导致的疾病，如职业病、医源性疾病，以第一级预防为主，见效容易；有些疾病的病因是多因素的，如心血管疾病、代谢性疾病，除针对危险因素进行第一级预防外，还应兼顾第二级和第三级预防；对病因和危险因素都不明确、又难以觉察的疾病，只有施行第三级预防这一途径。对于传染病，针对个体的预防同时也是针对公共的群体预防，如个体的免疫接种达到一定人群比例后，可以提高人群的免疫水平，保护整个人群。有些危险因素的控制，既可以是第一级预防，也可能是第二、第三级预防，如高血压的控制，对高血压本身是第三级预防，对脑卒中和冠心病是第一级预防。

第二节 临床预防服务

案例分析 3-1

王先生，男，45 岁，离婚，律师。自述：过去 6 周，反复出现上腹部烧灼感，进食后加重；服抗酸药可以减轻，无恶心、呕吐、腹泻、便秘。类似情况以往也曾发生，但以 2 个月前离婚后更为加剧；近日睡眠不好，有时靠安眠药入睡。每日吸烟 20 支，每天饮咖啡 4 ～ 5 杯。既往史：30 岁曾查出乙肝表面抗原阳性。家族史：父亲 75 岁时死于大肠癌。患者体检：腹软，上腹部有轻压痛，无包块，大便隐血试验阳性。接诊过程中感觉患者情绪紧张焦虑。

问题与思考：

1. 你对患者的初步诊断是什么？
2. 你认为该患者存在哪些健康危险因素？
3. 你对患者的诊断、治疗和今后的健康维护计划有哪些？

进入 20 世纪 50 年代后，人类疾病谱、死亡谱发生了重大变化，心脏病、恶性肿瘤等慢性非传染性疾病成为人类健康的主要威胁；同时由于医学的社会化、人类对自身健康需求的提高，医学服务形式从医疗型转向医疗、预防、保健型；多数疾病能够通过改变行为生活方式降低其发病率和死亡率。

一、临床预防服务的概念与意义

（一）临床预防服务的概念

临床预防服务（clinical preventive service）是指由医务人员在临床场所（包括社区卫生服务工作者在家庭和社区场所）对健康者和无症状"患者"的健康危险因素进行评价，实施个性化的预防干预措施来预防疾病和促进健康。临床预防服务的对象是健康者和无症状"患者"，服务提供者是临床医务人员，服务的地点是在临床场所，服务的内容强调第一级和第二级预防的结合，是临床与预防一体化的卫生服务。"无症状"和"健康"并非指患者目前没有任何主诉，而是针对某些严重威胁生命的特定疾病而言目前没有相应的症状和体征，这就为医务人员提供了更好的机会在临床场所开展预防工作，这就要求医生在处理目前患者疾病的同时，着眼于他（她）将来的健康问题。它是在临床环境下，疾病的第一级预防与第二级预防的结合，是临床与预防一体化的卫生服务。

（二）临床预防的意义

临床预防服务是由临床医务人员提供的，实现了治疗与预防一体化的医疗卫生保健服务，是当今最佳的医学服务模式。随着社会的发展和生活水平的提高，人们对健康越来越重视，人们不仅要求有病去看医生，还想预防疾病，希望医生能够为他们提供预防保健的服务。由于许多人对健康和疾病知识缺乏了解，生活中存在很多的不良行为习惯，如吸烟、酗酒、熬夜、缺乏运动、三餐无规律等，导致许多疾病日益增多和年轻化，慢性病呈现越来越严重的态势。临床预防服务就是在这样的需求下产生的。

临床预防服务通过实现个体健康危险性的量化评估，获知控制疾病危险因素的健康干预策略及措施，能有效地调动个人改变不良行为生活方式的积极性和主动性；有利于对个人的健康状况进行管理，早期发现疾病、早期治疗；有利于改善患者生活质量并延长寿命。做好临床预防服务对于预防疾病的发生发展、控制医疗费用、解决看病难、看病贵等问题均具有现实意义。

二、临床医务人员开展预防服务的优势

开展临床预防服务，临床医务人员的优势如下：

1．临床医务人员占整个卫生队伍的多数，且人群中大约78%的人每年至少要去看一次医务人员，平均一年三次。这就使得临床医务人员有机会与就医者进行面对面的交谈，医务人员以其特殊的方式与"患者"直接接触，将预防保健与日常医疗工作有机地结合，进行个体化的健康教育和咨询，及时纠正就医者的不良生活方式，提高他们的自我保健意识和能力，收益很大。

2．临床医务人员与患者面对面地接触，可以了解收集患者的第一手资料，所提出的建议有针对性，患者对临床医务人员的建议有很大的依存性；医务人员可通过随访了解患者的健康状况和行为改变的情况，及时有针对性地提出预防保健的建议，有利于管理个人的健康状况，纠正不良的健康行为、早期发现疾病并及时治疗，有利于改善患者生活质量并延长寿命。

3．许多临床预防服务，只有临床医生才能开展，如宫颈脱落细胞涂片、乙状结肠镜检查、雌激素替代疗法等。

三、临床预防服务的内容

临床预防服务强调以个人和家庭的健康意识、生活方式与个人行为等健康危险因素为干预重点，所选择的具体措施是医务人员在常规临床工作中提供的第一级和第二级预防服务。服务内容主要有：健康咨询（health counseling）、筛检（screening）、免疫接种（immunization）、化学预防（chemopro-phylaxis）和预防性治疗（preventive treatment）等。

1．健康咨询　通过收集服务对象的健康危险因素，与服务对象共同制订改变不健康行为的计划，督促服务对象执行干预计划等，促使他们自觉地采纳有益于健康的行为和生活方式，消除或减轻影响健康的危险因素，预防疾病、促进健康、提高生活质量。在临床服务中适宜开展的咨询项目有：劝阻吸烟、倡导适量运动、保持健康体重、增进健康饮食（平衡膳食、三餐规律、纠正偏食及节食等）、预防意外伤害和事故、预防人类免疫缺陷病毒感染及其他性传播疾病等。

2．疾病筛检　运用快速、简便的体格检查或实验室检查以及危险因素监测与评估等手段，在健康人群中发现未被识别的可疑者、健康缺陷者和高危个体的一项预防措施。筛检的主要目的是做好"三早"，是一种初步检查，筛检试验阳性提示为某病的可疑患者，需要进一步确诊。目前较为有效的筛检项目主要有：

（1）定期测量血压：建议18岁以上成年人既往血压< 130/85mmHg者，每2年测1次血压；在130 ～ 139/85 ～ 89mmHg者，每年测1次；≥ 140/90mmHg并确诊为高血压者纳入规范化管理。其他原因就诊者应常规测血压。

（2）称量体重：建议成年人每2年至少测量1次身高、体重和腰围。BMI ≥ 24的超重者，应进行减肥。超重并且男性腰围≥ 90cm或女性腰围≥ 80cm者，发生并发症的危险性增加。

（3）高胆固醇血症：建议35 ～ 65岁男性、45 ～ 65女性定期测定血清高密度脂蛋白和总胆固醇。

（4）视敏度筛检：建议对3 ～ 4岁幼儿进行1次弱视和斜视检查，对老年人（65岁以上）进行青光眼筛检。

（5）听力测试：定期询问和监测老年人听力以发现听力损害。

（6）牙科检查：建议每年进行1次牙科检查和保洁，以减少牙病的发生。

（7）子宫颈癌筛检：建议有性生活的妇女至少3年进行1次脱落细胞涂片（pap smear，巴

氏涂片）检查直至 65 岁。

（8）乳腺癌筛检：建议 40 岁以上妇女每 1～2 年接受 1 次乳房临床物理检查；有条件时 50～75 岁妇女每 1～2 年进行 1 次乳腺钼靶摄影检查，以及时发现乳腺癌；若直系亲属中有绝经前患乳腺癌者，建议在 40 岁前应接受乳房临床物理检查。

（9）结肠直肠癌筛检：建议所有 50 岁以上人群每年进行 1 次大便隐血试验或不定期乙状结肠镜检查。

表 3-1　美国临床预防服务工作组 2011 年推荐筛查项目

推荐	适宜人群
肿瘤	
乳腺癌的筛检	为 50～70 岁的妇女进行，每两年一次
乳腺癌和卵巢癌的敏感性及遗传风险评估，BRCA 突变检测	推荐如果家族史中存在 BRCA1 或 BRCA2 基因突变高危风险的妇女
子宫颈癌的筛检	21～65 岁性活跃的女性
大肠癌的筛检	50～75 岁的成人使用粪便潜血试验，乙状结肠镜或结肠镜检查
心血管疾病	
高血压的筛检	成年男性、女性
成人血脂异常的筛检	有冠状动脉性心脏疾病患病风险的 20～35 岁男性和 20～45 岁女性；所有 35～65 岁的男性和 45～65 岁的女性
腹主动脉瘤的筛检	对于 65～75 岁曾经吸烟的男性进行一次超声筛检
代谢和营养异常	
成年肥胖的筛检	成年男性、女性；
儿童和青少年肥胖的筛检	筛检 6 岁及以上肥胖的儿童
成人 2 型糖尿病的筛检	无症状的血压持续大于 135/80mmHg 的成年人
先天性甲状腺功能低下症的筛检	新生儿
缺铁性贫血的筛检	在无症状的孕妇例行检查
感染性疾病	
成人无症状性菌尿的筛检	孕妇在妊娠 12～16 周，或在第一次产前检查
衣原体感染的筛检	24 岁及以下年轻的性行为活跃的女性和无症状有感染高危风险的女性。无症状的 24 岁及以下年轻的孕妇以及其他高位风险的个体
淋病的筛检	性行为活跃的女性，包括 25 岁及以下年轻的孕妇，或有感染的风险的女性
乙型肝炎病毒感染的筛检	第一次产前检查的孕妇
HIV 的筛检	所有可能有人类免疫缺陷病毒感染风险的青少年和成人以及所有孕妇
梅毒感染的筛检	高风险人群和孕妇
精神障碍	
抑郁症的筛检	成年男性、女性
儿童和青少年重度抑郁症的筛检	儿童
肌肉骨髓系统疾病	
骨质疏松症的筛检	65 岁及以上女性和超过 60 岁担忧骨质疏松性骨折的风险增加的女性
听觉和视觉障碍	
新生儿听力筛检	新生儿
5 岁以下儿童视力障碍的筛检	儿童
围产期疾病	
苯丙酮尿症的筛检	新生儿
RH（D）不兼容的筛检	在第一次产检时进行血型和抗体检测。除非亲生父亲是 Rh（D）阴性，否则对于 Rh（D）阴性的妇女在妊娠 24～28 周重复进行抗体检测
镰状细胞病的筛检	新生儿

3．免疫接种　是指将抗原或抗体注入人体，使人体获得对某些疾病的特异性抵抗力，从而保护易感人群，预防传染病发生。我国目前实行的是计划免疫，免疫接种的实施必须要按照《中华人民共和国传染病防治法》《中华人民共和国急性传染病管理条例》《全国计划免疫工作条例》《计划免疫技术管理规程》《疫苗流通和预防接种管理条例》和《预防接种规范》等相关法律法规来执行。所有无禁忌证的儿童均实行计划免疫；对65岁以上的老年人进行至少一次的肺炎球菌疫苗免疫，每年进行流感疫苗的免疫。对所有成人至少每10年进行白喉、破伤风疫苗加强免疫。对活跃的男性同性恋、静脉注射毒品者和其他高危感染者进行乙肝疫苗免疫。

4．化学预防　指对无症状者使用药物、营养素（包括矿物质）、生物制剂或其他天然物质作为第一级预防措施，提高人群抵抗疾病的能力，防止某些疾病的发生。化学预防是对健康人群和无症状患者进行的病因预防，已出现症状的患者以及有既往病史的人使用上述物质治疗疾病不属于化学预防。

常用的化学预防方法包括：对育龄或怀孕的妇女和幼儿补充含铁物质来降低罹患缺铁性贫血的危险；补充氟化物降低龋齿患病率（高氟地区不可）；孕期妇女补充叶酸降低神经管缺陷婴儿出生的危险；绝经后妇女使用雌激素预防骨质疏松和心脏病；阿司匹林预防心脏病、脑卒中，以及可能的肿瘤（40岁以上男性，绝经期女性，不足上述年龄但有冠心病危险因素的人群：如有高血压、吸烟、糖尿病、冠状动脉疾病早期发病的家族史可使用低剂量阿司匹林）。化学预防必须在医务人员指导下进行，使用雌激素或阿司匹林尤其应注意其禁忌证和副作用。

5．预防性治疗　指通过应用一些治疗的手段，预防某一疾病从一个阶段进展到更为严重阶段，或从较轻疾病发展为另一较严重疾病的方法，前者如糖尿病的血糖控制预防将来可能出现的并发症，后者如手术切除肠息肉预防发展为大肠癌等。

四、临床预防服务的实施原则

实施临床预防服务的基本原则是：

1．重视危险因素的收集　临床预防服务的基础是全面收集就医者的资料，包括个人信息、体检和实验室检验资料，并对个人健康危险因素进行评估，以便确定什么样的预防措施和方案是最优的。

2．医患双方共同决策　医患双方共同决策，并以相互尊重的方式来进行教育和咨询，医务人员把不利于健康的危险因素和后果的相关信息告诉就医者，并有责任保证他们为了健康而做出正确的决定，但这个决定是患者参与共同决策的，并不是医务人员迫使患者接受的。

3．以健康咨询与教育为先导　在临床预防服务内容中，医务人员常偏爱于健康筛检、化学预防和治疗性预防，但从疾病发生、发展的过程来看，通过健康教育和咨询改变不良行为比体检或筛检可更早地预防和逆转疾病的进程。健康咨询、健康教育、指导改变人们不良行为生活方式是最有效的干预措施。

4．合理选择健康筛检的内容　临床预防服务不是笼统地以一年一次的方式进行全面的健康检查，而是要根据个体不同性别、不同年龄和不同危险因素，制定有针对性的疾病筛检策略，美国临床预防服务工作组根据循证医学原则制定的《临床预防服务指南》，有很好的参考价值，见表3-1。

5．根据不同年龄阶段的特点开展针对性的临床预防服务　不同年龄阶段个体健康问题不同，健康危险因素也有差异，在临床预防服务中，要根据各年龄段的特点和主要健康问题来开展有针对性的预防工作。

6．临床预防服务的连续性　连续性原则体现在两个方面，一是服务供需双方最好建立长期、连续的服务关系，这样有利于双方信任关系的建立和对患者个体全程系统的管理，二是健康资料收集的连续性更加有利于临床预防的效果。

五、临床场所的个体健康维护

（一）收集健康信息

1. 健康危险因素的概念、特点及分类　收集个人健康信息是临床预防服务的第一步。健康危险因素（health risk factor）是在人们认识疾病病因中发展起来的。Lilienfeld（1980 年）从流行病学角度给出了病因的定义：那些能使人群发病概率升高的因素，就可以认为是病因，其中某个或多个因素不存在时，人群疾病频率就会下降。流行病学中的病因一般称为危险因素，因此，人们把这样一些因素也即在机体内外环境中存在的与疾病发生、发展及死亡有关的诱发因素，即使患病危险性增加的因素，称为健康危险因素。通常将其分为以下四类：

（1）环境危险因素：包括自然环境因素和社会环境因素。自然环境危险因素包括物理性、化学性、生物危险因素，社会环境危险因素包括社会制度、经济状况、文化教育、卫生服务、宗教信仰、婚姻家庭、人口状况等，可以影响疾病的发生、发展、转归和疾病的防治过程，也可以通过影响人们的生活环境和生活条件影响人群的健康，其中最突出的是经济状况所带来的问题。①经济发展有利于健康水平提高：经济发展的国家，生产力水平高，科学技术先进，物质生活丰富，人均国民生产总值高，人们的生活工作条件、卫生状况、保健水平均随着经济水平的提高而显著改善。可明显改善人们的生活水平和生活质量，促进健康水平的提高。②经济落后，导致健康状况低下：经济落后带来贫困，贫困造成恶劣的生活环境、卫生设施不足、营养不良、受教育机会减少，并在此基础上导致社会地位低下、精神压抑、社会隔离、失业等生存压力，往往造成"贫、病"交加，因贫致病，因病致贫，恶性循环。③经济在促进人类健康的同时，也带来了新的健康问题，具体表现为环境污染和破坏严重，不良行为和心理压力突出，社会负性事件多，社会流动人口增加。这些现象导致肥胖症、冠心病、高血压、糖尿病、恶性肿瘤等疾病及伤害，这些都属于"现代社会病"；使心身疾病、精神疾病、自杀现象增多；也增加了城市生活设施、治安、卫生保健的负担，不利于计划免疫、传染病控制和妇女儿童保健工作的开展。

（2）行为危险因素：是由于自身行为生活方式而产生的健康危险因素，如吸烟、酗酒、不良饮食习惯、不洁性行为及缺乏体力活动等。研究发现，不论是在我国还是在其他国家，行为危险因素是诱发疾病的主要危险因素。1993 年 WHO 的专家们指出："大约 20 年以后，发展中国家和发达国家的死亡方式将大致相同，生活方式疾病将成为世界头号杀手。"WHO 在 2002 年报告中列举了影响全球的十大健康危险因素：营养不良、不安全性行为、高血压、吸烟、酗酒、不安全饮用水及不良卫生设施和卫生习惯、铁缺乏、室内烟尘污染、高胆固醇、肥胖等，其中大部分危险与人类的行为有关。因此，加强对行为危险因素的研究，制订干预策略及措施，加大健康教育和行为矫治，消灭自创性危险。

（3）生物遗传危险因素：随着医学科学的发展，遗传特征、家族发病倾向、成熟老化和个体敏感差异等都有了新的科学依据，也就是人类生物遗传是影响健康的重要因素。已经发现许多疾病都与遗传致病基因有关，大多数都是遗传因素和环境因素共同作用的结果。

（4）医疗服务中的危险因素：医疗服务中影响健康的危险因素，是指卫生系统中存在的各种不利于保护和增进健康的因素。如卫生资源配置不合理，公共卫生体系不健全，疫苗保存、使用不当，滥用抗生素和激素，漏诊、误诊，医疗事故，医院内感染，医疗保障制度不完善等。

健康危险因素对疾病的发生，尤其是慢性病的发生具有以下作用特点：①作用时间长，隐性危害期长：健康危险因素作用于机体往往经过相当长的时间才能显示出来，例如吸烟可以提高人群肺癌的死亡率 10 倍以上，但这一因素一般要经过 10 年或更长的时间才起作用，又如高血压是脑卒中、冠心病和高血压肾病的危险因素，而原发性高血压的早期可以没有症状，但高血压长期持续作用于脑、心、肾等脏器，即便是轻度的长期血压升高也会对靶器官造成不同程度的损害，引起严重后果。②特异性弱：往往是一种危险因素诱发多种慢性病，而一种慢性病又是多种危险因素联合作用的结果。如吸烟除引起肺癌，还可见于口腔癌、舌癌、食管癌、膀胱癌等，还可诱发心血管病；而吸烟、高胆固醇血症、超重、静坐生活方式、高热量、高脂肪、低纤维素的饮食等是冠心病的危险因素。③联合作用明显：多因素的联合作用可出现相加或相乘的联合作用。如冠心病的发病，根据美国前瞻性调查结果诊断，高胆固醇血症、高血压、肥胖和吸烟四个危险因素最为重要，有上述四个因素患冠心病的机会远比只有一个或两个因素者要高，而有效控制这四个因素能取得较显著的成效。④广泛存在：危险因素广泛存在于环境和生活中，如与恶性肿瘤相关的致癌物黄曲霉素、苯并芘、亚硝胺及工业污染，与心血管疾病相关的吸烟、酗酒、缺乏体力活动、过度紧张等的不良生活方式。这些因素早已融入人们日常生活之中，大多数人习以为常，不经过有效健康教育难以使人们认识到这些因素的危险性，因此，深入、持久、灵活、有效的危险因素干预将变得非常重要。

2．收集方法　健康信息一般通过问卷调查、健康体检和筛查等获得，也可通过门诊、住院病历的查阅获得，在收集信息中必须保证准确可信。通过门诊询问获得应医者的健康信息有其特殊的方式和技巧。初次与患者接触时，有必要确定危险因素询问的主要内容，以求在与患者接触后能建立患者的危险因素档案，这些问题一般包括：吸烟、身体活动、日常饮食、性生活、酒精、毒品的使用、预防伤害、口腔卫生、精神卫生及功能状态、疾病既往史和家庭史、接触职业与环境的危险因素、旅游史、接受推荐的筛检试验、免疫和化学预防状况。再次与患者接触时，医生简单回顾病史，了解哪些危险因素在以前的应诊中已经讨论过，回顾患者在减少危险因素方面成功与失败的尝试，确定本次应诊时需注意哪些危险因素。如果患者已成功改变一个危险因素，如酗酒，则在本次应诊时医生提供积极的强化措施，并核实患者有无反复，再确定本次应诊中值得注意的危险因素。任何诊疗接触，医生都应尊重患者以及医学访谈的基本原则。

（二）健康危险因素的评价

健康危险因素评价（health risk factors appraisal，HRA）是研究危险因素与慢性病发病及死亡之间数量依存关系及其规律性的一种技术方法。

它研究人们在生产环境、生活方式和医疗卫生服务中存在的各种危险因素对疾病发生和发展的影响程度，以及通过改变生产和生活环境，改变人们不良的行为生活方式，降低危险因素的作用，可能延长寿命的程度。它将生活方式等因素转化为可测量的指标，预测个体在未来一定时间发生疾病或死亡的危险，同时估计个体降低危险因素的潜在可能，并将信息反馈给个体。进行健康危险因素评价的目的是促进人们改变不良的行为生活方式，降低危险因素，提高生活质量和改善人群健康水平。

1．健康危险因素评价所需资料

（1）当地性别年龄别疾病死亡率资料：通过死因登记报告、疾病监测或死亡资料调查获得。通常要选择主要疾病作为调查对象，一般选择当地该年龄组最重要的，并具有确定危险因素的10～15种疾病作为评价对象。

（2）个人健康危险因素资料：用自填问卷，辅以体格检查、实验室检查方法获得，具体内容涉及以下五类。①行为生活方式：吸烟、饮酒、饮食、体力活动、安全带使用等；②环境因素：经济收入、居住条件、家庭条件、生产环境、工作紧张程度等；③生物遗传因素：年龄、性别、种族、身高、体重、遗传史等；④医疗卫生服务：是否定期体格检查、直肠镜检查、乳房检查、阴道涂片检查等；⑤疾病史：包括个人疾病史、婚姻与生育状况，初婚年龄、生育胎数，家庭疾病史等。以上资料一般可采用自填问卷进行调查收集，辅以实验室检查、体格检查等手段。

（3）计算危险分数的有关资料：评价危险因素的关键步骤是将危险因素转换成危险分数，只有通过转换才能对危险因素进行定量评价。危险因素与死亡率之间的数量依存关系是通过危险分数转换的。哈佛大学研究开发了健康危险度评估软件，我国复旦大学公共卫生学院研制了11种疾病的危险度评估软件。

2．健康危险因素的评价步骤

（1）收集当地性别、年龄组前 10 ～ 15 位死因、疾病别发病率或死亡率资料。

（2）收集个人危险因素资料：一般采用问卷调查和自填方式收集个人危险因素资料。

（3）将危险因素转换为危险分数：对健康相关信息建立数据库，应用健康危险度评估软件，计算出健康危险度得分。当个体具有危险因素相当于人群平均水平时，危险分数定为 1.0，危险分数大（小）于 1.0，则个人发生某病死亡概率大（小）于当地死亡率的平均水平。危险分数越大，死亡概率越大。

（4）计算组合危险分数：考虑多种因素对同一疾病具有联合作用，某一疾病的组合危险分数按下式计算。

$$P_z = (P_1 - 1) + (P_2 - 1) + (P_3 - 1) + \cdots + (P_i - 1) + Q_1 \times Q_2 \times Q_i$$

P_z：组合危险分数；P_i：大于等于 1 的各项危险分数；Q_i：小于 1 的各项危险分数。

计算存在死亡危险，用当地年龄别、性别某病的平均死亡概率与被评价个体该项的组合危险分数的乘积得出被评价个体患该种疾病发生死亡的可能性；各种死亡原因的存在死亡危险相加得总存在死亡危险。

计算评价年龄，评价年龄是依据年龄与死亡率之间的函数关系，按个体预期死亡概率推算得到的年龄值。可由总存在死亡危险查表得出。

计算增长年龄，增长年龄即通过努力降低危险因素后可能达到的预期年龄，依个体存在的危险因素，医师有针对性地提出降低危险因素的建议。被评价者如能遵医嘱采纳建议，危险因素将减少，危险分数也将相应下降。由此可根据新的危险分数，按与上述相同步骤重新计算得出新的评价年龄，即增长年龄。

3．评价结果　通过比较实际年龄、评价年龄和增长年龄，可以分为以下四种结果：

（1）健康型，被评价者的评价年龄小于实际年龄。如实际年龄为 47 岁的被评价者，其评价年龄为 43 岁，说明个体危险因素低于平均水平。

（2）自创性危险因素型，评价年龄大于实际年龄，并且评价年龄与增长年龄之差值大，属于自创性危险因素型。例如个体的实际年龄 41 岁，评价年龄 44 岁，增长年龄 36 岁，这种类型个体的评价年龄大于实际年龄，说明危险因素平均水平较高。评价年龄与增长年龄相差较大，说明这些危险因素属自创性，通过降低危险因素的措施，有可能延长预期寿命。

（3）难以改变的危险因素型，评价年龄大于实际年龄，但是评价年龄与增长年龄之差较小，属于难以改变的危险因素型。例如，个体实际年龄 41 岁，评价年龄 47 岁，增长年龄 46 岁，评价年龄与增长年龄之差为 1 岁。这种类型说明个体的危险因素主要来自生物遗传因素与既往及目前疾病史。通常不易于改变这些因素，因此，降低这类危险因素的可能性较小，延长寿命的余地不大。

（4）一般性危险型，评价年龄接近实际年龄，预期死亡过程相当于当地平均水平，因此，危险因素接近于轻微危害程度，降低危险因素的可能性有限，增长年龄和评价年龄接近。

（三）个体健康维护计划制定与实施

健康维护计划（health maintenance schedule）指在特定的时期内，依据患者的年龄、性别以及具体的危险因素有针对性地制定将来一段时间内个体化的维护健康的方案，并以此来实施个体化的健康指导。具体包括：做什么、间隔多久、何时做等。

1．制定原则

（1）健康为导向的原则：临床预防服务的核心思想是以健康为中心，因此，在制订个体健康维护计划时要充分调动个体的主观能动性，以保证健康维护计划的实施。

（2）个体化原则：结合服务对象的具体情况、资源的可用性和实施的可行性，选择合适的、具体的干预措施。

（3）个人积极参与的原则：无论是健康信息的收集、个性化健康维护计划的制订、还是计划的最终落实都需要服务对象的积极参与和配合，计划的制订应与服务对象共同商量确定。

（4）动态性原则：人的健康状况是不断变化的，生命的每个阶段面对的健康危险因素也不同，因此，健康维护计划是要动态的，要坚持经常对服务对象进行随访，并根据服务对象的变化进行相应的调整，制定行为改变的目标要切实可行，应该从小而简单开始，这样才能对个体健康进行有效的维护和管理。

（5）综合性利用的原则：健康维护计划是全方位和多层次的，应从多个角度运用综合性措施对健康进行全面管理。包括生理、心理和社会适应能力三个层面的内容，也包括综合体检方案、系统保健方案、健康教育处方、运动及饮食指导等内容。

2．干预措施的选择　危险因素与健康之间常是多因多果关系，应采取综合性的干预措施。干预措施一般包括：健康咨询指导、疾病的筛查、免疫接种、慢性病随访等。根据服务对象的年龄、性别的不同，干预措施有所不同。如婴幼儿及儿童时期的免疫接种、生长发育测量，预防外伤及意外；成年人以经常性健康指导为主，做好血压测量、体重、血清胆固醇检查，牙齿检查，女性乳房检查、宫颈涂片检查；此外，应根据服务对象的主要危险因素，合理推荐每种预防保健服务的间隔时间及应增加的保健服务项目。如糖尿病患者的眼、足部检查，血糖检查。

3．干预实施的频率　决定采取干预措施后，还要确定干预实施的频率。对于多数疾病的筛检，频率过高会增加费用，增加了假阳性结果的可能性，频率过低，间隔时间过久，将增加漏诊的危险性。

4．健康维护计划的实施　为了便于健康维护计划的实施与监督，且有利于让服务对象按计划消除或减弱健康危险因素的危害，首先是建立健康维护流程表，在此基础上，为了有效地纠正某些高危人群的行为危险因素，还需与服务对象共同制订另外一份某项健康危险因素干预行动计划。在实施的过程中还有为患者提供健康教育资料。在实施过程中，需要加强健康维护的随访，跟踪服务对象执行计划的情况以及感受和要求，以便及时发现曾被忽视的问题。

建立流程表　成人健康维护流程表（表3-2）包括一般项目，如姓名、出生年月、编号等；主要内容包括三部分，包括健康指导、疾病筛检、免疫接种，一般要求为每个服务对象制定一张健康维护流程表。

表 3-2　成人健康维护流程表

姓名：_____出生年月：_____编号：_____

①健康指导

代码	(1)	(2)	(3)	(4)	(5)	(6)
项目	吸烟	饮酒	营养与饮食	运动	损伤	性行为
代码	(7)	(8)	(9)	(10)	（　）	（　）
项目	计划生育	职业卫生	心理卫生	吸毒		

	年份						
健康指导	年龄						
	日期 项目代码						
	日期 项目代码						
	日期 项目代码						

②疾病筛检

项目	频率 / 年龄（岁）	日期 结果代码	○	○	○	○
体检	每 3 年 1 次 / < 50	日期 结果代码	○	○	○	○
	每年 1 次 / ≥ 50	日期 结果代码	○	○	○	○
血压	每 2 年 1 次	日期 结果代码	○	○	○	○
胆固醇	每 5 年 1 次 /35 ～ 60	日期 结果代码	○	○	○	○
大便潜血	每年 1 次 / ≥ 50	日期 结果代码	○	○	○	○
听力	每 2 年 1 次 / ≥ 65	日期 结果代码	○	○	○	○
乳房检查	每 3 年 1 次 / < 40	日期 结果代码	○	○	○	○
	每年 1 次 / ≥ 40	日期 结果代码	○	○	○	○
乳腺 X 线拍片	每年 1 次 / ≥ 50	日期 结果代码	○	○	○	○
巴氏涂片	每 3 年 1 次 /18 ～ 65	日期 结果代码	○	○	○	○
		日期 结果代码	○	○	○	○
		日期 结果代码	○	○	○	○

说明：结果代码 N—正常，A—异常，R—拒绝，E—其他地方已做；把日期右上角"○"涂成"●"提示下次检查的时间

③免疫接种

免疫接种	项目	频率	日期 厂商与批号	○	○	○	○
				○	○	○	○
				○	○	○	○

（2）单项健康危险因素干预计划：在已建立的健康维护项目的基础上，为了有效地纠正某些高危人群的行为危险因素，还需与服务对象共同制订另外一份某项健康危险因素干预行动计划，如静坐生活方式者的体力活动促进计划，吸烟者的戒烟计划，肥胖者的体重控制计划等。由于不良行为习惯是一种较稳定的习惯，改变不良行为需要一定的时间和过程，是对临床预防服务人员和服务对象意志和毅力的考验，所以，纠正不良行为要分步实施，要具有可接受性，要从最容易纠正的行为开始，成功后，再纠正另一个行为，不能要求一步到位，要使服务对象相信通过努力可以改变不良的行为习惯，从而长期坚持，达到维护健康的效果。

（3）提供健康教育资料：为了提高"患者"对计划执行的依存性，应提供一些有针对性的健康教育资料，应强调只有"患者"自己下决心承担健康责任，改变不良行为生活方式，才能真正提高健康水平。

（4）健康维护随访：是指在干预计划实施后，医务人员跟踪"患者"执行计划的情况、要求和感受，以便及时发现被忽视的问题。一般来说，所有"患者"在执行健康维护计划 3 个月后都需要进行定期随访，建议 50 岁以下健康成年者，2 年随访一次；50 岁以上成年人，每年随访一次；若出现某一健康问题，应根据该健康问题的管理要求来确定随访时间。

本章小结

1. 疾病的自然史与三级预防 疾病的发生发展是连续过程，在疾病发生发展的不同阶段采取相应的预防措施，即疾病的三级预防策略，它是对疾病进行预防控制的核心策略。任何疾病或多数疾病，不论致病因子是否明确，都应强调第一级预防；有些疾病病因是多因素的，在致力于第一级预防外，还应兼顾第二级和第三级预防；对那些病因和危险因素都不明，又难以觉察预防的疾病，只有实施第三级预防。

2. 临床预防服务 医务人员在临床场所对健康者和无症状"患者"的健康危险因素进行评价，实施个体化的预防干预措施来预防疾病和促进健康，主要内容有：健康咨询、疾病筛检、免疫接种、化学预防、预防性治疗；在临床实际工作中，可根据个体情况，收集健康危险因素，进行健康风险评估，制订出相应的健康维护计划。

（曹玉青）

第四章 社区健康管理与健康促进

学习目标

通过本章内容的学习，学生应能：

识记：
1. 说出全球卫生保健的策略及目标，社区卫生服务的内容。
2. 定义健康管理，列举健康管理的特点，简述健康管理的基本策略。
3. 说出国家基本公共卫生服务的项目与内容，列出居民健康档案的内容。说出新生儿满月健康管理、婴幼儿健康管理、学龄前儿童健康管理的主要内容。

理解：
1. 区分健康教育、健康促进，总结健康教育与健康促进的联系与不同。
2. 总结健康促进的主要活动领域和基本策略。

运用：
1. 运用健康行为改变理论在临床场所帮助患者改变不良行为，如吸烟控制、体力活动促进。
2. 联系临床体检等知识、并依据新生儿访视要求进行新生儿访视和记录。

第一节 卫生保健策略与社区卫生服务

一、全球卫生保健策略

（一）涵义

世界卫生组织在其宪章中宣告："享受最高标准的健康是每个人的基本权利之一"，其宗旨是使全世界人民达到尽可能高的健康水平。早在1977年第30届世界卫生大会上，世界卫生组织就确定"各国政府和世界卫生组织的主要卫生目标应该是到2000年使世界所有的人民在社会和经济方面达到生活得有成效的那种健康水平"，提出了"2000年人人健康"（Health for All by the Year 2000，HFA/2000）的全球策略。HFA全球策略意指人们将运用比当时更好的方法去预防疾病，减轻不可避免的疾病和伤残的痛苦，并且通过更好的途径进入成年和老年。

世界卫生组织提出的"HFA/2000"战略目标旨在改变卫生资源分配严重不公局面，缩小有卫生保健和无卫生保健的鸿沟，使人人享有卫生保健，目标的重点是针对发展中国家人民人人能够得到最低限度的卫生保健服务。"人人健康"实际上指"人人享有卫生保健"，因此，我国更确切地译为"2000年人人享有卫生保健"。

（二）21 世纪人人享有卫生保健

近 20 年来，实施"2000 年人人享有卫生保健"全球策略的成效显著。但由于社会资源分配、各国卫生事业发展和居民健康状况的差异等原因，到 2000 年则难以实现预期目标。为此，WHO 提出："人人享有卫生保健"的策略目标要长期提下去，使之成为地球上的每一个人为之奋斗的目标。

1．21 世纪人人享有卫生保健的价值　人人享有卫生保健寻求创造使人民普遍、并在其整个一生有机会实现并保持最高可能的健康水准的条件。这一理想承认人类的同一性，因而有必要普遍地并本着团结的精神，促进健康及减少不健康和痛苦。人人享有卫生保健以下列重要价值为基础：

（1）承认享有最高可能的健康水准是一项基本人权：健康是充分享有一切其他权利的前提，要确保全体人民能利用可持续发展的卫生系统，使之享有其最高健康潜能。

（2）"伦理"是人人享有卫生保健政策和实践的基础：继续和加强将伦理应用于卫生政策研究和提供服务，它将指导人人享有卫生保健计划制订和实施。

（3）"公平"是 21 世纪人人享有卫生保健的基础：公平要求消除个人之间及群体之间不公平和不合理的差别，实施强调团结的面向公平的政策和策略。

（4）"性别观"：承认妇女与男子的需求同等，将性别观纳入卫生政策和策略，体现了人人享有卫生保健的要求。

2．21 世纪人人享有卫生保健的目标

（1）总目标：①使全体人民增加期望寿命和提高生活质量；②在国家之间和在国家内部改进健康公平的程度。③使全体人民利用可持续发展的卫生系统提供的服务。

（2）具体目标：①到 2005 年，将在国家内和国家之间使用健康公平指数，作为促进和监测健康公平的基础。最初将以测定儿童发育为基础来评价公平；②到 2005 年，所有会员国已有制订、实施和监测与人人享有卫生保健政策相一致的各项具体政策的运行机制；③到 2010 年，全体人民将在其整个一生获得由基本卫生职能支持的综合、基本、优质的卫生保健服务；④到 2010 年，将已建立适宜的全球国家卫生信息、监测和警报系统；⑤到 2010 年，研究政策和体制机制将在全球、区域和国家各级予以实施；⑥到 2020 年，将实现在世界会议上商定的孕产妇死亡率、5 岁以下儿童死亡率和期望寿命的具体目标。⑦到 2020 年，全世界疾病负担将极大减轻，控制结核、艾滋病、疟疾、烟草相关疾病和暴力（损伤）引起的发病率和残疾上升趋势；⑧到 2020 年，麻疹、淋巴丝虫病和沙眼将被根除；恰加斯病（chagas' disease）的传播到 2010 年将被阻断；麻风到 2010 年也将被消灭；此外，维生素 A 和碘缺乏症在 2020 年前也将被消灭；⑨到 2020 年，所有国家将通过部门间行动，在提供安全饮用水、适当的环境卫生、数量充足和质量良好的食物和住房方面取得重大进展；⑩到 2020 年，所有国家将通过管理、经济、教育、组织和以社区为基础的综合规划，采纳并积极管理和监测能巩固增进健康的生活方式或减少有损健康的生活方式的策略。

二、社区概念、要素与功能

1．社区与社区卫生　社区（community）是指若干社会群体（家庭、氏族）或社会组织（机关、团体）聚集在某一地域里所形成的一个生活上相互关联的大集体。社区卫生（community health）是人群健康的策略和原则在社区水平上的具体应用，即强调了解社区全体居民的健康和疾病，通过确定优先项目、消除不同群体间健康的不平等来促进健康和提高生活质量。社区全体居民健康的改善和维持应突出强调社区预防，强调通过社区预防服务（community preventive services），针对社区需优先解决的健康问题，以全体社区居民为对象开展疾病预防和健康促进活动来促进社区的整体健康。

2．社区的要素

构成一个社区应具备以下要素：

（1）地域要素：地域是指人们共同生活的地理范围，为人们提供必要的活动场所、环境和资源，是人们参与社会生活的条件和基础。一般来说，社区居民的活动大都集中在特定地域，构成社区相对的地理界限。

（2）人群要素：人和人群是社区的主要条件，是社会的基本构成要素，是凭借一定的生产联系和社会关系形成有组织、有目标的群体。社区人口数量视社区类型和所在地而定。社区中的人群，为满足人们生活所需，形成家庭、机关、单位、团体，分担不同的社会职能，相对独立地参与本区域的经济、政治、文化、卫生和其他社会活动。

（3）生活要素：由于社区自身经济、社会构成、文化传统的状况及社区生产和生活的社会体制、规划、习俗和管理上的要求，在社区特定的社会范围和生活方式中生活的人们，必须要逐渐形成某些共同意识和目标。

（4）心理要素：心理上、情感上的归属感。有了归属感，社区才有凝聚力，它包括互助互敬、平等相待，只有这样才有安全感、保障感和自豪感，从而对社区产生一定的感情和责任。

3．社区的功能　社区是社会的缩影，社会中的各种现象和特征可通过社区反映出来，发展社区功能对社会十分重要。社区的功能主要有以下四个方面：

（1）环境功能：社区为人群提供人事生产和日常生活的基本环境，人群的社会活动也多在所属的社区范围内进行；社区内的机关、团体、学校、医院、商店等有着特定的社会功能，为社区提供协调、稳定的服务，保障社区人群的基本生活要求。

（2）政权功能：社区是最基层的政权单位，代表群众利益，贯彻党的各项方针政策，又与群众密切联系，反映群众的需求和意愿；动员群众参与社区各项活动，推动社会进步。

（3）制约作用：社区的行政管理体系、管理制度、文化习俗、社区群体意识与行为规范都在不同方面制约和干预着社区人群的生活和行为，发挥着督促人们遵守社会规范、维护社会秩序、提高社会公告作用。

（4）凝聚作用：社区可促进社区成员之间的协作和支持，通过社区组织和动员，可激发社区群众的归属感和责任感，实现个人、家庭、社区团体的自助与互助。

三、社区卫生服务的特征、原则与内容

社区卫生服务（community-based health care，CHC）是由全科医生（general practitioner，GP）为主体的卫生组织或机构所从事的一种社区定向的卫生服务。它是在政府领导、社区参与、上级卫生机构指导下，以基层卫生机构为主体，全科医师为骨干，合理使用社区资源和适宜技术，以人的健康为中心、家庭为单位、社区为范围、需求为导向，以妇女、儿童、老年人、慢性病患者、残疾人、低收入人群等为重点，以解决社区主要卫生问题、满足基本卫生服务需求为目标，融预防、医疗、保健、康复、健康教育、计划生育技术等为一体的，有效、经济、方便、综合、连续提供的基层卫生服务。社区卫生服务是现代医学服务模式转变的一个重要标志。

（一）特征

1．以基层卫生保健（primary care）为主要内容　社区卫生服务应该在充分了解社区居民的主要健康问题基础上提供基本医疗、预防、保健、康复服务。

2．提供综合性服务（comprehensive care）　社区卫生服务的服务对象不分性别和年龄，既包括患者，也包括非患者；其服务内容包括健康促进、疾病预防、治疗和康复，并涉及生理、心理和社会文化各个方面；其服务范围包括个人、家庭和社区，是一种综合性的服务。

3．是一种持续性服务（continuous care）　社区医疗保健人员对所辖社区居民的健康负有长期的和相对固定的责任。因此，就人生阶段而言，从围产期保健开始到濒死期的临终关怀；从健

康危险的监测，到机体出现功能失调、疾病发生、发展、演变、康复的各阶段；就各种健康问题而言，包括新旧问题、急性和慢性问题；就服务过程而言，包括患者住院、出院或请专科医师会诊等不同时期，为社区居民提供连续性服务。

4．进行协调性服务（coordinated care）　协调性服务是社区医生应该掌握的基本技能之一。社区医生应当掌握各级各类医疗机构和专家以及社区家庭和社区内外的各种资源情况，并与之保持经常性的良好关系，以协调各专科的服务，为居民提供全面深入的医疗服务。

5．提供可及性服务（accessible care）　可及性既包括时间上的方便性、经济上的可接受性和地理位置上接近，也包括心理上的亲密程度。社区医生既是医疗卫生服务的提供者，也充当其服务对象的朋友和咨询者的角色，还是社区成员之一，为社区居民提供经济而周到的医疗保健服务。

（二）社区卫生服务的原则

社区卫生服务是城市卫生体系的基础，发展社区卫生服务应遵循以下原则：

1．以健康为中心　人群健康策略的第一要素是关注全体人群的健康。以健康为中心，要求社区卫生服务应超越疾病的范畴，用更广的眼光去关注人群的健康问题，将工作重点从疾病治疗转移到疾病预防的危险因素上来，促进健康、预防疾病，从卫生服务的提供者转换为参与者。

2．以人群为对象　以维护社区内整个人群的健康为准则，从整个社区人群的利益和健康出发。

3．以需求为导向　以需求为导向强调了服务的针对性及可及性。每个社区都有自己的文化背景和环境条件，社区卫生服务应针对社区本身的实际情况和客观需要，确定居民关心的健康共同问题是什么，迫切想解决的问题是什么，然后确定应优先解决的健康问题，寻找解决问题的方法，并根据居民的经济水平及社区拥有的资源，为居民提供经济有效的卫生服务；此外，还可通过社区诊断，确定适合自己社区特点的社区卫生服务项目。坚持以需求为导向，就要一切从实际出发，从关心老百姓的需求着手，开辟服务的领域。

4．多部门合作　健康不仅是卫生部门的责任，也是全社会的共同责任，所有部门都要把自己的工作和社区居民的健康联系起来；再者，社区内各部门都在从事与健康有关的工作，但可利用的资源是有限的，因此，通过建立有效的合作程序，明确各自的职责，避免重复，才能产生更高的效率和更优的结果。卫生部门在社区卫生的责任体系中，承担组织和管理功能，对社区卫生服务中心和各站点的设置标准、技术规范、人员配备等进行业务指导和监督。

5．人人参与　人人健康的重要内涵是确定群众的健康需求，解决自己的健康问题，因此，动员全员参与是做好社区卫生服务的关键环节。首先要让群众明确健康问题，控制与健康有关的因素以确保健康的生活和促进健康；还应让群众参与确定社区的健康问题、制订社区预防服务计划和评价等活动中，从而起到"授人以渔"的良性循环的效果。

（三）社区卫生服务的内容

1．社区健康教育和健康促进　从以疾病为中心的服务模式转变为以健康为中心和以人类发展为中心的服务模式，建立相应的组织形式，针对不同人群开展系列健康教育，针对不同个体进行健康咨询、健康处方，进行社区、家庭和个人的行为干预。

2．社区预防　即传染病和多发病的预防、慢性病的预防、卫生监督和管理，包括建立防治档案，执行防治措施并评价其效果，进行全人类死因监测和疾病监测、食品卫生监督检查、环境保护和公共场所卫生管理。

3．社区康复　即疾病患者和残疾者经过临床治疗后，由社区继续提供的医疗保健服务。其宗旨是充分利用社区资源，使疾病患者和残疾者得到最大程度的身心康复和社会功能康复。

4．社区医疗　社区全科医生除了在社区卫生服务中心处理患者，还要进行家庭访视，对患者家属进行健康教育，使用适宜的技术和中医中药。

5. 慢性病的防治和管理　慢性病包括高血压、脑卒中、冠心病、癌症、糖尿病、风湿病、慢性支气管炎、肾炎、肝炎等。社区卫生服务要开展慢性患者社区系统保健、老年人社区系统管理和保健等。

6. 计划生育技术指导　即要为晚婚晚育、优生优育、计划生育提供技术指导和宣传教育。同时要开展孕产妇、儿童和妇女社区系统保健。

以上内容在社区卫生服务中被概括地称为"六位一体"的服务功能。

第二节　社区居民健康管理与基本公共卫生服务

一、健康管理的概念和特点

1. 健康管理的概念　健康管理是对个人或人群的健康危险因素进行全面监测、分析、评估、提供健康咨询、指导以及对健康危险因素进行干预的全过程。其宗旨是调动个人、集体和社会的积极性，有效地利用有限的资源来达到最大的健康效果。具体就是为个体和群体（包括政府）提供有针对性的、科学的健康信息并创造条件采取行动来改善健康。其中健康风险评估是健康管理过程中关键的专业技术部分，并且只有通过健康管理才能实现，是慢性病预防的第一步，也称为危险预测模型。它是通过所收集的大量的个人健康信息，分析建立生活方式、环境、遗传等危险因素与健康状态之间的量化关系，预测个人在一定时间内发生某种特定疾病或因为某种特定疾病导致死亡的可能性，并据此按人群的需求提供有针对性的控制与干预，以帮助政府、企业、保险公司和个人，用最少的成本达到最大的健康效果。

2. 健康管理的特点

（1）标准化：服务内容和工作流程必须依据循证医学、循证公共卫生的标准和学术界已公认的疾病预防、控制指南及规范等进行确定和实施，有一套规范的工作流程和操作方法。

（2）系统化：既要针对个体、群体特征和健康需求开展有针对性的健康管理，又要注重服务的重复性和有效性，以科学研究为基础，以循证医学、现代信息、计算机软件和互联网为手段，强调多平台合作。

（3）可量化：应用统计学和流行病学方法，对健康危险因素进行定性和定量的评估及效果评价。

（4）个体化：能确定目标人群，并将人群按危险因素的种类、数量分类，分别有针对性地进行干预，有效利用各种有限的资源。

二、健康管理的基本策略

健康管理的策略是通过评估和控制健康风险，达到维护健康的目的。健康管理的基本策略主要有生活方式管理、需求管理、疾病管理。

（一）生活方式管理

生活方式就是指人们在日常生活中形成的相对固定的行为举止和思维定势及习惯。生活方式对健康的影响具有双重、双向性。良好的生活方式对健康具有维护、改善与促进作用，能有效减少或延缓疾病的发生。而不良生活方式（即有害健康的生活方式）对健康的负面影响是多方面的。包括加重人的精神心理负担；长期摄入或受到有害物质的影响，会对人体产生慢性的、潜在的，甚至是不可逆的危害；影响人的社会地位和社会适应性；增加个体和某一群体对致病因素的敏感性。研究发现生活方式影响着健康人和患者的健康。例如，一项从1986年开始的研究，对

43000 名 40～75 岁、没有糖尿病和心脏病男性进行调查，研究结果表明，在服用降压和降胆固醇药物的男性中，如果饮食合理、不吸烟、适量饮酒、保持健康体重和定期运动，他们患心脏疾病的风险将降低 57%；不服药的男性中，健康的生活方式可以将患心脏疾病的风险降低 87%，仅不吸烟一项就能降低 50% 的患病风险。

1. 生活方式管理的概念　生活方式管理（life management）是通过健康促进和健康教育，来保护人们远离不良行为，减少危险因素对健康的损害，预防疾病，改善健康。与危害的严重性相对应，膳食、体力活动、吸烟、适度饮酒、精神压力等是目前对国人进行生活方式管理的重点。

2. 生活方式管理的特点

（1）以个体为中心，强调个体的健康责任和作用：选择什么样的生活方式纯属个人的意愿或行为。我们可以告知人们什么样的生活方式是有利于健康应该坚持的，比如不应吸烟，如果吸烟应该戒烟；不应挑食、偏食，而应平衡饮食等。我们也可以通过多种方法和渠道帮助人们做出决策，比如提供条件供大家进行健康生活方式的体验，指导人们掌握改善生活方式的技巧等，但这一切都不能替代个人做出选择何种生活方式的决策，即使一时替代性地做出，也很难长久坚持。

（2）以预防为主，有效整合三级预防：预防是生活方式管理的核心，其含义不仅仅是预防疾病的发生，还在于在疾病已不可避免的情况下逆转或延缓疾病的发展历程。因此，对于旨在控制健康危险因素，将疾病控制在尚未发生之时的一级预防；通过早发现、早诊断、早治疗而防止或减缓疾病发展的二级预防；防止伤残，促进功能恢复，提高生存质量，延长寿命，降低病死率的三级预防，生活方式管理都很重要，其中尤以对一级预防最为重要。针对个体和群体的特点，有效地整合三级预防，而非支离破碎地采用三个级别的预防措施，是生活方式管理的真谛。

（3）通常与其他健康管理策略联合进行。

（二）需求管理

知识链接

马斯洛关于人的需求理论

马斯洛的需求层次理论，把人的需求由低到高依次分为生理需求、安全需求、社交需求、尊重需求、自我实现需求五类。并认为：当人的某一低级需要得到最低限度满足后，才会追求高一级的需要，如此逐级上升，成为推动继续努力的内在动力。通俗理解：假如一个人同时缺乏食物、安全、爱和尊重，通常对食物的需求量是最强烈的，其他需要则显得不那么重要。此时人的意识几乎全被饥饿所占据，所有能量都被用来获取食物，其他什么都不重要；只有当人从生理需要的控制下解放出来时，才可能出现更高级的、社会化程度更高的需要。

---

1. 需求管理的概念　需求管理（demand management）的理念是：需求是健康管理产生的动力，如果人们能积极参与到与自己有关的医疗保健的决策中，那么服务产生的效果会更好。

需求管理实质上是通过帮助健康消费者维护自身健康和寻求恰当的卫生服务，控制卫生成本，促进卫生服务的合理利用。需求管理的目标是减少昂贵的、临床并非必需的医疗服务，同时改善人群的健康状况。需求管理常用的手段包括：寻找手术的替代疗法、帮助患者减少特定的危险因素并采纳健康的生活方式、鼓励自我保健等。

2. 影响卫生服务需求的因素

（1）患病率：患病率反映了人群中疾病的发生水平，因此可以影响卫生服务需求，但由于相当多的疾病是可以预防的，因此患病率与服务利用率之间并不具有良好的相关关系。

（2）感知到的需要：个体感知到的卫生服务需要是影响卫生服务利用的最重要的因素，它反映了个人对疾病重要性的看法及是否需要寻求卫生服务来处理该疾病。

（3）患者偏好：医疗服务过程中，医生要帮助患者了解某种治疗的益处和风险，患者对选择何种治疗方法负责，如果患者被充分告知了治疗方法的益处和危害，患者往往会选择创伤低、风险低、更经济的治疗手段。

（4）健康因素以外的动机：如个人的经济支付能力、残疾补贴、疾病补助等都能影响人们寻求医疗保健的决定。

（三）疾病管理

疾病管理（disease management）是健康管理的又一主要策略，美国疾病管理协会（Disease Management Association of America，DMAA）对疾病管理的定义是："疾病管理是一个协调医疗保健干预和与患者沟通的系统，它强调患者自我保健的重要性。疾病管理支撑医患关系和保健计划，强调运用循证医学和增强个人能力的策略来预防疾病的恶化，它以持续性地改善个体或群体健康为基准来评估临床、人文和经济方面的效果。"该协会进一步表示，疾病管理必须包含"人群识别、循证医学的指导、医生与服务提供者协调运作、患者自我管理教育、过程与结果的预测和管理以及定期的报告和反馈"。由此可以看出，疾病管理具有三个主要特点：

（1）目标人群是患有特定疾病的个体，如糖尿病管理项目的管理对象为已诊断患有 1 型或 2 型糖尿病的患者。

（2）不以单个病例和（或）其单次就诊事件为中心，而关注个体或群体连续性的健康状况与生活质量，这也是疾病管理与传统的单个病例管理的区别。

（3）医疗卫生服务及干预措施的综合协调至关重要，疾病本身使得疾病管理关注健康状况的持续性改善过程，而大多数国家卫生服务系统的多样性与复杂性，使得协调来自于多个服务提供者的医疗卫生服务与干预措施的一致性与有效性特别艰难。然而，协调困难，也显示了疾病管理协调的重要性。

（四）其他管理策略

1. 灾难性病伤管理　灾难性病伤管理（disaster illness-injury management）是疾病管理的一个特殊类型，它的对象是"灾难性"的疾病或伤害，这里的"灾难性"可以是对健康危害十分严重的病伤，也可以是指医疗服务花费巨大的病伤，如肿瘤、严重外伤等。疾病管理的特点对灾难性病伤管理同样适用，但由于灾难性病伤发生率低，需要长期复杂的医疗卫生服务，服务的可及性受家庭、经济、保险等各方面影响较大，因此，良好的灾难性病伤管理应具有以下特征：①转诊及时；②综合考虑各方面因素，制订出适宜的医疗服务计划；③拥有一支包含多种医学专科及综合业务能力的服务队伍；④最大程度地帮助患者进行自我管理；⑤患者及家人满意。

2. 因工残疾管理　因工残疾管理（management of disability at work）是针对因工作导致的伤残人员进行评估以及体能和心理恢复的过程。主要目的是促进因工残疾人员的身心健康、提高生活质量，早日返回工作岗位，减少费用代价。

3. 综合的群体健康管理　综合的群体健康管理（comprehensive health management for population）是指通过协调上述不同的健康管理策略来对一个确定的群体提供更为全面的健康管理，都是以人的健康需求为中心发展起来的，在实践工作中，都应考虑采取综合的群体健康管理模式。

三、社区基本公共卫生服务的内容

国家基本公共卫生服务项目，是我国政府针对当前城乡居民存在的主要健康问题，以儿童、孕产妇、老年人、慢性疾病患者为重点人群，面向全体居民免费提供的最基本的公共卫生服务。项目 2009 年启动时共 9 项，2011 年增至 11 项，2015 年国家卫计委、财政部和国家中医药管理局联合发布的《2015 年国家基本公共卫生服务项目》，增至 12 项，见表 4-1。基本公共卫生服务项目主要由乡镇卫生院、社区卫生服务中心负责组织实施。

表 4-1　2015 年国家基本公共卫生服务项目一览表

序号	类别	服务对象	项目及内容
一	建立居民健康档案	辖区内常住居民，包括居住半年以上非户籍居民	1. 建立健康档案。 2. 健康档案维护管理。
二	健康教育	辖区内居民	1. 提供健康教育资料。 2. 设置健康教育宣传栏。 3. 开展公众健康咨询服务。 4. 举办健康知识讲座。 5. 开展个体化健康教育。
三	预防接种	辖区内 0～6 岁儿童和其他重点人群	1. 预防接种管理。 2. 预防接种。 3. 疑似预防接种异常反应处理。
四	儿童健康管理	辖区内居住的 0～6 岁儿童	1. 新生儿家庭访视。 2. 新生儿满月健康管理。 3. 婴幼儿健康管理。 4. 学龄前儿童健康管理。
五	孕产妇健康管理	辖区内居住的孕产妇	1. 孕早期健康管理。 2. 孕中期健康管理。 3. 孕晚期健康管理。 4. 产后访视。 5. 产后 42 天健康检查。
六	老年人健康管理	辖区内 65 岁及以上常住居民	1. 生活方式和健康状况评估。 2. 体格检查。 3. 辅助检查。 4. 健康指导。
七	慢性病患者健康管理（高血压）	辖区内 35 岁及以上原发性高血压患者	1. 检查发现。 2. 随访评估和分类干预。 3. 健康体检。
	慢性病患者健康管理（2 型糖尿病）	辖区内 35 岁及以上 2 型糖尿病患者	1. 检查发现。 2. 随访评估和分类干预。 3. 健康体检。
八	重性精神疾病（严重精神障碍）患者管理	辖区内诊断明确、在家居住的重性精神疾病（严重精神障碍）患者	1. 患者信息管理。 2. 随访评估和分类干预。 3. 健康体检。
九	结核病患者健康管理	辖区内肺结核病可疑者及诊断明确的患者（包括耐多药患者）	1. 可疑者推介转诊。 2. 患者随访管理。
十	中医药健康管理	辖区内 65 岁及以上常住居民和 0～36 个月儿童	1. 老年人中医体质辨识。 2. 儿童中医调养。
十一	传染病和突发公共卫生事件报告和处理	辖区内服务人口	1. 传染病疫情和突发公共卫生事件风险管理。 2. 传染病和突发公共卫生事件的发现和登记。 3. 传染病和突发公共卫生事件相关信息报告。 4. 传染病和突发公共卫生事件的处理。
十二	卫生监督协管	辖区内居民	1. 食品安全信息报告。 2. 职业卫生咨询指导。 3. 饮用水卫生安全巡查。 4. 学校卫生服务。 5. 非法行医和非法采供血信息报告。

注：对血压、血糖不稳定的患者增加 2 次随访。
　　对基本稳定和不稳定的重性精神疾病（严重精神障碍）患者增加 4 次随访。

四、社区基本公共卫生项目实施与管理举例

（一）居民健康档案建设管理

1. 居民健康档案建设的意义　居民健康档案是医疗卫生保健服务中不可缺少的工具，是居民健康管理过程规范和科学的记录。健康档案以居民个人健康为核心，贯穿整个生命过程，涵盖各种健康相关因素，实现多渠道信息动态收集，是满足居民自我保健和健康管理、健康决策需要的信息资源。

（1）完整而系统的健康档案，能够帮助医务人员全面系统地了解患者的健康问题及其患病的相关背景信息，有助于增进医务人员与居民的沟通交流。

（2）完整而系统的健康档案，有助于促进基层卫生服务的规范化。规范的居民健康档案也是宝贵的科研资料。准确、完整、规范和连续性的居民健康档案为前瞻性研究居民健康状况，探讨危险因素提供了理想的资料，可以帮助医务人员不断地回顾和积累临床管理患者的经验，了解疾病的自然史，以及评价医务人员诊治的正确性和效果。

（3）完整而系统的健康档案，有助于全面评价居民的健康问题，也可作为全面掌握居民健康状况的基本工具。为居民提供连续性、综合性、协调性和高质量的医疗保健服务，正确理解和鉴别居民或患者所提出的问题，就必须充分了解居民个人和家庭的背景资料。

（4）完整而系统的健康档案，有助于制订准确实用的卫生保健计划，合理利用卫生资源，提高基层卫生服务的管理水平。

（5）健康档案可用于评价医务人员的服务质量和技术水平，有时还可作为处理医疗纠纷的法律依据。医务人员为居民提供服务过程中的诊断、治疗、用药及临床处置正确与否都可以在健康档案中找到相关依据。

（6）健康档案中的信息资料，可作为政府和卫生管理机构收集基层医疗信息的重要渠道。也可对突发公共卫生事件的应急处理提供及时、准确的居民健康信息。

（7）居民健康档案是医学教学科研的重要参考资料。以问题为导向的健康记录，重视背景资料的作用，反映居民生理、心理、社会方面的问题，具有连续性、逻辑性，利于培养学生的临床思维和处理患者的能力，还可利用居民健康档案进行案例教学和基层卫生服务的科学研究。

2. 居民健康档案的内容　从我国实际出发，一般将居民健康档案的内容分成三个部分：

（1）个人健康档案：个人健康档案是指自然人从出生到死亡的整个过程中，其健康状况的发展变化情况以及所接受的各项卫生服务记录的总和。

个人健康档案包括两部分内容：一是以问题为导向的健康问题记录；二是以预防为导向的记录。以问题为导向的健康问题记录通常包括患者的基础资料、健康问题目录、问题描述、病程流程表、化验及检查的项目及结果、转会诊记录等。以预防为导向的记录通常包括预防接种、周期性健康检查、儿童生长与发育评价、患者教育、危险因素筛查及评价等，通过预防服务的实施，达到早期发现疾病及相关危险因素，并加以干预的目的。

（2）家庭健康档案：家庭健康档案是以家庭为单位，记录其家庭成员和家庭整体在医疗保健活动中产生的有关健康基本状况、疾病动态、预防保健服务利用情况等的文件材料。主要包括家庭的基本资料、家系图、家庭生活周期、家庭卫生保健、家庭主要问题目录及问题描述和家庭各成员的健康档案，是实施以家庭为单位的医疗保健的重要参考资料。

（3）社区健康档案：社区健康档案是记录社区自身特征和居民健康状况的资料库。以社区为单位，通过入户居民卫生调查、现场调查和现有资料搜集等方法，收集和记录反映主要健康特征、环境特征以及资料及其利用状况的信息，并在系统分析的基础上评价居民健康需求，最终达到以社区为导向，进行整体性、协调性医疗保健服务的目的。

居民健康档案管理流程　个人健康档案建立和使用流程，见图4-1。

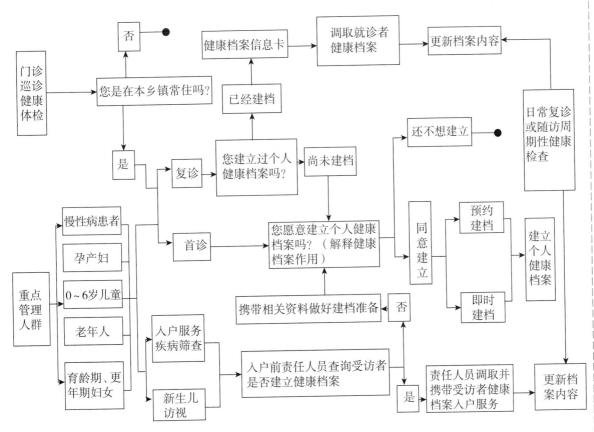

图 4-1　个人健康档案建立和使用流程图

（二）儿童健康管理

服务对象为辖区内居住的 0 ～ 6 岁儿童。服务内容如下：

1. 新生儿家庭访视

（1）正常新生儿访视：新生儿出院后 1 周内，医务人员到新生儿家中进行访视，了解出生情况、预防接种情况、新生儿疾病筛查情况等。重点询问和观察喂养、睡眠、大小便、黄疸、脐部情况、口腔发育等。为新生儿测量体温，记录出生时体重、身长，进行体格检查，同时建立《0 ～ 6 岁儿童保健手册》，填写"基本信息表"和"新生儿访视记录表"。根据新生儿的具体情况，有针对性地对家长进行母乳喂养、护理和常见疾病预防指导。如果发现新生儿未接种卡介苗和第 1 剂乙肝疫苗，提醒家长尽快补种。如果发现新生儿未接受新生儿疾病筛查，告知家长到具备筛查条件的医疗保健机构补筛。如遇异常情况酌情增加访视次数。对黄疸持续不退、体重不增或增长缓慢和患各种感染的新生儿应及时转上级医院就诊。新生儿家庭访视记录见表 4-2。

表4-2 新生儿家庭访视记录表

姓名：

编号□□□-□□□□□

性别	0 未知的性别　1 男　2 女 9 未说明的性别	□	出生日期	□□□□□□□□		
身份证号				家庭住址		
父 亲	姓名	职业		联系电话		出生日期
母 亲	姓名	职业		联系电话		出生日期

出生孕周　　周	母亲妊娠期患病情况　1 糖尿病　2 妊娠期高血压　3 其他	□
助产机构名称	出生情况　1 顺产　2 胎头吸引　3 产钳　4 剖宫　5 双多胎　6 臀位 7 其他	□/□
新生儿窒息　1 无　2 有 （Apgar 评分：1 分钟　5 分钟　不详）	□　　是否有畸形　1 无　2 有	□
新生儿听力筛查：1 通过　2 未通过　3 未筛查 4 不详		□
新生儿疾病筛查：1 甲低 2 苯丙酮尿症 3 其他遗传代谢病		□

新生儿出生体重　kg	目前体重　kg	出生身长　cm
喂养方式 1 纯母乳 2 混合 3 人工　□	*吃奶量　ml/ 次	*吃奶次数　次 / 日
*呕吐　1 无 2 有　□	*大便　1 糊状 2 稀　□	*大便次数　次 / 日
体温　℃	脉率　次 / 分钟	呼吸频率　次 / 分钟

面色 1 红润　2 黄染 3 其他	黄疸部位 1 面部 2 躯干 3 四肢 4 手足	□
前囟　cm×　cm　1 正常 2 膨隆 3 凹陷 4 其他		□
眼外观　1 未见异常　2 异常　□	四肢活动度 1 未见异常 2 异常	□
耳外观　1 未见异常　2 异常　□	颈部包块　1 无　2 有	□
鼻　1 未见异常　2 异常　□	皮肤　1 未见异常 2 湿疹 3 糜烂 4 其他	□
口　腔　1 未见异常　2 异常　□	肛门　1 未见异常 2 异常	□
心肺听诊 1 未见异常　2 异常　□	外生殖器　1 未见异常 2 异常	□
腹部触诊 1 未见异常　2 异常　□	脊柱　1 未见异常 2 异常	□
脐带　1 未脱 2 脱落 3 脐部有渗出 4 其他		□
转诊建议　1 无　2 有 原因： 机构及科室：		□
指导 1 喂养指导　2 发育指导 3 防病指导 4 预防伤害指导 5 口腔保健指导		□/□/□/□/□
本次访视日期　年　月　日	下次随访地点	
下次随访日期　年　月　日	随访医生签名	
随访机构名称		

填表说明

1. 姓名：填写新生儿的姓名。如没有取名则填写母亲姓名＋之男或之女。

2. 出生日期：按照年（4 位）、月（2 位）、日（2 位）顺序填写，如 19490101。

3. 身份证号：填写新生儿身份证号，若无，可暂时空缺，待户口登记后再补填。

4. 父亲、母亲情况：分别填写新生儿父母的姓名、职业、联系电话、出生日期。

5. 出生孕周：指新生儿出生时母亲怀孕周数。

6．新生儿听力筛查：询问是否做过新生儿听力筛查，将询问结果相应在"通过""未通过""未筛查"上划"√"。若不清楚在"不详"上划"√"。

7．新生儿疾病筛查：询问是否做过新生儿甲低、新生儿苯丙酮尿症及其他遗传代谢病的筛查，筛查过的在相应疾病上面划"√"；若是其他遗传代谢病，将筛查的疾病名称填入。

8．喂养方式：

母乳喂养　指婴儿只吃母乳，不加任何其他食品，但允许在有医学指征的情况下，加喂药物、维生素和矿物质。

混合喂养　指婴儿在喂母乳同时，喂其他乳类及乳制品。

人工喂养　指无母乳，完全喂其他乳类和代乳品。将询问结果在相应方式上划"√"。

9．"*"为低出生体重、双胎或早产儿需询问项目。

10．查体

眼外观：婴儿有目光接触，眼球能随移动的物体移动，结膜无充血、溢泪、溢脓时，判断为未见异常，否则为异常。

耳外观：当外耳无畸形、外耳道无异常分泌物，无外耳湿疹时，判断为未见异常，否则为异常。

鼻：当外观正常且双鼻孔通气良好时，判断为未见异常，否则为异常。

口腔：当无唇腭裂、高腭弓、诞生牙、口腔炎症（口炎或鹅口疮）及其他口腔异常时，判断为未见异常，否则为异常。

心肺：当未闻及心脏杂音，心率和肺部呼吸音无异常时，判断为未见异常，否则为异常。

腹部：肝脾触诊无异常时，判断为未见异常，否则为异常。

四肢活动度：上下肢活动良好且对称，判断为未见异常，否则为异常。

颈部包块：触摸颈部是否有包块，根据触摸结果，在"有"或"无"上划"√"。

皮肤：当无色素异常，无黄疸、发绀、苍白、皮疹、包块、硬肿、红肿等，腋下、颈部、腹股沟部、臀部等皮肤皱褶处无潮红或糜烂时，判断为未见异常，否则为其他相应异常。

肛门：当肛门完整无畸形时，判断为未见异常，否则为异常。

外生殖器：当男孩无阴囊水肿、鞘膜积液、隐睾，女孩无阴唇粘连，外阴颜色正常时，判断为未见异常，否则为异常。

11．指导：做了哪些指导请在对应的选项上划"√"，可以多选，未列出的其他指导请具体填写。

12．下次随访日期：根据儿童情况确定下次随访的日期，并告知家长。

　　（2）高危新生儿访视：对于低出生体重、早产、双多胎或有出生窒息、颅内出血、严重感染、重度黄疸以及出生缺陷的新生儿，进行专案管理，增加访视次数并及时记录访视情况。

　　2．新生儿满月健康管理　新生儿满28天后，结合接种乙肝疫苗第二针，在乡镇卫生院、社区卫生服务中心进行随访，建立儿童保健册。重点询问和观察新生儿的喂养、睡眠、大小便、黄疸等情况；对其进行体重、身长测量，体格检查和发育评估。对家长进行母乳喂养、维生素D的补充、疾病预防等指导。有条件的地区进行髋关节检查。筛查高危儿或营养性疾病，对筛查出的高危儿或营养性疾病的儿童建册登记，专案管理或建议转上级医疗保健机构就诊，并在保健册上做特殊标记。

　　3．婴幼儿健康管理　满月后的随访服务均应在乡镇卫生院、社区卫生服务中心进行，偏远地区可在村卫生室、社区卫生服务站进行，时间分别在3、6、8、12、18、24、30、36月龄时，共8次。有条件的地区，建议结合儿童预防接种时间增加随访次数。服务内容包括询问上次随访到本次随访之间的婴幼儿喂养、患病等情况，进行体格检查，做生长发育和心理行为发育评估，根据体格检查结果绘制生长发育监测图，并指导家长正确应用监测图。有条件地区进行髋关节检查和发育筛查。进行母乳喂养、辅食添加、心理行为发育、意外伤害预防、口腔保健、中医保健、常见疾病防治等健康指导。在婴幼儿6～8、18、30月龄时分别进行1次血常规检测。在6、12、24、36月龄时使用听力行为观察法分别进行1次听力筛查。在每次进行预防接种前均要检查有无禁忌证，若无，体检结束后接受疫苗接种。发育偏离或异常的婴幼儿和营养性疾病婴幼儿增加随访次数，专案管理，并在保健册上做特殊标记，必要时应转上级医疗机构。

表4-3　1岁以内儿童健康检查记录表

姓名：　　　　　　　　　　　　　　　　　　　　　　　　　　　　　　　　编号□□□－□□□□□

月龄		满月	3月龄	6月龄	8月龄
随访日期					
体重（kg）		上　中　下	上　中　下	上　中　下	上　中　下
身长（cm）		上　中　下	上　中　下	上　中　下	上　中　下
头围（cm）		——————	——————	——————	——————
喂养方式		1 纯母乳 2 混合 3 人工	1 纯母乳 2 混合 3 人工	1 纯母乳 2 混合 3 人工	1 纯母乳 2 混合 3 人工
体格检查	面色	1 红润 2 黄染 3 其他	1 红润 2 黄染 3 其他	1 红润　2 其他	1 红润　2 其他
	皮肤	1 未见异常　2 异常	1 未见异常　2 异常	1 未见异常　2 异常	1 未见异常　2 异常
	前囟	1 闭合　2 未闭 cm× cm	1 闭合　2 未闭 cm× cm	1 闭合　2 未闭 cm× cm	1 闭合　2 未闭 cm× cm
	颈部包块	1 有　2 无	1 有　2 无	1 有　2 无	——————
	眼外观	1 未见异常 2 异常	1 未见异常 2 异常	1 未见异常 2 异常	1 未见异常 2 异常
	耳外观	1 未见异常 2 异常	1 未见异常 2 异常	1 未见异常 2 异常	1 未见异常 2 异常
	听力	——————	——————	1 通过 2 未通过	——————
	口腔	1 未见异常 2 异常	1 未见异常 2 异常	出牙数（颗）	出牙数（颗）
	心肺	1 未见异常 2 异常	1 未见异常 2 异常	1 未见异常 2 异常	1 未见异常 2 异常
	腹部	1 未见异常 2 异常	1 未见异常 2 异常	1 未见异常 2 异常	1 未见异常 2 异常
	脐部	1 未脱　2 脱落 3 脐部有渗出 4 其他	1 未见异常 2 异常	——————	——————
	四肢	1 未见异常 2 异常	1 未见异常 2 异常	1 未见异常 2 异常	1 未见异常 2 异常
	可疑佝偻病症状	——————	1 无　2 夜惊 3 多汗　4 烦躁	1 无　2 夜惊 3 多汗　4 烦躁	1 无　2 夜惊 3 多汗 4 烦躁
	可疑佝偻病体征	1 无 2 颅骨软化 3 方颅 4 枕秃	1 无 2 颅骨软化 3 方颅 4 枕秃	1 肋串珠 2 肋外翻 3 肋 软骨沟 4 鸡胸 5 手镯征	1 肋串珠 2 肋外翻 3 肋 软骨沟 4 鸡胸 5 手镯征
	肛门/外生殖器	1 未见异常 2 异常	1 未见异常 2 异常	1 未见异常 2 异常	1 未见异常 2 异常
	血红蛋白值	————g/L	————g/L	————g/L	————g/L
户外活动		————小时/日	————小时/日	————小时/日	————小时/日
服用维生素D		————IU/日	————IU/日	————IU/日	————IU/日
发育评估		1 通过　2 未过	1 通过　2 未过	1 通过　2 未过	1 通过　2 未过
两次随访间患病情况		1 未患病　2 患病	1 未患病　2 患病	1 未患病　2 患病	1 未患病　2 患病
其他		——————	——————	——————	——————
转诊建议		1 无 2 有 原因： 机构及科室：	1 无 2 有 原因： 机构及科室：	1 无 2 有 原因： 机构及科室：	1 无 2 有 原因： 机构及科室：
随访结果		——————	——————	——————	——————
指导		1 科学喂养 2 生长发育 3 疾病预防 4 预防意外伤害 5 口腔保健	1 科学喂养 2 生长发育 3 疾病预防 4 预防意外伤害 5 口腔保健	1 科学喂养 2 生长发育 3 疾病预防 4 预防意外伤害 5 口腔保健	1 科学喂养 2 生长发育 3 疾病预防 4 预防意外伤害 5 口腔保健
下次随访日期		——————	——————	——————	——————
随访机构名称		——————	——————	——————	——————
随访医生签名		——————	——————	——————	——————

填表说明

1. 填表时，按照项目栏的文字表述，将在对应的选项上划"√"。若有其他异常，请具体描述。"——————"表示本次随访时该项目不用检查。

2．体重、身长：指检查时实测的具体数值。并根据卫计委选用的儿童生长发育参照标准，判断儿童体格发育情况，在相应的"上""中""下"上划"√"。

3．体格检查

（1）满月：皮肤、颈部包块、眼外观、耳外观、心肺、腹部、脐部、四肢、肛门／外生殖器的未见异常判定标准同新生儿家庭访视。满月及3月龄时，当无口腔炎症（口炎或鹅口疮）及其他口腔异常时，判断为未见异常，否则为异常。

（2）3、6、8月龄：

皮肤：当无皮疹、湿疹、增大的体表淋巴结等，判断为未见异常，否则为异常。

眼外观：结膜无充血、溢泪、溢脓判断为未见异常，否则为异常。

耳外观：当外耳无湿疹、畸形、外耳道无异常分泌物时，判断为未见异常，否则为异常。

听力：6月龄时使用行为测听的方法进行听力筛查。检查时应避开婴儿视线，分别从不同的方向给予不同强度的声音，观察孩子的反应，大致地估测听力正常与否。

口腔：3月龄时，当无口腔炎症（口炎或鹅口疮）及其他口腔异常时，判断为未见异常，否则为异常，6和8月龄时按实际出牙数填写。

心肺：当未闻及心脏杂音，肺部呼吸音也无异常时，判断为未见异常，否则为异常。

腹部：肝脾触诊无异常，判断为未见异常，否则为异常。

脐部：无脐疝，判断为未见异常，否则为异常。

四肢：上下肢活动良好且对称，判断为未见异常，否则为异常。

可疑佝偻病症状：根据症状的有无在对应选项上划"√"。

可疑佝偻病体征：根据体征的有无在对应选项上划"√"。

肛门／外生殖器：男孩无阴囊水肿，无睾丸下降不全；女孩无阴唇粘连，肛门完整无畸形，判断为未见异常，否则为异常。

4．户外活动：询问家长儿童在户外活动的平均时间后填写。

5．服用维生素D：填写具体的维生素D名称、每日剂量，按实际补充量填写，未补充，填写"0"。

6．发育评估：按照"儿童生长发育监测图"的运动发育指标进行评估每项发育指标至箭头右侧月龄通过的，为通过。否则为不通过。

7．两次随访间患病情况：填写上次随访（访视）到本次随访（访视）间儿童所患疾病情况，若有，填写具体疾病名称。

8．指导：做了哪些指导请在对应的选项上划"√"，可以多选，未列出的其他指导请具体填写。

9．下次随访日期：根据儿童情况确定下次随访日期，并告知家长。

4．学龄前儿童健康管理 为4～6岁儿童每年提供一次健康管理服务。散居儿童的健康管理服务应在乡镇卫生院、社区卫生服务中心进行，集体儿童可在托幼机构进行。服务内容包括询问上次随访到本次随访之间的膳食、患病等情况，进行体格检查，生长发育和心理行为发育评估，血常规检测和视力筛查，进行合理膳食、心理行为发育、意外伤害预防、口腔保健、中医保健、常见疾病防治等健康指导。在每次进行预防接种前均要检查有无禁忌证，若无，体检结束后接受疫苗接种。发现生长发育偏离或异常的儿童应进行营养性疾病管理或转上级医疗机构。

5．健康问题处理

（1）高危儿管理：对于早产儿、低出生体重儿、出生窒息、颅内出血、严重感染、惊厥、重度黄疸以及出生缺陷的患儿，在0～3岁之间进行高危儿管理，专案登记，根据病情增加随访次数，进行发育筛查和发育评估，指导早期干预，如病情无明显好转，应及时转诊至上级医疗机构。高危儿随访至2周岁，如果神经运动、精神心理发育已达到同龄足月儿正常范围，即给予结案，转入正常儿童系统管理；未达同龄足月儿水平者，继续专案管理，直至3周岁，同时根据当地资源，提供干预、教育等服务。

（2）营养性疾病管理：对健康管理中发现的有营养不良、贫血、维生素D缺乏性佝偻病、单纯性肥胖等营养性疾病的儿童应当列入专案管理，根据病情增加随访次数，分析病因，制订治疗方案，给予药物治疗、营养指导等针对性干预措施，如病情无明显好转，应及时转送上级医疗机构做进一步诊断与治疗，转诊时应填写转诊单，并追踪诊治结果。对口腔发育异常（唇腭裂、高腭弓、诞生牙）、龋齿、视力异常或听力异常儿童应及时转诊。在接受干预治疗后，营养性疾病症状和阳性体征减轻或消失，符合好转或痊愈指标应及时结案，并按要求详细登记表册。

第三节 社区健康促进

一、社区健康教育与健康促进的概念和关系

（一）健康教育与健康促进的概念

20世纪70年代以来，医学科学已从单纯的技术服务发展为技术服务与知识服务并重，作为卫生知识传播的重要领域，健康教育与健康促进越来越受到社会的重视。世界卫生组织在2002年的世界卫生报告中，将改变人们的行为定位作为当前减少疾病风险的最重要策略，改变人们相关行为的任务必须通过健康教育与健康促进的实践去实现已成为人们的共识。

1. 健康教育 健康教育（health education）是通过有计划、有组织、有系统的社会和教育活动，促进人们自愿地改变不良的健康行为和影响健康行为的相关因素，消除或减轻影响健康的危险因素，预防疾病，促进健康和提高生活质量。主要措施是以调查研究为前提，进行健康信息传播和行为干预。

健康教育的核心问题是促使个体或群体改变不健康的行为和生活方式，尤其是组织的行为改变。诚然，改变行为与生活方式是艰巨的、复杂的过程。要改变行为必须增进健康行为的相关因素，如获得充足的资源、有效的社区开发和社会的支持以及自我帮助的技能等；此外还要采取各种方法帮助群众了解他们自己的健康状况并做出自己的选择，以改善他们的健康，而不是强迫他们改变某种行为。所以健康教育必须是有计划、有组织、有系统的教育过程，才能达到预期的目的。

健康教育是连续不断的学习过程，一方面是通过人们自我学习或相互学习取得经验和技能，另一方面是通过有计划、多部门、多学科的社会实践获取经验。健康教育活动已经超出了保健的范畴，涉及整个卫生体系和卫生服务的开展以及非卫生部门（如农业、教育、大众媒介、交通和住房等许多涉及卫生问题的部门）。因此健康教育不仅是教育活动也是社会活动。

迄今为止，仍有不少人把健康教育与卫生宣传等同起来，无疑，通过信息和教育提供基本知识与技能来武装个体、家庭和社区，使其做出更健康的选择是十分必要的，但当个体和群体做出健康选择时，更需要得到物质的、社会的和经济环境的支持，没有这些条件要改变行为是困难的。因此卫生宣传仅是健康教育的重要手段，如果我们不能有效地促使群众积极参与并自觉采纳健康行为，这种健康教育是不完善的。例如仅仅告诉群众什么是健康行为，这不是健康教育，健康教育应提供改变行为所必需的条件，以促使个体、群体和社会的行为改变。

2. 健康促进 健康促进（health promotion）的概念要比健康教育更为广义。健康促进的定义较多，但目前国际上比较公认的有两个。其一是1986年在加拿大渥太华召开的第一届国际健康促进大会发表的《渥太华宪章》中指出的："健康促进是促使人们提高、维护和改善他们自身健康的过程。"该定义表达了健康促进的目的和哲理，也强调了范围和方法。另一定义是劳伦斯·格林（Lawrence W. Green）教授提出的："健康促进是指一切能促使行为和生活条件向有益于健康改变的教育与生态学支持的综合体"。其中所提的教育是指健康教育，生态学是指健康与环境的整合，其主要特征是人类物质社会环境和与其健康息息相关的自然环境。健康促进的显著特点是：

（1）强调参与意识和自我卫生保健，促进广大群众自觉、主动地追求健康，增加健康投资，提高生活质量。

（2）强调自然与社会环境的综合治理，改善预防性卫生服务，促进人群的健康。

（3）强调政府立法、行政干预，以及社会各方面的协调和共同努力。

（二）健康教育与健康促进的关系

健康教育需要健康促进的指导和支持，行为的改变需要一定的环境和条件，仅依靠信息传播不能达到改善行为的目的，它必须是一种系统的社会活动，因此，健康促进的理论为健康教育提供指导与支持。健康促进需要健康教育推动和落实，健康促进战略及活动的开展，必须依靠具体的健康教育活动的开展来推动。健康促进内容明确，是在健康教育的基础上，进一步从组织、政治、经济和法律等方面提供支持，使其行为的改变持久并带有约束性，它要求全社会共同参与和多部门的合作。

健康教育与健康促进都有特定的工作目标，有特定的目标人群，有具体的信息内容，有一套完整的工作方法；健康教育与健康促进是双向的，既有健康信息的传递，也有受传者对信息接收的反馈；活动都有科学的实施过程和严格的评价体系，要形成完整的项目周期；已逐步形成了较为完整的理论与方法体系。

可以说，健康促进是健康教育的发展，而健康教育是健康促进的基础。

二、健康促进的活动领域和基本策略

1. 健康促进的 5 个活动领域　1986 年在渥太华召开的首届国际健康促进大会发表了重要的文献——《渥太华宪章》，明确指出健康促进涉及的 5 个活动领域。

（1）制定能促进健康的公共政策：健康促进已超出了卫生保健的范围，将健康提高到各个部门、各级政府和组织的决策者的议事日程上，使他们了解其决策对健康的影响，从而制定出更有利于健康的政策与法规。

（2）创造支持性环境：健康促进必须创造一个安全、满意的和愉快的生活和工作环境，以保证环境有利于健康的发展。

（3）加强社区的行动：充分发挥社区的力量，挖掘社区资源，使其积极有效地参与，充分认识自己的健康问题，并提出解决的办法。

（4）发展个人技能：使群众更有效地维护自身的健康和他们生存的环境，并做出有益于健康的选择。

（5）调整卫生服务方向：健康促进在卫生服务中的责任是要求个人、社区组织、卫生专业人员、卫生服务机构和政府共同承担，他们必须共同工作以满足健康的需要。这就要求卫生部门不仅是提供临床治疗服务，而且必须坚持健康促进的方向，为全人群的健康服务。

2. 健康促进的基本策略

《渥太华宣言》明确了健康促进的 3 个基本策略，即倡导、促成与协调。

（1）倡导（advocacy）：是指通过社会舆论和行动，就某一议题获得社会的接纳、政策的支持以及政治承诺，是一种有组织的个体及社会的联合行动。为了创造有利于健康的社会、经济、文化和环境条件，要倡导政策支持，开发领导，争取获得政治承诺；倡导社会对各项健康举措的认同，激发社会对健康的关注以及群众的参与意识；倡导卫生及相关部门提供全方位的支持，最大限度地满足群众对健康的愿望和需求。

（2）促成（enabling）：是指健康促进工作者以增权的方式与服务对象个体或群组一起共同采取行动的过程。所谓增权（empowerment）是指通过积极参与从而让人们增强自我决策、排除障碍和采取行动的能力，来改变影响他们自身健康的因素和促进健康的过程。它包括个体及人际水平、组织水平和社区水平三个层面。在健康促进中，个人、组织、社区通过这一过程表达他们的需求，在参与决策中阐明他们的想法，并参与实现他们的政治、社会和文化的行动。在这个过程中无论是社区、组织还是个人的健康权利都不断提升。

（3）协调（mediation）：是指利益冲突各方围绕促进和保护健康而妥协的过程。健康促进涉及卫生部门、社会其他经济部门、政府、非政府组织（NGO）、社会各行各业和社会各界人士、社区、家庭和个人。在改善和保护健康的健康促进活动中必须使个体、社区及相关部门等各利益相关者之间协调一致，组成强大的联盟和社会支持体系，共同协作实现健康目标。健康促进要运用倡导、促成、协调的策略，实现其目标，但从健康促进的内涵可以看出，健康促进涉及各级各类行业和部门，各方面的人群，因此，社会动员是其最基本也是最核心的策略。

三、健康相关行为及干预

1. 健康相关行为　在健康危险因素中，行为因素是影响健康的主要因素。无论在国外还是国内，对主要死亡疾病进行分析时，行为因素的相关死因占主要地位。在预防医学中，把人类个体或群体与健康和疾病有关的行为统称为健康相关行为（health related behavior）。按对健康的影响性质分为两类：一类是促进健康的行为（health behavior），另一类是危害健康的行为（risk behavior）。行为因素对健康的影响是自创性的、可以改变的，所以预防和改变不良行为，提倡积极的健康行为对促进人类健康起到巨大作用。

促进健康的行为是指个体或群体表现出的在客观上有利于自身和他人的一组行为。它包括以下含义：其一这些行为必须与个人和社会的健康期望相一致；其二要表现的相对明显，即有一定的强度；其三，一般表现稳定，有一定的持续时间。常见的促进健康行为包括：

（1）基本健康行为：指一系列个人日常生活中的健康行为，如饭前便后洗手的习惯。

（2）预警行业：指防止事故发生和事故发生后正确处理的一类行为。如传染病的预防，车祸发生时的自救和他救。

（3）保健行为：指正确、合理应用医疗保健服务，如预防接种、定期体检。

（4）避开不良环境危害的行为：如不带或少带小孩到公共场所，不去空气不流通的公共场所。

（5）戒除不良嗜好的行为：如吸烟、酗酒、乱用药物，药物滥用等。

危害健康的行为是指偏离个人、他人乃至社会所期望的方向上表现出来的一组行为。它主要表现为：第一，危害性。该行为对已、对人、对社会健康有直接或间接的危害作用；第二，稳定性。该行为对健康的危害需要有一定的作用强度和保持相当的时间；第三，该行为是在后天生活中习得的。常见的危害健康的行为包括：

（1）不良的生活方式和生活习惯：如吸烟、酗酒、静坐不活动、高盐高脂饮食、不良饮食习惯、生活紧张度过高等，与心血管疾病、肿瘤、早衰有着密切关系。

（2）致病行为模式：如 A 型、C 型行为模式。有研究表明，A 型行为者冠心病的发生率、复发率、死亡率均显著高于非 A 型行为者；C 型行为者宫颈癌、胃癌、结肠癌、肝癌、恶性黑色素瘤高于其他人 3 倍左右。

（3）不良疾病行为：可能发生在从个体感知有病到疾病康复全过程的任何阶段。如疑病、恐惧、讳疾忌医、不及时就诊、不遵从医嘱、迷信、自暴自弃等。

（4）违反社会法律、道德的行为：这些行为既直接危害个体健康，又严重影响社会健康和社会安定，如吸毒、性乱等。

2. 吸烟控制　吸烟可导致多种疾病，包括癌症、心血管、呼吸、生殖和消化等系统疾病。与吸烟有关的前 3 位死亡原因为慢性阻塞性肺病、肺癌和缺血性心脏病。调查表明，吸烟者平均寿命较不吸烟者缩短 10 年。烟草危害有四个阶段：吸烟率缓慢上升期、吸烟率急剧上升达高峰期、吸烟率下降但死亡率升高期和死亡率缓慢下降期。中国目前有 3.5 亿烟民，正处于吸烟率高峰期，如不加控制，很快将进入死亡率升高期。因此吸烟控制已逐步被列入人们的日程。

（1）全球控烟趋势：吸烟是目前影响人类健康的最主要的、可预防的危险因素。1964 年美国公众卫生局发表报告认为"吸烟是人类的杀手"，引起全国震动；1969 年世界卫生组织下属的泛美卫生组织指导委员会、美洲区域委员会及欧洲区域委员会通过了关于控制吸烟的决议，开始推动世界性的控烟工作；先后以"烟草与健康"为主题通过了 17 个决议；自 1980 年起，将每年的 5 月 31 日定为"世界无烟日";1996 年在第 44 届世界卫生大会上 191 个成员国达成了建立世界《烟草控制框架公约》的协议;1999 年第 52 届世界卫生大会通过决议,着手制定《烟草控制公约》及相关议定书,同时决定将成立由所有成员国参加的政府间谈判机构和框架公约工作组。我国每年围绕世界无烟日开展一次反吸烟宣传活动;1994 年通过的广告法,明令禁止在公共媒体和公共场所做吸烟广告;1997 年北京第十届世界健康和烟草大会上,我国政府向世界做出"大力劝阻吸烟、完善控烟法规、促进人民健康"的庄严承诺;2003 年底全球签署了权威的《国际控烟框架公约》。

(2)戒烟策略与措施:执行有关政策和创建控烟的社区环境,如公共场所禁烟法规的执行、限制向青少年售烟,扩大无烟场所等;加强健康教育,如大众媒体宣传、控烟动态报道、发放戒烟材料、控烟知识竞赛等;改变个人行为和提高个人技能,如戒烟技巧的介绍、相关人员控烟技能教育;争取政府和非政府组织的支持,争取有影响力的公众人物、医生、教师、烟民的广泛支持与参与;开展无烟家庭、无烟单位、无烟场所、无烟日活动。

(3)临床场所戒烟策略与措施:吸烟具有成瘾性而被看作一种慢性病,需要提供反复的干预措施,医务人员特别是临床医生有许多接触吸烟者的机会,是进行戒烟干预的最佳人选,因此临床医生在提供临床预防服务时,应根据求医者吸烟状况及戒烟意愿的评价将他们分为四种人并给予相应的干预措施。

①现吸烟并愿意尝试戒烟的人:包括快速干预和强化干预两大类。

快速干预:常用 5A 戒烟法(表 4-4),可由医务人员在日常诊所环境下进行戒烟干预。戒烟快速干预中,除了提供咨询、随访服务外,所有吸烟者只要没有禁忌证,都应鼓励使用戒烟药物治疗。

表 4-4 5A 戒烟法

内容	项目	要求
吸烟情况	询问(ask)	每一个患者每一次就诊时,最好使用统一的记录系统
戒烟	建议(advice)	用清晰的、强烈的、个性化的方式,敦促吸烟者戒烟
戒烟意愿	评估(assess)	明确吸烟者戒烟的意愿
尝试戒烟	帮助(assist)	确定开始戒烟日期、制订戒烟计划、选择适当的戒烟方法、提供戒烟科普材料和电话咨询等
随访	安排(arrange)	随访时间最好 6 个月,至少在开始戒烟后的第一周随访一次

强化干预:戒烟干预的强度与戒烟效果之间有明显的剂量反应关系,因此医务人员应尽量为愿意戒烟者提供戒烟强化干预服务。强化干预的标准为:为吸烟者提供 4 次或 4 次以上的干预服务,包括咨询、行为干预、药物等,每次持续 10min 以上,与吸烟者接触的总时间在 30min 以上。治疗生理依赖(躯体依赖)方法:戒烟药物治疗;心理依赖方法:心理支持;烟草依赖治疗最佳方案:药物和行为治疗结合。WHO 建议:一线戒烟药物包括尼古丁替代疗法的相应制剂,如尼古丁贴片、咀嚼胶、鼻喷剂、吸入剂和舌下含片以及盐酸安非他酮。伐尼克兰(Varenicline)在美国已被列为一线用药。在一线药物无效的情况下,临床医生可采纳二线药物,如可乐定等(但临床已基本不用)。

②针对不愿意戒烟的快速干预策略与措施:对于不愿意戒烟的人,戒烟的目的是帮助他们提高戒烟的动机。可归纳为 5 个"R"(表 4-5)。

表4-5 提高戒烟动机的快速干预策略及措施——5R 法

项目	要求
相关性（relevance）	鼓励自己指出自忆戒烟的相关理由或原因
危险性（risks）	鼓励吸烟者说出吸烟的危害性，强调与患者最相关的危害部分，并指出戒烟是避免不良后果的唯一途径
益处（rewards）	鼓励吸烟者说出戒烟可获得的潜在益处
障碍（roadblocks）	说出阻碍其戒烟的理由，并告之解决问题的方法
反复（repetition）	在无戒烟意愿的吸烟者每次看病时都反复进行

③针对已戒烟者的快速干预策略及措施：主要目的是预防复吸，包括向每一个戒烟者的成功祝贺并鼓励继续戒烟，谈戒烟后的感受，鼓励戒烟者讨论戒烟的各种益处、所取得的成功、保持不吸烟所遇到的问题并给予解决。

④针对从未吸烟者的快速干预措施：给予表扬并鼓励继续远离烟草。

我国北京、上海、广州等地的一些医院已把控烟作为医院的日常工作，有许多好的经验。医院的所有工作人员可通过简短询问了解患者吸烟状况、动机，鼓励其戒烟，再将吸烟者转诊给专业人员，以便进行后续治疗。在患者入院时主管医生协助患者填写控烟表格，解说吸烟的危害，并且发放戒烟宣传手册。另外，组织健康沙龙，利用院内媒体循环播放控烟宣传片，向医生、患者和家属普及控烟知识，加大监控和检查力度、发现吸烟者即劝阻其吸烟，也能够减少患者吸烟频率和吸烟量。

5A 和 5R 的方法不仅是在实践中行之有效的临床场所戒烟干预方法，也是行为改变理论在实践中的应用。5A 戒烟法这一完整的临床戒烟干预流程，其中的 assess 步骤强调通过评价吸烟者的戒烟意愿决定采取的干预措施正是行为改变阶段模式的体现；而对于没有戒烟意愿的吸烟者，5R 的动机干预正体现健康信念模式的五个关键因素：疾病的严重性、疾病的易感性、行为的有效性、行为改变的障碍以及自我效能。

3．体力活动促进

（1）静坐生活方式的危害：静坐生活方式是指在工作、家务、交通行程期间或在休闲时间内，不进行任何体力活动或仅有非常少的体力活动，与慢性病年轻化及高死亡率密切相关，成为当今慢性病发生第一独立危险因素，是导致全球死亡的第 8 位主要危险因素。由于城市化、现代化，缺乏体力活动的现象已相当普遍，人群中有 11%～24% 的人属于静坐生活方式，还有 31%～51% 的人体力活动不足。因此减少静坐生活方式、增加体力活动及体育锻炼，已成为慢性病防治的重点。

静坐生活方式者如果同时又进食高能量膳食，最直接的后果就是引起体重增加及代谢紊乱，进而导致肥胖、血胆固醇及血糖水平升高。肥胖、高血胆固醇及血糖升高作为主要危险因素导致心脑血管疾病、糖尿病、乳腺癌、结肠癌等慢性病的大量发生。有数据显示，22% 的冠心病、11% 的缺血性卒中、14% 的糖尿病、10% 的乳腺癌、16% 的大肠癌都是缺乏体力活动所致。除此之外，缺乏体力活动还会导致骨质疏松、情绪低落、关节炎等疾病，也会引起生活质量下降、寿命缩短等后果。

（2）体力活动（physical activity）对健康的促进作用：体力是指包括在工作、家务、交通行程期间或在休闲时间内由骨骼肌活动所引起的、能消耗能量的任何身体运动。美国卫生总署（USSG）1996 年推荐的标准是："每个成年人在一周的每一天或几乎每天都应该有累计 30min 的中等强度的体力活动"；若以控制体重为目的，特别是从事静坐职业者，则"一周的每一天都要有 60min 的体力活动"。适度的体力活动可以解除紧张，可以消耗多余的能量，避免过多的能量转化为脂肪，从而降低血脂，而血脂的降低提高血液中纤维蛋白的溶解活性，防止血小板和血栓的形成；体力活动有助于降低血压，还能使微血管扩张，冠状动脉扩张并促进侧支循环的开放，增加心肌对缺氧的耐受力。

（3）体力活动促进的策略及措施：①环境、政策干预：促使人们能方便使用体力活动场所及获得相关信息。市政和城建部门在城市规划和建设中要考虑建设合适的人行道和公园，以及在居民区建设体育活动点，使人们能比较方便地步行和到公园进行体育锻炼，或在自己的居住区使用安全的体育锻炼器材来健身。②信息策略与措施：全社区信息宣传运动，楼梯口、电梯旁定点宣传鼓励人们爬楼梯。③行为与社会策略及措施：包括纳入教学计划的学校体育课程；社区内建立社会支持干预；个体化的健康行为改变，主要通过临床医生的指导来完成。具体内容包括：结合患者的病史进行风险性评估，以确定是否会因体育锻炼导致一些健康的风险；从患者的实际出发，确定具体的锻炼目标，包括每次锻炼的时间、每周的次数、锻炼的项目（如散步、打太极拳等）；让患者测评自己能实现所确定目标的自信心；选择合适的方式以保证能有规律而长期坚持进行下去；定期随访和评估，以便及时发现和解决出现的问题，并督促长期坚持下去。

体力活动的促进应坚持因人而异、循序渐进、活动适量的原则，一般以有氧运动为宜。

1996 年，美国运动医学会、美国国家疾病预防控制中心要求所有美国人每天进行 30min 中等强度活动，同时还设计了促进健康的体力活动金字塔，提出了一种理想、循序渐进并按周安排的活动目标。金字塔的第一步，要求静态生活者起始目标是一日内有常规的 30min 生活运动；第二步是增加规则的文娱和闲暇的体力活动，为促进心脏和呼吸系统耐力所进行的有氧运动的内容；如走路、慢跑、体操等，每周 3～5 次；第三步是每周 2～3 次的柔韧和力量性的训练（对于中老年人和有心血管病风险因素者，在开始某些较为剧烈的运动前，应有医生指导），包括定期开发新的活动，树立坚持一生运动的计划；尽量少坐在静态生活（如看电视和电脑工作等）的塔尖上。健身活动的主要方式是：有氧运动，包括大肌肉群、规则、重复的方式，每周 3～5 次，最好每天一次，每次持续 30～60min，强度达到 50% 最大吸氧量左右，每次活动的能量消耗为 240～300 千卡，保持一定的活动量和强度。

实验表明，一日内增加 30min 的中等强度活动量，相当于消耗 150～400 千卡的热量，活动量也可以分成 3 次，每次以 10min 累计，而活动方式可采取走路、慢跑、游泳、爬山、骑车、上下台阶、室内或庭院内活动为宜。实验表明，采取中等运动量者，患冠心病的危险度仅为 0.63；而每天活动 2h 者，患冠心病的相对危险并未能进一步减少。这提示中等运动量的健康效益较为理想。

四、社区健康促进项目的计划与实施

社区健康促进根据以需求为导向的原则，强调社区要根据各自的需要确定健康问题的重点，寻找解决问题的方法，并根据自己的资源情况制定适合自己的健康项目，同时在执行过程中加强评价。无论拟开展的项目如何，基本步骤包括社区动员、社区诊断、实施、监测与评价五个连续的阶段。其中任何步骤都离不开"社区参与"，它贯穿于社区预防服务计划的始终。

（一）社区动员

社区动员（community mobilization）是指通过发动社区群众的广泛参与，让他们依靠自己的力量实现特定社区健康发展目标的群众性运动，它是社区预防服务成功与否的基础。因此要解决社区存在的主要健康问题，要宣传动员那些在社区家庭中起关键作用的人，让他们了解社区预防服务的目的并通过自身的积极参与，促进社区健康的发展。

社区动员的目的是：①使社区人群主动参与社区预防服务项目的整个管理过程，包括需求评估、计划、实施、评价的过程；②获得社区预防服务工作所需要的资源；③建立强有力的行政和业务技术管理体系。

社区动员的意义在于使社区预防服务成为社区活动的一部分，使社区预防服务得到可持续的发展，让其贯穿于整个预防服务的始终。社区动员的对象包括：社区领导、社区的关键人物、医务人员、非政府组织、普通居民等。

（二）社区诊断

1．社区诊断的概念　社区诊断（community diagnosis）是指社区卫生工作者通过一定的定性与定量的调查研究方法，收集必要的资料，通过科学、客观地分析确定并得到社区人群认可的该社区主要的公共卫生问题及社区现有资源状况，为社区预防服务计划的制订提供科学依据。

2．社区诊断的目的　社区诊断是开展社区卫生服务工作中非常重要的一步，是制订社区预防服务计划和开展社区预防服务工作的基础与前提。摸清本社区人群的基本健康状况，得出影响本社区居民健康的主要问题，确定解决的健康问题，制订切实可行的社区预防服务计划，治理社区卫生问题，最终达到促进人群健康的目的。具体目的包括：①确定社区的主要公共卫生问题；②寻找造成这些公共卫生问题的可能原因和影响因素；③确定本社区预防服务要解决的健康优先问题与干预重点人群及因素；④为社区预防服务效果的评价提供基线数据；⑤为社区其他工作打下基础。

3．社区诊断的步骤　一般可分为四个步骤：确定所需要的信息；收集信息；分析信息；做出诊断。

（1）确定所需要的信息

①人口学信息：人口数、性别、年龄构成；流动人口的数量及比例；文化程度、民族、职业、就业状态、抚养人口；人口增长率；人口构成情况的变化等。

②卫生信息：包括卫生结构的数量、性质；卫生服务的提供和利用情况；居民的健康状况及主要健康决定因素等。

③背景信息：包括自然资源，社区类型（居民社区、企业社区、城市社区、农村社区），地形、地貌、地理位置，风俗习惯，经济状况，交通、通讯情况等。

④相关机构：社区中的政府机构、民间团体、学校、幼儿园等。

（2）收集信息

①利用现有资料：利用统计报表、经常性工作记录、做过的调查研究报告等。

②专项调查：包括定性调查和定量调查。

定性调查是指通过观察、询问和分析资料等途径，找出人们做好了什么？知道什么？在想什么以及有什么感受，是一类非常重要的研究方法。定性调查有三种收集资料的方法，包括：深入、非限制性地访谈，直接观察，书面文字资料。访谈资料能反映被访谈者实际经历、观点、感情和知识的原话；观察资料是有关人们的活动、行为、动作，各种人际交流和组织改变过程的详尽描述资料。常用的定性调查方法包括：个体访谈、社区论坛、选题小组讨论、焦点组讨论、现场观察等方法。

定量资料的收集主要通过抽样调查或普查来完成。常用方法包括：一对一询问调查、信函调查、电话调查、自填问卷调查。

以上各种方法各有优缺点，可根据调查目的、调查对象的实际情况而选择不同的调查方法。

③通过研究档案资料和相关文献，获得有助于社区预防服务项目的资料。

（3）分析信息：对收集到的资料，先评价数据的可靠性，并根据分析目的进行整理。在评价可靠性时，应注意从以下几方面进行评价：注意不同年代资料选择的诊断标准是否一致；原收集资料的目的与本次社区诊断目的是否一致；有无缺失指标或数据；资料是否完整；资料的代表性等。对定量资料应从调查表设计、调查员质控、应答者态度、调查环境控制四个方面入手；对定性资料注意从访谈对象的态度与合作程度、访谈环境、主持人访谈技巧及记录的质量等方面来评价资料的质量。

根据分析目的、资料的性质来进行分析，主要包括描述分析和推断分析。具体见有关统计章节。

（4）做出诊断：通过资料分析，做出社区诊断，将社区存在的问题报告不同部门或阶层。诊断时需明确下列问题：社区内主要的健康问题有哪些？有关健康问题的高危人群是谁？卫生服务的可及性及覆盖面怎样？卫生服务的组织与管理方式、效率如何？准备采取的干预策略及措施是什么？

明确诊断后，写出诊断报告。报告原则及内容如下：

报告原则：问题尽可能详尽，采用形象、生动的方式，让尽可能多的人了解情况，不同的对象用不同的方法。

报告内容：社区基本情况（包括人口、卫生、教育、环境）；调查内容；调查方法；调查人群；调查结果与分析；发现的问题及原因；解决问题的策略和方法（对主要问题提出建议）。

一份较完整的社区诊断，应明确以下几个问题：了解社区人群的健康需要和需求，确定主要的健康问题，找出这些问题的主要原因及影响因素，根据社区居民的健康状况、意愿和社区资源，确定社区预防服务优先解决的健康问题，为社区预防服务项目评估提供基本数据和对照资料。

（三）计划的制订

以社区诊断所获得的信息为基础，确定其中需优先解决的健康问题，然后设定出解决优先问题的目标、策略和方法。

1. 明确社区健康问题及优先顺序　大多数社区不具备同时解决所有人群所有健康问题的人力、物力和财力，所以必须针对某些重要的健康问题，集中有限的资源重点解决其中一个或几个问题。在确定健康问题的优先顺序时从以下两方面考虑：一是问题的重要性，问题的重要性可根据该问题对死亡、疾病、费用损失、社会负担、涉及的人群、对干预措施的敏感度及干预后的效果等因素加以判断；二是问题的可改变性，是指影响健康问题的因素是否可以改变，一般行为因素的可改变性较强。对健康问题，其重要性越强，影响因素的可改变性越大，该问题越应优先解决；而对于重要但影响因素可改变性小的问题，或不太重要但影响因素可改变性大的问题，则需要在条件成熟后再解决。

2. 确定目标人群和预期目标　将社区诊断资料与当地或全国水平相比较，了解社区内是否存在最大危险因素、最严重健康问题的人群，这些人应成为该社区预防服务的目标人群。确定目标人群后，确定预期目标，即解决社区健康问题预期达到的标准。预期目标应明确具体、有时限性、改变量，并符合社区居民的实际情况且合理可行，如社区体力活动促进项目，目标人群为40～60岁社区居民，目标是利用3年时间，每周坚持锻炼3次，每次坚持30min等中等强度体力活动的人数构成比提高20%。

3. 找出实现目标的策略和措施　当明确了社区健康主要问题及优先顺序、确定了目标人群及目标之后，需要研究实现该目标应采取哪些策略及措施。在探讨策略与措施的过程中，应注意多阶层、多部门共同讨论，根据社区现有资源和项目所需资源，以尽可能覆盖最大人群且费用低、效果好为原则策略指导具体执行措施。如社区控制吸烟项目的措施：发放宣传材料，专题讲座开展健康教育，了解吸烟的危害及介绍戒烟的方法，公共场所设立醒目标志，禁止向未成年人售烟，禁止各种烟草广告，设立无烟区、吸烟区等。

（四）计划的实施

社区预防服务计划的实施涉及人员广泛，需落实到细致的活动，包括资金、人力、时间、设备等的管理。在具体实施时，从以下几个方面开展工作：一是及时将社区预防服务计划发放到相关部门责任人，强调他们承担的具体任务和目标要求，履行职责；二是督促各部门和负责人按照计划时间表开展工作，确定项目进程；三是及时沟通、鼓励和阶段性总结，使相关人员及部门获得认可，从而更积极地投入工作。

（五）评价

社区预防服务项目的监测和评价是整个项目的重要组成部分，它贯穿于项目的每一个阶段之中，其目的是通过监测了解各阶段活动的进展情况是否达到了项目的预期目标和效果，也可通过评价发现计划和实施措施中不合理的内容，以便及时调整，确保项目成功。评价类型包括过程评价和效果评价，过程评价的目的是确保计划项目的实施，关注项目进程、有关责任人履职情况、实施者是否按计划执行措施、服务对象是否真正获益；效果评价是评价项目是否达到了设置的目标，即社区预防服务项目是否产生了作用、是否实现了目标。

评价本身不是目的，而是进一步改进和调整项目的活动，用成功的信息鼓励参与者，使更多的人投入到干预活动中来。因此，对分析结果做出合理解释，向有关人员和部门报告，才可以使整个社区预防服务项目得到进一步改进和提高，才能使社区预防服务有效、持续地开展。

本章小结

社区卫生服务是现代医学服务模式转变的一个重要标志，是初级卫生保健的具体体现，主要内容包括社区健康教育和健康促进、社区预防、社区康复、社区医疗、慢性病的防治和管理、计划生育技术指导。社区预防服务是以健康为中心、社区为范围、全人群为对象的综合性健康促进与疾病预防服务，包括卫生信息管理、健康教育、传染病防治、慢性非传染性疾病防治、精神卫生、妇女保健、儿童保健、老年保健、残疾康复、计划生育技术服务。社区预防服务根据以需求为导向的原则，强调社区要根据各自的需要确定健康问题的重点，寻找解决问题的方法，并根据自己的资源情况制定适合自己的健康项目，同时在执行过程中加强评价。做好社区预防服务的基本步骤包括社区动员、社区诊断、实施、监测与评价五个连续的阶段。

健康管理是对个体或群体的健康进行全面监测、分析、评估、提供健康咨询、指导以及对健康危险因素进行干预的全过程，它通过生活方式管理、需求管理、疾病管理这三个主要策略及灾难性病伤管理等其他策略以充分调动个体、群体及整个社会的积极性，有效地利用有限的资源达到最大的健康效果。居民健康档案是医疗卫生保健服务中不可缺少的工具，是居民健康管理过程规范和科学的记录。健康档案以居民个人健康为核心，贯穿整个生命过程，涵盖各种健康相关因素，实现多渠道信息动态收集，是满足居民自我保健和健康管理、健康决策需要的信息资源。健康促进是健康教育的发展，而健康教育是健康促进的基础，健康促进通过五个活动领域（制定能促进健康的公共政策、创造支持性环境、加强社区的行动、发展个人技能、调整卫生服务方向）和三个基本策略（倡导、促成与协调）来达到促进健康的目的。只有做好相应的健康管理及社区预防服务，才能达到健康促进的目的，从而实现全球性卫生战略目标——人人享有卫生保健。

（曹玉青）

第五章　生活环境与健康

学习目标

通过本章内容的学习，学生应能：

识记：

1. 说出环境概念，说出环境的组成与分类。

2. 说出环境污染概念，指出污染来源、污染物种类以及环境污染对健康的危害。

理解：

分析室内空气污染的来源、指出室内常见空气污染物及对健康的危害。

运用：

1. 联系室内空气污染来源和《室内空气质量标准》分析指出室内空气污染的防控措施。

2. 联系水对生命和生活意义，分析指出生活饮用水的基本卫生要求和生活饮用水水质检验指标的分类。

3. 联系生活饮用水的来源和水厂供水过程，指出给水卫生措施包括哪些内容。

第一节　环境与环境污染

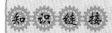

地球生物圈能复制吗？——"生物圈2号"实验失败引发的思考

　　生态系统是在一定空间范围内，生物群落与其周围环境通过物质循环、能量交换等构成的结合体，构成生态系统的基本要素是：生产者（植物）、消费者（动物）、分解者（微生物）和无机环境（阳光、水、氧气等），在生态系统内部，生物群落和环境之间、生物各个种群之间，能保持能量与物质输入输出动态的、相对稳定状态，并在受到一定程度的外来干扰时，通过自我调节恢复到初始的稳定状态。自然界就是由大大小小的生态系统构成的，如：一条河流、一片森林，最庞大和复杂的生态系统是地球生物圈。

　　"生物圈2号"是把地球视为"生物圈1号"命名的一个人工模拟地球生态环境的全封闭的实验场，占地1.3万平方米，花费近2亿美元用9年时间建造的。在这个自成体系的小生态系统中，有海洋、平原、沼泽、雨林、沙漠区和人类居住区等。1993年1月，8名科学家进入"生物圈2号"。一年多以后，"生物圈2号"的生态状况急转直下，O_2含量环境是人类和一切生物赖以生存和发展的物质基础，保护人类健康，必须保护与人类息息相关的环境，特别是在人类开发利用和改造环境的过程中，如何避免人为因素的影响使环境质量降低、甚至导致环境污染、威胁人类的健康与生存就显得尤为重要。

一、环境概述

（一）环境的概念

环境是相对于某中心事物而言的周围情况。人类的环境，中心是人类，其环境就是指与人类生存和繁衍相关的各种自然和社会因素的总和。这是一个非常复杂和庞大的系统，WHO 公共卫生专家委员会就环境所作的定义为："环境是在特定时刻由物理、化学、生物及社会各种因素构成的整体状态，这些因素可能对人类生命或活动产生直接或间接的现时或远期作用。"

（二）环境的分类

1. 自然环境　自然环境是自然因素的总和，由空气、水、土壤、阳光和各种矿物质、植物、动物等物质因素组成。自然环境又可分为原生环境和次生环境两部分。

（1）原生环境：是指天然形成的、未受或受人为因素影响较小的环境，其中存在着多种对机体健康有利的因素，如清洁并含有正常化学成分的空气、水、土壤，适宜的阳光照射和小气候以及秀丽的风光等都是对人体健康有利的因素。但有些原生环境由于种种原因也会对人体健康产生不利的影响。例如，由于地球结构的原因，地球表面化学元素分布的不均匀性，使某一地区的水或土壤中某些元素过多或过少，当地居民通过长期饮水、摄食后，体内出现相应元素的过多或过少，最终引起某些特异性疾病，称为地球化学性疾病。这类疾病的发病特点具有明显的地区性，故又称为地方病。

（2）次生环境：是指在人类活动影响下，环境中的物质交换、迁移和转化以及能量、信息的传递等都发生了重大变化的环境。这种变化对人类产生有利或有害的影响。人类的活动如能重视环境中的物质、能量的平衡，就会带来良好的影响，如在黄河下游修建大堤，控制河水泛滥，垦殖农田，使华北平原的次生环境优于原生环境。如果在生产过程中不重视环境中的物质、能量的平衡，就会使次生环境变恶劣，给人类带来灾难。近 100 多年来，随着工农业和交通运输事业的发展，废水、废气和废渣大量排放，严重污染了水、大气和土壤等自然环境，从而在世界范围内发生多起环境污染的严重公害事件，足以令后人引以为训。

2. 社会环境　是指人类在长期的生活和生产活动中所形成的社会关系、社会文化以及通过社会劳动所积累的社会经济等，包括社会经济、政治、文化教育、人口、就业、家庭、行为习惯、道德观念等，都与人类生活和健康有直接关系。社会环境因素对人类健康的影响有以下三种方式：第一，社会因素通过影响自然环境质量来影响机体健康，如环境资源开发的管理制度与措施的缺陷，造成环境污染，继之危害人体健康；第二，社会因素通过制约人们的营养水平、生活居住条件与医疗保健等，从而对健康产生相应的影响；第三，社会因素作为一种外来的信息刺激直接作用于人的心理或思维活动过程，影响人的心身健康。

（三）构成环境的因素

人类环境中含有许多与健康有关的物质因素与非物质因素，按其属性可分为生物因素、化学因素、物理因素和社会心理因素。

1．生物因素　整个自然环境是一个以生物体为主的有机界与无机界构成的整体，生物体包括动植物、寄生虫、昆虫、微生物等，它们构成自然环境中的生物因素。各种生物之间是互相依存、互相制约的，它们之间互为环境，并通过食物链的方式相互之间进行能量传递与物质转换，实现各种化学元素从无机界到有机界，再从有机界到无机界的生物地球化学循环。生物作为自然环境的组成部分与人类健康关系十分密切，是人类赖以生存的物质条件。病原微生物等某些生物因素始终是人类疾病的主要病因或传播媒介之一。霍乱、鼠疫、天花等烈性传染病，曾在一段时间内严重威胁着人类的健康。近些年来，艾滋病、疯牛病、传染性非典型性肺炎、禽流感、埃博拉与西尼罗病毒感染和大肠埃希菌 O_{157} 感染，以及猴痘等一些新发传染病在世界上不断出现，再次提醒人们生物因素在致病过程中的重要性。

2．化学因素　在人类的生活与生产环境中，存在着种类繁多、性质各异的化学物质，有天然的，也有人工合成的。这些化学物质一方面作为人类的巨大财富在生活和生产环境中广泛应用，为人类造福，另一方面，生活和生产过程中产生大量的化学物质以不同的方式、不同的途径进入到人类环境中，对人类造成急、慢性中毒或潜在危害。

一般情况下自然环境中的化学物质组成是比较稳定的，这种相对稳定的化学物质组成是保证人类正常活动的前提。但由于人为的或自然的一些原因，可能使环境中的化学组成在一定范围内发生变化，导致某些化学物质过量与不足或性质的变化，影响机体的健康。例如，汽车尾气中含有二氧化硫、一氧化碳等气体，可使空气中二氧化硫、一氧化碳等有害气体含量增高；含汞、砷、镉等工业废水的污染水源可使饮水中的汞、砷、镉含量增高，如长期饮用就会引起中毒。除人为的活动外，一些自然现象，如洪水、地震、台风等，也可使局部地区的空气、水、土壤的化学组成发生很大变化。

3．物理因素　环境中的物理因素可分为自然环境中的物理因素和人为环境中的物理因素。自然环境中充足的阳光、适宜的气候条件、天然放射性元素产生的电离辐射等在环境中永远存在，一般对人体无害，多为人类生存的必要条件。只有在自然灾害等特殊情况下，导致自然环境中的物理因素发生变化时才会对人类健康产生危害。人为环境中的物理因素包括生活和生产环境中气温、气湿、气流、气压、噪声、电离辐射等，这些人为物理因素可使环境物理性状发生异常改变，危害人类健康。随着科学技术的进步和生产的发展，人为物理因素所造成的环境污染日趋严重，人们在日常生活和生产活动中接触物理因素的机会也越来越多，必须引起足够的重视。

4．社会心理因素　社会因素包括政治制度、经济状况、文化教育、宗教信仰、生活方式、风俗习惯和医疗卫生服务等。社会因素对人类健康的影响不是孤立的，往往通过影响人们的生活生产环境而影响人们的心理状态，从而导致疾病，因此又称为社会心理因素。社会心理因素与自然环境因素一样对人类健康的作用具有双重性。良好的社会环境，如政治稳定、经济条件优越、融洽的人际关系等可促使人精神愉快、心身健康；反之可使人精神紧张，甚至诱发某些疾病。随着人们健康观念和医学模式的改变，社会心理因素对人类健康的影响，正日益受到人们的重视。

二、环境污染

环境污染是指由于人为的或自然的原因，使环境的组成与性质发生改变，扰乱了生态平衡，对人类健康造成了直接或间接或潜在的有害影响。

（一）污染物及其来源

进入环境并能引起环境污染的物质叫做环境污染物，环境污染物种类极为繁多和复杂，按其属性分为：环境化学性污染物、环境物理性污染物、环境生物性污染物。主要来源有以下几个方面。

1. **生产性污染**　在工业生产过程中，由原料到生产产品的各个环节都可能形成和排出污染物。其污染物的种类与生产的性质和工艺过程有关。例如，蓄电池厂产生铅烟、铅尘；温度计厂排放出汞蒸气等，许多矿山开采、金属冶炼、纺织印染、造纸、化学工业等工业生产中的多个环节都可产生废水；农业生产用的化肥、农药等可导致环境农作物中农药残留和水质污染等。

2. **生活性污染**　除垃圾、粪便、生活污水外，生活炉灶和烹调油烟产生的 CO_2、SO_2、NO_2、醛类、碳粒和多环芳烃等；家庭装饰建筑材料释放出有害的物质氡；家用电器如电视机、微波炉、电脑、电话、手机等的大量使用，导致人们接触电磁辐射的机会大大增加。

3. **其他污染**　随着生活水平的不断提高，汽车的数量急剧增加，汽车的噪声、振动及各种废弃物的排放，已成为城市的主要污染源。医用和军用的原子能及放射性同位素机构向环境排放的各种放射性废弃物；火山爆发、地震等所释放的大量烟尘等，都可使环境受到不同程度的污染。

> ### 知 识 链 接
>
> #### 环境污染物的生物富集（放大）现象与危害
>
> 环境中某些不易降解、比较稳定的污染物（如铅、汞、镉、有机氯农药等）进入生物体内后可沿着食物链（生态系统中一种生物以另一种生物为食而形成的食物连锁关系）逐级转移，并且使生物体内污染物浓度逐级升高。例如，检测海水中汞的浓度以及浮游生物体内、小鱼体内、大鱼体内的汞含量，汞浓度依次明显增加。
>
> 在日本美丽的海湾水俣湾，当地许多居民在20世纪的50～60年代出现的不明原因的肢体麻木、震颤、扭曲变形，甚至精神异常，就是因吃了受汞污染的鱼而导致的。

（二）环境污染的健康危害

1. **环境致病因素的健康效应**　环境构成和环境的状态发生任何异常变化，都会不同程度地影响机体的健康。一般情况下，当环境污染物开始作用于机体，或作用的强度较小时，由于机体有一定的代偿能力，机体可能保持着相对的稳定，暂时不出现环境有害物质的损害作用，也未发生生理功能改变，属于正常生理调节范围。有些人则处于生理代偿状态，机体还能保持着相对稳定，暂时不出现临床症状和体征。如果停止致病因素作用，机体可能向着恢复健康的方向发展。处于代偿状态暂时尚未表现临床症状的人，不能认为是健康的人，其中一些人实际上已处于疾病的早期阶段，即临床前期。机体的代偿是有一定限度的，如果环境有害因素浓度和强度继续加大，代偿功能将发生障碍，机体向病理状态发展，出现疾病的症状和体征，甚至因病理反应而死亡。从预防医学的观点研究环境因素对人体健康的影响，可将生理、生化效应和病理效应看作连续的健康效应谱。从环境影响的健康效应谱分析，我们研究环境对健康的影响，不能只注重有无临床表现，更应该研究生理、生化等方面改变的早期敏感的生物学标志物，及早发现环境污染所产生的临床前期表现和潜在的健康效应，以便及时加以控制。

2. **环境污染对人类健康影响的特点**

（1）作用广泛性：环境受污染后影响的人群范围广、人数多，包括不同年龄、不同性别的人群，甚至可能影响到胎儿。

（2）危害复杂性：受污染环境中可有多种污染物同时存在，各种有毒有害物质间可以产生联合作用；同一种污染物可由受污染的空气、土壤、水、食物等不同途径进入人体，同一个体可摄入不同种环境污染物；环境污染物作为致病因素对健康损害属多因多果，关系十分复杂。

（3）影响多样性：环境中存在各种污染物，对人体健康损害作用形式表现出明显的多样性，既有直接的，也有间接的；有急性的，也有慢性的；有局部的，也有全身的；有近期的，也有远期的作用。

（4）低浓度长期性：环境污染物大多低剂量、长时间作用于人体，污染物造成的健康损害在短时间内不明显，不易被察觉，需要数年甚至几十年才表现出来，有的到下一代才表现出来。

（三）环境污染对健康损害作用的表现形式

1. 急性危害　是指环境中大量或毒性较大的污染物作用于机体，在短时间内使机体出现中毒症状或死亡。历史上发生在伦敦、洛杉矶等地的烟雾事件，1984 年发生在印度的"博帕尔异氰酸甲酯泄漏事件"等均为急性中毒性损害。环境污染引起的急性危害常见于：

（1）发生严重的生产及核泄漏事故，使大量的有害物质在短时间内进入环境；

（2）环境条件急剧恶化，不利于环境污染物的扩散稀释，使较多的污染物积聚在环境中；

（3）环境生物性污染引起的急性传染病，如水污染导致的急性传染病、2003 年春季世界范围内的"非典"流行等。

2. 慢性危害　是指环境中有害物质低浓度长期反复作用于机体所产生的危害。是否产生慢性危害与污染物的理化性质、污染物的暴露时间、污染物在体内的蓄积作用等有关。慢性损害主要有：

（1）非特异性损害：主要是指污染物作为疾病的促进因素或者通过降低机体的抵抗力等来影响健康。例如接触游离二氧化硅粉尘的人群肺结核患病率增高。

（2）慢性疾患：在低剂量环境污染物长期作用下，可直接造成机体某种慢性疾患。如大气污染物长期作用和气象因素变化可导致慢性阻塞性肺部疾病，包括慢性支气管炎、支气管哮喘和肺气肿等。

（3）持续性积蓄危害：在环境中有些污染物如铅、镉、汞等重金属及其化合物和有机氯化合物 DDT 等脂溶性强、不易降解的有机化合物，尽管这些物质在环境中浓度很低，但由于它们的生物半衰期很长，如长期暴露会导致体内持续性蓄积，使体内这些污染物的浓度明显增加，并长期贮存于组织和器官中。当机体出现某种异常，如疾病、妊娠等情况下，由于生理或病理变化的影响，可能从蓄积的器官或组织中动员出来，而对机体造成损害。

3. 特殊损害

（1）致癌作用：是指环境中有害物质引起人类或动物发生恶性肿瘤的作用。WHO 所辖的国际癌症研究中心（IARC）将已评价的物质、混合物或接触环境与人类癌症的关系划分为以下四类：I 类，即确认致癌因素，现有证据肯定与人类癌症发生有因果关系的；II 类 A 组，即对人类很可能致癌的（在动物实验中发现充分的致癌性证据，对人体虽有理论上的致癌性，而实验性的证据有限）；II 类 B 组，即对人类可能致癌（在动物实验中发现的致癌性证据尚不充分，对人体致癌性的证据有限）；III 类，即现有证据尚不能对其人类致癌性进行分类的；IV 类，即对人类很可能不是致癌。2014 年更新的名单上，I 类致癌物的数量为 113 种，II A 类致癌物为 66 种，II B 类致癌物为 285 种，III 类有 505 种，IV 类的为 1 种。例如确认致癌因素有：砷及其化合物、镉及其化合物、铍及铍的化合物、铬化合物（六价）、石棉、苯、4- 氨基联苯、联苯胺、苯并芘、环氧乙烷、电离辐射、氡、黄曲霉素、乙型肝炎病毒（慢性感染）、丙型肝炎病毒（慢性感染）、人乳头瘤病毒、EB 病毒、幽门螺旋菌（感染）以及人工日光浴设备的紫外线辐射、从事铝和焦炭生产、钢铁铸造、橡胶生产行业的职业等。

（2）致畸作用：是指环境有害物质或因素引起后代先天性缺陷的作用。先天性缺陷是指婴儿出生前已经形成的发育障碍，包括形态结构异常（畸形）和智力低下两个方面。具有致畸作用的化学物质称为致畸物。常见的致畸物有有机汞、敌枯双、DDT、西维因、反应停、环磷酰胺、放射线以及风疹病毒等。

（3）致突变作用：是指环境有害物质或因素使生物机体遗传物质发生突然改变的作用。能够引起突变的物质称为致突变物。如果突变发生在体细胞，则常会导致体细胞增殖异常而形成肿瘤；如果突变发生在生殖细胞，则可导致不孕、早产、死胎或畸形及遗传性疾病。现已证明，绝大多数致癌物都是致突变物，而许多致突变物也是致癌物，两者有着密切的联系。

4. 免疫毒性作用 是指环境有害物质对生物机体免疫系统或功能产生的损害作用。环境化学物对免疫系统的影响主要有环境毒物对免疫功能的抑制、化学物作为致敏原引起机体变态反应、自身免疫反应三种方式。环境毒物对免疫系统或功能的毒作用有可能表现双向性，即同一化合物可在不同条件下表现为对机体的免疫抑制或过敏反应。

（四）影响污染物对健康损害的因素

健康损害是环境污染物在一定条件下与生物机体相互作用的结果。污染物对人体健康损害的性质与程度主要受三个方面的影响：①污染物因素；②机体因素；③作用的环境条件。

1. 污染物因素

（1）污染物的理化性质：污染物的化学结构决定污染物的理化性质或化学活性，而理化性质和化学活性又与其生物学活性和生物学作用有密切关系。污染物的理化性质对污染物在环境中的稳定性、进入机体的机会、在体内的生物转运和生物转化过程均具有重要影响，它决定对健康损害的程度、性质与部位。

（2）污染物的作用剂量（暴露浓度或强度）：污染物对人体健康的损害程度，主要取决于污染物进入人体的剂量或暴露于人体的浓度或强度。一定的作用剂量能引起一定的生物学效应。在环境医学研究中，作用剂量与健康损害程度的相互关系有以下两种表达方法：

1）剂量 - 效应关系：它表示污染物进入机体的剂量与机体所出现的生物效应强度之间的关系。例如：有机磷农药对生物机体的危害，体内胆碱酯酶活性随着有机磷农药进入机体数量的增加而降低。

2）剂量 - 反应关系：是指一定剂量的化学物质与在接触其有害作用的群体中呈现某一生物学效应并达到一定程度的个体在群体中所占比例的关系，一般以百分率表示。

剂量 - 效应关系是对个体而言，剂量 - 反应关系是对群体而言。在环境流行病学实际研究工作中很难确定污染物进入机体的剂量，常以人体对污染因素的暴露水平来代表作用剂量（如大气中有害物质的浓度、物理因素作用强度即作为一种暴露水平），即以暴露水平 - 反应关系来代表剂量 - 反应关系。因为污染因素暴露水平高，其作用于人体的剂量大。

（3）污染物的作用时间：在一定的剂量或暴露水平的条件下，机体与污染物接触的时间长短是影响污染物健康危害的重要因素。环境中许多污染物需要在体内蓄积达到一定的量，才能对健康造成损害作用。污染物在体内的蓄积量与污染物持续作用于机体的时间（或暴露时间）有关，持续作用的时间越长，蓄积量越大，健康危害也就越大。

污染物在体内的蓄积与其摄入量、生物半衰期和作用时间三个因素有关。生物半衰期是指污染物在生物体内浓度衰减一半所需要的时间。

2. 机体因素 人群中不同的个体在接触同一环境污染物、同一暴露水平或同一暴露条件下，所产生的有害生物学效应不同，有的可不出现效应，有的则出现严重损伤甚至死亡。常见因素有：

（1）健康状况：人体的健康状况直接影响污染物的生物学毒效应。当一种疾病存在时，特别是当一种污染物毒作用的部位和方式与疾病相同，机体就会明显增加对污染物损害作用的敏感性。例如，呼吸道炎症的人对大气污染物的损害作用特别敏感。

（2）遗传因素：遗传因素也明显影响污染物对机体的毒性，如红细胞中 6- 磷酸葡萄糖脱氢酶缺陷的人，对硝基苯类化合物引起的血液损害特别敏感；完全缺乏血清抗胰蛋白酶因子的人，对刺激性气体造成的肺损伤特别敏感。

（3）营养条件：机体的营养状况影响污染物对健康的损害，主要通过在以下几方面起作用：①营养素为酶和酶辅的组成部分或酶的激活因子；②某些营养素为细胞结构的组成物质；③其他作用。详见第七章第二节知识链接：营养素对化学毒物的作用。

3．环境因素　环境因素在一定程度上可通过直接或间接的方式影响污染物对人体的危害程度。如气温、气湿和气流可改变污染物在环境中的存在形式、浓度和空间分布情况，从而影响污染物的吸收量。在生产环境中，高温、高气湿不利于汗液的蒸发，颗粒性污染物容易被汗液黏附在皮肤表面，可增加其危害作用。另外，环境污染物常常不是独立存在的，而是与其他物理、化学因素同时作用于人体，从而产生联合毒性作用。

（五）环境污染物的健康危险度评价

1．危险度评价的目的和意义　为保护人类健康，减少有害物质的可能危害，必须采取有效的方法对污染物中有害物质的毒性、产生的毒效应、对人群健康造成的危害程度等进行评价。

近年来，为了定量研究暴露在环境和工业毒物下引起机体的健康效应及其危害程度，跨学科的方法学应运而生，即健康危险度评价。健康危险度评价是对暴露于某一特定环境条件下，该环境有毒、有害物质或因素可能引起的健康效应及其危害程度进行定性和定量评价，并预测环境有害物质对暴露人群可能产生的有害效应的概率。进行危险度评价需要综合应用多学科的研究方法，并借助毒理学、流行病学、统计学及监测学等多学科发展的最新研究成果和技术。

健康危险度评价有助于对环境中有毒有害物质进行有效的管理，其结果可为制定环境卫生标准、管理法规，进行卫生监督，采取防治对策和措施，保护环境及人群健康等提供科学依据。

2．危险度评价的组成　有害物质的危险度评价一般由几个步骤科学有机地组合在一起，用以评价所能收集到的有害物质的科学资料（包括有害物质的毒性、危害性及相应的动物实验和流行病学调查资料）。根据评价结果可以回答：①某化学物对健康危害的可能性；②若肯定该物质会对健康产生危害，则进一步估计对健康危害的程度。不管是定性评价还是定量评价，都需要有人群调查、实验室检测和动物实验资料作为依据。有害物质危险度评价主要包括：

①危害鉴定：危害鉴定是危险度评价的第一步，属定性评价阶段，其目的是确定在一定的条件下，被评价的化学物是否对机体健康产生有害效应，这种效应是否具有该物质所固有的毒性特征和类型。通常根据毒理学研究和人群流行病学调查资料，判断在某一暴露情况下接触有害物质是否会对机体产生危害。

②暴露评价：暴露评价又称接触评价，是有害物质危险度评价过程中不可缺少的一部分。通过暴露评价，可以估计出人群对某化学物暴露的强度、频率和持续时间。这与评价该化学物毒性效应的诱发时间和潜伏期有很大关系。

③剂量-反应关系评定：剂量-反应关系评定是环境化学物暴露与健康效应之间的定量评价，是危险度评价的核心内容。目的是利用人或动物定量研究资料，得到某有害物质的剂量（浓度）与健康效应的定量关系，从而确定暴露水平与健康效应发生率之间的关系，找出规律，提出剂量-反应模式，用于该物质的危险度特征分析。

④危险度特征分析：危险度特征分析是在以上三个阶段所得的定性、定量评定结果的基础上确定有害物质暴露人群中有害效应发生率的估计值（即危险度）及其可信程度或不确定性程度，是危险度评价的最后阶段。

公共卫生决策越来越多地依赖于定量的危险度评定，而定量评定的基础是充分而可靠的实验数据、正确的假设、合理的推导模式和足够的人群流行病学资料。限于认识水平和技术手段，以及某些资料的不足，往往难以对环境中有害因素可能对人类造成的损害及其危险度下确切的结论，这就成为危险度评定中的不确定因素。在危险度评定过程中，要尽量将不确定因素缩小到最低限度，对仍然存在的不确定因素应明确提出，为制定安全接触限值及相应的预防对策提供一个适当的取舍尺度。

3．危险度评价的管理及应用　危险度管理是根据危险度评定结果综合考虑社会发展的实际需要、经济和技术水平，对危险度进行利弊权衡和决策分析，提出可接受水平和相应的控制、管理措施。这些措施包括：制定和执行人的"安全接触限值"，即卫生标准；制定和执行环境监测、生物监测、健康监护、危险度控制技术措施；制定和执行限制或禁止接触的法规、条例、管理办法等。

从危险度评定到危险度管理，是把科学研究结果转化为科学对策的决策过程，既要坚持科学原则，又要考虑社会经济、技术水平及公共卫生的可行性。因此，决策过程要十分严谨慎重。危险度评价目前在许多国家已开展，由于各国制定的危险度管理法规不同、评价的原则和方法有所差异。国际化学安全规划署（IPCS）从1993年已多次召开国际会议，讨论致癌物健康危险度评价方法的国际标准化问题，但仍以美国提出的"四步骤模式"为基本框架。

危险度评价的作用是：①预测、预报已知暴露条件可能产生的健康效应类型和特征，即暴露人群终生发病或死亡的概率；②对环境中各种有害化学物及其他环境有害物质进行比较分析，用于新化学物的筛选，并进行经济效益和社会效益分析；③为得到某种有害物质在不同环境介质（空气、水等）中可接受的剂量或浓度，为制订该有害物质在环境中的卫生标准、研制有关卫生法规、管理条例，为卫生监督提供科学依据；④为治理环境污染采取重大决策及措施提供充分的科学依据。危险度评价的最终目的是确定危险度管理的方案并付诸实施。

危险度评价已成为许多国家环保及卫生管理部门工作的重要组成部分，它在保护环境和人群健康，制订卫生标准、研制有关卫生法规、管理条例及进行卫生监督、确定防治对策等方面起到了十分重要的作用。

（六）环境有害因素的预防与控制

自20世纪70年代以来，全球自然环境正在遭受着前所未有的污染，极大地损害了人类的健康，严重地威胁着人类的生存。动员全社会参与环境保护，合理利用和改造环境，人类才能更好生存和发展。

1. 开展环境教育，提高全民环保意识　环境教育工作关系到环境保护事业的全局，我国将环境教育作为环境与发展的十大对策之一。环境教育是保护环境、维护生态平衡、实现可持续发展的根本措施之一。通过环境教育，提高全民的环境意识，人们才能正确认识环境和环境问题以及发展经济与保护环境的关系，增强保护环境的社会责任感和环境道德水准，使人们依靠信念和自律在地球上生存和发展，努力做到人与自然和谐相处健康发展。

2. 制定完善环境保护立法，强化环境保护执法监管　1983年全国第二次环境保护工作会议明确了环境保护是我国的一项基本国策，同时制定了我国环境保护事业的战略方针，即"经济建设、城乡建设、环境建设同步规划、同步实施、同步发展"。

从20世纪80年代始，我国相继颁布了《中华人民共和国环境保护法》《中华人民共和国水污染防治法》《中华人民共和国大气污染防治法》《中华人民共和国固体废物污染防治法》《中华人民共和国环境噪声污染防治法》《中华人民共和国放射性污染防治法》《中华人民共和国海洋环境保护法》和《中华人民共和国环境影响评价法》等环境保护法律和十多部自然资源管理法律，同时政府行政部门出台了一系列的环境保护法规规章，特别是环境管理的八项制度：建设项目"三同时"制度、环境影响评价制度、排污收费制度、城市环境综合整治定量考核制度、环境保护目标责任制、排污申报登记与排污许可证制度、污染集中控制制度、污染限期治理制度，基本上把主要的环境问题置于这个管理体系的覆盖之下，形成了有效的环境管理机制。2014年修订、并于2015年1月1日起实施的新《中华人民共和国环境保护法》进一步明确了政府对环境保护的监督管理职责；加大了对违法排放污染物企业的处罚力度；受到罚款处罚，被责令改正，拒不改正的，依法做出处罚决定的行政机关可以自责令更改之日的次日起，按照原处罚数额按日连续处罚，也就是按日计罚无上限；还规定通过社会监督，包括公众参与、公益诉讼、民主监督等方式，集全社会之力，共同保护环境。

3. 采用先进污染防治科学技术实现可持续发展　我党在十六届三中全会上明确提出"坚持

以人为本，树立全面、协调、可持续的发展观，促进经济社会和人的全面发展"。科学发展观，就是以人为本，全面、协调、可持续地发展。可持续发展的核心思想是："既满足当代人的需要，又不对后代人满足其需要的能力构成危害。"可持续发展的提出从理论上结束了长期以来把经济发展同环境保护相对立的观点。可持续发展，就是从人类发展的长远利益出发，正确处理经济发展与人口、资源、环境的关系，把控制人口、节约资源、保护环境放到重要位置，使人口增长与社会生产力的发展相适应，使经济发展与资源、环境相协调，实现良性循环，协调发展。

预防环境污染应以实行可持续发展为主题，采用科学先进的技术，以控制污染物排放总量为主线，以防治重点区域的环境污染和遏制人为生态破坏为重点，来改善环境质量和保护人民群众健康。对工业"三废"污染的防控措施包括结合城镇规划对工业企业合理布局、改革工艺综合利用、净化处理等，防控农药污染的措施包括研发高效、低毒、低残留的农药、综合防治病虫害、合理使用农药等，对汽车尾气采用净化技术减少污染，对生活垃圾、污水、粪便和医院污水、放射性废弃物采用专门技术进行处理净化。

第二节　饮 水 卫 生

水在地球上分布很广泛，约覆盖地球总面积的71%，其中96.5%是含盐的海洋水，陆生动物和大多数植物所依赖的淡水只占地球总水量的3%，且多储存于冰川、雪盖和750m以下的地层深处，而便于取用的河水、湖泊水及浅层地下水等淡水资源约为地球储水量的0.2%。我国水资源总量为28124亿m^3，人均水资源仅2710 m^3，约为世界人均水资源的1/4。值得注意的是工业废水和生活污水造成的水体污染已严重威胁水资源的质量，加剧了水资源紧缺的矛盾。如不及时采取有效措施，水环境污染将导致水资源枯竭，严重影响经济发展和人民生活。

一、水源的种类及其卫生学特征

地球上的天然水源分为降水、地表水和地下水三大类。

（一）降水

降水指雨、雪水，降水的特点是矿化度很低，在收集与保存过程中易被污染，且水量没有保证。

（二）地表水

地表水包括江、河、湖及池塘等水。因其主要来自降水，故含盐类较少，但在流经地表时，大量杂质混入水中而含有较多的悬浮物质。季节、气候等自然条件对地表水的理化性质及细菌含量有较大影响。

（三）地下水

地下水主要来源是渗入地下的降水、河湖塘等地面水。根据它和地壳不透水层的关系及流动情况，地下水可分为浅层地下水、深层地下水和泉水三种。

1. 浅层地下水　浅层地下水指潜藏在地表与第一个不透水层之间的水。多来自附近渗入地下的降水或湖、河水。因经地层渗滤，大部分悬浮物和微生物已被阻留，水质物理感官性状较好，细菌含量较少，但由于溶解了土壤中各种不同的矿物盐类，水质变硬。

2. 深层地下水　位于第一个不透水层以下的地下水被称为深层地下水。往往潜藏在两个不透水层之间。因距地表较深，不易受到地面的污染，水质及水量都比较稳定，水温恒定，水质无色透明，细菌数少，矿化度高，硬度大，是一种比较理想的饮用水水源，故常作为城镇集中式供水水源之一。

3．泉水　由地表缝隙自行涌出的地下水称泉水。因地质构造不同，泉水分为靠重力流出和靠压力流出两种。前者多来自浅层地下水，故水质与浅层地下水相似，较易受污染，水量不稳定。后者来自深层地下水，水质与深层地下水相似。泉水在农村常用作分散式给水的水源。

二、常见水体污染物对健康的危害

（一）生物性污染的危害

水中微生物绝大多数是天然寄生者，大部分来自土壤及大气降尘，对人一般无致病作用。但随垃圾、人和畜的粪便以及某些工农业废弃物进入水体的微生物可包括一些病原微生物，对人体有致病作用。如饮用或接触此种未经消毒的水，则可引起介水传染病流行。WHO 的调查资料显示，当前发展中国家有 10 亿多人受到介水传染病的威胁，每年有 500 多万人死于水传播的疾病，儿童死亡的半数与饮水有关。1988 年春，上海市和江苏、浙江、山东三省发生甲型肝炎暴发流行，患者达 40 万人，仅上海市 1988 年 1 月至 4 月发病达 30 余万人。此次甲型肝炎的大流行是由于生食江苏启东地区所产毛蚶引起的，当地养殖毛蚶水体受到了甲型肝炎病毒的污染。到目前为止，致病微生物水污染仍是发展中国家突出的问题，介水传染病时有发生。甚至出现一定范围内暴发流行。在发达国家，水体生物性污染虽已不是严重的问题，但仍受到人们的重视。

介水传染病的流行特点是：①水源一次大量污染后，可出现暴发流行，绝大多数病例的发病日期集中在该病最短和最长潜伏期之间。但如水经常受污染，则病例可终年不断；②病例的分布与供水范围一致，绝大多数患者都有饮用同一水源的历史；③一旦对污染源采取治理措施，加强饮用水的净化和消毒后，疾病的流行能迅速得到控制。

近年来，人们已注意到水体富营养化危害。在富营养化水体中藻类大量繁殖聚集成团块，漂浮于水面，影响水的感官性状，在用作自来水水源时常常堵塞水厂的滤池，并使水质出现异臭异味。藻类产生的黏液可黏附于水生动物的腮上，影响其呼吸，致其窒息死亡。有些赤潮藻大量繁殖时分泌的有害物质如氨、硫化氢等可危害水体生态环境并使其他生物中毒及生物群落结构异常。由于藻类大量繁殖死亡后，在细菌分解过程中不断消耗水中溶解氧，使含氧量急剧降低，引起鱼、贝类等因缺氧大量死亡，造成严重的经济损失。

有些藻类能产生毒素如麻痹性贝毒、腹泻性贝毒、神经性贝毒等，而贝类（蛤、蚶、蚌等）能富集此类毒素，人食用毒化了的贝类后可发生中毒甚至死亡。1981 年印度东部沿岸曾发生过麻痹性贝毒中毒事件，造成 85 人中毒，3 人死亡；1983 年菲律宾发生的贝毒中毒事件使 700 人中毒，21 人死亡；近年的研究发现，微囊藻粗毒素可明显增强 3- 甲基胆蒽及有机污染物启动的细胞恶性转化，在第二阶段诱导的细胞转化中能激活 ras 癌基因。藻类毒素对人体健康的影响已受到人们的重视，因为此类毒素一旦进入水中，一般供水的净化处理和家庭煮沸都不能使之全部灭活。

（二）化学性污染的危害

水体受到工业废水污染后，水体中各种有毒化学物质如汞、砷、铬、酚、氰化物、多氯联苯及农药等通过饮水或食物链传递使人体发生急、慢性中毒。下面介绍有代表性的汞、酚和多氯联苯三种污染物的危害。

1．汞和甲基汞

（1）污染来源：汞是构成地球元素之一，自然界中主要以硫化汞的形式存在于岩石中。岩石中的汞可被氧化为金属汞或二价汞离子而进入空气、水、土壤环境中。天然水中含汞量甚微，一般不超过 0.1μg/L。水体受汞污染时，水中汞含量可明显升高。进入水中汞多吸附在悬浮的固体微粒上而逐渐沉降于水底，故底泥中汞含量常较水中为高。

常见的汞污染源主要为氯碱工业、塑料工业、电池工业、电子工业、汞冶炼和含汞农药等排放废水。此外，医院口腔科废水及农田中使用含汞农药也是常见污染源。

早在 20 世纪 50 年代初期，人们就曾在水俣湾水域目睹一些奇异现象，不少鱼群异常游动，奄奄一息漂浮水面；飞行的水鸟突然坠海；当地居民饲养的猫流涎不止、疯癫发狂、步态不稳、全身痉挛并时有跳海溺死，以致水俣湾地区的猫到了绝迹的程度。1956 年 4 月末，水俣湾一造船木工 3 岁和 5 岁的两个女儿患有类似脑炎特殊神经症状（步态不稳、言语不清、肢端麻木和狂躁不安等），来到日本氮肥株式会社水俣化工厂附属医院就诊，引起院方的重视，于 5 月初向当地卫生主管部门报告。由于本病最早发现于日本水俣市，故称之为水俣病。后经调查证实，早在 1953 年即有此病发生。1956 年 8 月，主要由熊本大学医学院成员组成的水俣病研究组，着手调查其病因，初步调查发现，本病是由于反复摄入该地区海产品而引起的中毒，并认为毒物与水俣市化工厂排出的废水有关。此后，水俣病研究组从环境调查、临床、病理、动物实验等方面进行研究。发现水俣化工厂废水排放渠污泥中汞含量每公斤湿重达 2020mg，污泥中汞含量随排水口距离的延长而降低。1958 年水俣化工厂废水排放改道，直接排入水俣河，导致汞污染范围扩大。以后陆续从水俣化工厂乙酸乙醛反应管排出的汞渣中和水俣湾鱼贝类中提取出氯化甲基汞结晶，用此结晶和从水俣湾捕捞的鱼贝类饲养猫（11mg/kg，甲基汞），在 32 ~ 65 天内出现与水俣病类似的症状和体征，动物各脏器（包括脑）中汞含量异常增高。

污染源调查发现，水俣化工厂在生产过程中采用无机汞盐作为触媒，用乙炔合成乙醛、乙酸、氯乙烯等，在乙醛合成过程中使用的硫酸汞可生成副产物氯化甲基汞，并且也从该厂排水沟的污泥中提取到了甲基汞。上述事实充分证明水俣病的发生是由于水俣化工厂排出的含甲基汞废水所致。

1959 年 11 月，熊本大学水俣病研究组向日本卫生福利部报告，水俣病是由于该厂废水中所含甲基汞引起的中毒，此结论得到了美国科学家 Kurland 的支持。1965 年日本新潟县阿贺野河下游水俣病再次暴发流行。直到 1968 年日本政府才断定：熊本水俣病是水俣化工厂乙酸乙醛装置内生成甲基汞化合物所致，新水俣病是昭电鹿濑化工厂乙醛制造过程中产生的副产物甲基汞化合物排放到阿贺野河所致。1973 年 5 月在水俣市对面的天草岛御所浦市还发生了含汞废水引起的第三次大规模中毒事件。到 1992 年 3 月日本官方确认的水俣病患者有 2252 人，其中死亡 1043 人，12127 人声称患有水俣病但未得到认可，有 1968 人正等待水俣病鉴定委员会的检查结果。

水俣病发病机制的研究表明，乙醛生产过程中的无机汞转化成甲基汞污染水体后，通过食物链进入人体，在胃酸作用下，生成氯化甲基汞，经肠道吸收率可达 95% ~ 100%。吸收入血液的甲基汞与红细胞内的血红蛋白巯基结合，透过血脑屏障进入脑组织。损害最为严重的是小脑和大脑，特别是枕叶、脊髓后束和末梢神经。甲基汞在大脑的感觉区和运动区含量较高，尤其是大脑后叶蓄积量最高，致使患者视觉、听觉障碍。据估算引发成人（60kg 体重）水俣病最低需汞量为 25mg 或头发中含汞 50μg/g。由于甲基汞可通过胎盘屏障，对胎儿脑组织造成更广泛的损害而成为先天性水俣病，其病情比成人水俣病更为严重。我国的松花江也曾遭受较严重的汞污染，松花江上游化工企业乙酸制造厂是主要污染源，沿江居民和渔民也曾出现甲基汞中毒轻微体征。因此，松花江的汞污染危害应引起我国的高度重视。

2．酚类化合物　酚类化合物是指芳香烃中苯环上氢原子被羟基取代所生成的化合物。根据苯环上的羟基数目分为一元酚、二元酚、三元酚等，含两个以上羟基的酚类称为多元酚，能与水蒸气一起挥发的酚类（沸点在 230℃ 以下）称挥发酚，不能同水蒸气一起挥发的称不挥发酚。各种酚类的生物氧化分解速率不同，一元酚＞二元酚＞三元酚。

（1）污染来源：天然水体中含有微量的酚，含酚废水的主要来源有炼焦、炼油制取煤气和利用酚作为原料的工业企业。其次是造纸、鞣革、印染部门及纤维、塑料、橡胶、酚醛树脂炸药、农药、油漆等的生产。工业废水中酚含量可达 1500 ~ 15000mg/L。此外，生活污水中也含有少量的酚类化合物。

（2）危害：酚通过皮肤和胃肠道吸收后在肝氧化成苯二酚、苯三酚，并与葡萄糖醛酸等结合而失去毒性，然后随尿液排出。被吸收酚在 24h 内代谢完毕，故酚类化合物的中毒多为急性中毒。如 1991 年湖北省鄂城梁子湖因捕鱼投入五氯酚钠，造成水源污染的事件，使该河下游某小学饮用河水的 162 人全部中毒。

酚是中等强度的化学物原浆毒物，可使蛋白质凝固，但并不与之结合，当细胞受到损伤发生坏死破碎后，酚能从中分离出来，继续向深部组织渗透，引起深部组织操作坏死。急性酚中毒的主要表现为大量出汗、肺水肿、吞咽困难、肝及造血器官损害、黑尿、受损组织坏死、虚脱，甚至死亡，长期饮用低浓度含酚水，可导致记忆力减退、皮疹、瘙痒、头昏、失眠、贫血等慢性中毒症状。五氯酚对实验动物还具有致畸胎作用。

酚污染水体能使水的感官性状明显恶化，产生异臭和异味。酚还能使鱼贝类水产品产生异臭、异味，降低经济和食用价值。水中酚达到一定浓度时可影响水生动植物的生存，高浓度的酚（尤其是多元酚）能抑制水中微生物的生长繁殖，影响水体的自净。

3. 多氯联苯

（1）污染来源：多氯联苯（polychlorinated biphenyls，PCBs）又称氯化联苯，是由一些氯置换联苯分子中的氢原子而形成的化合物，其化学性质的稳定程度随着氯原子数目的增加而增多，具有耐酸、耐碱、耐腐蚀及绝缘、耐热、不易燃等优良性能，被广泛用于工业生产，例如用于生产润滑油、切削油、农药以及在油漆、粘胶剂、封闭剂中用作添加剂。如未经处理任意排放，可造成水源污染。

（2）危害：多氯联苯在环境中极为稳定，在水体中可附着于颗粒物上沉积于底泥，然后缓慢向水中迁移，通过水生物摄取进入食物链系统，发生生物富集作用。藻类的富集能力可达千倍，虾、蟹类为 4000 ~ 6000 倍，鱼类可达数万至十余万倍，而后 PCBs 通过食品这一途径进入人体，贮存于各组织器官中，尤其脂肪组织含量最高。

PCBs 对鱼贝类也有较大影响。幼虾在 0.1 mg/L 的水中 48h 全部死亡。当 PCBs 浓度为 5mg/L 时会使针鱼和石首鱼体内 PCBs 含量超过 100mg/g，并使 50% ~ 60% 的鱼死亡。PCBs 对禽类也有一定的危害。

PCBs 具有雌激素样作用，可明显干扰机体的内分泌状态，特别是对生殖系统激素、甲状腺激素等产生严重不良影响，出生前接触 PCBs 可使子代发育及出生后行为异常。PCBs 可通过食物链在体内蓄积，并可通过授乳传递给子代。PCBs 等雌激素样化合物可在母乳中浓集，婴儿从母乳摄取的量可达成人接触量的 10 ~ 40 倍，从而使子代受到明显影响。PCBs 对人危害的最典型案例是 1968 年发生在日本的米糠油中毒事件，受害者因食用被 PCBs 污染的米糠油而中毒。主要表现为皮疹、色素沉着、眼睑水肿、眼分泌物增多及胃肠道症状等，严重者可发生肝损害，出现黄疸、肝性脑病甚至死亡。孕妇食用被污染的米糠油后，有的出现胎儿死亡，活产新生儿表现为体重减轻、皮肤颜色异常、眼分泌物增多等，即所谓的"胎儿油症"。表明 PCBs 可通过胎盘进入胎儿体内，也可通过母乳进入婴儿体内而导致中毒。

一些研究发现，多个品种的 PCBs 可使大鼠肝癌和癌前病变发生率显著增加，含氯 54% 的 PCBs 还可诱发胃肠道肿瘤。脂肪组织和血清中高浓度 PCBs 还与非霍奇金淋巴瘤发生有关。

三、生活饮用水的基本卫生要求

清洁卫生的饮用水是保障人体健康的重要因素。安全的生活饮用水应符合以下基本卫生要求：

1. 感官性状良好　饮用水应该是无色、透明、无臭，适口而无异味，水中不能见到任何肉眼可见物，也不能呈现有特殊颜色和异味。

2. 微生物学安全　饮用水不能引发传染性疾病，为实现这一目标，生活饮用水必须进行净化和消毒处理。饮用水不得含有病原微生物和寄生虫卵，地面水生产区外围 10 米以内不得设置生活居住区和修建任何饲养场、渗水厕所等，以防止介水传染病的发生和传播。

3. 化学组成对人体有益无害　饮水中应含有适量的人体必需的微量元素。有毒、有害化学物质的含量应控制在安全限值以内，以防止对人体造成急、慢性中毒和任何潜在的远期危害。

4. 放射性物质不得危害人体健康 水中放射性物质的含量应控制在安全限值以内。

5. 水量充足、取用方便 给水应取用便利，水量应能满足居民饮用、食物加工、个人卫生、洗涤清扫等方面总的需要。据 Gleik 等学者的研究，满足这些最基本需要的总用水量为每人每日 50L。居民的用水量还受到气候、卫生设备条件、经济水平、生活习惯等因素的影响。实际给水量，一般按一年内用水量最多的一天来计算。我国居民最高日用水量，粗略估计为每人40 ~ 80L。

四、生活饮用水的水质规范与检验指标

生活饮用水水质卫生规范是根据其基本卫生要求为原则规定的水质检验与评价的具体要求。它是给水卫生工作的准绳，也是评价饮用水是否可以安全饮用的主要依据。2006 年 12 月由国家标准委和前卫生部联合发布的《生活饮用水卫生标准（GB5749—2006）》水质检测指标由GB5749—1985 的 35 项增加至 106 项，其中 42 项为水质常规检验项目，这些项目分为微生物指标、感官性状和一般化学指标、毒理学指标、放射性指标四类（见表 5-1）以及饮用水中消毒剂常规指标。

表 5-1 生活饮用水水质常规指标及限值（GB5749—2006）

指标	限值
1. 微生物指标①	
总大肠菌群（MPN/100mL 或 CFU/100mL）	不得检出
耐热大肠菌群（MPN/100mL 或 CFU/100mL）	不得检出
大肠埃希菌（MPN/100mL 或 CFU/100mL）	不得检出
菌落总数（CFU/mL）	100
2. 毒理指标	
砷（mg/L）	0.01
镉（mg/L）	0.005
铬（六价，mg/L）	0.05
铅（mg/L）	0.01
汞（mg/L）	0.001
硒（mg/L）	0.01
氰化物（mg/L）	0.05
氟化物（mg/L）	1.0
硝酸盐（以 N 计，mg/L）	10（地下水源限制时为 20）
三氯甲烷（mg/L）	0.06
四氯化碳（mg/L）	0.002
溴酸盐（使用臭氧时，mg/L）	0.01
甲醛（使用臭氧时，mg/L）	0.9
亚氯酸盐（使用二氧化氯消毒时，mg/L）	0.7
氯酸盐（使用复合二氧化氯消毒时，mg/L）	0.7

续表

指标	限值
3. 感官性状和一般化学指标	
色度（铂钴色度单位）	15
浑浊度（NTU- 散射浊度单位）	1（水源与净水技术条件限制时为 3）
臭和味	无异臭、异味
肉眼可见物	无
pH（pH 单位）	不小于 6.5 且不大于 8.5
铝（mg/L）	0.2
铁（mg/L）	0.3
锰（mg/L）	0.1
铜（mg/L）	1.0
锌（mg/L）	1.0
氯化物（mg/L）	250
硫酸盐（mg/L）	250
溶解性总固体（mg/L）	1000
总硬度（以 $CaCO_3$ 计，mg/L）	450
耗氧量（COD_{Mn} 法，以 O_2 计，mg/L）	3（水源限制，原水耗氧量 > 6mg/L 时为 5）
挥发酚类（以苯酚计，mg/L）	0.002
阴离子合成洗涤剂（mg/L）	0.3
4. 放射性指标②	**指导值**
总 α 放射性（Bq/L）	0.5
总 β 放射性（Bq/L）	1

① MPN 表示最可能数；CFU 表示菌落形成单位。当水样检出总大肠菌群时，应进一步检验大肠埃希氏菌或耐热大肠菌群；水样未检出总大肠菌群，不必检验大肠埃希菌或耐热大肠菌群。
②放射性指标超过指导值，应进行核素分析和评价，判定能否饮用。

1. 微生物指标

（1）细菌总数：细菌总数是指 1ml 水样在普通琼脂培养基上，于 37℃培养 24h 所生长的细菌菌落总数。主要用以评价水质清洁程度和考核净化效果，细菌总数越多说明水污染越严重。但它实际说明的是实验条件下，在人工培养基上适宜生长的细菌数，并非真正的水中所有细菌数；它能表示水被有机物生物污染的程度，但不能说明污染的来源和有无病原菌的存在。规范以菌落形成单位（CFU）表示细菌总数，规定每毫升水不超过 100CFU。

（2）总大肠菌群与粪大肠菌群：总大肠菌群系指一群在 37℃培养 24 ～ 48h 能发酵乳糖产酸产气的革兰氏阴性无芽孢杆菌，是与粪便污染有关的一组细菌的总称。它可以在人类和温血动物的粪便里检出，也可以在营养丰富的水体里检出，在非粪便污染的情况下也有可能检出。当水样检出总大肠菌群时，应进一步检验粪大肠菌群（可在 44.5℃下生长的耐热大肠菌群），检出粪大肠菌群表明饮水已被粪便污染，其意义是有存在肠道致病菌和寄生虫等病原体的危险。水质规范规定在任意的 100ml 水样中不得检出。

2. 毒理学指标

（1）氟化物：适量的氟可预防龋齿发生，水中氟过低龋齿发病率增加；而长期饮用含氟水可引起氟斑牙。综合考虑，含量定为不超过 1.0mg/L。

（2）氰化物、砷、硒、汞、镉、铬、铅、硝酸盐等：此类物质多具有明显毒性，水中含量高且长期饮用可造成明显健康损害，故饮用水水质规范规定了最高容许限量值。

（3）氯仿、四氯化碳：这两种化合物在生物实验中均具诱发动物肿瘤的致癌性。其中氯仿是饮水加氯消毒后形成三卤甲烷类副产物的代表物。近年来，饮水氯化副产物的诱变与致癌效应及其对人类健康的可能影响得到广泛的重视。氯化副产物是氯消毒剂与水中腐殖质等有机前体物反应形成的。要防止氯仿等副产物的形成，重点应放在氯化消毒前，提高沉淀和过滤等净化措施的效果，防止藻类滋生繁殖，降低原水的浑浊度和有机物污染程度，必要时考虑改用其他消毒剂。参照 WHO 推荐的限量值，我国水质规范分别确定了其上限值。

3．感官性状和一般化学指标

（1）色、浑浊度、臭和味：经过常规净化处理后的水，一般色度不超过 15 度，此时视觉为无色。故规范规定色度不超过 15 度，并不得呈现异色。浊度为 10 度时，即可出现肉眼可辨别的浑浊。水的浑浊度高，还将影响消毒效果。要求水浊度应低于 1 度，特殊情况下不超过 5 度。异臭、异味，会引起人们嫌恶而难以接受，更重要的是表明水已被污染，故规定不得有异臭或异味。

（2）pH：天然水 pH 多在 7.2～8.5 之间。酸性水可腐蚀输水管道影响水质，碱性水会降低加氯消毒的效果。水的 pH 在 6.5～9.5 范围内不致影响人的饮用和健康。规范的 pH 为 6.5～8.5。

（3）总硬度：总硬度是指水中钙、镁盐的总量，以 $CaCO_3$（mg/L）表示。硬度的突然变化往往可提示水质污染。水的硬度过高促使水垢形成，对皮肤有刺激性，可引起胃肠暂时性功能紊乱。有人认为，长期饮用高硬度水与泌尿道结石发病率高有关，水的硬度与心血管疾病的死亡率呈负相关，但亦有相反的报道。故规定硬度不超过 450mg/L。

（4）铝、铁、锰、铜、锌、挥发性酚类、阴离子洗涤剂、硫酸盐、氯化物、溶解性总固体及耗氧量：当这些物质在水中超过一定限量时，可使水变色、有异味而影响其生活饮用价值。例如，铁、铜或锰可使洗涤的衣物等物品着色；锌超量使水产生金属涩味或浑浊；酚含量过高的水在加氯消毒时，会形成有异臭的氯酚；阴离子洗涤剂含量超标可使水产生泡沫和异味；硫酸盐和氯化物超量则使水具苦味或咸味，并有致腹泻作用。为防止产生此类不良作用分别对其规定了上限值。此外，规定耗氧量限值目的在于限制水中有机物含量，以减少饮水氯化副产物。一般地面水净化处理后不超过 3mg/L，特殊情况为 5mg/L。由于多种铝净化剂的大量使用可能造成污染，为不影响水的感官性状及防止铝对神经系统可能的潜在危害，修订标准对铝的含量做了规定。

4．放射性指标　水源中可存在微量的天然本底放射性物质。核能的开采、利用和放射性核素的加工、使用等，可使水源遭受放射性废水、废渣的污染，而存在放射性损伤的危险。水质规范规定，总 α 放射性不超过 0.5Bq/L，总 β 放射性不超过 1Bq/L。

知 识 链 接

生活饮用水水质卫生标准的范围与全面实施时间

标准范围包括以下 8 项：

1．生活饮用水水质卫生要求。

2．生活饮用水水源水质卫生要求　包括①地表水水源，②地下水水源。

3．集中式供水单位卫生要求，按照卫计委《生活饮用水集中式供水单位卫生规范》执行。

4．二次供水卫生要求（设施和处理）。

5．涉及生活饮用水卫生安全产品的卫生要求：包括①处理生活饮用水采用的絮凝、助凝、消毒、氧化、吸附、pH 调节、防锈、阻垢等化学处理剂。②饮用水的输配水设备、防护材料和水处理材料等。

6．水质监测要求：包括①供水单位的水质检测要求。②卫生监督的水质监测要求。

7．生活饮用水水质标准检验方法与水质分析质量控制要求。

8．标准适用范围：包括①城乡各类集中式供水。②分散式供水的生活饮用水。

2006 年完成修订的新标准除常规水质检验指标外，还有 64 项非常规检验指标，当时鉴于新标准较为严格，相关指标的实施项目和日期交由各省级政府根据实际情况规定，并报国家标准委、建设部和前卫生部备案，但要求全部指标最迟于 2012 年 7 月 1 号实施。

五、给水卫生措施

为保证饮水达到水标准要求，必须采取相应的卫生措施，主要包括水源的选择、水源的卫生防护和饮水的净化与消毒三个环节。

（一）水源的选择与防护

1．水源的选择　天然水的来源有降水、地面水和地下水三类，符合卫生要求的水体可作为饮用水源。一般按泉水、深层地下水、浅层地下水的顺序首选地下水，其次按江河、水库、湖泊、池塘的顺序选择地面水，最后考虑雨、雪水即降水。选择水源时，需在兼顾技术、经济合理和方便群众取用的前提下，依照下列三项基本卫生要求：①水量充足，应能满足居民点总用水量的需求，即水源水量应能满足居民用水量要求，并考虑到社区近期和远期的发展。②水质良好，水源水的毒理学和放射学指标直接符合生活饮用水水质标准，感官性状和一般化学指标经净化处理后符合饮用水水质标准规定，仅加氯消毒即供生活饮用者总大肠菌群应 < 200/100ml，经净化与消毒后供饮用者总大肠菌群应 < 2000/100ml，即水源水质的感官性状和化学性指标、毒理学指标、细菌学指标以及放射性指标经净化处理后，均能达到生活饮用水水质标准。③便于卫生防护，应选择环境卫生状况较好、取水点易于防护的水源。要保证饮用水水源能经常符合水质卫生标准，除了要完善自来水厂的净化设备外，更应该选择卫生状况较好，取水点防护条件优越的水源。有条件的地区宜优先考虑选用地下水作为饮用水水源。采用地面水作为水源时，取水点应设在城镇和工矿企业的上游。

2．水源的卫生防护　水源的卫生防护，因给水方式是集中式还是分散式而有所不同。集中式给水是指由水源集中取水，通过输配管网将水送至用户，即自来水。分散式给水是指居民直接由水源分散取水。

（1）地面水的防护：地面水的主要防护措施如下：

1）污染源控制：工业废水、生活污水等必须充分无害化处理，按国家标准和规定排放。

2）设置卫生防护地带：取水点周围 30m 范围内不得有污染源。河水取水点上游 1000m 至下游 100m 范围为集中式给水卫生防护地带。

3）最佳时空取水：采取分段或分时取水，宜在上游段或清晨取水饮用。设置汲水踏板或取水码头，以便取用远离岸边的清洁水。集中式取水的进水口应设在水面以下 1.5m 和河床以上 1m 之间，避免进水浑浊。

（2）地下水的防护：井水的主要防护措施如下：

1）合理选择井址：井址应地势较高，取水方便，周围 30m 内不得有渗水厕所、粪坑、垃圾堆、畜圈、废渣堆等污染源。

2）完善水井结构：水井应有井台、井栏、井盖、排水沟；井壁上部距地面 2～3m 范围内应以水泥等嵌封不透水；井底用砂石铺装。应推广密封水井，用抽水机取水。

3）加强水井管理：建立水井管理制度，如保持周围环境清洁，设共用水桶，定期消毒和清掏水井等。

（二）饮水的净化与消毒

水源的选择和卫生防护为保证量足质优的饮用水提供有利条件，但天然的水源水往往还不能达到饮用水水质标准的要求。因此，尚需进行净化和消毒处理，以改善水的感官性状，除去悬浮物质和有毒、有害物质，并去除或杀灭可能存在的病原体。水的净化包括混凝沉淀和过滤。

（1）混凝沉淀

1）原理：水中细小的悬浮颗粒常含有硅酸、腐殖质等胶体，因表面带负电荷相互排斥，不易集合自然沉淀。在水中加入混凝剂，使之与水中重碳酸盐生成带正电荷的胶状物，则能与悬浮微粒发生电中和，吸附凝集形成絮状物，此絮状物表面积很大，还能吸附水中悬浮物质、细菌及其他溶解物，相互粘结从而加速重力沉降过程，称为混凝沉淀。由于絮状物还能吸附腐败的植物残粒从而使水脱色，可改善水的物理性状。

2）方法：常用的混凝剂有硫酸铝、明矾（硫酸铝钾）、三氯化铁和聚合氯化铝。通常明矾的用量为 80～120mg/L。集中式给水需用反应搅拌机、沉淀池、澄清池设备。分散式给水可采用缸水沉淀法，将混凝剂（明矾）碾碎加入水中，单向搅动后，静置半小时，水即可澄清。

（2）过滤

1）原理：过滤是使水通过砂层等多孔滤料截除悬浮物的净水过程。过滤的作用一是筛除作用，即水中大于滤料间空隙的悬浮颗粒不能通过而被机械阻留在滤料表面；二是接触凝聚作用，即细小的胶体微粒、絮状物因与滤料碰撞接触而被吸附。

2）方法：集中式给水系统，可使用各种形式的砂滤池。分散式给水，可在地面水岸边修建砂滤井再行过滤取水。小规模时可采用砂滤缸法，滤料砂粒大小与厚度的要求是，砂粒粒径为 0.5～2.0mm，砂层厚为 60～80cm。初用时，要反复过滤多次才有效，使用一段时间后滤膜形成则效果渐佳。当砂层日久堵塞严重，滤速减慢时则应及时洗砂后再用。

（3）消毒：饮用水消毒的方法主要有氯化消毒、二氧化氯消毒、紫外线消毒、臭氧消毒等。目前我国市政供水的消毒方式主要为氯化消毒。

1）氯化消毒的原理：各种氯化消毒剂，在水中均可水解成次氯酸（HOCl）。HOCl 是电中性的小分子，易于扩散到带负电的细菌表面并穿透细胞壁进入菌体。HOCl 可影响细菌的多种酶体系，造成代谢障碍。同时是强氧化剂，能损害细菌的细胞膜，改变其通透性，而致细菌死亡。次氯酸根（OCl⁻）也具有杀菌能力，但带负电难于接近细菌，其杀菌力仅为 HOCl 的 1/80。

2）方法：集中式给水多用液氯，一般用真空加氯机或转子加氯机投氯。分散式给水可用漂白粉［氯化次氯酸钙，Ca（OCl）Cl］或漂白粉精［次氯酸钙，Ca（OCl）₂］，这些消毒剂的分子中都有化合价大于 -1 的氯原子，为具有杀菌作用的部分，称为有效氯。漂白粉含有效氯 30%。加入水中的有效氯要超过需氯量，才能保证氯在杀灭细菌、氧化有机物和还原性无机物杂质后还剩下一定量的游离性余氯。余氯量在水质标准中已有规定，而需氯量多少取决于原水水质污染状况，常量氯化消毒法的加氯量一般为 1～2mg/L，水质稍差者可达 5mg/L。分散式给水是根据井水或缸水水量和常规加氯量计算出应加的漂白粉量，投加时先将漂白粉加水调成糊状，再加水稀释，静置后取澄清液倾入水中，搅动混匀，30min 后即可取用。必要时应做余氯量测定，以确保消毒效果。

3）影响氯化消毒效果的因素：① pH：HOCl 在水中可解离形成 OCl⁻ 使杀菌力减弱，降低

pH可减少HOCl的解离，加强消毒效果，加氯消毒时应使水保持酸性；②水温：水温高杀菌速度快，故水温低时要适当延长消毒时间；③浑浊度：水质浑浊，水中有机物等悬浮杂质多，会耗掉有效氯，细菌包裹在悬浮物内不易被杀灭，同时形成较多的氯化副产物，故浑浊度高的水必须强化混凝沉淀和过滤处理；④加氯量和接触时间：适当增加加氯量和接触时间可提高消毒效果，水质恶劣、污染严重的水可采用超量加氯消毒法，其加氯量可达常规量的10倍。

饮用水采用的消毒方式不同，消毒剂余量的卫生要求也不一样。生活饮用水水质标准（GB5749-2006）对饮用水中的消毒剂检验指标要求见下表：

表5-2　饮用水中消毒剂常规指标及要求（GB5749-2006）

消毒剂名称	与水接触时间	出厂水中限值	出厂水中余量	管网末梢水中余量
氯气及游离氯制剂（游离氯，mg/L）	至少30min	4	≥ 0.3	≥ 0.05
一氯胺（总氯，mg/L）	至少120min	3	≥ 0.5	≥ 0.05
臭氧（O_3，mg/L）	至少12min	0.3		0.02 如加氯，总氯 ≥ 0.05
二氧化氯（ClO_2，mg/L）	至少30min	0.8	≥ 0.1	≥ 0.02

贾第鞭毛虫（Giardia）和隐孢子虫（Cryptosporidium）由于卵囊和孢囊的表面包裹着一层较厚的囊壁，具有较强的抵抗力，氯化消毒尚不能有效灭活贾第鞭毛虫和隐孢子虫，故目前在我国普遍使用氯化规范消毒情况下，尚不宜提倡直接饮用自来水；另外，在氯化消毒杀灭水中病原微生物的同时，水中的余氯可与水中的有机物反应，形成三卤甲烷和卤代乙酸等氯的副产物，对健康带来危害，具有致突变和致癌作用。因此氯化消毒的副产物也成为饮水安全控制的指标，在生活饮用水水质标准（GB5749-2006）中的《水质非常规指标及限值》中对相关副产物规定了最高限值。

第三节　空气与健康

大气是人类生存的重要外界环境介质之一，因此它的物理、化学和生物学特性与人类健康密切相关。大气是人类赖以生存的外界环境因素之一，给人类提供各种营养物质并保护其免遭来自外层空间的有害影响。由于大气的理化性状随其高度不同而有很大变化，故可将其垂直结构分为若干层。常按气温的垂直变化特点将大气分为对流层、平流层、中间层、热层和外大气层。对流层是大气圈最靠近地表且密度最大的一层，与人类生命活动的关系最为密切。

一、大气的特征及其生物学意义

（一）大气圈及其垂直结构

地球的表面被一层很厚的空气层包围，其厚度为2000～3000km，没有明显上界，这一空层称为大气圈（atmosphere）。随着距离地面的高度不同大气的理化特性也有很大变化，一般按气温的垂直变化特点可将大气层分为对流层、平流层、中间层、热层和外大气层。不同层次的空气有不同的特点，对流层是离地面最近的一层，气温自地面起随高度增加而降低。空气对流强烈并以垂直运动为主，复杂的气象条件均在此层发生，几乎全部的水蒸气和占大气总量的75%的空气都集中在此层。又由于人类活动排放的空气污染物大部分聚集在对流层，故对流层对人类的生活、生产影响最大，与人类健康关系最为密切。

（二）大气的化学组成及其卫生学意义

自然状态下的大气是由混合气体、水汽和悬浮颗粒组成。除去水汽和悬浮颗粒的空气为干洁空气，其组成为氮气占 78.10%、氧气占 20.93%，二氧化碳占 0.03%，氩气占 0.93%，及微量的氖与氦。

一切生命现象都在进行气体交换，正常成人每昼夜呼吸 2 万多次，吸入空气体总量在 $10 \sim 15m^3$，呼出二氧化碳约为 22.61L/h。正常大气氧气含量约占 21%，当降至 15% 以下时，人即可发生呼吸困难；降至 10% 时，将影响到机体的代谢，思维活动明显减退；降至 7% ~ 8% 时，即可危及生命。二氧化碳对红外线有较强的吸收作用，当其在空气中含量增高时可产生"温室效应"。近年研究发现，在清洁的大气中含有自由基，主要来源于天然臭氧的光化学反应。自由基具有很强的氧化作用，大气中的硫化氢、氨、甲烷等还原性气体可被氧化为硫酸、硫酸盐、硝酸、硝酸盐、二氧化碳等氧化态物质，故空气中的自由基被认为是空气的净化剂。

（三）大气的物理性状及其卫生学意义

与人类关系密切的大气的物理性状主要有太阳辐射和空气离子等。

1. 太阳辐射 太阳辐射是形成各种复杂天气现象的主要原因，也是地球上光和热的源泉。太阳光谱由紫外线、可见光和红外线组成。其波长不同产生的生物效应也不同，波长越短，生物效应越强。

（1）紫外线：按紫外线的生物学作用可将其分为三段：A 段（UV-A）波长 320 ~ 400nm，其生物学作用较弱，具有色素沉着作用；B 段（UV-B）波长 275 ~ 320nm，具有致红斑作用；抗佝偻病作用；C 段（UV-C）波长 200 ~ 275nm，对细胞有强烈作用，具有明显杀菌能力。适量的紫外线照射对人体是有益的，对健康有促进作用。但是过强、过量的照射对人体细胞也有损害，如引起光敏性皮炎、眼炎、雪盲症、白内障甚至皮肤癌等疾病。

（2）可见光：由七色光谱组成，是视觉器官感受到的光线。这段光谱综合作用于人体高级神经系统，能提高视觉功能和代谢能力，有平衡兴奋和镇静作用，是生物生存的必需条件。

（3）红外线：其主要生物学作用是使机体产生热效应，又称热射线。红外线经皮肤吸收后，可使照射部位或全身血管扩张充血，血流加快，体温升高，促进新陈代谢，并有消毒和镇静作用。过量的红外线照射可引起皮肤烧伤、热射病、日射病、红外线白内障等。

2. 气象因素 包括气温、气湿、气流、气压等气象条件，对人体影响如体温调节、心脑血管的功能、神经系统的功能、免疫系统的功能等多种生理活动均起着综合性调节作用。适宜的气象因素使人感到舒适欣快，可使机体处于良好状态，对健康有促进作用。当气象条件的异常变化超出机体调节能力，如高温、低压、高湿、寒冷、飓风、雨雪等可引起机体抵抗力降低、免疫力下降而诱发疾病，如高温高湿、低气压诱发中暑，寒冷低湿易诱发骨关节病、流行性感冒等呼吸系统疾病；严寒和酷暑均可诱发心脑血管疾病。另外，气象因素对大气污染物的稀释、扩散、沉降也具有极其重要的影响。

3. 空气离子 空气中的气体分子（如氮、氧）一般情况下呈中性，在受到外界某些理化因子的强烈作用，如在宇宙线、阳光紫外线的作用下或在雷电、海浪、瀑布的冲击下，气体分子脱去外层电子，生成带有正电荷的正离子；游离的电子与另一个中性分子结合成为带负电荷的负离子，空气中正、负离子形成的过程称为空气电离或空气离子化。空气离子的生成是成结出现的，一部分离子寿命短暂被相互中和，又成为中性分子；每个离子可把周围的 10 ~ 15 个中性气体分子吸附在一起，形成直径较大、质量较轻的离子称为轻离子。轻离子再与空气中的悬浮颗粒物、烟、雾结合形成直径更大的重离子。空气中轻、重离子数目变化，与空气的其他污染指标的变化有密切联系，空气污染越重时重离子数目越多，而轻离子数目越少。天然清新空气中，重、轻离子数目的比值不应大于 50，若比值大于 50 则说明空气污浊。

空气中阴离子对机体具有镇静、催眠、镇痛、降压等作用。而空气阳离子的作用则相反。如果空气离子的浓度超出 $10^3/cm^3$ 时，无论阴离子或阳离子，均对机体产生不良影响。

二、大气污染的来源

大气污染是指由于人为或自然的原因，使大气中有害物质的浓度超出了大气的自净能力和大气卫生标准要求，对居民健康造成直接、间接或潜在危害的现象。大气污染的主要来源如下：

（一）工业企业

随着工业生产的发展，工业企业已构成大气污染的主要来源，也是大气卫生防护工作的重点。由于工业企业的性质、规模大小、原料成分、工艺流程、产品的科技水平不同，对大气污染程度也不尽相同。

1. 燃料的燃烧　目前我国工业生产的燃料主要是煤炭，其次是石油。煤炭除可燃成分外，灰分含量很高，其主要杂质是硫化物等；石油是烷烃、芳香烃等混合物，主要杂质有氮化物、硫化物，尚含微量的金属元素化合物。当燃料燃烧不完全时，污染物的种类及数量也随之增多，又可加重大气的污染。

2. 生产过程中的排放物　从原料、中间体、半成品到成品，各个生产环节都可能排放污染物。生产设备状态良好，维修和管理及时，污染物排放量就少。相反，工艺流程设计不合理，设备老化，维修不及，管理制度不到位，污染物排出量就多，甚至引起生产事故，对附近居民区的空气造成严重污染。

（二）交通运输

飞机、火车、轮船、汽车、摩托车等机动车辆大部分使用汽油或柴油等液体燃料。加上部分机动车辆发动机性能较差，燃油燃烧不充分，废气排放量增加，特别是在堵车、减速行驶、空档停车时排出的废气更多，包括大量的 CO、CO_2、NO_X、HC_S 等，排出的颗粒物质还含有炭黑、焦油、多环芳烃及四乙基铅等污染物。

（三）生活炉灶和采暖锅炉

目前生活炉灶主要燃烧煤炭及其制品、煤气、天然气和石油液化气。采暖锅炉一般用煤作为燃料，其污染空气的程度与季节有关，冬季的污染较为严重。由于煤质不佳或炉灶结构不合理、烟囱不畅，造成燃料燃烧不完全，致使浓烟大量产生。尤其在采暖季节，逆温天气较多，排出的烟尘等有害物质不易扩散，会造成居住区空气污染加重。

此外，风暴、火灾、火山喷发、工厂意外事故引起的爆炸和战争，均能造成局部地区的大气一时性严重污染。

三、大气污染对人体健康的危害

（一）直接危害

1. 急性危害　一定范围内大气污染物浓度急剧增高，当地居民在短期内吸入大量空气污染物可造成急性中毒。按引起急性中毒的原因，可分为烟雾事件和生产性事故。

（1）烟雾事件：烟雾事件又包括两类：一类是煤烟型烟雾事件，主要是由于居民生活和工业燃煤燃烧形成的污染物严重污染空气。其特点是：煤炭燃烧不完全形成了煤烟和 SO_2；有异常的气象条件，如逆温产生、大雾笼罩等；多发生在寒冷季节；受害者出现胸闷、咳嗽、咽痛、呕吐等症状，甚至死亡。英国伦敦，历史上曾多次发生烟雾事件，最严重的一次是 1952 年 12 月，一周之内死亡四千余人。另一类是光化学烟雾事件，其发生的原因是汽车尾气中的氮氧化物和碳氢化合物在太阳光紫外线的作用下，所形成光化学烟雾所致。多发于 8 ～ 9 月份阳光强烈的季节；在机动车密度高、交通拥挤、高楼林立、街道通风不畅的大都市内更易发生；受害者以眼睛和呼吸系统症状为主要表现，严重心肺病患者可发生心脏功能障碍和肺衰竭而死亡。世界上交通发达、汽车拥有量最多的国家，如美国、日本等国家的一些大都市都曾发生过光化学烟雾事件。

（2）生产事故：生产性事故引起的急性中毒事件，国内外屡见不鲜。如苏联1986年4月26日凌晨1时切尔诺贝利核电站的核反应堆意外爆炸事故，造成放射性核素泄露事件。又如1984年12月12日深夜和3日凌晨印度博帕尔市一家农药厂毒气（液态西维因原料）泄露事件波及范围广，受害人口约52万人，15万多人中毒，2500人死亡，是世界上迄今为止影响最大的大气污染事件。

2．慢性及远期危害　　长期吸入低浓度的大气污染物，如铅、汞、镉、砷等易在体内蓄积，可引起机体的慢性中毒或远期危害。

（1）对呼吸系统功能的影响：二氧化硫、酸雾、颗粒物不仅能产生急性刺激作用，还可长期反复刺激引起咽炎、喉炎、气管炎、支气管炎及结膜炎。呼吸道炎症的反复发作，可形成慢性阻塞性肺部疾病，包括慢性支气管炎、支气管哮喘和肺气肿等。

（2）引起变态反应：大气中的某些污染物如二氧化硫、醛类和石油制品的分解产物，作为变应原能使机体产生变态反应。如20世纪60年代日本四日市的石油化工企业排放的大气污染物，诱发该市居民哮喘病事件，即是以变态反应为主要症状的公害病。

（3）对免疫功能的影响：在大气严重污染地区，检测居民体内多种免疫指标（如免疫细胞和抗体水平）呈明显降低，说明机体免疫功能低下。

（4）致癌作用：近几十年来，国内外大量的流行病学研究资料证实，空气中有些污染物如砷、石棉和苯并芘等对人有较强致癌性。大气污染程度与肺癌的发病率和死亡率有相关关系。大城市居民的肺癌发病和死亡率高于郊区和农村。

（二）间接危害

1．影响小气候和太阳辐射　　大气污染物中的烟尘能促使云雾形成，影响紫外线的生物学作用，使大气污染严重的地区儿童龋齿和佝偻病的发病率增加。同时，也有利于病原微生物在空气中的生存和传染病的流行。

2．产生温室效应　　大气层中的某些气体能吸收地表发射的热辐射，使大气增温，从而对地球起到保温的作用，称为温室效应。这些气体统称为温室气体，主要包括二氧化碳、甲烷、氧化二氮、臭氧、氯氟烃、一氧化碳等，其中二氧化碳增加是全球变暖的主要原因。

近年来，由于过度使用矿石燃料、对森林无节制砍伐、缺乏足够的植物来吸收二氧化碳造成温室效应，对人类健康产生很多有害影响，主要有：①气候变暖有利于病原体及有关生物的繁殖，从而引起生物媒介传染病的分布发生变化，扩大流行的程度和范围，加重对人群健康的危害；②在热带、亚热带地区，由于气候变暖对水分布和微生物繁殖产生影响，一些介水传染病的流行范围扩大、强度加大；③可导致与暑热相关疾病的发病率和死亡率增加，在2003年夏季，全世界不少地区气温创百年之最，仅法国因热致死13632人；④会使空气中的一些有害物质如真菌孢子、花粉等浓度增高，导致人群中过敏性疾患的发病率增加。

3．形成酸雨　　在没有大气污染物存在的情况下，降水的pH在5.6～6.0之间，主要由大气中的二氧化碳所形成的碳酸组成。当降水的pH小于5.6时称为酸雨，包括雨、雪、雹和雾。酸雨主要由大气中的二氧化硫、氮氧化物等酸性污染物溶于大气，经过氧化、凝结形成。酸雨污染在世界上范围越来越大，酸度也不断增加。我国酸雨污染主要发生在长沙以南地区，以重庆、贵阳等城市最为严重。

酸雨的危害主要表现在以下几个方面：①酸雾可进入呼吸道，引起呼吸道刺激并发生慢性炎症，特别是对婴幼儿影响更大；②在酸雨的作用下，土壤中营养元素如钾、钠、钙会溶出，使pH降低，受酸雨侵蚀的植物叶会出现萎缩和产量下降；③水体酸化使生物生长受到影响，使浮游生物种类减少，鱼贝类死亡，并影响水体自净。

4．破坏臭氧层　　臭氧层位于平流层底部，几乎可以全部吸收来自太阳的短波紫外线，使人类和其他生物免遭紫外线辐射的伤害。正常情况下臭氧形成与破坏几乎保持动态平衡，但大气中如果存在氯氟烃、氮氧化物时，则可破坏臭氧层，使臭氧层变薄，甚至形成空洞。氯氟烃亦称氟利昂，主要是指一氟三氯甲烷和二氟二氯甲烷，广泛用作制冷剂、气溶胶推进剂、发泡剂、溶剂和氟树脂原料。

臭氧层受到破坏形成空洞的后果是，减弱了臭氧层遮挡吸收短波紫外线的功能，人群接触过多的短波紫外线可使皮肤老化、免疫系统功能抑制，严重的还会引起皮肤癌、白内障等疾病。

四、大气中常见的污染物及其危害

（一）可吸入颗粒物

颗粒物是大气中的主要污染物之一，与人体健康关系密切的颗粒物有两类：总悬浮颗粒物（total suspended particles，TSP），是指粒径 0.1 ~ 100μm 的包括液体、固体或液体和固体结合存在并且悬浮于空气介质中的颗粒物，它是评价大气质量的常用指标；粒径 ≤ 10μm 的颗粒物，它易被人体吸入呼吸道细支气管，乃至肺泡，与人体健康的关系更为密切，更能反映出大气质量与人体健康的关系。

1. 理化特点

（1）粒径大小与进入呼吸道的关系：不同粒径的可吸入颗粒物滞留在呼吸道的部位不同。大于 5μm 的多滞留在上部气道，小于 5μm 的多滞留在细支气管、肺泡。颗粒物越小，进入的部位越深。1μm 以下的在肺泡沉积率最高。但小于 0.4μm 的颗粒物能较自由地进入肺泡并随呼气排出体外，故沉积较少。

（2）颗粒物的理化特性：因来源不同而异，无机成分可有氧化硅、石棉或金属微粒及其化合物（汞、铅、铁、镉、锰、铬等）。很多燃烧不完全的黑烟都是炭粒，炭粒上除了可吸附很多无机物以外，还吸附烃类化合物（尤其是多环芳烃类化合物）、有害气体（如二氧化硫、NO_2、甲醛）以及很多病原微生物。

（3）颗粒物的"载体"作用：有很多有害气体和液体可附着在颗粒物上而被带入肺泡深处，从而促成多种急慢性疾病的发生。例如二氧化硫、NO_2、酸雾、甲醛等均可随可吸入颗粒物到达肺泡。

（4）颗粒物催化作用：金属成分具有催化作用，可使其他有害物质的毒性加强。颗粒物上的多种化学成分还能起联合作用。

2. 对健康的影响

（1）引起呼吸系统疾病：大量可吸入颗粒物（inhalable particles，IP）进入肺部以局部组织有堵塞作用，使局部支气管的通气功能下降，或使细支气管和肺泡的换气功能丧失。尤其是黏稠性较大的 IP，例如石油及其制品的燃烧颗粒，粒径小、黏稠度大，容易聚集在局部组织，不易扩散。加上吸附了有毒气体（如 NO_2、二氧化硫、F、Cl_2 等）的 IP 可以刺激和腐蚀呼吸道黏膜和肺泡壁，在长期作用下，可使呼吸道防御机能受到破坏，引起慢性鼻咽炎、慢性支气管炎、肺气肿、支气管哮喘等疾病。

（2）具有免疫毒性：长期暴露在 IP 污染的大气中，可以引起机体免疫功能下降，如持续暴露在 IP 浓度为 $0.47mg/m^3$ 的环境中，小学生的免疫功能受到明显的抑制作用。动物实验也证实，IP 一方面可以影响局部淋巴结和巨噬细胞的吞噬功能，导致免疫功能下降；另一方面又增加动物对细菌等感染的敏感性，导致肺对感染的抵抗力下降。

（3）引起化学中毒：颗粒物中含有毒的化学成分，例如含铅的颗粒物可引起中毒，含砷的颗粒物可引起砷中毒、含氟化物的颗粒物可引起氟中毒等。

（4）引起儿童佝偻病发病率增加：IP 能吸收太阳的直射光和散射光，影响日光射到地面的强度，特别能减弱富生物学作用的紫外线强度和波长范围，使儿童佝偻病发病率增加。

（5）具有致突变性和致癌性：大气中的颗粒物粒径愈小，致突变性和致癌性就越强。流行病学调查表明大气中的颗粒物污染与肺癌的发病率有关。监测结果也显示，颗粒物越小，其所吸附的致癌物苯并（a）芘含量也越高。

（二）二氧化硫

1．理化特点 二氧化硫又称亚硫酸酐，为无色气体，有刺激臭味。比重 1.4337，易溶于水，亦可溶于乙醇和乙醚。二氧化硫在大气中可被自由基氧化成硫酸雾。

2．对健康的影响

（1）对呼吸系统的影响

①对黏膜的刺激作用：二氧化硫对眼结膜和鼻咽部黏膜具有很强的刺激作用。当浓度为 $0.9 \sim 1.0mg/m^3$ 时，尚难明显感觉到气味；当浓度达 $9mg/m^3$ 时，有明显的硫样臭。②引起呼吸道炎症：二氧化硫易溶于水，易被湿润的上呼吸道和支气管黏膜吸收，造成该部位的平滑肌内末梢神经感觉器产生反射性收缩，使气管和支气管的管腔变窄，气道阻力增加，分泌物增多，严重时造成局部炎症或腐蚀性组织坏死，是 COPD 的主要病因之一。③二氧化硫与烟尘共同存在时的联合作用比二氧化硫单独危害作用大得多，吸附在 IP 的二氧化硫进入肺深部，其毒性可增加 $3 \sim 4$ 倍。IP 中的三氧化铁等金属氧化物，可催化二氧化硫氧化成硫酸雾，它的刺激作用比二氧化硫大 10 倍。

沉积在肺泡内或黏附在肺泡壁上的二氧化硫和 IP，长期作用会促使肺泡壁纤维增生，形成肺纤维性病变以致发生肺气肿。

（2）致敏作用：吸附二氧化硫的 IP 被认为是一种变态反应原，能引起支气管哮喘，例如日本的四日市哮喘。

（3）促癌作用：二氧化硫和苯并（a）芘联合作用时，实验动物的肺癌发病率高于苯并（a）芘单独作用时的发病率。二氧化硫可能有促癌作用。动物实验证明 $10mg/m^3$ 的二氧化硫可以加强苯并芘的致癌作用。

（4）其他作用：二氧化硫被肺泡吸收后，分布到全身器官，其危害是多方面的，例如二氧化硫与血液中的维生素结 B_1 结合，破坏正常情况下的体内维生素 B_1 与维生素 C 的结合，使体内维生素 C 的平衡失调，从而影响新陈代谢和生长发育。

除上述对健康的影响外，二氧化硫对树木、谷物及蔬菜等均可造成损害，对牛、马、猪、羊、狗等动物均可引起疾病和死亡。此外，二氧化硫对于建筑物、桥梁等物体具有腐蚀作用，二氧化硫形成酸雨，对水生生物和土壤中生物的生存也会产生严重影响。

（三）氮氧化物

1．理化特点

（1）NOx 的种类：氮氧化物（NOx）是 NO、N_2O、NO_2、NO_3、N_2O_3、N_2O_4、N_2O_5 等含氮气体化合物的总称。其中，造成大气严重污染的是 NO_2 和 NO。

（2）感官性状：NO_2 是红褐色气体，有刺激性。比重 1.448（20℃）。低于 0℃时，NO_2 几乎都形成 N_2O_4 的形式，它是无色的晶体。NO 为无色气体，遇氧则变为 NO_2。NOx 难溶于水。

（3）光化学烟雾的起始物：NOx 的二次污染物是硝酸雾和光化学烟雾，后者主要由于汽车等机动车辆排出尾气中的 NOx 和碳氢化合物经光化学反应而生成。

2．对健康的影响 近年来的研究证明，人体内存在的微量 NO 是人体生理活动所必需的，在细胞信息传递中起到第三信使的作用。但大量的 NOx 是有害的，NO_2 的毒性比 NO 高 $4 \sim 5$ 倍。

（1）对呼吸道的影响：氮氧化物难溶于水，故对眼睛和上呼吸道的刺激作用较小，而易于侵入呼吸道深部的支气管及肺泡。长期吸入低浓度 NOx 可引起肺泡表面活性物质的过氧化，损害细支气管的纤毛上皮细胞和肺泡细胞，破坏肺泡组织的胶原纤维，并可发生肺气肿样症状。它尚能缓慢地溶于肺泡表面的水分中，形成亚硝酸、硝酸，对肺组织产生强烈的刺激及腐蚀作用，引起肺水肿。

（2）对血液及其他系统的影响：NOx 在肺中形成的亚硝酸盐进入血液后，能与血红蛋白结合生成高铁血红蛋白（即变性血红蛋白），降低血红蛋白的携氧能力，引起组织缺氧。当污染物以 NO_2 为主时，肺的损害比较明显，当污染物以 NO 为主时，高铁血红蛋白血症及中枢神经损害比较明显，对心、肝、肾以及造血组织等均有影响。慢性毒作用主要表现神经衰弱综合征。

（四）光化学烟雾

1. 理化特点　光化学烟雾是一种混合物的总称，属于二次污染物，一次污染物为汽车尾气中的氮氧化物、碳氢化合物。大气中的 NOx、碳氢化合物受太阳紫外线作用发生光化学反应产生的烟雾。主要成分有臭氧、醛类和各种过氧酰基硝酸酯（PANs），其中臭氧（O_3）约占 85% 以上，过氧酰基硝酸酯约占 10%，醛类化合物主要是甲醛、乙醛、丙烯醛等。

2. 对健康的影响

（1）对眼睛的刺激：光化学烟雾对眼睛有强烈的刺激作用。主要作用物是 PAN、甲醛、丙烯醛、各种自由基及过氧化物等。其中 PAN 是极强的催泪剂，其催泪作用相当于甲醛 200 倍。而 PBN 的催泪作用更强，比 PAN 大约强 100 倍。

（2）对呼吸系统的影响：光化学烟雾对鼻、咽、喉、气管和肺等呼吸器官也有明显刺激作用。当大气中的 O_3 浓度为 $1.07mg/m^3$ 时即可引起鼻和喉头黏膜的刺激；O_3 浓度在 $0.21 \sim 1.07mg/m^3$ 时可引起哮喘发作，导致上呼吸道疾病恶化，同时也刺激眼睛，使视觉敏感度和视力降低，$2.14mg/m^3$ 以上时则可引起头痛、肺气肿和肺水肿等。

（3）对全身的影响：O_3 能阻碍血液输氧功能，造成组织缺氧，并使甲状腺功能受损骨骼早期钙化。还可引起潜在的全身影响，如诱发淋巴细胞染色体畸变、损害某些酶的活性和产生溶血作用，长期吸收氧化剂会影响细胞新陈代谢，加速人体衰老。

（4）致敏作用：甲醛是致敏物质，能引起流泪、喷嚏、咳嗽、呼吸困难、哮喘等。

（5）致突变作用：臭氧是强氧化剂，可与 DNA、RNA 等生物大分子发生反应，并使其结构受损。对微生物、植物、昆虫及哺乳动物细胞有致突变作用。

五、室内空气污染

现代人 75% 以上的时间是在室内活动，特别是老、幼、病、弱者在室内的活动时间更多。近年来的一些调查研究表明，室内空气污染与健康的关系更为密切。

（一）室内空气污染的来源

1. 室内人体活动　人体代谢产生的废物主要通过呼气、汗液和大小便排出体外。人的一系列活动对室内空气常可产生重大影响，如人们在谈话、喷嚏、咳嗽时会随飞沫排出呼吸道黏膜表面的病原微生物，污染室内空气；人走路及其他动作会使地面、墙壁上的灰尘、微生物等散播到空气中；人的皮肤、衣物可散发出各种不良气体和碎屑等。

吸烟产生的烟雾也是造成室内空气污染重要的来源。吸烟的烟草烟气中至少含有 3800 种化学成分，其中致癌物不少于 44 种。这一类的污染物主要有呼出的 CO_2、水蒸气、氨类化合物等内源性气态物以及可能含有 CO、甲醇、乙醇、苯、甲苯、苯胺、二硫化碳、二甲胺乙醚、氯仿、硫化氢、砷化氢、甲醛等外来物或外来物在体内代谢后的产物。

2. 燃料燃烧和加热　主要指各种燃料的燃烧，以及烹调时食油和食物加热后的产物。目前，经常使用的燃料品种有煤（散煤、型煤等）、煤气、石油液化气、天然气、木柴、庄稼秸秆、杂草、畜粪等。这些燃料燃烧时，不同程度地产生有害物质，其主要污染物有二氧化硫、氮氧化物、一氧化碳、二氧化碳、烃类 [包括苯并（a）芘等致癌性多环芳烃等] 以及悬浮颗粒物等。烹调油烟成分有 200 余种，动物实验表明具有致突变性，其致突变物来源于油脂中的不饱和脂肪酸的高温氧化聚合反应。

3. 建筑材料和装饰材料　由于现代化的建筑材料和装饰材料的应用，室内空气中的污染物的性质和成分发生了根本性变化，其中特别值得注意的是甲醛、苯和氡。甲醛主要用来生产脲醛树脂等黏合剂和生产泡沫塑料与壁纸，这些材料广泛用于房屋的防热、御寒、隔音与装饰，在此种材料中往往存在少量未完全化合的甲醛，可逐渐释放出来污染居室空气达到相当高的浓度。氡主要来自砖、混凝土、石块、土壤及粉煤灰的预制构件中，有的地区居室内氡浓度相当高，应当引起重视。

4．家用化学品　随着人们生活需求的提高，家用化学品不断进入千家万户，如喷洒的洗涤剂、清洁剂、各种黏合剂和除害药物等。由于这些化学品中都含有有毒物质，当居民贮存、使用、管理不当或温度变化时，会造成室内的空气污染，如苯类、酚类、醛类等。

5．来自室外　主要来源有两方面，一是来自工业企业、交通运输所排出的污染物可通过门窗、孔隙或其他各种管道缝隙进入室内，如二氧化硫、氮氧化物、一氧化碳、铅、颗粒物等；二是来自植物花粉、孢子、动物毛屑、昆虫鳞片等变应原物质。

（二）室内空气污染对健康的危害

1．致癌、致突变作用　燃料不完全燃烧排放的苯并（a）芘，进入机体，在体内代谢转化后可诱发肿瘤发生，动物实验已证明苯并（a）芘能诱发皮肤癌、肺癌和胃癌。食用油在加热烹调时产生的油烟是肺鳞癌和肺腺癌的危险因素。烟焦油是香烟烟雾中微粒部分的浓缩物，含有苯并（a）芘等10多种极强的致癌物和致突变物。建筑材料释放的氡及其短寿命子体对人体健康的危害主要是引起肺癌。

2．刺激作用　主要污染物是甲醛及其他挥发性有机化合物。甲醛是一种挥发性有机化合物，它不仅大量存在于多种装饰物品中，也可来自建筑材料、化妆品、清洁剂、杀虫剂、消毒剂、防腐剂、印刷油墨、纸张、纺织纤维等。由于甲醛的室内来源很多，造成的室内污染已日益引起各国的重视。甲醛有刺激性，人的甲醛嗅觉阈为 0.06 mg/m^3，达到 0.15 mg/m^3 时可引起眼红、眼痒、流泪、咽喉干燥、发痒、喷嚏、咳嗽、气喘、声音嘶哑、胸闷、皮肤干燥发痒、皮炎等。甲醛还可引起变态反应，主要是过敏性哮喘，大量时可引起过敏性紫癜。

挥发性有机化合物是一类重要的室内空气污染物，目前已鉴定出500多种。常见的有苯、甲苯、三氯乙烯、三氯甲烷、二异氰酸酯类等。挥发性有机化合物共同存在于室内时，其联合作用是不可忽视的。目前认为挥发性有机化合物有臭味，有一定刺激作用，能引起机体免疫水平失调，影响中枢神经系统功能，出现头晕、头痛、嗜睡、无力、胸闷、食欲缺乏、恶心等，甚至可损伤肝和造血系统，出现变态反应等。长期接触苯可导致血液系统的癌变。

3．病原微生物污染　对呼吸道传染病的传播有重要意义，如流行性感冒、麻疹、流行性腮腺炎、百日咳、白喉、猩红热、结核及军团病等，均可经空气传播导致传染病流行。

4．对心血管系统的影响　室内空气 CO 污染与动脉粥样硬化、心肌梗死、心绞痛有密切关系。调查资料显示，室内 CO 污染水平与居民血液中碳氧血红蛋白（COHb）含量成正相关，COHb 增加可促进心肌缺氧的发展。

5．生物性变应原引起的过敏症　变应原又称过敏原，是一种能激发变态反应，即过敏反应的抗原性物质。此种过敏原可通过空气传播引起致敏人群的变态反应性疾病。

（1）花粉病：也称枯草热，是具有易感体质的人吸入空气中的致敏花粉所引起的一种呼吸道变态反应性疾病，主要症状是鼻炎、哮喘等。例如我国南京全年12个月中都有花粉散布，春季高峰以木本植物花粉为主，如柏科、杨柳科、悬铃本科、松科、胡桃科、桑科等；秋季高峰以草本类花粉为主，如菊科的豚草属、蒿属、大麻科、藜科、车前科及禾本科等。对过敏患者进行皮肤敏感试验表明秋季花粉中以狗尾草、豚草、藜草的阳性率最高，春季花粉中以构树的阳性率最高。

（2）尘螨过敏：是易感者由于长期吸入尘螨致敏成分引起的哮喘、过敏性鼻炎及皮肤过敏等。世界各地家居尘样品中都可检出此种尘螨，称为屋尘螨。近年来某些住宅由于使用空调或封闭式窗户，室内湿度极其适宜，气流极小，以致室内尘螨孳生，尤其在床褥和纯毛地毯下面尘螨最多。

6．军团菌和军团菌病 1976年美国宾州地区的美国军团年会上，与会者中爆发了一种主要症状为发热、咳嗽及肺部炎症的疾病，称此为军团病，半年后检出病变组织中有一小杆菌，称为军团菌，因此正式称此病为"军团菌病"。军团菌是一类水生菌群，现已报道有34个菌种53个血清型，以嗜肺军团菌最常见。主要存在于现代建筑物贮水器的水中，以及冷却塔水、冷凝水、温水箱水、制冰机用水、温水游泳池水、浴池水、水龙头、淋浴喷头、医用喷雾器和空气调湿器的水中，其中空调系统（主要通过冷却塔水）带菌是引起军团菌病流行的常见原因。

（三）居室空气污染的防控措施

近年来我国相继制定了一系列室内环境标准，由前卫生部发布的《室内空气质量标准》（GB/T18883-2002），规定了控制污染的项目包括化学性、物理性、生物性和放射性四项（见表5-3），该《标准》与住建委发布的《民用建筑工程室内环境污染控制规范》、国家质监局发布的《室内装饰装修材料有害物质限量》等共同构成了较完整的室内环境污染控制和评价体系，为保证"室内空气应无毒、无害、无异常嗅味"，不危害人体健康奠定了基础。据此防止室内空气污染，应好以下几方面的防护工作：

表5-3　室内空气质量标准（GB/T18883-2002）

序号	参数类别	参数	单位	标准值	备注
1	物理性	温度	℃	22～28	夏季空调
				16～24	冬季采暖
2		相对湿度	%	40～80	夏季空调
				30～60	冬季采暖
3		空气流速	m/s	0.3	夏季空调
				0.2	冬季采暖
4		新风量	m³/h（每人）	30[①]	
5	化学性	二氧化硫	mg/m³	0.50	1h 均值
6		二氧化氮	mg/m³	0.24	1h 均值
7		一氧化碳	mg/m³	10	1h 均值
8		二氧化碳	%	0.10	日平均值
9		氨	mg/m³	0.20	1h 均值
10		臭氧	mg/m³	0.16	1h 均值
11		甲醛	mg/m³	0.10	1h 均值
12		苯	mg/m³	0.11	1h 均值
13		甲苯	mg/m³	0.20	1h 均值
14		二甲苯	mg/m³	0.20	1h 均值
15		苯并（a）芘	mg/m³	1.0	日平均值
16		可吸入颗粒	mg/m³	0.15	日平均值
17		总挥发性有机物	mg/m³	0.60	8h 均值
18	生物性	菌落总数	cfu/m³	2500	依据仪器定[②]
19	放射性	氡²²²Rn	Bq/m³	400	年平均值（行动水平）[③]

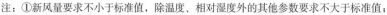

注：①新风量要求不小于标准值，除温度、相对湿度外的其他参数要求不大于标准值；
②依室内空气中菌落总数检验方法（撞击法）而定；
③行动水平即达到此水平建议采取干预行动以降低室内氡浓度。

1．城镇合理规划布局 结合城镇规划对工业区、居民区进行合理布局，住宅区应安排在当地主导风向的上风侧，尽量远离工业区、交通要道及其他污染源，并在防护带内进行绿化。同时加强大气卫生防护。

2．住宅设计中的卫生防护 主要是住宅平面配置要合理，有利通风换气，一套居室应有不同的功能区室，防止厨房的煤烟、油烟进入其他房间。如我国绝大多数地区，卧室宜朝南，厨房宜朝北。

3．住宅装饰中的卫生防护 包括选择的建筑、装饰材料和室内用品应符合国家有关卫生标准和规范的要求。如室内板材应符合《木制板材甲醛卫生规范》；室内涂料应符合《室内用涂料卫生规范》；室内建筑和装修材料的放射性应符合《建筑材料放射卫生防护标准》（GB6566-2000）；室内建筑和装修材料中不得含有石棉等。

4．居室经常通风换气 已居住的房屋冬季要注意经常开窗通风换气，使用空调时，应保持进入一定量的新风，对刚装修的房屋或有新家具时更要常开窗换气，而且新装修的房屋应让有害物质经过一定时间充分挥发后再居住。

5．控制厨房煤烟和油烟污染 家庭炉灶和烹调中产生的油烟是室内重要的污染源，防控措施除上述的厨房配置应有利污染物排出室外，还应注意改进燃料并安装除油烟机换气扇等。

6．控制吸烟 通过加强控烟健康教育，普及烟害知识，树立正确的价值观等途径预防减少青少年吸烟；通过广泛传播戒烟方法，帮助吸烟者戒烟；通过立法禁止在公共场所吸烟等一系列控烟措施，减少吸烟导致的室内空气污染及危害。

知 识 链 接

公共场所的哪些项目应符合国家卫生标准和要求

1．室内空气。
2．饮水用水水质。
3．室内采光、照明和噪声。
4．集中空调系统。
5．室内卫生设施和顾客用具。
6．建筑、装饰、装修材料。

本章小结

一、环境的概念与分类

1．人类的环境 环境是相对于某中心事物而言的周围情况。人类的环境，中心是人类，其环境就是指与人类生存和繁衍相关的各种自然和社会因素的总和。

2．环境的分类 有自然环境、社会环境，其中自然环境又可分为原生环境与次生环境。

3．构成环境的因素 有物质因素与非物质因素，按其属性可分为生物因素、化学因素、物理因素和社会心理因素。

本章小结

二、环境污染

1．环境污染的概念　指由于人为的或自然的原因，使环境的组成与性质发生改变，扰乱了生态平衡，对人类健康造成了直接的或间接的或潜在的有害影响。

2．污染物来源要有生产、生活和交通等，污染物转归有迁移、生物转化、生物富集、自净等。

3．环境污染对健康的危害可表现为急性、慢性或远期危害（致癌、致畸、致突变）以及免疫毒性作用；污染环境的不同，可引起产业工人的职业病、污染的地区发生公害病、进食污染食物而引发食物中毒，如果污染物是病原微生物则可引起传染病流行。

4．环境污染物的健康危险度评价主要包括：①危害鉴定；②暴露评价；③剂量 - 反应关系评定；④危险度特征分析。

三、饮水卫生

1．生活饮用水的基本卫生要求是①感官性状良好；②不得含有致病微生物和寄生虫卵；③化学组成和放射性物质对人体有益无害；④水量充足、取用方便。

2．生活饮用水水质卫生标准是评价饮用水是否可以安全饮用的主要依据，水质常规检验项目分为①微生物指标；②毒理学指标；③感官性状和一般化学指标；④放射性指标四类。

4．给水卫生措施主要包括三个环节：①水源选择卫生；②水源卫生防护；③饮水的净化与消毒。

四、空气与健康

1．大气中常见污染物①可吸入颗粒物；②二氧化硫；③氮氧化物；④光化学烟雾。

2．室内空气污染的来源主要有①燃料燃烧和加热；②建筑材料和装饰材料带来的污染；③室内人的活动；④家用化学品。室内空气污染物对健康的危害依污染物的不同而不同，主要有：诱发肿瘤、呼吸道刺激、变态反应、免疫失调、肝和造血系统损伤以及肺部感染等。

3．居室空气污染的防控措施主要有①城镇合理规划布局；②住宅设计中进行卫生防护；③住宅装饰中进行卫生防护；④居室经常通风换气；⑤控制厨房煤烟和油烟污染；⑥控制吸烟。

（舒向俊）

第六章 职业卫生

第一节 职业性有害因素与职业健康管理

职业工作中存在着多种劳动条件，它们对职业劳动者的健康有些是无害的，有些是有害的。职业卫生与职业医学重点关注后者，称之为不良劳动条件或职业性有害因素，可导致职业性损害。不良劳动条件通常被概括为三个方面：一方面是生产过程的，它因不同生产工艺、技术及设备而不同，如蓄电池厂的职业性危害因素主要是铅；二方面是劳动过程的，它指围绕生产工艺流程、要求等而展开的体力和脑力劳动；三方面是生产环境的，它主要涉及根据生产工艺要求而设置的作业环境以及室内外大气环境。识别、评价和控制不良的劳动条件，预防、控制、诊治职业性损害，保护和恢复劳动者的健康，是职业卫生与职业医学的主要目的。

一、职业性有害因素

（一）职业性有害因素的概念

在生产过程、劳动过程和生产环境中存在的可直接危害劳动者健康和劳动能力的因素称为职业性有害因素（occupational hazard）。

（二）职业性有害因素的种类和来源

1.生产过程中存在有害因素

（1）化学因素

① 生产性毒物：种类很多，常见的种类是金属或类金属，如铅、汞、锰、砷等；有机溶剂，如苯、二硫化碳、四氯化碳等；刺激性气体与窒息性气体，前者如氯、氨、二氧化硫等，后者如一氧化碳、硫化氢等；农药，如有机磷农药、有机氯农药等；高分子化合物生产过程中产生的毒物，如氯乙烯、氯丁二烯、丙烯腈等。

生产性毒物的来源可有多种形式，可以是原料、中间产品（中间体）、辅助原料、成品、夹杂物、副产品或废弃物、热分解产物等。可以是固体、液体、气体或气溶胶等形态。同一毒物在不同行业或生产环节中的来源和形态往往有所差异。

② 生产性粉尘：如矽尘、石棉尘、水泥尘、煤尘和各种有机粉尘等，它们主要来源于固体物质的破碎或机械加工、可燃性物质的不完全燃烧、蒸气在空气中的冷凝或氧化、粉末状物质如水泥的混合、过滤、包装、搬运等过程。

（2）物理因素

① 异常气象条件：如冶炼作业的高温、矿井下作业的高湿等。

② 异常气压：如高原作业或高空飞行会接触到低气压，潜水作业会接触到高气压。

③ 噪声、振动：如驾驶手扶拖拉机，既接触到噪声又接触到振动。

④ 非电离辐射：如射频辐射、红外线、可见光、紫外线、激光等。

⑤ 电离辐射：如 X 射线、γ 射线、α 粒子、β 粒子等。

职业性有害物理因素主要来源于特殊气象环境或相关仪器设备运行时。绝大多数仪器设备停止运行时，相应的物理因素会消失，并且体内不留存。

（3）生物因素：如畜牧业、毛皮加工业中皮毛上附着的炭疽杆菌、布鲁杆菌；森林场所存在的森林脑炎病毒；谷物、甘蔗上的曲真菌、青真菌等。主要来源于农业生产、农产品相关生产、野外工作过程中。

2.劳动过程中的有害因素

（1）劳动组织方式和劳动作息制度不合理：如单调作业、频繁的"三班倒"。

（2）精神（心理）紧张性职业紧张：如白领阶层的工作压力过大。

（3）劳动强度过大或生产定额不当：如肩背部负重过大。

（4）个别器官或系统过度紧张：如教师授课中的发声器官紧张、视频作业中的视力紧张。

（5）长时间处于某种不良体位或使用不合理的工具：如汽车修理时的仰卧位工作。

该类有害因素主要来源于体力与脑力劳动本身，不能被劳动者适应而产生有害于健康的状况。

3.生产环境中的有害因素

（1）自然环境中的有害因素：如炎热季节的高气温和太阳辐射。

（2）厂房建筑或布置不合理：如厂房矮小，采光不良等。

（3）由于不合理生产过程所导致的环境污染：如有毒工序被安排在常年主导风向的上风侧。该类有害因素主要来源于相应设计的不科学、施工的不一致、竣工验收的不严格。

在实际生产场所中，往往同时存在多种有害因素并对劳动者的健康产生联合作用，包括独立作用、协同作用（相加作用、相乘作用）、拮抗作用。

二、职业性损害

职业性有害因素对劳动者的健康和劳动能力产生的损害，称为职业性损害。职业性损害主要包括职业病、工作有关疾病、工伤三种情况，前两者可统称为职业性疾患。

（一）职业病

1. 职业病的概念 当职业性有害因素作用于人体的强度与时间超过一定限度时，人体不能代偿其所造成的功能性或器质性病理改变，出现相应的临床征象，影响劳动能力，这类疾病称为职业病（occupational disease）。广义的职业病指由职业性有害因素引起的特定疾病。在立法意义上，职业病指的是由政府立法机构明文规定的职业病，不同国家的法定职业病也有所差异。《中华人民共和国职业病防治法》中规定"本法所称职业病，是指企业、事业单位和个体经济组织（以下统称用人单位）的劳动者在职业活动中，因接触粉尘、放射性物质和其他有毒、有害物质等因素而引起的疾病。"职业病的分类和目录由国务院卫生行政部门会同国务院劳动保障行政部门规定、调整并公布。法定职业病的患者可依法享受国家规定的职业病待遇。

我国前卫生部于 1957 年首次公布了我国的《职业病范围和职业病患者处理办法的规定》，将 14 种危害职工健康比较严重的职业病，列为国家法定的职业病。2002 年 4 月 18 日前卫生部和前劳动保障部联合印发的《职业病目录》的法定职业病有 10 类 115 种。2013 年 12 月 23 日，国家卫生计生委、人力资源社会保障部、安全监管总局、全国总工会 4 部门联合印发《职业病分类和目录》，将职业病分为职业性尘肺病及其他呼吸系统疾病（19 种）、职业性皮肤病（9 种）、职业性眼病（3 种）、职业性耳鼻喉口腔疾病（4 种）、职业性化学中毒（60 种）、物理因素所致职业病（7 种）、职业性放射性疾病（11 种）、职业性传染病（5 种）、职业性肿瘤（11 种）、其他职业病（3 种），共计 10 类 132 种，详见表 6-1《职业病分类和目录》。

表 6-1 我国法定职业病分类及目录
由国家卫生计生委、人力资源社会保障部、安全监管总局、全国总工会共同颁发
【国卫疾控发〔2013〕48 号】

一、职业性尘肺病及其他呼吸系统疾病
（一）尘肺病 1．矽肺 2．煤工尘肺 3．石墨尘肺 4．碳黑尘肺 5．石棉肺 6．滑石尘肺 7．水泥尘肺 8．云母尘肺 9．陶工尘肺 10．铝尘肺 11．电焊工尘肺 12．铸工尘肺 13．根据《尘肺病诊断标准》和《尘肺病理诊断标准》可以诊断的其他尘肺病
（二）其他呼吸系统疾病 1．过敏性肺炎 2．棉尘病 3．哮喘 4．金属及其化合物粉尘肺沉着病（锡、铁、锑、钡及其化合物等） 5．刺激性化学物所致慢性阻塞性肺疾病 6．硬金属肺病

二、职业性皮肤病
1．接触性皮炎 2．光接触性皮炎 3．电光性皮炎 4．黑变病 5．痤疮 6．溃疡 7．化学性皮肤灼伤 8．白斑 9．根据《职业性皮肤病的诊断总则》可以诊断的其他职业性皮肤病

三、职业性眼病
1．化学性眼部灼伤 2．电光性眼炎 3．白内障（含放射性白内障、三硝基甲苯白内障）

四、职业性耳鼻喉口腔疾病
1．噪声聋 2．铬鼻病 3．牙酸蚀病 4．爆震聋

五、职业性化学中毒
1．铅及其化合物中毒（不包括四乙基铅） 2．汞及其化合物中毒 3．锰及其化合物中毒 4．镉及其化合物中毒 5．铍病 6．铊及其化合物中毒 7．钡及其化合物中毒 8．钒及其化合物中毒 9．磷及其化合物中毒 10．砷及其化合物中毒 11．铀及其化合物中毒 12．砷化氢中毒 13．氯气中毒 14．二氧化硫中毒 15．光气中毒 16．氨中毒 17．偏二甲基肼中毒 18．氮氧化合物中毒 19．一氧化碳中毒 20．二硫化碳中毒 21．硫化氢中毒 22．磷化氢、磷化锌、磷化铝中毒 23．氟及其无机化合物中毒 24．氰及腈类化合物中毒 25．四乙基铅中毒 26．有机锡中毒 27．羰基镍中毒 28．苯中毒 29．甲苯中毒 30．二甲苯中毒 31．正己烷中毒 32．汽油中毒 33．一甲胺中毒 34．有机氟聚合物单体及其热裂解物中毒 35．二氯乙烷中毒 36．四氯化碳中毒 37．氯乙烯中毒 38．三氯乙烯中毒 39．氯丙烯中毒 40．氯丁二烯中毒 41．苯的氨基及硝基化合物（不包括三硝基甲苯）中毒 42．三硝基甲苯中毒 43．甲醇中毒 44．酚中毒 45．五氯酚（钠）中毒 46．甲醛中毒 47．硫酸二甲酯中毒 48．丙烯酰胺中毒 49．二甲基甲酰胺中毒 50．有机磷中毒 51．氨基甲酸酯类中毒 52．杀虫脒中毒 53．溴甲烷中毒 54．拟除虫菊酯类中毒 55．铟及其化合物中毒 56．溴丙烷中毒 57．碘甲烷中毒 58．氯乙酸中毒 59．环氧乙烷中毒 60．上述条目未提及的与职业有害因素接触之间存在直接因果联系的其他化学中毒

续表

六、物理因素所致职业病
1. 中暑 2. 减压病 3. 高原病 4. 航空病 5. 手臂振动病 6. 激光所致眼（角膜、晶状体、视网膜）损伤 7. 冻伤
七、职业性放射性疾病
1. 外照射急性放射病 2. 外照射亚急性放射病 3. 外照射慢性放射病 4. 内照射放射病 5. 放射性皮肤疾病 6. 放射性肿瘤（含矿工高氡暴露所致肺癌） 7. 放射性骨损伤 8. 放射性甲状腺疾病 9. 放射性性腺疾病 10. 放射复合伤 11. 根据《职业性放射性疾病诊断标准（总则）》可以诊断的其他放射性损伤
八、职业性传染病
1. 炭疽 2. 森林脑炎 3. 布鲁菌病 4. 艾滋病（限于医疗卫生人员及人民警察） 5. 莱姆病
九、职业性肿瘤
1. 石棉所致肺癌、间皮瘤 2. 联苯胺所致膀胱癌 3. 苯所致白血病 4. 氯甲醚、双氯甲醚所致肺癌 5. 砷及其化合物所致肺癌、皮肤癌 6. 氯乙烯所致肝血管肉瘤 7. 焦炉逸散物所致肺癌 8. 六价铬化合物所致肺癌 9. 毛沸石所致肺癌、胸膜间皮瘤 10. 煤焦油、煤焦油沥青、石油沥青所致皮肤癌 11. β-萘胺所致膀胱癌
十、其他职业病
1. 金属烟热 2. 滑囊炎（限于井下工人） 3. 股静脉血栓综合征、股动脉闭塞症或淋巴管闭塞症（限于刮研作业人员）

2. **职业病的发病特点** 职业病的发病不同于非职业接触引起的疾病，主要有以下特点。

（1）病因明确：职业性有害因素与职业病之间有明确的因果关系，控制病因后，可以消除或减少发病机会。

（2）存在剂量-反应关系：职业病的病因大多是可以识别和检测的，病因需达到一定的强度（浓度或剂量）才能致病，即存在接触剂量（水平）-效应（反应）关系。

（3）群发性：在接触同种职业性有害因素的人群中常有一定的发病率，很少个别发病。

（4）临床特效疗法不多：职业病如能早期发现并及时处理预后较好，但多数职业病至今尚无特效的治疗方法，只能进行对症综合处理。

（5）作用部位的特殊性：大多数职业性有害因素，特别是生产性毒物都具有特殊的作用部位，对效应器官具有选择性。

（6）发病可以预防：职业病的病因和接触剂量-效应关系明确，因而只要有效地控制和消除病因，就可减少或消除职业病的发生。

3. **职业病的诊断机构** 职业病诊断是一项政策性和科学性很强的工作，需由省级卫生行政部门批准的医疗卫生机构承担。职业病诊断机构在进行职业病诊断时，应当组织三名以上取得职业病诊断资格的执业医师进行集体诊断，并对做出的诊断结论承担责任。

4. **职业病的诊断依据** 职业病的诊断应当依据相应职业病的诊断标准，结合职业性有害因素接触史、临床表现和实验室检查结果、现场劳动卫生学调查等三方面资料，进行综合分析并做出集体诊断。患者的职业性有害因素接触史（简称职业史）是诊断职业病的前提条件，临床表现和实验室检查结果、现场劳动卫生学调查是诊断职业病的重要依据，三者相互联系，互为印证，缺一不可。

（二）工作有关疾病

职业性有害因素使职业人群中某些多因素疾病的发病率增高、潜在的疾病暴露或所患疾病的病情加重等，这些疾病在非职业人群中也可发病，被称为工作有关疾病（work related disease）或职业性多发病。常见的工作有关疾病有：长途汽车司机的消化性溃疡，搬运工人的腰肌劳损，夜班工人的神经衰弱等。

工作有关疾病与职业病相比，具有三个特点：

1. 职业性有害因素是该病发生和发展的多种因素之一，但不是唯一因素。

2．职业性有害因素影响了健康，使常见病发病率增高、潜在疾病显露或已患疾病病情加重。

3．通过控制和改善劳动条件，可使这类疾病得到控制或缓解。

（三）工伤

又称职业性外伤（occupational injury），指劳动者在从事职业活动或者与职业活动有关的活动时所遭受的突发性意外伤害。导致工伤的主要原因有：生产设备存在缺陷，防护措施不到位，生产环境布局不合理，劳动组织不合理或生产管理不完善，个人因素不适合目前所从事的作业等。

知 识 链 接

"上下班途中遇车祸算不算工伤？"

在 2011 年 1 月 1 日起正式实施的新《工伤保险条例》中有了新的标尺。其中的第十四条，职工有下列情形之一的，应当认定为工伤：（六）在上下班途中，受到非本人主要责任的交通事故或者城市轨道交通、客运轮渡、火车事故伤害的。在 2014 年 4 月 21 日由最高人民法院审判委员会会议通过，2014 年 9 月 1 日起施行的《最高人民法院关于审理工伤保险行政案件若干问题的规定》中有更详细的相关司法解释。

三、职业健康管理

（一）职业卫生服务

1．职业卫生服务的概念　职业卫生服务（occupational health service，OHS）是卫生服务体系的一部分，是以保护和促进劳动者的安全与健康为目的的全部活动。职业卫生服务以健康为中心，职业人群为对象，主要工作是为了创造良好的劳动条件而开展的预防性服务，它是 WHO "人人享有卫生保健" 全人类卫生目标在职业人群中的具体体现。职业卫生服务包括职业卫生技术服务和卫生监督服务，服务工作主要由各级职业卫生和职业病防治机构、卫生监督所、医疗卫生机构、企业内设的职业卫生防治机构和中介组织承担。

2．职业卫生服务的实施原则

（1）保护和预防原则：应保护劳动者健康，预防工作中发生的危害。

（2）适应原则：应使工作和劳动条件与劳动者的能力相适应。

（3）健康促进原则：应促进劳动者的躯体和心理健康，增强其社会适应能力。

（4）治疗与康复原则：使职业性损害对劳动者的影响减少到最低程度。

（5）全面的初级卫生保健原则：应为劳动者及其家属提供全面的卫生保健服务。

3．职业卫生服务的内容

（1）工作场所的健康需求评估：发现和掌握工作环境中存在的有害因素的种类、存在形式、强度和消长规律等，为改善劳动条件的干预措施提供依据。

（2）职业人群健康监护：检测特定作业条件下群体健康状况及个体健康损害性质与程度。

（3）健康危险度评估：结合工作环境监测资料和健康监护资料对危险度进行评估。

（4）危害告知、健康教育和健康促进：将职业环境的监测结果提供给用人单位、劳动者或企业安全与健康组织；指导和监督改进职业场所的安全卫生措施；对工人进行安全操作培训，指导工人合理使用个人防护用品等。

（5）职业病和工伤的诊断、治疗和康复服务。

（6）职业场所突发公共卫生事件的应急救援：配置职业场所的急救设备，建立应急救援组织，保证对突发的公共卫生事件能够进行及时的救援。

（7）实施与劳动者健康有关的其他初级卫生保健服务。

（8）职业卫生标准的制定和修改。

（9）职业健康质量标准、职业卫生管理体系及检验和服务机构的资质认证和管理。

（二）职业健康监护

职业健康监护（occupational health surveillance）是指以预防为目的，对与职业性有害因素相关人员的健康状况进行系统地检查和分析，将结果及时报告给用人单位和劳动者本人，以便采取干预措施，保护和促进劳动者健康。职业健康监护主要包括职业健康检查和职业健康监护档案管理等内容。

1. 职业健康检查　开展职业健康检查的机构对健康检查结果承担责任，检查结果应当客观、真实。职业健康检查分以下五类。

（1）就业前健康检查：就业前健康检查为强制性职业健康检查，对于拟从事接触职业性有害因素作业的新录用人员和拟从事有特殊健康要求作业的人员应进行就业前健康检查。就业前健康检查的主要目的是发现有无职业禁忌证，建立接触职业性有害因素人员的基础健康档案。

职业禁忌证指劳动者从事特定职业或者接触特定职业性有害因素时，比一般职业人群更易于遭受职业性危害，罹患职业病或者可能导致原有自身疾病病情加重，或者在作业过程中诱发可能导致对他人生命健康构成危险的疾病的个人特殊生理或者病理状态。

表 6-2　我国常见职业有害因素接触作业的职业禁忌证

作业名称	主要的职业禁忌证
矽尘作业	活动性肺结核；慢性阻塞性肺病；慢性间质性肺病；伴肺功能损害的疾病等
铅作业	明显的肝、肾疾病；明显贫血；神经系统器质性疾病；心血管器质性疾病等
汞作业	明显的肝肾疾病；精神疾病；慢性胃肠疾病；严重口腔炎等
苯作业	明显的肝、肾疾病；血象指标低于或接近正常值下限；严重的全身性皮肤病；月经过多或功能性子宫出血；中枢神经系统性疾病等

（2）定期健康检查：长期从事接触职业性有害因素作业的劳动者，在岗期间应定期进行健康检查。定期健康检查的主要目的是早期发现劳动者的健康异常改变；及时发现有职业禁忌证的劳动者；通过动态观察劳动者群体健康变化，评价工作场所职业性有害因素的控制效果。定期健康检查的周期根据不同职业性有害因素的性质、浓度或强度、目标疾病的潜伏期和防护措施等因素决定。一般每年检查一次；对于疑似职业病者，则应定期体检复查，及时观察病情进展情况。

（3）离岗时健康检查：劳动者在准备调离或脱离所从事的作业或岗位前，应进行离岗时健康检查，如最后一次在岗期间的健康检查是在离岗前的 90 日内，可视为离岗时检查。离岗时健康检查的主要目的是确定其在停止接触职业性有害因素时的健康状况。

（4）离岗后医学随访检查：如接触的职业性有害因素具有慢性健康影响，或发病有较长的潜伏期，则在脱离接触后仍有可能发生职业病，需进行医学随访。随访时间的长短应根据有害因素致病的流行病学及临床特点、劳动者从事该作业的时间长短、工作场所有害因素的浓度等因素综合考虑确定。

（5）应急健康检查：包括①当发生急性职业病危害事故时，对遭受或者可能遭受急性职业病危害的劳动者，应及时进行健康检查。依据检查结果和现场劳动卫生学调查，确定危害因素，为急救和治疗提供依据，控制职业病危害的继续蔓延和发展；②从事可能产生职业性传染病作业的劳动者，在疫情流行期或近期密切接触传染源者，应及时进行健康检查，随时监测疫情动态。

2. 职业健康监护档案管理　健康监护档案是健康监护全过程的客观记录资料，是系统地观察劳动者健康状况的变化，评价个体和群体健康损害的依据，其特征是资料的完整性、连续性。用人单位应当建立劳动者职业健康监护档案和用人单位职业健康监护管理档案，并按规定严格管理，妥善保存。劳动者和相关的卫生监督检查人员有权查阅、复印劳动者的职业健康监护档案。劳动者离开用人单位时，有权索取本人职业健康监护档案的复印件，用人单位应如实、无偿提供，并在复印件上签章。

3. 医护放射工作人员的职业健康监护 医护职业环境是医师和护士在为患者及其家属或其他人群提供健康服务时，所处的空间、时间、位置及所接触到的人物、事物、物体等要素的总和。其中存在着各种化学、物理、生物及心理等职业性有害因素。

以医护放射工作人员职业健康监护为例，他们接触的职业性有害因素主要是电离辐射，如开展放射性检查（透视、拍片、CT检查）或放射介入治疗（如放射性元素 ^{131}I 治疗甲亢）时，医护人员会接触 X 线、γ 射线等电离辐射。长期接触一定剂量的电离辐射，可导致机体免疫系统、血液系统的功能障碍，甚至可致畸变、致癌变、致突变。医护放射工作人员的职业健康监护应当按照 2007 年经前卫生部讨论通过的《放射工作人员职业健康管理办法》来进行。例如放射工作人员进入放射工作场所，应当遵守下列规定："正确佩戴个人剂量计；操作结束离开非密封放射性物质工作场所时，按要求进行个人体表、衣物及防护用品的放射性表面污染监测，发现污染要及时处理，做好记录并存档"；放射工作单位不得安排未经职业健康检查或者不符合放射工作人员职业健康标准的人员从事放射工作；放射工作单位应当组织上岗后的放射工作人员定期进行职业健康检查，两次检查的时间间隔不应超过 2 年，必要时可增加临时性检查。

（三）职业卫生健康教育与健康促进

对劳动者、工程技术人员和各级管理人员广泛开展职业健康教育和健康促进工作，使他们人人参与劳动者的健康保护，提高遵守有关劳动卫生工作的规章制度的自觉性，协同做好职业危害的预防工作。实施职业卫生健康教育和健康促进是预防与控制职业性危害的有效手段。

职业卫生健康教育和健康促进的内容方面，应根据不同单位存在的职业性危害因素的特点，有针对性地开展。如针对企业等单位的管理者和上级管理部门负责人的主要有：工业企业设卫生标准；职业危害与《职业病防治法》；职业危害防治基本知识；用人单位在预防工伤事故和职业病危害的义务；职业健康检查和健康管理；职业安全管理；职业病防治宣传材料等。针对一线职业劳动人群的主要有：职业危害与个人防护；职工在预防工伤事故和职业病危害方面有哪些权利和义务；遵守安全操作规程在预防职业危害中的重要性；职业病危害早期表现；日常生活注意等。

（四）职业卫生法规与监管

1. 职业卫生法律法规 新中国成立以来，党和政府非常重视劳动卫生和职业病防治工作，不但建立并完善了职业病防治和劳动保护机构，还颁发了一系列职业卫生方面的法律、法规、规章和标准。目前，我国职业病防治法律法规和标准体系已初步建立，职业病防治工作逐步走上了规范化、法制化的轨道，取得了较大进展。

在我国，宪法高于法律，行政法规（条例）高于地方法规、部门规章。部门规章之间以及部门规章和地方法规之间关系平等。而且，运用法令等时采用特别法优先、新法优先、法律不溯及既往原则。职业卫生相关法令体系的制定也依照这些规定。

（1）法律：职业卫生相关法令的基本法是《中华人民共和国职业病防治法》，它是经 2001 年九届全国人大常委会第 24 次会议通过，于 2011 年经十一届全国人大常委会第 24 次会议《关于修改〈中华人民共和国职业病防治法〉的决定》修正。本法分总则、前期预防、劳动过程中的防护与管理、职业病诊断与职业病患者保障、监督检查、法律责任、附则 7 章 90 条，自 2011 年 12 月 31 日起施行。

（2）行政法规（条例）：国务院根据职业病防治法和其他有关法律、行政法规的规定，例如于 2002 年制定并由国务院常务会议通过的《使用有毒物品作业场所劳动保护条例》。其目的是保证作业场所安全使用有毒物品，预防、控制和消除职业中毒危害，保护劳动者的生命安全、身体健康及其相关权益。

（3）部门规章（行政规则）：为了加强对职业卫生相关工作的监督管理，根据《职业病防治法》，前卫生部制定了包括《职业病诊断与鉴定管理办法》《职业健康检查管理办法》和《职业病分类和目录》等多项与职业卫生相关的规章；国家安全生产监督管理总局也于2009年制定并通过了《作业场所职业健康监督管理暂行规定》；2012年制定并通过了《职业病危害项目申报办法》。

（4）标准：为加强国家职业卫生标准的管理，2002年前卫生部制定并通过了《国家职业卫生标准管理办法》。办法中将职业卫生标准分为9类，其中强制性标准5类，包括：①工作场所作业条件卫生标准；②工业毒物、生产性粉尘、物理因素职业接触限值；③职业病诊断标准；④职业照射放射防护标准；⑤职业防护用品卫生标准；推荐性标准4类，包括：①职业卫生专业基础标准；②职业危害防护导则；③劳动生理卫生、工效学标准；④职业性危害因素检测、检验方法。

2．职业卫生法律法规的监管　职业病防治监督管理体制，是国家对职业病防治实施监督管理采取的组织形式和基本制度。它是国家职业病防治法律规范得以贯彻落实的组织保障和制度保障。

（1）监管的行政主体：《职业病防治法》规定了国务院卫生行政部门与国务院其他有关部门的职责，使国家统一监督管理与部门分工监督管理紧密结合，从而增强职业病防治工作法制力度，有效保障劳动者的职业健康。其中，国务院卫生行政部门是对职业病防治工作监督管理统一负责的执法主体，国务院其他有关部门在各自的职责范围内负责有关监督管理工作。县级以上地方人民政府卫生行政部门和有关部门对本行政区域内的职业病防治负有的监督管理职责，应依照职业病防治法和国家职业卫生标准、职业卫生要求，依照职责划分，对职业病防治工作进行监督检查。

（2）监管的对象：①产生职业病危害的企业、事业单位和个体经济组织（统称"用人单位"），也包括用人单位以外的产生职业病危害的单位；②接触职业病危害的劳动者；③从事职业卫生检测评价工作的职业卫生技术服务机构；④承担职业性健康检查和职业病诊断工作的医疗卫生机构。

（3）监管的内容：①卫生行政部门对用人单位执行《职业病防治法》规定的前期预防，劳动过程中的防护与管理以及职业病诊断和职业病患者保障等义务的执行情况进行监督，对违法行为进行处理；②对职业卫生技术服务机构、职业性健康检查和职业病诊断医疗卫生机构执行《职业病防治法》规定的情况进行监督，对违法行为进行处理。

（4）监管依据：职业病防治法和相应的行政法规、行政规章以及职业卫生标准和技术规范等。

（5）实施措施：①进入现场、调查取证；②查阅复制、采集样品；③责令停止违法行为。

第二节　常见职业病

我国是世界职业病危害最严重的国家之一。据前卫生部统计资料，新中国成立以来至2009年底累计报告职业病722730例，尘肺病652729例（占职业病总报告例数的90.31%）；2012年，全国共报告职业病27420例，其中尘肺病24206例（占职业病总报告例数的88.28%）；2013年全国共报告职业病26393例，其中尘肺病23152例（占职业病总报告例数的87.72%），急性职业中毒和慢性职业中毒分别为637例和904例（共占职业病总报告例数的5.84%）。从行业分布看，煤炭、有色金属、机械和建筑行业的职业病病例数较多，分别为15078例、2399例、983例和948例（共占职业病总报告例数的73.53%）；超过半数的尘肺病分布在中、小型企业。多年来，尘肺（特别是矽肺）、职业中毒中的铅中毒、汞中毒、苯中毒，为我国常见的四大职业病。

一、尘肺

（一）生产性粉尘与尘肺概述

生产性粉尘（productive dust）是指在生产过程中产生的并能够长时间漂浮在空气中的固体微粒。

1. 生产性粉尘的来源与分类

（1）来源：生产性粉尘来源广泛。如矿山开采、隧道开挖、爆破、筑路；冶金工业中的材料准备、矿石粉碎；水泥、玻璃、陶瓷、化学工业的原材料加工；皮毛、纺织工业的原材料处理；金属熔炼、焊接、切割等。

（2）分类：根据生产性粉尘的性质，可以分为三类：①无机性粉尘（inorganic dust）包括：金属性粉尘（如铅、锰、铁、锡、锌等及其化合物）、非金属的矿物性粉尘（如石英、石棉、滑石、煤等）、人工无机粉尘（如水泥、玻璃、金刚砂等粉尘）；②有机性粉尘（organic dust）包括：动物性粉尘（如皮毛、丝、羽毛等）、植物性粉尘（如棉、麻、谷物、甘蔗、茶等）；人工合成有机粉尘（如合成树脂、合成纤维等）；③混合性粉尘（mixed dust）指上述各类粉尘两种或几种混合存在的粉尘，如硅尘和煤尘、金属粉尘和硅尘混合存在的粉尘等。

2. 生产性粉尘的理化特性及其卫生学意义　粉尘的理化特性不同，对人体产生的危害程度亦不同，所以其理化特性有重要卫生学意义。粉尘理化性质包括粉尘的化学成分、浓度、接触时间、分散度、形状、硬度、溶解度、荷电性和爆炸性等。

（1）粉尘的化学成分、浓度和接触时间：粉尘的化学成分、浓度和接触时间是直接决定粉尘对人体危害性质和严重程度的重要因素。粉尘的化学成分决定其生物学作用的性质，化学成分不同，对机体的致病作用也不同，可有致纤维化、刺激、中毒、致敏和致癌等作用。粉尘的浓度越高，与其接触的时间越长，对人体危害越大。

（2）粉尘的分散度：粉尘的分散度是指固体物质被粉碎的程度，常以粉尘中不同粒径大小的数量或质量的百分组成来表示。粒径越小，分散度越高，被人体吸入的机会越大，危害性也越大。

（3）粉尘的形状和硬度：粉尘颗粒的形状多种多样，坚硬并外形尖锐的尘粒可能引起呼吸道黏膜机械损伤。

（4）粉尘的溶解度：粉尘的作用性质不同，其溶解度大小与对人体的危害程度也不同。铅、砷等主要化学有毒的粉尘，溶解度越大，吸收越快越多，中毒性危害也就越大；而非金属无机粉尘，溶解度越大，越易被吸收。

（5）粉尘的荷电性：高分散度的粉尘通常带有电荷，带有相异电荷的粉尘会互相吸引、撞击并加速沉降，粉尘的这一性质对选择除尘设备有重要意义。荷电的尘粒在呼吸道内可被阻留。

（6）粉尘的爆炸性：煤、面粉、糖、硫磺、铝等可氧化的粉尘，在达到一定浓度时，一旦遇到明火、电火花和放电时，会发生爆炸。

3. 生产性粉尘的致病作用　具有不同理化特性和作用特点的生产性粉尘可引起不同的疾病。

（1）呼吸系统疾病：如各种尘肺、粉尘沉着症、粉尘性支气管炎、肺炎、哮喘性鼻炎和支气管哮喘等。

（2）局部作用：粉尘作用呼吸道黏膜，可引起鼻炎、咽炎、气管炎等；体表长期接触粉尘可导致堵塞性皮质炎、粉刺、毛囊炎等；沥青粉尘可引起光敏性皮炎。

（3）中毒作用：吸入的铅、锰、砷等粉尘可被呼吸道黏膜快速溶解吸收，导致中毒。

（4）致癌作用：砷、铬、镍、石棉及某些光感应性和放射性物质的粉尘已确认能够致癌，其中石棉引起的支气管肺癌和间皮瘤已列入我国职业病名单。

（5）其他作用：如破烂布屑、兽毛、谷粒等粉尘有时附有病原菌，可导致感染；面粉、羽毛、锌烟等粉尘可导致变态反应性疾病。

4. 尘肺　尘肺（pneumoconiosis）是在生产过程中由于长期吸入粉尘而引起的以肺组织纤维为主的全身性疾病。尘肺是我国职业病中影响面最广、健康危害最严重的一类疾病。根据引起尘肺的粉尘性质可将尘肺分为五类：

（1）矽肺：由于长期吸入游离二氧化硅粉尘所致，是尘肺中最严重的一种职业病。

（2）硅酸盐肺：由于长期吸入结合型二氧化硅粉尘所致，如石棉肺、滑石尘肺、云母尘肺、水泥尘肺等。

（3）炭尘肺：由于长期吸入煤尘及含碳为主的粉尘所致，如石墨尘肺、炭黑尘肺和活性炭尘肺等。

（4）金属尘肺：由于长期吸入某些金属性粉尘所致，如铁尘肺、铝尘肺。

（5）混合性尘肺：由于吸入的是混合性粉尘而引起，如煤矽肺等。

（二）矽肺

矽肺（silicosis）是指由于在生产过程中长期吸入游离二氧化硅含量较高的粉尘而引起的以肺组织纤维化为主的全身性疾病。矽肺是尘肺中数量最多、进展最快、危害最严重的一种类型。

1. 矽肺的病因　游离二氧化硅（SiO_2），俗称矽尘，地壳层中地面以下 16km 范围内普遍含有游离二氧化硅，大约 95% 的矿石中含有不同比例的游离二氧化硅。接触含有 10% 以上游离二氧化硅的粉尘作业，称为矽尘作业。常见的矽尘作业包括：在矿山中的选矿、采矿等作业；在石英粉厂、玻璃厂和耐火材料厂的轧石、粉碎、拌料等作业；在铸造业中的碾砂、拌砂、喷砂和清砂等作业；水利工程、挖掘隧道等作业。

影响矽肺发病的因素有很多，主要因素包括：粉尘中游离二氧化硅含量、二氧化硅类型、接尘时间、粉尘浓度、粉尘分散度、防护措施、接尘者个体因素等。

（1）粉尘中游离二氧化硅的含量越高，发病时间越短，病情越严重，发病率也越高。

（2）不同石英变体的致纤维化能力不同，依次为：鳞石英＞方石英＞石英＞柯石英＞超石英；晶体结构不同，致纤维化能力也不同，依次为：结晶型＞隐晶型＞无定型。

（3）矽肺的发生发展及病变程度还与粉尘浓度、分散度、接尘时间和防护措施有关。空气中粉尘浓度越高，分散度越大，接尘时间越长，防护措施差，则吸入并蓄积在肺内的粉尘量就越大，越易发生矽肺，病情越严重。

（4）工人的个体因素如年龄、个人卫生习惯和健康状况等，对矽肺的发生和发展也起一定作用，患有呼吸道疾病特别是呼吸道肺结核的工人，容易加速矽肺的发生和加重病情。

矽肺是一种慢性进行性疾病，发病一般比较缓慢，接触较低浓度游离二氧化硅粉尘多在15 ～ 20 年后发病，但发病后即使脱离粉尘作业，病变仍可继续发展。少数人由于持续吸入高浓度、高含量的游离二氧化硅粉尘，经 1 ～ 2 年即可发病，称之为"速发型矽肺"（acute silicosis）。有些工人在矽尘作业期间未发生矽肺，在脱离矽尘作业若干年后发病并被诊断为矽肺，称为"晚发型矽肺"（delayed silicosis）。

2. 矽肺的发病机制　关于矽肺的发病机制，曾提出许多学说，如机械刺激学说、表面活性学说、免疫学说等，但目前尚未能全面阐明矽肺的发病机制。较共同的认识是，进入肺内的矽尘被巨噬细胞吞噬，吞噬了粉尘的巨噬细胞，称为尘细胞，大部分尘细胞可随痰咳出，小部分经阿米巴样运动进入肺泡间隙。硅酸聚合学说认为，矽尘在巨噬细胞内部分溶解并聚合形成聚合硅酸，聚合硅酸破坏次级溶酶体膜，一系列的水解酶被释放到胞质中，造成巨噬细胞的自溶、崩解死亡。崩解释放的游离矽尘再次被其他的巨噬细胞吞噬、破裂、游离，如此反复上述过程，引起肺组织破坏、修复，并循环往复。崩解产物中的致纤维化因子可刺激成纤维细胞增生，还会刺激成纤维细胞产生胶原纤维。因此，巨噬细胞破坏越多，纤维组织增生就越明显。崩解时释放的二氧化硅可成为抗原，能刺激网状内皮系统增生，产生抗体，抗原抗体反应产生复合物和补体沉积于胶原纤维上发生透明变性。另外，当矽尘的剂量较大时，大量的矽尘也可吸附于巨噬细胞膜上，直接损伤细胞膜导致细胞的不可逆损伤。

3. 矽肺的病理表现 矽肺的主要病理改变有肺部进行性、结节性纤维化（又称为矽结节）及弥漫性肺间质纤维化，矽结节是矽肺的特征性病理改变。典型的矽结节为圆形或椭圆形，胶原纤维呈同心圆状排列类似洋葱头切面，内含闭塞的小血管或小支气管。在结节外围及纤维束之间，因胶化不同可见数量不等的粉尘颗粒、尘细胞、成纤维细胞。结节愈成熟，细胞成分愈少，而胶原越粗大密集，最终可发展为玻璃样变及钙盐沉着。长期吸入的粉尘中游离的二氧化硅含量较低时主要以弥漫性肺间质纤维化为主。其病理特点是肺泡、肺小叶间隔及小血管和呼吸性支气管周围，纤维组织呈弥漫性增生。

4. 矽肺的临床表现

（1）症状和体征：矽肺患者早期无明显自觉症状，随着病程进展或出现并发症后可出现气促、胸痛、咳嗽、心悸等症状，并可在肺部闻及干、湿啰音和哮鸣音等体征。

（2）X 线胸片表现：X 线胸片可见类圆形小阴影、不规则形小阴影及大阴影，是矽肺诊断的重要依据。X 线胸片中其他表现，如肺门、肺纹理和胸膜改变以及肺气肿等，对矽肺的诊断有重要参考价值。主要表现是：①圆形小阴影：是指呈圆形或近似圆形，边缘整齐或不整齐，密度较高的阴影。按直径大小可分为 p（直径 < 1.5mm）、q（1.5～3.0mm）、r（3.0～10mm）3 种类型。早期多分布于肺中、下肺区，随病情进展，数量增多，直径增大，密集度增加，可扩展至双肺上区；②不规则形小阴影：是指粗细、长短、形状不一的致密阴影，阴影间可互不相连或交织在一起，致密度可不变或缓慢增高。按宽度大小可分为 s（< 1.5mm）、t（1.5～3.0mm）、u（3.0～10mm）3 种类型。早期多分布于双肺中、下肺区，随病情进展，数量增多，宽度增大，密集度增加，可扩展至双肺上区；③大阴影：是指长径超过 20mm，宽度超过 10mm 的阴影。形态为长条形、椭圆形或圆形，多出现在双肺中、上肺区，周围一般有肺气肿带，是晚期矽肺的重要 X 线表现；④其他：主要可见胸膜增厚、肺门及肺纹理的改变及肺气肿等 X 线表现。

（3）肺功能表现：矽肺患者早期肺功能改变不明显，随病程进展可出现肺活量降低，最大通气量减少，时间肺活量异常等表现。

（4）并发症：矽肺患者由于两肺发生广泛性纤维组织增生，肺组织的微血管循环受到障碍，抵抗力下降，从而容易合并其他疾病。常见并发症有肺结核、肺心病、自发性气胸及肺部感染等，其中最常见的并发症是肺结核。

5. 矽肺的诊断

（1）诊断原则：根据矽尘作业的接触史，以 X 线后前位胸片表现为主要依据，结合现场职业卫生学、尘肺流行病学调查资料和健康监护资料，参考临床表现和实验室检查，排除其他肺部疾病后，对照尘肺病诊断标准片，小阴影总体密度至少达到 1 级，分布范围至少达到 2 个肺区，方可做出矽肺的诊断，并按照国家《尘肺 X 线诊断标准》（GBZ70-2009）进行分期定级。

（2）观察对象：矽尘作业人员在健康检查中发现 X 线胸片有不能确定的尘肺影像学改变，其性质和程度需要在一定期限内进行动态观察者。

（3）X 线胸片表现分期：①一期尘肺（Ⅰ）：有总体密集度 1 级的小阴影，分布范围至少达到 2 个肺区；②二期尘肺（Ⅱ）：有总体密集度 2 级的小阴影，分布范围超过 4 个肺区；或有总体密集度 3 级的小阴影，分布范围达到 4 个肺区；③三期尘肺（Ⅲ）：有大阴影出现，其长径不小于 20mm，短径不小于 10mm；或有总体密集度 3 级的小阴影，分布范围超过 4 个肺区并有小阴影聚集；或有总体密集度 3 级的小阴影，分布范围超过 4 个肺区并有大阴影。有上述三种表现之一者可诊断为三期尘肺。

肺区、肺带划分与小阴影密集度分级

1. 肺区的划分是将左或右肺野的肺尖至膈顶的垂直距离等分为三，用等分点的水平线将每侧肺野各分为上、中、下三区。

2. 肺带划分是按左或右肺野的中间水平线等分为内1/3部分、中1/3部分、外1/3部分，将每侧肺野分成内、中、外三带。

3. 关于小阴影密集度：①类圆形小阴影的密集度分三级；1级指一定量的、肯定的类圆形小阴影，肺纹理清晰可见；2级指多量的类圆形小阴影，肺纹理一般尚可辨认；3级指很多量的类圆形小阴影，肺纹理部分或全部消失；②不规则形小阴影的密集度分3级，1级指相当量的不规则形小阴影，肺纹理一般尚可辨认；2级指多量的不规则形小阴影，肺纹理通常部分消失；③3级指很多量的不规则小阴影，肺纹理通常全部消失。

6. 矽肺的治疗　对于矽肺，目前尚无根治办法。矽肺患者应及时脱离粉尘环境，根据病情综合治疗，积极预防和治疗肺结核及其他并发症，同时应当注意增强营养，进行适当的体育锻炼，从而延缓病情进展，延长患者寿命，提高生命质量。临床上试用克矽平（P_{204}）、柠檬酸铝、粉防己碱、羟基哌喹等药物，观察到有减轻症状、延缓病情进展的疗效，但尚待进一步观察评估。

7. 矽肺患者安置原则　凡确诊为矽肺的患者均应调离粉尘作业；对于劳动能力在正常范围或只有轻度减退者，应安排轻体力工作；对于劳动能力显著减退者应在劳动条件良好的环境中，从事力所能及的工作；对于劳动能力丧失者，不宜从事任何生产活动，并应给予积极的医疗照顾。

肺大容量灌洗术

肺大容量灌洗术是在静脉复合麻醉下，通过患者口腔置入双腔支气管导管行双侧肺分隔。由呼吸机辅助单肺通气，维持代谢所需的肺泡通气，用生理盐水对另一侧肺施予灌洗，清洗出肺内粉尘、炎症细胞、致纤维化因子等。灌洗量每次500～1500ml，然后以负压吸出肺灌洗液，灌洗过程反复进行，并可配合拍击胸壁增强灌洗效果，直至洗出液澄清为止。灌洗需要全身麻醉，灌洗过程中要持续监测患者的心率、血压、动脉血氧饱和度及机械通气各项参数，必要时做动脉血气分析检查。肺灌洗术的适应症尤以Ⅰ期尘肺为佳。全肺灌洗术的禁忌证有：合并有活动性肺结核、胸膜下直径大于2cm的肺大泡、重度肺功能低下、严重气管及支气管畸形致使双腔支气管导管不能就位者，合并心、脑、肝、肾等主要脏器严重疾病或功能障碍、凝血机能障碍、恶性肿瘤、免疫功能低下、高龄患者等。"农民工洗肺清尘救助项目"由中国煤矿尘肺病治疗基金会申请、中央财政支持、国家民政部批准，项目对接受灌洗的农民工给予一定的补贴。

8. 矽肺的防治　矽肺的病因明确，完全可以预防和控制。为了防止粉尘危害保护工人健康，我国政府颁布了一系列政策、法令、条例，使尘肺防治工作逐步纳入法制轨道。多年来，我国在防尘工作中取得了巨大的成就，总结出了"八字"综合防尘措施，即"革、水、密、风、护、

管、教、查"。"革"是指工艺改革和技术革新;"水"是指湿式作业;"密"是指密闭尘源;"风"是指抽风除尘;"护"是指加强个人防护;"管"是指建立规章制度,维护管理;"教"是指宣传和教育;"查"是指定期检查评比,总结,定期健康检查。

二、慢性铅中毒

(一)铅的主要理化特性

铅(lead)是一种质地较软的蓝灰色重金属,比重 11.3,熔点 327℃,沸点 1740℃。加热至 400~500℃时,即有大量铅蒸气逸出,在空气中迅速被氧化成氧化亚铅(Pb_2O),并凝集为铅烟。随着熔铅温度升高,还可被氧化形成氧化铅(密陀僧,PbO)、三氧化二铅(黄丹,Pb_2O_3)、四氧化三铅(红丹,Pb_3O_4)。铅的氧化物都呈粉末状态,并易溶于稀酸。

(二)主要接触铅作业

铅是我国最常见的生产性毒物之一,接触铅的作业主要包括:铅矿的开采及冶炼;含铅金属和合金的熔炼;蓄电池制造;机械工业铅浴热处理;桥梁、船舶修造时的焊接;印刷业铸字和浇板;无线电元件的喷铅和电缆包铅等作业。接触铅化合物的行业有:油漆、颜料、塑料、橡胶、搪瓷等行业。目前,我国铅危害最严重的行业是蓄电池制造、铅熔炼及旧船熔割。

(三)铅中毒的机理

1. 铅的吸收与代谢　生产条件下,铅及其铅化合物主要以粉尘、铅烟或铅蒸气的形态通过呼吸道进入人体,少量通过消化道摄入,铅及其无机化合物不能通过完整皮肤吸收。铅经呼吸道吸收较为迅速,吸入的铅约有 40% 进入血液循环,其余由呼吸道排出。消化道摄入的铅有 5%~10% 可被吸收,缺铁、缺钙及高脂饮食可增加消化道对铅的吸收。

进入血液的铅大部分与红细胞结合,其余在血浆中。血浆中的铅主要与血浆蛋白结合,一部分形成磷酸氢铅和甘油磷酸铅。血液循环中的铅早期主要分布于肝、肾、脑、皮肤和骨骼肌中,以肝、肾中含量最高;数周后,铅由软组织转移到骨和牙齿等组织,并以难溶的磷酸铅形式沉积下来。铅在骨内先进入长骨小梁部,然后逐渐分布于皮质。人体内 90%~95% 的铅储存于骨内,比较稳定,可长期贮存而不产生临床症状。体内的铅主要经肾随尿液排出,其次可经肠道随粪便排出,少量可经唾液、汗液、乳汁和月经排出。血铅可通过胎盘进入胎儿,乳汁内的铅也可影响婴儿,我国曾有报道"婴儿毒源性铅中毒"案例。铅在体内的代谢与钙相似,能促使钙贮存和排泄的因素,也会影响铅的贮存和排泄。如高钙饮食能促使铅在骨骼内贮存;当缺钙、感染、发热、饥饿、饮酒、过度疲劳、骨疾病(如骨质疏松、骨折)、外伤、服用酸性药物、酸中毒等改变体内酸碱平衡,可导致骨内储存的磷酸铅与体内的 H^+ 结合,转化为溶解度增大 100 倍的磷酸氢铅而从骨骼进入血液,使血液中铅浓度增加而引起铅中毒症状或使原有的症状加重。

2. 中毒机制　铅及其化合物都有毒,可作用于全身各器官和系统,主要累及神经系统、造血系统、消化系统、心血管系统及肾等。铅中毒的机制尚未完全明确,目前认为,卟啉代谢障碍是铅对机体影响较为重要和早期的变化之一。铅对卟啉代谢影响比较明确的是抑制氨基乙酰丙酸脱水酶和血红素合成酶的活性,导致血红素的合成障碍。血红蛋白合成障碍,导致骨骼内幼红细胞代偿性增生,血液中点彩、网织、碱粒红细胞增多。

铅还可以作用于血管,导致血管痉挛;作用于红细胞,可导致细胞脆性增加;还可干扰肾小管上皮细胞线粒体功能,引起肾损害。

与铅及其无机化合物的毒性大小有关的理化性质主要是颗粒的大小和溶解度。颗粒越小,扩散与吸收越快,毒性也就越大,如铅烟的毒性往往大于铅尘;水溶性大的,易被吸收而毒性较大,如醋酸铅、硝酸铅、氯化铅等;既易溶于水又易溶于酸性溶液中的铅化合物毒性更大,如铅白、氧化铅、硫酸铅等,都易溶于胃液,无论吸入或食入都易吸收而引起中毒。

（四）慢性铅中毒的临床表现

职业性铅中毒多为慢性中毒，急性中毒较为罕见。慢性铅中毒发病后可出现神经系统、消化系统、血液系统等方面的表现。

1. 神经系统　铅对神经系统的影响可产生智力、行为、神经传导速度等方面的变化，主要表现为类神经征、周围神经病和中毒性脑病。

（1）类神经征：类神经征是铅中毒早期的常见症状，主要表现为头痛、头晕、乏力、失眠、多梦、记忆力减退和食欲缺乏等，其中以头昏、全身乏力最为明显。

（2）周围神经病：铅对周围神经的损害可导致末梢神经炎。周围神经病可分为感觉型、运动型和两者兼有的混合型。早期主要表现感觉障碍，如肢端麻木或四肢末端呈手套、袜套样感觉障碍；随着病情的进展，可出现肌无力，多为伸肌无力，见于桡神经支配的手指和手腕伸肌，严重的病例可出现"腕下垂"；见于腓骨肌、伸趾总肌、伸庶趾肌节呈足下垂。

（3）中毒性脑病：出现在重症铅中毒患者，早期主要表现为表情淡漠、注意力不集中、运动失调。进而可出现剧烈头痛、恶心、呕吐、烦躁、幻觉、抽搐、昏迷等症状，类似癫痫发作、脑膜炎、脑水肿或局部脑损害等综合征。目前由于劳动条件改善，此类情况已较少发生。

2. 消化系统　一般表现为食欲缺乏、饭后上腹不适、腹胀、恶心等消化机能障碍与消化机能紊乱，如有时大便秘结、有时腹泻等症状。口腔卫生不好的患者，往往在齿龈的边缘上会出现1mm左右的蓝黑色线带，被称为铅线。这是由于唾液中的铅在齿龈边缘与腐败的食物残渣所产生的硫化氢作用生成了黑色的硫化铅颗粒。较重的患者可出现腹绞痛，腹绞痛常突然发作，多在脐周，呈持续性绞痛，每次发作从数分钟至几小时。因疼痛剧烈难忍，常弯腰屈膝，辗转不安。同时面色苍白、全身冷汗，可有呕吐。检查时，腹部平坦柔软，可有轻度压痛，无固定压痛点，肠鸣音减少，常伴有暂时性血压升高和眼底动脉痉挛。

急性中毒（如误服大量含铅中药）或在慢性中毒急性发作时，也可以出现铅绞痛。

3. 血液系统　血液系统的改变是铅中毒较为主要的影响之一。早期可有卟啉代谢障碍表现，外周围血液中出现点彩红细胞、网织红细胞增多等。贫血多属轻度，出现较晚，常表现为低血色素性贫血。在铅中毒患者中，也会有血红蛋白水平降低的因素，如红细胞生存时间缩短，溶血及细胞膜稳定性异常。

4. 其他　铅还可引起肾损害，患者可出现氨基酸尿、低分子蛋白尿等；另有文献报道，长期接触铅的工人肝大检出率明显增加；铅具有生殖毒性，可影响男性生殖功能，使精子畸形；铅还具有胚胎毒性和致畸作用，可影响宫内胎儿的生长发育，造成畸形、早产和低出生体重等危害。

（五）诊断

1. 诊断原则　职业性铅中毒的诊断必须根据确切的职业史及以神经系统、消化系统和造血系统为主的临床表现与有关实验室检查，参考作业环境调查，进行综合分析，排除其他原因引起的类似疾病，方可诊断，并按照国家《职性慢性铅中毒诊断标准》（GBZ37—2002）进行定级。

2. 观察对象　有密切的铅接触史，而无铅中毒的临床表现，且具有下列表现之一者：

（1）尿铅 ≥ 0.34μmol/L（0.07mg/L、70μg/L）或 0.48μmol/24h（0.1mg/24h、100μg/24h）。

（2）血铅 ≥ 1.9μmol/L（0.4mg/L、400μg/L）。

（3）经过诊断性驱铅试验后，尿铅 ≥ 1.45μmol/L（0.3mg/L、300μg/L）而 < 3.86μmol/L（0.8mg/L、800μg/L）。

3. 诊断及分级标准　我国将职业性慢性铅中毒的诊断分三种程度。

（1）轻度中毒：血铅 ≥ 2.9μmol/L（0.6mg/L、600μg/L）或尿铅 ≥ 0.58μmol/L（0.12mg/L、120μg/L）且具有下列一项表现者，可诊断为轻度中毒：①尿 δ- 氨基 -r- 酮戊酸 ≥ 61.0μmol/L（8mg/L、8000μg/L）；②血红细胞游离原卟啉（EP）≥ 3.56μmol/L（2mg/L、2000μg/L）；③红细胞锌原卟啉（ZPP）≥ 2.91μmol/L（13.0μg/gHb）；④有腹部隐痛、腹胀、便秘等症状。或

进行诊断性驱铅试验，尿铅 ≥ 3.86μmol/L（0.8mg/L、800μg/L）或 4.82μmol/24h（1mg/24h、1000μg/24h）者，也可诊断为轻度铅中毒。

（2）中度中毒：在轻度中毒的基础上，具有下列一项表现者，可诊断为中度中毒：①腹绞痛；②贫血；③轻度中毒性周围神经病。此三种表现可视为慢性铅中毒的三大典型表现。

（3）重度中毒：具有下列一项表现者，可诊断为重度中毒：①铅麻痹；②中毒性脑病。

（六）防治原则

1．治疗原则　应根据具体情况，使用金属络合剂对中毒患者进行驱铅治疗。首选药物为依地酸二钠钙（CaNa$_2$-EDTA）0.5 ~ 1g 加入 10% 葡萄糖 250 ~ 500ml 静脉滴注，每日一次，3 ~ 4天为一疗程，两疗程间隔停药 3 ~ 4 天。疗程应根据患者情况而定，轻度铅中毒治疗一般不超过3 个疗程。铅绞痛发作时，可对症治疗，静脉注射葡萄糖酸钙或肌内注射阿托品，以缓解疼痛。

2．处理原则　观察对象可继续原工作，3 ~ 6 个月复查一次或进行驱铅试验明确是否为轻度铅中毒；轻度、中度中毒者治愈后可恢复原工作，不必调离铅作业；重度中毒者必须调离铅作业，并根据病情给予治疗和休息。如需劳动能力鉴定按《劳动能力鉴定职工工伤与职业病致残等级》（GB/T 16180-2014）处理。

3．预防控制　铅中毒的预防应采取综合治理的措施，主要包括以下几个方面：

（1）改革工艺流程，用无毒或低毒物代替铅：如以锌钡白代替铅白造漆，电瓶以聚乙烯代替铅封口等。

（2）改革生产工艺，降低生产环境中铅的浓度：如实行自动化生产，密闭化作业；控制溶铅温度，减少铅的蒸发；加强铅烟尘局部吸出和回收利用，控制铅对周围环境的污染等。

（3）加强健康教育与个人防护：如教育工人提高自我保健意识，养成良好的个人卫生习惯，工作时应穿工作服，戴滤过式防尘、防烟口罩等。

（4）加强环境监测与健康监护，建立健康监护档案，有职业禁忌证者不得从事铅作业。

三、慢性汞中毒

（一）汞的主要理化特性

汞（mercury），俗称水银，银白色液态金属，比重 13.59，熔点 -38.7℃，沸点 357℃。汞不溶于水，可溶于硝酸和脂类，在常温下即可蒸发，温度越高蒸发越快，20℃时汞蒸气饱和浓度可达 15mg/m^3，汞蒸气较空气重 6 倍。汞的表面张力大，溅洒地面后立即形成很多小汞珠，增加蒸发的表面积，汞蒸气易吸附于墙面、地面、工作台、工具及衣服等，成为持续污染空气的来源。

（二）主要接触汞作业

汞矿的开采及冶炼；仪器、仪表和电气器材的制造和维修，如水银温度计、血压计、汞整流器、荧光灯、石英灯和 X 线球管等；化学工业中用汞作为阴电极和催化剂；冶金工业用汞齐法提取金、银等；口腔医学中用银汞合金补牙；军工生产中，雷汞为重要发爆剂；此外汞化合物还应用于照相和农业等方面。

（三）汞中毒的机理

1．汞的吸收与代谢　金属汞主要以蒸气形式经呼吸道进入人体。汞蒸气具有高度弥散性和脂溶性，容易被肺泡吸收，经呼吸道吸收的汞可占吸入量的 75% 以上。金属汞经消化道吸收量极少，约为摄入量的 0.01%，但汞盐和有机汞易被消化道吸收，经消化道的吸收率，与其溶解度有关。

汞进入血液后，无机汞大部分与血浆蛋白结合。有机汞 90% 与红细胞结合，以后分布于全身各器官中，肾中含汞量最高，其次是肝、心脏和中枢神经系统。肾中的汞可与多种蛋白结合，特别是与金属硫蛋白结合成汞硫蛋白贮存于皮质近曲小管上皮细胞，随着进入机体的汞量增加肾内金属硫蛋白的含量也增高，待这种低分子蛋白与汞结合而耗尽时，汞即可对肾产生毒作用，尿排泄量也会随之降低。有机汞则主要作用于中枢神经系统，对胎儿也有较强毒性。由于汞蒸气具有高度的扩散性及亲脂性，易透过血脑屏障及胎盘，因此金属汞对中枢神经系统及胎儿的毒性远较无机汞为强。人体内汞的半衰期约为60天，但人脑组织的汞不易排出，生物半衰期可达一年。

汞主要经肾随尿液排出，但排出速度缓慢，少量汞可随粪便、汗液、唾液、乳汁、月经等排出体外。汞可在毛发中储存，测定发汞对了解体内的汞蓄积量有一定意义。

2．中毒机制　汞中毒的机制尚未完全清楚。研究认为，二价汞离子具有高度亲电子性，可与体内含有硫、氧、氮等电子供体的基团，如巯基、羰基、羧基、羟基、氨基等具有很强的共价结合能力。上述基团均是体内重要的活性基团，与二价汞离子共价结合后失去活性，而对机体的生理生化功能产生重大影响。二价汞离子对蛋白质巯基有高度亲和力，可与其结合成稳定的汞的硫酸盐。一般认为二价汞离子和巯基的共价反应是汞产生毒作用的基础，它可抑制多种含巯基酶的活性，影响机体代谢。

（四）慢性汞中毒的临床表现

职业性急性汞中毒少见，多由于在短时间内吸入高浓度的汞蒸气（> 1.0mg/m³）发病，多见于意外事故。口服汞盐中毒多见于误服和自杀，多为急性中毒，主要表现为急性腐蚀性胃肠炎、汞毒性肾炎和急性口腔炎。汞毒性肾炎严重者可出现少尿或无尿，多因急性肾衰竭而死亡。

职业性汞中毒多为慢性中毒，初期常表现为类神经征，如头痛、乏力、头晕、失眠、多梦、记忆力减退和食欲缺乏等。随着病情进展，可出现易兴奋征、震颤、口腔炎等典型表现。

（1）易兴奋征：是慢性汞中毒所特有的精神症状，表现为易激动、不安、失眠、无故烦躁、易发怒、爱哭等；或呈抑郁状态，表现为胆小、害羞、感情脆弱、忧虑、沉默等。

（2）震颤：主要为神经性肌肉震颤，早期多发于眼睑、舌、手指，一般为非对称性的无节律细微震颤，病情加重后，可向手腕、上肢甚至下肢发展，表现成为粗大的意向性震颤，即在集中注意力做精细动作时震颤明显，在安静或睡眠时震颤消失。全身性震颤出现较晚，是病情加重的表现。

（3）口腔炎：表现为口腔和舌的黏膜肿胀溃疡、流涎、牙龈酸痛、牙龈红肿、压痛、溢脓、易出血、牙齿松动或脱落沿，牙龈有时可见暗蓝色线带，即汞线，但口腔卫生好者不一定出现。

除上述临床特征外，汞中毒患者还可出现胃肠功能紊乱和脱发，由于肾损害而出现低分子蛋白尿、氨基酸尿、血尿和管型尿等。

有机汞中毒（如慢性甲基汞中毒）主要表现为神经精神症状，早期亦多表现为类神经征，少数严重者病情持续发展，可出现精神症状，甚至出现神志障碍、谵妄、昏迷等。如小脑受损可出现步态不稳、书写困难，颅神经受损则可出现视听障碍等，肾、心脏和肝也可受到损害。

（五）诊断

1．诊断原则　根据接触金属汞的职业史，出现的临床表现及实验室检查结果，参考职业卫生学调查资料，进行综合分析，排除其他类似疾病后，方可诊断，并按照我国2007年颁布的《职业性汞中毒诊断标准》（GBZ89-2007）进行定级。

2．观察对象　长期接触汞作业，尿汞增高，但无慢性汞中毒临床表现者。

3．诊断及分级标准

（1）急性中毒：①轻度中毒：短期内接触大量汞蒸气，尿汞增高，出现发热、头晕、头痛、震颤等全身症状，并具有口腔炎、胃肠炎或急性支气管炎三种炎症之一者；②中度中毒：在轻度中毒基础上出现间质性肺炎者，或出现明显蛋白尿者；③重度中毒：在中度中毒基础上出现急性肾衰竭者，或出现急性中度或重度中毒性脑病者。

（2）慢性中毒：①轻度中毒：长时间接触汞后，出现下列任意三项者，包括：神经衰弱综合征；口腔 - 牙龈炎；手指震颤可伴有舌、眼见震颤，近端肾小管功能障碍；尿汞增高；②中度中毒：在轻度中毒基础上出现性格情绪改变者，或出现上肢粗大震颤者，或有明显肾损害者；③重度中毒；出现慢性中毒性脑病者。

（六）防治原则

1. 治疗原则

（1）急性中毒：应迅速脱离现场，脱去污染衣物，静卧，保暖，驱汞治疗，对症治疗。口服汞盐患者不应洗胃，需立即灌服鸡蛋清、牛奶或豆浆，使汞与蛋白质结合，以保护胃壁，也可用0.2%～0.5%的活性炭吸附汞，再用硫酸镁导泻。

（2）慢性中毒：主要为驱汞治疗和对症治疗。驱汞治疗的药物主要为巯基络合剂，既可保护人体含巯基酶不受汞的毒害，又可解救与汞作用而失去活性不久的酶。药物中的巯基与汞结合后，可经肾随尿液排出。首选的药物为二巯基丙磺酸钠，剂量为0.25g，每日肌内注射1～2次，连用3～4天，两疗程间隔停药3～4天。二巯基丁二酸钠剂量为0.5～1.0 g，每日静脉注射1～2次，疗程同上。该药应现用现配，不能久置空气中。对症治疗与内科相同，如口腔炎可给予2%碳酸氢钠含漱，焦虑、失眠可给予镇静安神药物等。

2. 处理原则 观察对象应加强医学监护，可对其进行药物驱汞；急性或慢性轻度汞中毒者，治愈后可从事正常工作；急性或慢性中度及重度汞中毒者，治疗后不宜再从事接触汞或其他有害物质的作业；如需劳动能力鉴定，按《劳动能力鉴定职工工伤与职业病致残等级》（GB/T 16180-2014）处理。

3. 预防控制 主要是改革工艺及生产设备，降低工作场所空气中汞的浓度，减少汞接触；加强健康教育和个人防护；加强环境监测和健康监护，建立健康监护档案，有职业禁忌证者不得从事汞作业。

四、慢性苯中毒

（一）苯的主要理化特性

苯（benzene）在常温下为一种无色透明具有特殊芳香气味的液体，沸点80.1℃，极易挥发，蒸气比重为2.77。苯是最简单的芳香族烃类化合物，分子式为C_6H_6，微溶于水，易溶于乙醇、氯仿、汽油、丙酮、二硫化碳等有机溶剂。苯可燃，有毒，也是一种致癌物质。苯环上的氢原子可被硝基、卤素等取代从而生成硝基苯或氯苯等。

（二）主要接触作业

苯在工农业生产中被广泛使用，可作为有机化学合成中的常用原料，制造苯乙烯、苯酚、药物、农药、合成纤维、合成橡胶、塑料、洗涤剂、染料、炸药等；作为溶剂、萃剂和稀释剂，用于制药喷漆、油墨、树脂、制鞋、粘胶和喷漆制造等行业；在苯的制造行业中也可接触到苯，如煤焦油的分馏、石油的裂化重整或用乙炔合成苯。

（三）苯中毒的机理

1. 苯的吸收与代谢 苯在生产环境中以蒸气形态存在，主要经呼吸道进入人体，通过皮肤仅能少量吸收，经消化道可被完全吸收，但实际意义不大。吸入的苯，约有50%以原形经呼吸道排出体外，约10%以原形贮存于体内各组织，40%左右在肝代谢。苯在体内被氧化，形成酚、对苯二酚和邻苯二酚等，这些代谢物与硫酸和葡萄糖醛酸结合后随尿液排出体外，故测定尿中硫酸盐及尿酚的量可反映近期接触苯的情况。一部分邻苯二酚可氧化形成黏糠酸，然后再分解为二氧化碳和水，经肺及肾排出体外。蓄积在人体的苯，主要分布在含类脂质较多的组织和器官中。当一次大量吸入高浓度的苯时，在大脑、肾上腺和血液中，苯的含量最高；中等量或少量长期吸入苯时，主要分布在骨髓、脑及神经系统中，骨髓中的含量最多，约为血液中的20倍。

2. 中毒机制 苯属于中等毒类，苯的急性中毒通常是由于在短时间吸入较高浓度的苯蒸气所致。当空气中苯浓度达2%时，人吸入后在5～10min内致死。成人摄入15ml苯，可引发虚脱、支气管炎及肺炎等。苯具有亲脂性，附于神经系统表面，抑制生物氧化，影响神经递质，麻醉中枢神经系统，短时间内大量吸入苯主要引起中枢神经系统抑制作用。慢性毒作用主要是由苯的代谢产物酚类所致，主要损害骨髓的造血功能。长期接触一定量的苯，可损害造血系统，可能表现为骨髓毒性和致白血病作用。苯的毒作用机制迄今仍未完全清楚，目前认为主要涉及：①干扰细胞因子对骨髓造血干细胞的生长和分化的调节作用；②氢醌与纺锤体纤维蛋白进行共价结合，抑制细胞增殖；③苯的代谢产物与 DNA 共价结合，形成 DNA 加合物，抑制 DNA 转录作用，从而诱发突变或造成染色体的损伤，引起再生障碍性贫血或因骨髓增生不良，最终可导致急性髓性白血病；④肿瘤的发生往往并非单一癌基因的激活，通常是两种或两种以上癌基因突变的协同作用。近年来，研究认为苯致急性骨髓性白血病可能与 ras、c-fos、c-myc 等癌基因的激活有关。

（四）临床表现

1. 急性中毒　急性苯中毒是由于短时间内吸入大量苯蒸气而引起，主要表现为中枢神经系统症状。轻者出现咳嗽、流泪等黏膜刺激症状，同时伴有兴奋、欣快感、步态不稳，以及头晕、头痛、恶心、呕吐、轻度意识模糊等现象；重者出现神志模糊，由浅昏迷进入深昏迷状态或出现抽搐，甚至可因呼吸和循环衰竭导致死亡。实验室检查可发现呼气苯、尿酚和血苯增高。轻度中毒者，周围血白细胞计数正常或轻度增高，重度中毒患者早期粒细胞增高，后可降低，血小板亦有下降趋势，经治疗后短期内可恢复正常。目前急性中毒罕见。

2. 慢性中毒　长时间接触低浓度苯可引起慢性中毒，主要临床表现如下：

（1）神经系统：早期多数患者会出现头痛、头晕、乏力、失眠、记忆力减退等症状，有的伴有自主神经系统功能紊乱，如心动过速或过缓，皮肤划痕反应阳性等，个别病例会出现肢端麻木和痛觉减退的表现。

（2）造血系统：慢性苯中毒主要损害造血系统。约有 5% 的轻度中毒者血象检查发现异常，但无自觉症状。重度中毒者常因感染而发热，常见鼻腔、牙龈、黏膜与皮下出血，眼底检查可见视网膜出血。最早和最常见的血象异常表现是持续性白细胞计数减少，以中性粒细胞减少为主，白细胞分类中淋巴细胞相对值可增加到 40% 左右。血液涂片可见白细胞中有较多的毒性颗粒、空泡、破碎细胞等，电镜检查可见血小板形态异常。中度中毒者的红细胞计数偏低或减少；重度中毒者的红细胞计数、血红蛋白、白细胞（主要是中性粒细胞），血小板和网织细胞都明显减少，淋巴细胞的百分比相对增高。

慢性苯中毒的骨髓象主要表现为：①出现不同程度的生成降低，前期细胞明显减少；轻者仅限于粒细胞系列，较重者可涉及巨核细胞，重者三个系列均减低，骨髓有核细胞计数明显减少，出现再生障碍性贫血表现。②形态异常，粒细胞中可见中毒颗粒、空泡、核质疏松、核浆发育不平衡，中性粒细胞分叶过多，破碎细胞较多等；红细胞有嗜碱性颗粒；嗜碱红细胞、核浆疏松、核浆发育不平衡等；巨核细胞减少或消失，成堆血小板稀少。③分叶中性粒细胞增加，结合外周血液中性粒细胞减少，表明骨髓的释放功能障碍。

苯是国际癌症研究中心（IARC）已确认的人类致癌物，可引起各种类型的白血病。苯引起的白血病多与长时间、高浓度接触苯有关，其中以急性粒细胞白血病最多，其次为急性红白血病、急性淋巴细胞性白血病等。

（3）其他：经常直接接触苯，手部皮肤可因脱脂而变干燥、脱屑以至皲裂，严重者可出现过敏性湿疹和脱脂性皮炎等；苯可损害生殖系统，苯接触女工经量增多，经期延长，自然流产和胎儿畸形的发生率增高；苯对免疫系统也有影响，接触苯工人血 IgG、IgA 明显降低，而 IgM 增高。此外，苯接触工人的染色体畸变率可明显增高。

（五）诊断

1. 诊断原则　根据我国于 2013 年颁布的《职业性苯中毒诊断标准》（GBZ68-2013）规定，急性苯中毒的诊断，是根据短期内吸入大量苯蒸气，出现以意识障碍为主的临床表现，结合现场职业卫生学调查，参考实验室检测指标，综合分析，排除其他疾病引起的中枢神经系统损害，方可诊断。急性苯中毒按意识障碍程度，可分为轻度和重度二级。

慢性苯中毒的诊断，需根据较长时期密切接触苯的职业史，出现以造血系统损害为主的临床表现，结合现场职业卫生学调查和实验室检测指标，综合分析，排除其他原因引起的血象和骨髓象改变，方可诊断。慢性苯中毒按血细胞受累及的系列和程度，以及有无恶变等，分为轻度、中度和重度三级。

2．诊断与分级标准

（1）急性苯中毒：①轻度中毒：短期内吸入大量苯蒸气后出现头晕、头痛、恶心、呕吐和黏膜刺激症状，伴有轻度意识障碍；②重度中毒：短期内吸入大量苯蒸气后出现：①中、重度意识障碍；②呼吸循环衰竭；③猝死。具有上述三项表现之一者。

（2）慢性苯中毒：①轻度中毒：可有头晕、头痛、乏力、失眠、记忆力减退、易感染或有出血倾向等。在3个月内每2周复查一次血常规，符合下列条件之一者：白细胞计数大多低于4×10^9/L或中性粒细胞低于2×10^9/L；血小板计数大多低于80×10^9/L；②中度中毒：在轻度中毒基础上，符合下列条件之一者：白细胞计数低于4×10^9/L或中性粒细胞低于2×10^9/L，伴血小板计数低于80×10^9/L；白细胞计数低于3×10^9/L或中性粒细胞低于1.5×10^9/L；三是血小板计数低于60×10^9/L；③重度中毒：符合下列条件之一者：全血细胞减少症；再生障碍性贫血；骨髓增生异常综合征；白血病。

（六）防治原则

1．治疗原则　苯中毒尚无特效解毒剂，以对症治疗为主。①急性中毒：应尽快将中毒患者移至空气新鲜处，立即脱去被苯污染的衣服，用肥皂水清除体表污染物，注意保暖，保持呼吸道通畅。误服苯者应及时予以洗胃，可用1∶4000的高锰酸钾液或温水反复洗胃。如出现呼吸抑制，应给予氧气并辅以人工呼吸。可静脉注射大剂量维生素C和葡萄糖醛酸，有辅助解毒作用。忌用肾上腺素或麻黄碱。②慢性苯中毒：主要根据造血系统损害所致血液疾病给予相应处理，可采用中西医疗法，给以多种维生素、核苷酸类药物以及皮质激素、丙酸睾丸素等，促进白细胞和血小板的升高。发生再生障碍性贫血或白血病者，治疗原则与内科治疗相同。

2．处理原则　急性中毒者病情恢复后，轻度中毒可安排适当工作，重度中毒原则上调离原岗位；慢性中毒者一经确诊，应立即调离苯及其他有害物质作业的工作；如需进行劳动能力鉴定，按《劳动能力鉴定职工工伤与职业病致残等级》（GB/T 16180-2014）处理。

3．预防控制

（1）以无毒或低毒的物质代替苯：如喷漆作业中改用无苯稀料，印刷工业中用汽油代替苯作为溶剂，制药工业中用乙醇代替苯作为萃取剂。

（2）改革生产工艺：制鞋行业中改用无苯胶以达到工作人员不接触或少接触苯的目的；喷漆作业，根据具体情况采用静电喷漆、自动化淋漆、浸漆等。

（3）通风排毒：使用苯的操作在排毒罩内进行，同时对排出的气体要进行回收处理，以防污染大气。

（4）加强个人防护和健康教育：对劳动防护设备加强管理，注意维修及更新，以防失效。对工人要加强宣传教育，使工人了解苯的毒性，学会预防苯中毒的基本知识，增强自我保健意识。如在特殊作业环境下无法降低空气中苯浓度的工作带，应戴防苯口罩或使用送风式面罩；禁止在印刷行业用苯作为清洗手上油墨的清洁剂等。

（5）加强环境监测和健康监护：监测苯作业空气中的苯浓度，建立健康监护档案。健康检查的重点在血液系统指标的检查，有职业禁忌证者，不得从事苯作业。

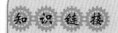

制鞋业女工警惕苯中毒

我国制鞋行业发达的国家，其中私营制鞋企业不少，鞋业工人中的易感者女工也较多，鞋业发达地区（如温州）工人慢性苯中毒发病率较高。该行业在生产中最主要的职业性有害因素是苯及苯系物。若企业不组织工人体检，很难发现职业禁忌证和早期苯中毒。医护人员在对该职业人群进行健康教育时应重点让他们知道：自费也要体检，要少花钱至少做一个血常规检查，一年至少一次，若发现白细胞总数下降要警惕早期苯中毒。

 本章小结

一、职业性有害因素与职业损害

（一）职业性有害因素

在生产过程、劳动过程和生产环境中存在的可直接危害劳动者健康和劳动能力的因素称为职业性有害因素。职业性有害因素按其来源可分为下列三类：

1. 生产过程中的有害因素　包括化学因素、物理因素和生物因素。

2. 劳动过程中的有害因素　包括劳动组织方式和劳动作息制度不合理；精神（心理）紧张；劳动强度过大或生产定额不当；劳动过程中个别器官或系统过度紧张；长时间处于某种不良体位或使用不合理的工具等。

3. 生产环境中的有害因素　包括自然环境中的有害因素，厂房建筑或布置不合理，由于不合理生产过程所导致的环境污染。

（二）职业性损害

主要包括职业病、工作有关疾病和工伤。

1. 职业病

（1）职业病概念：当职业性有害因素作用于人体的强度与时间超过一定限度时，人体不能代偿其所造成的功能性或器质性病理改变，出现相应的临床征象，影响劳动能力，这类疾病称为职业病。在立法意义上，职业病指的是由政府法定的职业病。

（2）职业病特点：病因明确，具有群发性，存在剂量-反应关系，许多职业病临床上尚无特效治疗方法，发病可以预防。

（3）职业病的诊断：职业病诊断应当依据职业病诊断标准，结合职业病危害接触史、现场劳动卫生学调查、临床表现和实验室检查结果等资料，进行综合分析并做出诊断。

2. 工作有关疾病　职业性有害因素使职业人群中某些多因素疾病的发病率增高、潜在的疾病暴露或所患疾病的病情加重等，与职业病相比具有三个特点：

（1）职业性有害因素是该病发生和发展的多种因素之一，但不是唯一因素。

本章小结

（2）职业性有害因素影响了健康，从而促使潜在的疾病显露或使已有的疾病病情加重。

（3）通过控制和改善劳动条件，可使所患疾病得到控制或缓解。

3．工伤 劳动者在从事职业活动或者与职业活动有关的活动时所遭受的突发性意外伤害称为工伤。

（三）职业性有害因素防控主要做好两方面的工作。

1．职业卫生服务 主要包括工作场所的健康需求评估；职业人群健康监护；健康危险度评估；危害告知、健康教育和健康促进；职业病和工伤的诊断、治疗和康复服务；职业场所突发公共卫生事件的应急救援；实施与劳动者健康有关的其他初级卫生保健服务等。

2．完善职业卫生法规 加强职业卫生监管。

二、常见职业病

（一）尘肺

1．尘肺 由于长期吸入生产性粉尘而引起的以肺组织纤维为主的全身性疾病。

2．矽肺 指由于在生产过程中长期吸入游离二氧化硅含量较高的粉尘而引起的以肺组织纤维化为主的全身性疾病。矽肺是尘肺中数量最多、进展最快、危害最严重的一种类型。

3．尘（矽）肺的病理改变 尘（矽）肺的主要病理改变有肺部进行性、结节性纤维化及弥漫性肺间质纤维化。

4．尘（矽）肺的临床表现 患者早期症状及肺功能改变不明显，X线胸片出现类圆形或不规则形小阴影及大阴影，是尘（矽）肺诊断的重要依据。

5．常见并发症 肺结核、肺部感染、肺心病、自发性气胸等，其中最常见的是肺结核。

6．防控措施 尘（矽）肺的病因明确，完全可以预防和控制。"八字"综合防尘措施为"革、水、密、风、护、管、教、查"。

（二）慢性铅中毒

1．毒理与临床表现 生产条件下，铅及其铅化合物主要以粉尘、铅烟或铅蒸气的形态通过呼吸道进入人体。血液循环中的铅早期主要分布于肝、肾、脑、皮肤和骨骼肌中，以肝、肾中含量最高；数周后，铅由软组织转移到骨和牙齿等组织并以难溶的磷酸铅形式沉积下来。体内的铅主要经肾随尿液排出。铅及其化合物对人都有毒性作用，主要累及神经系统、造血系统、消化系统、心血管系统及肾等，早期可表现神经衰弱综合征，随病程进展会出现消化机能障碍与紊乱、贫血等，严重的可致中毒性脑病。

2．治疗原则 使用金属络合剂对中毒患者进行驱铅治疗，首选药物为依地酸二钠钙。

3．预防控制 预防应采取综合措施。

（三）慢性汞中毒

1．毒理与临床表现 金属汞主要以蒸气形式经呼吸道进入人体。汞进入血液后，无机汞大部分与血浆蛋白结合。有机汞90%与红细胞结合，以后分布于全身各器官中，肾中含汞量最高。汞主要经肾随尿液排出。慢性中毒初期常表现为类神经征，随病情进展，可出现易兴奋症、震颤、口腔炎等典型表现。

本章小结

2. 治疗原则　主要为驱汞治疗和对症治疗，首选的药物为二巯基丙磺酸钠。口服汞盐急性中毒不应洗胃，应立即灌服鸡蛋清、牛奶或豆浆，使汞与蛋白质结合，以保护胃壁。

3. 预防控制　预防同样应采取综合措施。

（四）慢性苯中毒

1. 毒理与临床表现　苯在生产环境中以蒸气形态存在，主要经呼吸道进入人体。蓄积在人体的苯主要分布在含类脂质较多的组织和器官中。当一次大量吸入高浓度的苯时，在大脑、肾上腺和血液中苯的含量最高；中等量或少量长期吸入苯时，主要分布在骨髓、脑及神经系统中，骨髓中的含量最多。慢性毒作用主要是苯的代谢产物酚类所致，主要损害骨髓的造血功能。①急性苯中毒：是由于短时间内吸入大量苯蒸气而引起。主要表现为中枢神经系统症状，类似酒醉表现。②慢性中毒：早期多表现神经衰弱。随着病情进展出现血象异常，其中最早和最常见的是持续性白细胞计数减少，以中性粒细胞减少为主。以后可发展为再生障碍性贫血，最严重可引起各种类型的白血病。

2. 治疗　目前尚无有效治疗方法。

3. 预防控制　预防应采取综合措施。

（韦文洁）

第七章 合理营养与平衡膳食

学习目标

通过本章内容的学习，学生应能：

识记：

1. 定义营养素、营养素需要量、平均需要量、推荐摄入量、适宜摄入量、可耐受最高摄入量。

2. 复述蛋白质、脂类和碳水化合物、膳食纤维的生理功能、膳食参考摄入量、食物来源。

理解：

1. 列表总结维生素 A、维生素 D、硫胺素、核黄素、叶酸、抗坏血酸、钙、铁、锌的生理功能、影响吸收的因素、缺乏病及食物来源。

2. 指出热能的来源，说明不同人群热能的需要量和参考摄入量。

3. 解释合理营养的概念，指出合理营养的基本要求，说明中国居民平衡膳食宝塔。

4. 总结谷物、豆类、禽畜肉类、蛋类、鱼类、蔬菜、水果的主要营养价值。

运用：

1. 能依据高温、低温、接触放射性物质情况下人体营养需求特点和孕妇、哺乳母亲、婴幼儿、老年人的生理特点，给予不同人群保健膳食指导。

2. 联系原发性高血压、糖尿病、恶性肿瘤的相关营养素作用，提出预防慢性非传染性疾病的膳食营养原则。

3. 运用蛋白质营养评价指标对各种食物蛋白质营养价值进行评价。

食物是人类赖以生存和繁衍的物质基础。人体通过不断地从外界摄取食物，获取机体所需的营养，维持人体的正常生理功能，促进生长发育，保障身体健康。"民以食为天"这一妇孺皆知名言，道尽了食物对于人类生命健康的意义。

第一节 营养素

一、基本概念

（一）营养与营养素

1. 营养（nutrition）是指机体摄取、消化、吸收和利用食物中的营养物质，以满足机体生理需要的生物学过程。

2. 营养素（nutrients）是指在食物中，具有提供能量、构成机体成分、修复组织器官、供给生长发育满足生理调节功能和维护身体健康的化学物质。人体所需要的营养素大约50多种，可分为6大类：蛋白质、脂类、碳水化合物、维生素、矿物质及水，其中摄入机体的蛋白质、脂类和碳水化合物，通过氧化分解而释放能量，以满足机体的需要，故又被称为三大产热营养素。由于机体对蛋白质、脂类和碳水化合物的需要量较大，也被称为宏量营养素；而机体对维生素和矿物质的需要量相对较小，又被称为微量营养素。

（二）营养素的需要量与供给量

1. 营养素的需要量（nutritional requirement）是指保证人体健康、维持机体正常生理功能和促进生长发育所需要的各种营养素的必需量，又称营养素生理需要量。低于这个数量将会影响机体健康。但个体对某种营养素的需要量受年龄、性别、生理特点、劳动强度和环境因素等多种因素的影响，故存在较大的个体差异。

2. 营养素供给量　全称为每日膳食中营养素供给量，系指在一般环境下的正常人，为了保证正常发育（未成年）、维持健康和有充沛的精力投入生活和从事工作，每日所必须摄取的热能和各种营养素的量。中国医学科学院营养学系最早建议用"每日膳食营养素供给（recommended dietary allowance，RDA）"来表述人群营养素摄入水平。此后在有关文献中均使用这一术语来表达"适宜"营养素摄入水平。

营养供给量是在营养生理需要的基础上考虑以下各点后确定的。①在人群平均生理需要量及其波动范围的基础上，适当考虑个体差异而制定的安全量。②考虑营养素在食物加工烹调过程中的损失，摄食后在人体内消化吸收和利用的不充分以及各营养素间不平衡或其他相互影响等的弥补量。③食品生产供应和其他社会经济因素等。营养供给量一般均略高于生理需要量。

3. 膳食营养素参考摄入量（dietary reference intakes，DRIs）　是为了保证人体合理摄入营养素而设定的每日平均膳食营养素摄入量的一组参考值。随着营养学研究的发展，DRIs内容会有增加或变化。2000年第一版包括四个参数共包括4项内容：平均需要量（EAR）、推荐摄入量（RNI）、适宜摄入量（AI）、可耐受最高摄入量（UL），2014年发布的修订版，增加了与非传染性慢性病（NCD）有关的三个参数：宏量营养素可接受范围、预防非传染性慢性病的建议摄入量和某些膳食成分的特定建议值。

（1）平均需要量（estimated average requirement，EAR）：是群体中个体需要量的平均值，是根据个体需要量的研究资料计算得到的，指某一特定性别、年龄及生理状况群体中对某营养素需要量的平均值。能够满足群体中50%成员需要，不能满足另外50%的成员的需要水平。EAR是制订RNI的基础。由于某些营养素的研究尚缺乏足够的人体需要量资料，因此并非所有营养素都能制定出其EAR。

（2）推荐摄入量（recommended nutrient intake，RNI）：RNI指可以满足某一特定性别、年龄及生理状况群体中绝大多数个体（97%～98%）需要量的某种营养素摄入水平。长期摄入RNI水平可以满足机体对该营养素的需要，维持组织中有适当的储备以保障机体健康。RNI相当于传统意义上的RDA。RNI的主要用途是作为个体每日摄入该营养素的目标值。RNI是以EAR为基础制定的。已知EAR的标准差，则RNI定为EAR加两个标准差（SD），即RNI=EAR+2SD。如果关于需要量变异的资料不够充分，不能计算标准差时，一般设为EAR的变异系数为10%，这样RNI=1.2×EAR。

RNI是根据某一特定人群中体重在正常范围内的个体需要量而设定的。对个别身高、体重超过此参考范围较多的个体，可能需要按每公斤体重的需要量调整其RNI。

表 7-1　中国居民膳食微量营养素平均需要量（2013 修订版）

年龄(岁)/生理阶段	VA µgRAE/d		VD µg/d	VB_1 mg/d		VB_2 mg/d		VB_6 mg/d	VB_{12} mg/d	叶酸 µgDFE/d	烟酸 mgNE/d		VC mg/d	Ca mg/d	P mg/d	Mg mg/d	Fe mg/d		Zn mg/d		I µg/d	Se µg/d	Cu mg/d	Mo µg/d
	男	女		男	女	男	女				男	女					男	女	男	女				
0-	-	-	-	-	-	-	-	-	-	-	-	-	-	-	-	-	-	-	-	-	-	-	-	-
0.5-	-	-	-	-	-	-	-	-	-	-	-	-	-	-	-	-	-	7	-	3.0	-	-	-	-
1-	220	220	8	0.5	0.5	0.5	0.5	0.5	0.8	130	5	5	35	500	250	110	6	6	3.0	3.0	65	20	0.25	35
4-	260	260	8	0.6	0.6	0.6	0.6	0.6	1.0	150	7	6	40	650	290	130	7	7	4.5	4.5	65	25	0.3	40
7-	360	360	8	0.8	0.8	0.8	0.8	0.8	1.3	210	9	8	55	800	400	180	10	10	6.0	6.0	65	35	0.4	55
11-	480	450	8	1.1	1.0	1.1	0.9	1.1	1.8	290	11	10	75	1000	540	250	11	14	8.0	7.5	75	45	0.55	75
14-	590	440	8	1.3	1.1	1.3	1.0	1.2	2.0	320	14	11	85	800	590	270	12	14	9.5	7.0	85	50	0.6	85
18-	560	480	8	1.2	1.0	1.2	1.0	1.2	2.0	320	12	10	85	650	600	280	9	15	10.5	6.0	85	50	0.6	85
50-	560	480	8	1.2	1.0	1.2	1.0	1.3	2.0	320	12	10	85	800	600	280	9	9	10.5	6.0	85	50	0.6	85
65-	560	480	8	1.2	1.0	1.2	1.0	1.3	2.0	320	11	9	85	800	590	270	9	9	10.5	6.0	85	50	0.6	85
80-	560	480	8	1.2	1.0	1.2	1.0	1.3	2.0	320	11	8	85	800	560	260	9	9	10.5	6.0	85	50	0.6	85
孕妇(早)	-	+0	+0	-	+0	-	+0	+0.7	+0.4	+200	-	+0	+0	+0	+0	+30	-	+0	-	+1.7	+75	+4	+0.1	+7
孕妇(中)	-	+50	+0	-	+0.1	-	+0.1	+0.7	+0.4	+200	-	+0	+10	+160	+0	+30	-	+4	-	+1.7	+75	+4	+0.1	+7
孕妇(晚)	-	+50	+0	-	+0.2	-	+0.2	+0.7	+0.4	+200	-	+0	+10	+160	+0	+30	-	+7	-	+1.7	+75	+4	+0.1	+7
乳母	-	+400	+0	-	+0.2	-	+0.2	+0.2	+0.6	+130	-	+2	+40	+160	+0	+0	-	+3	-	+3.8	+85	+15	+0.5	+3

未制定参考值者用 "-" 表示

（3）能量需要量（estimated energy requirement，EER）：EER 是指能长期保持良好的健康状态、维持良好的体型、机体构成以及理想活动水平的个体或群体，达到能量平衡时所需要的膳食能量摄入量（WHO，1985 年）。群体的能量推荐摄入量直接等同于该群体的能量 EAR，而不是像蛋白质等其他营养素那样等于 EAR 加 2 倍标准差。所以能量的推荐摄入量不用 RNI 表示，而直接使用 EER 来描述。

EER 的制定须考虑性别、年龄、体重、身高和体力活动的不同。成人 EER 的定义为：一定年龄、性别、体重、身高和身体活动水平的健康群体中，维持能量平衡所需要摄入的膳食能量。儿童 EER 的定义为，一定年龄、体重、身高、性别（3 岁以上儿童）的个体，维持能量平衡和正常生长发育所需要的膳食能量摄入量。孕妇的 EER 包括胎儿组织沉积所需要的能量；对于乳母，EER 还需要加上泌乳所需的能量需要量。

2013 年修订版提出 EAR 和 RNI 的营养素有蛋白质、总碳水化合物、维生素 A、D、B_1、B_2、B_6、B_{12}、C、烟酸、叶酸、钙、磷、镁、铁、锌、碘、硒、铜、钼、水、膳食纤维。

（4）适宜摄入量（adequate intake，AI）：当某种营养素的个体需要量研究资料不足而不能计算出 EAR，从而无法推算 RNI 时，可通过设定 AI 来提出这种营养素的摄入量目标。AI 是通过观察或实验获得的健康群体某种营养素的摄入量。例如纯母乳喂养的足月产健康婴儿，从出生到 4～6 个月，他们的营养素全部来自母乳，故摄入母乳中的营养素数量就是婴儿所需各种营养素的 AI。2013 年修订版中提出 AI 的营养素有：亚油酸、亚麻酸、EPA + DHA、维生素 E、泛酸、生物素、钾、钠、氯、氟、锰、铬。

AI 的主要用途是作为个体营养素摄入量的目标。AI 与 RNI 相似之处是二者都用作个体摄入量的目标，能够满足目标人群中几乎所有个体的需要。AI 与 RNI 的区别在于 AI 的准确性远不如 RNI，有时可能明显地高于 RNI。因此使用 AI 要比使用 RNI 更加谨慎。

（5）可耐受最高摄入量（tolerable upper intake level，UL）：UL 是营养素或食物成分的每日摄入量的安全上限，是一个健康人群中几乎所有个体都不会产生毒副作用的最高摄入水平。对一般群体来说，摄入量达到 UL 水平对几乎所有个体均不致损害健康，但并不表示达到此摄入水平对健康有益。对大多数营养素而言，健康个体的摄入量超过 RNI 或 AI 水平并不会产生益处。因此，UL 并不是一个建议的摄入水平。目前有些营养素还没有足够的资料来制定 UL，所以没有提出 UL 的营养素并不意味着过多摄入这些营养素没有潜在的危险。2013 修订版提出 UL 的营养素及膳食成分有：维生素 A、D、E、B_6、C、叶酸、烟酸、胆碱、钙、磷、铁、锌、硒、氟、锰、钼、叶黄素、大豆异黄酮、番茄红素、原花青素、植物甾醇、L- 肉碱、姜黄素。

（6）宏量营养素可接受范围（acceptable macronutrient distribution ranges，AMDR）：AMDR 指蛋白质、脂肪和碳水化合物理想的摄入量范围，该范围可以提供这些必需营养素的需要，并且有利于降低发生 NCD 的危险，常用占能量摄入量的百分比表示。蛋白质、脂肪和碳水化合物都属于在体内代谢过程中能够产生能量的营养素，因此被称之为产能营养素（energy source nutrient）。它们属于人体的必需营养素，而且三者的摄入比例还影响微量营养素的摄入状况。另一方面，当产能营养素摄入过量时又可能导致机体能量储存过多，增加 NCD 的发生风险。因此有必要提出 AMDR，以预防营养素缺乏，同时减少摄入过量而导致 NCD 的风险。传统上 AMDR 常以某种营养素摄入量占摄入总能量的比例来表示，其显著的特点之一是具有上限和下限。如果个体的摄入量高于或低于推荐范围，可能引起必需营养素缺乏或罹患 NCD 的风险增加。

（7）预防非传染性慢性病的建议摄入量（proposed intakes for preventing non-communicable chronic diseases，PI-NCD，简称建议摄入量，PI）：膳食营养素摄入量过高导致的 NCD，一般涉及肥胖、高血压、血脂异常、中风、心肌梗死以及某些癌症。PI-NCD 是以 NCD 的一级预防为目标，提出的必需营养素的每日摄入量。当 NCD 易感人群某些营养素的摄入量达到 PI 时，可以降低发生 NCD 的风险。修订版提出 PI 值的有维生素 C、钾、钠。

（8）特定建议值（specific proposed levels，SPL）：近几十年的研究证明传统营养素以外的某些膳食成分，具有改善人体生理功能、预防 NCD 的生物学作用，其中多数属于植物化合物，特定建议值（SPL）是指膳食中这些成分的摄入量达到这个建议水平，有利于维护人体健康。修订版提出 SPL 值的有：大豆异黄酮、叶黄素、番茄红素、植物甾醇、氨基葡萄糖、花色苷、原花青素。

二、营养素与能量

（一）蛋白质

蛋白质（protein）是一切生命的物质基础，正常成人体内有 16% ～ 19% 的蛋白质。蛋白质主要由碳、氢、氧、氮四种元素组成，是人体氮的唯一来源，有些蛋白质还含硫、磷等其他元素。氨基酸是组成蛋白质的基本单位，构成人体蛋白质的氨基酸有 20 种，其中有 8 种（婴儿为 9 种）在人体内不能合成或合成速度不能满足机体需求，必须由食物供给，称为必需氨基酸（essential amino acid，EAA）。对成人来说，异亮氨酸、亮氨酸、赖氨酸、蛋氨酸、苯丙氨酸、苏氨酸、色氨酸、缬氨酸这 8 种氨基酸是必需氨基酸，对婴儿来说除了上述 8 种氨基酸外，组氨酸也是必需氨基酸。

1．生理功能

（1）构成和修复组织：蛋白质是构成机体组织和器官的重要成分。在人体组织，如肌肉组织和心、肝、肾等器官均含有大量蛋白质；细胞中，除水分外，蛋白质约占细胞内物质的 80%。构成机体组织和器官是蛋白质的主要生理功能。身体的生长发育可视为蛋白质的不断积累过程。蛋白质对生长发育期的儿童最为重要。

人体内的蛋白质始终处于不断地分解又不断合成的动态中；人体每天约有 3% 的蛋白质需要更新，机体必须从食物中摄入足够的蛋白质方能维持组织的更新。身体受伤后也需要蛋白质作为修复材料。

（2）调节生理功能，参与生命活动：很多生理活性物质都是由蛋白质构成的，如酶类、激素类、抗体及免疫物质类，有调节人体生理功能，促进生长发育的作用；细胞膜和血液中的蛋白质担负着各类物质的交换和运输；体液中的蛋白质能维持体液的渗透压和酸碱平衡；胶原蛋白起着支架作用；核蛋白及其相应的核酸是遗传的物质基础。

（3）供给能量：蛋白质中含有碳、氢、氧等元素，可通过代谢分解，释放热量。1g 蛋白质可产生约 16.7 kJ（4.0kcal）的能量。

2．食物蛋白质营养价值的评价　主要是从蛋白质含量、必需氨基酸含量和比值、蛋白质消化率和蛋白质利用率四方面进行评价：

（1）蛋白质含量：是评价食物蛋白质营养价值的基础指标。我国现行食品中蛋白质含量的测定标准为 GB 5009.5—2010（经过三聚氰胺事件之后新修订的标准），共有三种测量方法：凯氏定氮法、分光光度法、燃烧法。其中凯氏定氮法中增加了自动蛋白质测定仪的方法。燃烧法适用于蛋白质含量在 10g/100g 以上的粮食、豆类、奶粉、米粉、蛋白质粉等固体试样的筛选测定。蛋白含量计算公式中氮换算为蛋白质的系数为做了修改：一般食物为 6.25；纯乳与纯乳制品为 6.38；面粉为 5.70；玉米、高粱为 6.24；花生为 5.46；大米为 5.95；大豆及其粗加工制品为 5.71；大豆蛋白制品为 6.25；肉与肉制品为 6.25；大麦、小米、燕麦、裸麦为 5.83；芝麻、向日葵为 5.30；复合配方食品为 6.25。

常用食物中畜禽类、鱼类和蛋类蛋白质含量为 10% ～ 20%，鲜奶类为 2.5% ～ 3.8%，大豆类为 20% ～ 40%，粮谷类为 8% ～ 10%。

（2）蛋白质消化率：是指蛋白质被消化酶分解的程度。消化率高表明该蛋白质被利用的可能性大，其营养价值也高。动物性食物中蛋白质消化率高于植物性食物。

$$蛋白质消化率（\%）=\frac{吸收氮}{摄入氮}×100\%$$

$$吸收氮=摄入氮-（粪氮-粪代谢氮）$$

蛋白质的消化率与食物中同时存在的膳食纤维有关，因之植物性蛋白质的消化率一般较动物性蛋白质低。如能将与植物性蛋白质同时存在的纤维物质除去或使之软化，则可提高其消化率。如大豆中的蛋白质整粒食用时，其消化率仅为60%，如将其做成豆腐或豆浆，其消化率可增至90%以上。另外，植物性食物如豆类，特别是生大豆中存在的抗胰蛋白酶因素，亦可降低大豆蛋白质的消化率。

（3）蛋白质利用率：衡量蛋白质利用率的指标很多，常用的有生物价、蛋白质净利用率和蛋白质功效比值等。

①生物价（biological value，BV）：BV是反映食物蛋白质消化吸收后被机体利用程度的指标。生物价越高，表明其被机体利用的程度越高。

$$生物价=\frac{储留氮}{吸收氮}×100\%$$

$$吸收氮=摄入氮-（粪氮-粪代谢氮）$$
$$储留氮=吸收氮-（尿氮-尿内源氮）$$

蛋白质中必需氨基酸的含量和比值影响蛋白质生物价高低。蛋白质中各种必需氨基酸的构成比值称为氨基酸模式。一般将蛋白质中含量最少的色氨酸定为1，计算出其他必需氨基酸与色氨酸的相应比值。几种食物蛋白质和人体蛋白质氨基酸模式见表7-2。

表7-2 几种食物蛋白质和人体蛋白质的氨基酸模式

必需氨基酸	人体	全鸡蛋	牛奶	牛肉	大豆	面粉	大米
异亮氨基酸	4.0	3.2	3.4	4.4	4.3	3.8	4.0
亮氨酸	7.0	5.1	6.8	6.8	5.7	6.4	6.3
赖氨酸	5.5	4.1	5.6	7.2	4.9	1.8	2.3
蛋氨酸＋半胱氨酸	3.5	3.4	2.4	3.2	1.2	2.8	2.8
苯丙氨酸＋酪氨酸	6.0	5.5	7.3	6.2	3.2	7.2	7.2
苏氨酸	4.5	2.8	3.1	3.6	2.8	2.5	2.5
缬氨酸	5.0	3.9	4.6	4.6	3.2	3.8	3.8
色氨酸	1.0	1.0	1.0	1.0	1.0	1.0	1.0

食物中蛋白质的氨基酸模式越接近人体蛋白质的氨基酸模式，越容易被人体吸收利用，称为优质蛋白质，例如蛋、奶、肉等。如果食物中的蛋白质氨基酸模式与人体不符，例如某一种必需氨基酸数量不足，影响其他氨基酸的利用，从而使蛋白质的营养价值降低，这些含量相对较低的氨基酸称为限制氨基酸。其中，含量最低的氨基酸称为第一限制氨基酸。常用食物的蛋白生物学价值见表7-3

表7-3 常用食物蛋白质的生物学价值

蛋白质	生物学价值	蛋白质	生物学价值	蛋白质	生物学价值	蛋白质	生物学价值
鸡蛋	94	牛肉	76	熟大豆	64	玉米	60
鸡蛋白	83	猪肉	74	扁豆	72	白菜	76
鸡蛋黄	96	稻米	77	蚕豆	58	红薯	72
脱脂牛奶	85	小麦	67	白面粉	52	马铃薯	67
鱼	83	生大豆	57	小米	57	花生	59

将两种或两种以上的食物混合食用，使其中所含的必需氨基酸相互补充，取长补短，达到较好的比例，从而提高营养价值，提高蛋白质的利用率，这种作用称为蛋白质的互补作用。在某种食物中直接添加其限制氨基酸以提高食物中蛋白质的生物价值，这种方法称为氨基酸强化。

②蛋白质净利用率（net protein utilization，NPU）：NPU 是反映食物中蛋白质被利用程度的指标。它将食物蛋白质的消化和利用两方面结合起来，评定蛋白质的营养价值，因而更为全面。

$$蛋白质净利用率 = 消化率 \times 生物学价值$$

③蛋白质功效比值（protein efficiency ratio，PER）：PER 是用处于生长阶段中的幼年动物实验期间体重增加和蛋白质摄入量的比值来反映蛋白质营养价值的指标，该指标广泛用于婴幼儿食品蛋白质的评价。

$$蛋白质功效比值 = \frac{实验期内动物体重增加的量（g）}{实验期内蛋白质的摄入量（g）}$$

3．膳食参考摄入量及食物来源　中国营养学会推荐中国居民每日膳食蛋白质推荐参考摄入量见表7-4，如按热能计算，成人蛋白质热能供给量占总热能的 10% ~ 12%，儿童青少年为 12% ~ 14%，并且动物蛋白占总蛋白量的 1/3 或动物蛋白与豆类蛋白之和占到总蛋白量的 50%。动物性蛋白质多来源于肉、鱼、奶、禽蛋及其制品；植物性蛋白质多来源于谷类、豆类、干果及其制品。动物蛋白和大豆蛋白属于优质蛋白质，与粮食混合食用能发挥互补作用。

表7-4 中国居民膳食蛋白质、碳水化合物、脂肪和脂肪酸的参考摄入量（2013年修订版）

年龄（岁）/ 生理阶段	蛋白质*				总碳水化合物 EAR（g/d）	亚油酸 AI（%E）	α-亚麻酸 AI（%E）	EPA+DHA AI（mg）
	EAR（g/d）		RNI（g/d）					
	男	女	男	女				
0-	–	–	9（AI）	9（AI）	–	7.3（150mg[a]）	0.87	100[b]
0.5-1.5	15	15	20	20	–	6.0	0.66	100[b]
1-	20	20	25	25	120	4.0	0.60	100[b]
4-	25	25	30	30	120	4.0	0.60	–
7-	30	30	40	40	120	4.0	0.60	–
11-	50	45	60	55	150	4.0	0.60	–
14-	60	50	75	60	150	4.0	0.60	–
18-	60	50	65	55	120	4.0	0.60	–
50-	60	50	65	55	120	4.0	0.60	–
65-	60	50	65	55	120	4.0	0.60	–

续表

年龄（岁）/生理阶段	蛋白质[*]				总碳水化合物 EAR（g/d）	亚油酸 AI（%E）	α-亚麻酸 AI（%E）	EPA+DHA AI（mg）
	EAR（g/d）		RNI（g/d）					
	男	女	男	女				
80-	60	50	65	55	120	4.0	0.60	-
孕妇（早）	-	+0	-	+0	130	4.0	0.60	250（200[b]）
孕妇（中）	-	+10	-	+15	130	4.0	0.60	250（200[b]）
孕妇（晚）	-	+25	-	+30	130	4.0	0.60	250（200[b]）
乳母	-	+20	-	+25	160	4.0	0.60	250（200[b]）

1.[*]蛋白质细分的各年龄段参考摄入量见正文；2.[a]为花生四烯酸，[b]为DHA；3.未制定参考值者用"-"表示；4.%E为占能量的百分比

（二）脂类

脂类（lipids）包括脂肪（fats）和类脂（lipids）。脂肪又称中性脂肪，即三酰甘油（甘油三酯）（triglycerides），是由一分子甘油和三分子脂肪酸结合而成，脂肪酸按其饱和程度分为饱和脂肪酸、单不饱和脂肪酸（碳链中只含一个不饱和双键）和多不饱和脂肪酸（碳链中含两个以上双键）。食物中的脂类95%是三酰甘油；类脂包括磷脂（phospholipids）、固醇类（sterols）两类化合物。

1. 生理功能

（1）贮存和提供能量：1g脂肪在体内氧化可产生37.56kJ（9.0kcal）的能量；

（2）构成机体成分：如磷脂和胆固醇是所有生物膜的重要组成成分；

（3）提供脂溶性维生素：如鱼油中含维生素A、D等，同时还可促进这些维生素的吸收；

（4）提供必需脂肪酸（essential fatty acid，EFA）：必需脂肪酸是指人体不可缺少而自身又不能合成，必须通过食物供给的脂肪酸，包括亚油酸和亚麻酸。它们都是多不饱和脂肪酸。EFA具有重要的生理功能：①是磷脂的重要组成部分。②是合成前列腺素、血栓素等类二十烷酸的前体物质。③与胆固醇的代谢有关，可降低血浆胆固醇及三酰甘油，并有减少血栓形成和血小板粘结的趋势。④维持正常视觉功能，α-亚麻酸的衍生物（二十二碳六烯酸），是维持视网膜光感受体功能所必需的脂肪酸。

（5）改善食物的感官性状、增强饱腹感：脂肪是食物烹调的重要原料，可以改善食物的色、香、味等，增进食欲。

（6）维持体温和缓冲外力对内脏的损伤。

2. 膳食参考摄入量及食物来源　中国营养学会推荐的中国居民每日膳食脂肪参考摄入量见表7-4，如按其能量占总热能的百分比来计算：成人为20%～30%，儿童与青少年为25%～30%，幼儿为30%～35%，7～12个月婴儿为35%～40%，出生至6个月婴儿为45%～50%。重体力劳动者为了保证能量的供给，可适当提高脂肪的摄入量。必需脂肪酸的供给一般认为至少应占1%～2%，其中饱和脂肪酸、单不饱和脂肪酸、多不饱和脂肪酸的比例以1：1：1为宜。胆固醇摄入量每天不宜超过300mg。

脂类的植物性来源：包括各种植物油，如豆油、花生油以及坚果类食品，植物油（椰子油例外）以不饱和脂肪酸为主，特别是必需脂肪酸亚油酸普遍存在于植物油中，亚麻酸在豆油和紫苏籽油中较多。

脂类的动物性来源：包括各种动物油脂，畜、禽肉类、蛋及其制品。但鱼油例外，以饱和脂肪酸为主。

（三）碳水化合物

碳水化合物亦称糖类，是由碳、氢、氧三种元素组成，根据分子结构不同可分为单糖、双糖和多糖。单糖为不能再水解的糖，如葡萄糖、果糖、山梨醇、木糖醇等；双糖有蔗糖、乳糖和麦芽糖，单糖和双糖皆可刺激味蕾产生甜的感觉；多糖是由许多葡萄糖分子聚合而成的碳水化合物，分为两大类，一是能被人体消化吸收的多糖，如淀粉、糊精和糖原；二是不能被人体消化吸收的多糖，如纤维素、半纤维素、木质素、果胶和树胶等。

1．生理功能

（1）贮存和提供能量：碳水化合物是人类获取能量最主要、最经济的来源。1g葡萄糖在体内约产生16.7kJ（4.0kcal）的能量。糖原是肌肉和肝内碳水化合物的储存形式。

（2）构成机体的重要成分：如结缔组织的粘蛋白、神经组织中的糖脂；DNA、RNA也含核糖等。

（3）节约蛋白质作用：当体内碳水化合物供给不足时，机体为了满足自身对葡萄糖的需要，动用体内蛋白质，甚至是器官中的蛋白质，对人体及各器官造成损害。当摄入足够的碳水化合物时，可以防止体内和膳食中的蛋白质转变为葡萄糖，即为节约蛋白质作用。

（4）抗生酮作用：彻底代谢分解体内的脂肪需要葡萄糖的协同作用。若碳水化合物不足，脂肪酸不能被彻底氧化而产生酮体，过多的酮体则可引起酮血症，影响机体的酸碱平衡。若体内有充足的碳水化合物就可以起到抗生酮作用，人体每天需要50～100g的碳水化合物才能防止酮血症的产生。

（5）提供膳食纤维（dietary fiber）：膳食纤维是植物性食物中不能被机体消化吸收的成分，包括可溶性和不可溶性两类，前者主要是果胶、树胶、海藻多糖等，后者包括纤维素、半纤维素、木质素等。膳食纤维被誉为第七大营养素。其最好的来源是天然的植物性食物。膳食纤维主要有以下功能：①刺激消化腺分泌和肠蠕动，缩短肠内容物通过肠道的时间，有利于顺利排便；②延长胃排空时间，产生饱腹感而减少能最摄入，控制体重和减肥；③降低血糖和调节脂质代谢，促进胆酸及中性类固醇的排出从而降低血清胆固醇含量；④适量膳食纤维对预防便秘、肠憩室形成、结肠癌、糖尿病、心血管病具有重要作用，但过多膳食纤维能影响食物消化吸收率，影响营养素的吸收；⑤有研究表明膳食纤维具有预防结肠癌的作用。

（6）护肝、解毒作用：充足的肝糖原储备，可保护肝免受有害因素损害，肝中的葡萄糖醛酸具有解毒作用。

2．膳食参考摄入量与食物来源　中国营养学会推荐的中国居民每日膳食碳水化合物的摄入量见表7-4，一般应占总热能的55%～65%为宜；膳食纤维摄入量以成人每天24g为宜。

粮谷类及其制品是碳水化合物的主要来源。粮食中碳水化合物含量达70%～80%，根茎类食物含量也较高，叶菜类和动物性食品含量较少。食物膳食纤维来自植物性食物如蔬菜、水果、豆类、坚果和各种谷类，尤其是全谷粒和麦麸。

知　识　链　接

WHO发布游离糖摄取量新建议

世界卫生组织1990年制定的游离糖摄取量标准，成年人每日摄取量不应超过当天摄取全部热量的10%。2015年世界卫生组织建议更改这一标准，改为5%，这意味着对于一个正常体重的成年人来说，5%的总热量相当于25克的糖。游离糖是指包含在加工食品、饮料以及蜂蜜、果汁中的糖分，其主要形式包括蔗糖、果糖和葡萄糖。世界卫生组织指出，人们如今摄取的许多游离糖隐藏在通常看起来不甜的加工食品中，如番茄酱。世界卫生组织的专家指出：有充分的证据显示，每天游离糖摄取量不超过所摄取全部热量的 10%，可减少超重、肥胖和蛀牙的风险，而不超过 5% 效果更好。新建议不涉及新鲜水果、蔬菜和牛奶中所含糖分，因为没有证据显示，这些糖对健康有害。

（四）维生素

维生素（vitamin，Vit）是维持机体生命活动过程中所必需的一大类微量低分子有机化合物。根据其溶解性不同可分为：脂溶性维生素（包括维生素 A、维生素 D、维生素 E、维生素 K）和水溶性维生素（包括 B 族维生素和维生素 C）两类。虽然维生素的化学结构、生理功能及作用机制各不相同，但都具有以下共同特点：①一般以本体或前体形式存在于天然食物中，人体几乎不能合成，也不能大量贮存于组织中，故必须经常由食物供给；②既不参与机体组成也不提供热能；③生理需要量很少，但绝对不能缺少，否则会引起相应的维生素缺乏症；④主要以辅酶或辅基的形式参与酶的构成，维持酶的活性；⑤有些维生素具有几种生物活性相近、结构类似的化合物，如维生素 A_1 和维生素 A_2，维生素 D_2 与维生素 D_3。

1. 维生素 A 和胡萝卜素

（1）理化性质：维生素 A 也称视黄醇，存在于动物体内。纯品是黄色结晶体，性质活泼，易被空气氧化和紫外线照射所破坏，在油脂中较稳定，维生素 A 耐酸、耐碱、耐热，一般烹调方法会引起破坏。胡萝卜素存在于植物中，在肝中转变为维生素 A，又被称为维生素 A 原。通常食物色素越深，胡萝卜素的含量就越高，绿色蔬菜、新鲜水果都含有丰富的胡萝卜素。

（2）生理功能：维持上皮组织结构的完整；促进骨骼发育，促进儿童生长发育；参与视觉物质的形成；调节免疫功能，抗氧化、防癌和抑癌作用等。

（3）缺乏与过量：当机体维生素 A 缺乏时，主要表现是眼睛和皮肤的症状，眼睛早期症状是暗适应能力下降，严重可致夜盲症；角膜、结膜上皮组织、泪腺等退行性变，致使角膜干燥、发炎、软化、溃疡、穿孔等，角膜损伤严重可致失明，出现眼干燥症；眼睛可在球结合膜出现泡沫样斑点——毕脱氏斑。肢体皮肤粗糙、干燥、角质化等。消化道、呼吸道和泌尿生殖道黏膜失去滋润、细菌易于侵入。在儿童期，维生素 A 缺乏可致支气管肺炎反复发作，幼儿生长发育不良。当机体维生素 A 摄入过量时，可引起急性中毒、慢性中毒和致畸作用，表现为厌食、恶心、呕吐、头痛、骨关节痛、皮肤干燥瘙痒、脱发、肝大等，严重时可危及生命；大量摄入富含类胡萝卜素的食物，可引起高胡萝卜素血症，表现为巩膜、皮肤黄染。

（4）参考摄入量与食物来源：中国营养学会推荐的中国居民膳食维生素 A 参考摄入量（RNI）：成年男性 800μgRE/d，成年女性 700μgRE/d；UL：成人 3000μgRE/d。

食物中维生素 A 的最好来源是肝、鱼肝油、奶类、禽蛋等；胡萝卜素最好的来源是深色蔬菜和水果，如胡萝卜、红心红薯、菠菜、苜蓿、辣椒、杏、芒果等。

2. 维生素 D

（1）理化性质：维生素 D 是具有钙化醇生物活性的一大类物质，对健康关系较密切的是维生素 D_2（麦角钙化醇）和维生素 D_3（胆钙化醇）两类，分别是植物中麦角固醇和皮肤中的 7- 脱氢胆固醇经阳光紫外线照射形成；它们均是白色晶体，易溶于脂肪，化学性质稳定，通常烹调加工不会被破坏。

（2）生理功能：促进小肠钙、磷吸收；促进肾小管对钙、磷的重吸收；促使骨骼、软骨和牙齿硬化；通过内分泌系统调节血钙平衡；具有调节免疫功能作用。

（3）缺乏与过量：缺乏维生素 D 可引起小儿佝偻病、成人骨质软化症、中老年人骨质疏松症、手足痉挛症。过量摄入维生素 D，可出现中毒症状：食欲缺乏、恶心、呕吐、烦躁、口渴、多尿、腹泻、高钙血症、高尿钙症、心、肺、肾等软组织钙化、肌肉乏力、关节疼痛、弥漫性骨骼脱钙，严重时可导致死亡。

（4）膳食参考摄入量与食物来源：中国营养学会推荐的中国居民膳食维生素 D 参考摄入量见表 7-5。UL：成人 50μg/d，幼儿 30μg/d，婴儿 20μg/d。经常晒太阳是人体获得充足有效的维生素 D 的最好来源，成年人只要经常接触阳光，在一般膳食条件下不会发生维生素 D 缺乏症。食物中的鱼肝油、鱼卵中维生素 D 含量最丰富，动物肝、蛋黄和奶制品中含量也较丰富，其他食物含量较少。

3．维生素 B_1　维生素 B_1 又称硫铵素，易溶于水，耐酸，不耐碱，在酸性环境中加热 120℃ 不会被破坏，在中性、碱性环境中加热易被破坏。

（1）生理功能：参与体内物质和能量代谢，维持神经系统、心肌和消化系统的正常功能，在食欲、胃肠蠕动和消化液分泌方面起重要作用。

（2）维生素 B_1 缺乏：维生素 B_1 缺乏可致脚气病，早期症状较轻：疲乏、食欲下降、恶心、情绪异常等。典型脚气病分三型。①干性脚气病：以多发性周围神经炎为主要病变，表现为肢体的感觉和运动障碍，尤以腓肠肌疼痛最为严重；②湿性脚气病：以循环系统症状为主要表现，出现心悸、气促、心动过速和水肿等；③混合型脚气病：同时出现周围神经炎和心力衰竭的表现，本类型病情危重。

婴幼儿患脚气病较为常见，这是由于婴幼儿生长发育迅速，维生素 B_1 的需要量多；另外，母乳含维生素 B_1 较低，其含量是牛奶的 1/4，若母亲饮食中缺乏维生素 B_1，则乳汁中维生素 B_1 含量就更少。婴儿脚气病多发生于 2～5 月龄的婴儿。若维生素 B_1 过量摄入，可以很快随尿排出，所以因维生素 B_1 过量摄入引起中毒少见。

（3）膳食参考摄入量与食物来源：中国营养学会推荐的中国居民膳食维生素 B_1 参考摄入量见表 7-5。谷类是维生素 B_1 的最重要来源，谷类的胚芽和外皮（糠、麦麸）含维生素 B_1 特别丰富，其次是豆类、动物肝、瘦肉中含量也较多。瘦肉、动物内脏、大豆、坚果也是其良好来源；其他食物含量较低。需特别注意的是，谷类的维生素 B_1 主要集中在谷胚部，过度碾磨的精白米、精白面可造成维生素 B_1 大量流失。

4．维生素 B_2　维生素 B_2 又称核黄素，耐热，耐酸，不耐碱，对光敏感，紫外线照射下易被破坏。

（1）生理功能：参与体内生物氧化与能量代谢；核黄素作为谷胱甘肽还原酶的辅酶，与机体的抗氧化防御体系密切相关，参与维持体内还原性谷胱甘肽水平。

（2）缺乏与过量：我国居民膳食以植物性食物为主，维生素 B_2 摄入不足现象比较多见。维生素 B_2 缺乏时可引起眼、口腔和皮肤的炎症，如睑缘炎、角膜血管增生、畏光、视力疲劳、口角炎、唇炎、舌炎、阴囊（阴唇）皮炎、鼻翼两侧脂溢性皮炎。由于维生素 B_2 缺乏可同时引起口腔和阴囊炎症，故称此现象为"口腔生殖系统综合征"。长期缺乏还可导致儿童生长迟缓，轻中度缺铁性贫血。一般来说维生素 B_2 不会引起过量中毒。

（3）膳食参考摄入量与食物来源：中国营养学会推荐的中国居民膳食维生素 B_2 参考摄入量见表 7-5。维生素 B_2 存在于动物与植物性食物中，动物内脏含量最高，乳类、肉类和蛋类含量也较高，绿色蔬菜和豆类也含有大量的维生素 B_2。而谷类含量较少，尤其是谷类加工对核黄素存留有较大的影响，如精白米核黄素存留率只有 11%，小麦标准粉核黄素存留率为 35%。

5．叶酸　叶酸最初由菠菜中分离出来，被命名为叶酸。叶酸是含有蝶酰谷氨酸结构的一类化合物的总称，其生物活性形式为四氢叶酸。叶酸微溶于水，在中性和碱性环境稳定，对热、光

表 7-5 中国居民膳食维生素的推荐摄入量或适宜摄入量（2013 年修订版）

年龄（岁）/生理阶段	VA µgRAE/d 男	VA µgRAE/d 女	VD µg/d	VE（AI）mg α-TE/d	VK（AI）µg/d	VB₁ mg/d 男	VB₁ mg/d 女	VB₂ mg/d 男	VB₂ mg/d 女	VB₆ mg/d	VB₁₂ µg/d	泛酸（AI）mg/d	叶酸 µgDFE/d	烟酸 mg NE/d 男	烟酸 mg NE/d 女	胆碱（AI）mg/d 男	胆碱（AI）mg/d 女	生物素（AI）mg/d	VC mg/d
0-	300 (AI)	300 (AI)	10 (AI)	3	2	0.1 (AI)	0.1 (AI)	0.4 (AI)	0.4 (AI)	0.2 (AI)	0.3 (AI)	1.7	65 (AI)	2 (AI)	2 (AI)	120	120	5	40 (AI)
0.5-	350 (AI)	350 (AI)	10 (AI)	4	10	0.3 (AI)	0.3 (AI)	0.5 (AI)	0.5 (AI)	0.4 (AI)	0.6 (AI)	1.9	100 (AI)	3 (AI)	3 (AI)	150	150	9	40 (AI)
1-	310	310	10	6	30	0.6	0.6	0.6	0.6	0.6	1.0	2.1	160	6	6	200	200	17	40
4-	360	360	10	7	40	0.8	0.7	0.7	0.7	0.7	1.2	2.5	190	8	8	250	250	20	50
7-	500	500	10	9	50	1.0	1.0	1.0	1.0	1.0	1.6	3.5	250	11	10	300	300	25	65
11-	670	630	10	13	70	1.3	1.1	1.3	1.1	1.3	2.1	4.5	350	14	12	400	400	35	90
14-	820	620	10	14	75	1.6	1.3	1.5	1.2	1.4	2.4	5.0	400	16	13	500	400	40	100
18-	800	700	10	14	80	1.4	1.2	1.4	1.2	1.4	2.4	5.0	400	15	12	500	400	40	100
50-	800	700	10	14	80	1.4	1.2	1.4	1.2	1.6	2.4	5.0	400	14	12	500	400	40	100
65-	800	700	15	14	80	1.4	1.2	1.4	1.2	1.6	2.4	5.0	400	14	11	500	400	40	100
80-	800	700	15	14	80	1.4	1.2	1.4	1.2	1.6	2.4	5.0	400	13	10	500	400	40	100
孕妇（早）	-	+0	+0	+0	+0	-	+0	-	+0	+0.8	+0.5	+1.0	+200	-	+0	-	+20	+0	+0
孕妇（中）	-	+70	+0	+0	+0	-	+0.2	-	+0.2	+0.8	+0.5	+1.0	+200	-	+0	-	+20	+0	+15
孕妇（晚）	-	+70	+0	+0	+0	-	+0.3	-	+0.3	+0.8	+0.5	+1.0	+200	-	+0	-	+20	+0	+15
乳母	-	+600	+0	+3	+5	-	+0.3	-	+0.3	+0.3	+0.8	+2.0	+150	-	+3	-	+120	+10	+50

线、酸性溶液均不稳定,加热温度超出 100℃立即分解。

（1）生理功能:参与氨基酸、核酸代谢,对蛋白质的合成起着重要的作用,促进细胞的分裂生长,促进红细胞、白细胞的合成及其他生物活性物质的合成。

（2）缺乏与过量:人体叶酸缺乏,可导致巨幼红细胞性贫血、舌炎及胃肠功能紊乱,孕妇缺乏叶酸有可能导致胎儿出生时出现低体重、唇腭裂、心脏缺陷等。如果在怀孕头 3 个月内缺乏叶酸,可引起胎儿神经管发育缺陷,导致畸形;叶酸缺乏还可形成高同型半胱氨酸血症,高浓度同型半胱氨酸是动脉粥样硬化及心血管疾病的重要致病因素。叶酸虽为水溶性 B 族维生素,但大剂量服用也会产生毒副作用,可影响锌的吸收,导致锌缺乏,使胎儿发育迟缓,低出生体重儿增加;个别患者长期大量服用叶酸可出现厌食、恶心、腹胀等胃肠道症状;可以掩盖维生素 B_{12} 缺乏的早期表现,干扰维生素 B_{12} 缺乏的诊断,而导致神经系统受损害。

（3）膳食参考摄入量与食物来源:中国营养学会推荐的中国居民膳食维生素 B_2 参考摄入量见表 7-5。叶酸广泛存在于动植物性食物中,其良好来源为动物的肝、肾、鸡蛋、绿叶蔬菜、土豆、豆类、麦胚及坚果等。需要注意的是,食物叶酸遇光、遇热就不稳定,容易失去活性,如蔬菜贮藏 2 ～ 3 天后叶酸损失 50% ～ 70%,煲汤等烹饪方法会使食物中的叶酸损失 50% ～ 95%,在一般储存和烹调中损失很大。

6．维生素 C　维生素 C 又称抗坏血酸,易溶于水,耐酸,但遇热、碱、光极易氧化破坏。加工、烹饪时间过长,可使食物中维生素 C 大量丢失。维生素 C 不能自身合成,必须通过食物供给。

（1）生理功能:维生素 C 很重要的一个生理功能是促进胶原纤维合成,胶原蛋白含有较多的羟脯氨酸和羟赖氨酸,它们需从蛋白质分子脯氨酸和赖氨酸羟化而成,维生素 C 通过在羟化作用中激活羟化酶,促进胶原纤维合成;抗坏血酸可在人体内将胆固醇转变成能溶于水的硫酸盐,有助于从循环系统中除去胆固醇;抗坏血酸也参与肝内胆固醇的羟化作用,形成胆酸,降低血液中胆固醇的含量;维生素 C 将 Fe^{3+} 还原为 Fe^{2+},增进铁在肠道中的吸收,并促使运铁蛋白的铁转移到器官铁蛋白中,促进铁的吸收和储存;具有解毒作用。

（2）缺乏与过量:维生素 C 缺乏可影响胶原合成,引起毛细血管脆性增加,牙龈肿胀出血、球结膜出血、皮肤出现瘀点与瘀斑、伤口愈合减慢、骨钙化不正常,关节疼痛等一系列胶原结构受损、毛细血管广泛出血的表现,严重者可患坏血病。维生素 C 的毒性很低,但其代谢产物是草酸,长期过量摄入可引起胃肠反应、铁吸收过量、肾和膀胱结石等。

（3）膳食参考摄入量与食物来源:中国营养学会推荐的中国居民膳食维生素 C 参考摄入量见表 7-5。维生素 C 的主要来源是新鲜蔬菜和水果,如青椒、西红柿、菜花、柑橘、柚子、柠檬、鲜枣、山楂、猕猴桃、沙棘、酸枣等。

（五）矿物质

在构成人体组织的成分中,除碳、氢、氧、氮主要以有机化合物形式存在外,其余元素均以无机物的形式存在,故统称为无机盐或矿物质,根据矿物质在机体中含量的不同,分为常量元素和微量元素类型。常量元素（也称宏量元素）是指含量大于体重 0.01% 的矿物质,如钙、镁、硫、磷、钾、钠和氯 7 种;微量元素是指含量小于体重 0.01% 的矿物质,如铁、铜、铬、氟、碘、钴、锰、钼、硒、锌、硅、镍、硼和钒等 14 种元素。WHO 于 1995 年将微量元素分为三类:①铁、锌、硒、碘、铜、锰、铬、氟、钼、钴等 10 种称为必需微量元素;②镍、硅、钒、硼 4 种称为可能必需的微量元素;③锡、铅、镉、汞、砷、铝、锂 7 种元素,具有潜在毒性,但在低剂量时,对人体可能具有必需功能的微量元素。

矿物质与其他有机营养素不同,既不能在体内产生,也不能在体内合成,而且在参与体内代谢的过程中,不会在体内代谢中消失,只有在新陈代谢过程中,每日都有一定量从各种途径排出体外,故必须每天由食物来提供。

矿物质生理功能主要有：①构成人体组织的重要成分，如钙、磷、镁是骨骼和牙齿的重要成分，磷、硫是构成机体内某些蛋白质的成分。②维持各种组织的一定渗透压，无机盐是细胞内、外液的重要成分，如钠、钾、钙、镁、氯、硫、磷等与蛋白质共同作用，在体液移动和贮留过程中起着重要作用。③维持机体的酸碱平衡，各种无机盐、碱性离子的适当配合，加上重碳酸盐和蛋白质的缓冲作用，维持机体的酸碱平衡。含钙、镁、钾、钠较多的食物，如蔬菜、水果、奶类等，是人体碱性无机盐储备的主要来源，故称成碱性食品；含硫、磷、氯较多的食物，如粮谷、肉、鱼、蛋等，是人体酸性无机盐的主要来源，称成酸性食品。膳食中该两类食品的适当配合，对维持人体酸碱平衡也有积极意义。④调节细胞膜通透性、维持神经肌肉兴奋性。⑤构成酶的辅基、激素、维生素、蛋白质和核酸成分或参与酶的激活，如氯参与唾液淀粉酶构成、镁参与氧化磷酸化的多种酶类构成、盐酸参与胃蛋白酶原的作用，体内还有很多含金属的酶类。

1. 钙　钙是人体内含量最多的一种常量元素。相当于人体重的 1.5% ～ 2.0%，成人体内含钙量 1000 ～ 1200g，其中有 99% 左右的钙集中在骨骼和牙齿中；1% 的钙以游离或结合的形式存在于软组织、细胞外液和血液中，这部分钙称为混溶钙池，它与骨骼、牙齿中的钙维持着动态平衡。

(1) 生理功能：构成骨骼和牙齿，起支持和保护作用；维持神经、肌肉的兴奋性活动；参与调节多种酶的活性；维持细胞膜的稳定性和体液酸碱平衡；参与血凝过程和某些激素的分泌。

(2) 影响钙吸收的因素：膳食中钙的吸收率受多种因素的影响，主要有①机体因素：钙的吸收与机体因素密切相关。如成人吸收率只有 20%，而婴儿吸收率可达 60%，孕妇、乳母吸收率可达 50%。②膳食中不利于钙吸收的因素：如膳食中的植酸、草酸、磷酸盐等钙形成难溶性钙盐，影响钙的吸收，如苋菜、大蕹菜中含草酸较高，不但其本身所含的钙不易吸收，且影响同时食入的其他食物中钙的吸收；脂肪酸与钙形成钙皂、膳食纤维与钙结合皆可干扰钙的吸收；碱性药物、咖啡因也能降低钙的吸收。③膳食中促进钙吸收的因素：膳食中如乳酸、乳糖、蛋白质等能降低 pH 或能与钙形成可溶性络合物的物质能促进钙吸收，维生素 D 也促进钙吸收；④其他，如磷酸盐对钙吸收的影响，目前看法不一，尚待进一步研究，以往强调钙 / 磷比值对钙吸收的影响。

(3) 缺乏与过量：钙缺乏主要影响骨骼与牙齿的发育，严重缺乏可导致婴幼儿佝偻病、成人骨软化症及老年人骨质疏松症的发生；血清钙离子下降，可使神经肌肉的兴奋性增高而引起抽搐。钙过量可增加肾结石的危险性，可引起乳碱综合征。

(4) 参考摄入量与食物来源：中国营养学会推荐的中国居民膳食钙适宜摄入量见表 7-6：成人为 800mg/d，孕妇、乳母为 1000 ～ 1200mg/d，婴幼儿为 300 ～ 600mg/d，儿童与青少年为 800 ～ 1000mg/d，老年人为 1000mg/d。成年人及 1 岁以上的儿童钙 UL 为 2000mg/d。

钙的最好来源是奶与奶制品，不仅含量丰富，而且吸收率高。小虾皮、海带、芝麻酱、大豆及其制品也是钙的良好来源；海带、紫菜含钙量也较高；豆类及制品及油料种子和蔬菜含钙也不少，特别是黄豆及其制品，黑豆、赤小豆、各种瓜子、芝麻等钙含量均丰富。

2. 铁　铁是人体内含量最多的必需微量元素，成人体内含铁总量为 4 ～ 5g。体内铁可分为功能铁和贮备铁。功能铁以铁与蛋白质结合形式存在，约占体内总铁量的 75%，其中 60% ～ 75% 存在于血红蛋白，3% 存在于肌红蛋白，1% 存在于各种含铁酶类；贮备铁是以铁蛋白和含铁血红素形式存在于肝、脾与骨髓等处的网状内皮系统中，总量约为 1g，约占体内总铁的 25%。

(1) 生理功能：维持正常造血功能；参与体内氧与二氧化碳的转运、交换和组织呼吸；与红细胞形成和成熟有关；还可促进胶原合成、参与抗体的产生、脂类的转运及药物在肝的解毒等。

(2) 影响铁吸收的因素：①机体对铁的需求；②钙、锌等二价离子对铁的吸收存在竞争性抑制；③铁在各种食物中存在形式对吸收率影响很大：血色素型铁，是与血红蛋白及肌红蛋白的卟啉结合的铁。血色素型铁以卟啉形式直接被肠黏膜上皮细胞吸收，然后在黏膜细胞内分离出铁与

表 7-6　中国居民膳食矿物质的推荐摄入量或适宜摄入量（2013 年修订版）

年龄（岁）/生理阶段	钙 mg/d	磷 mg/d	钾（AI）mg/d	镁 mg/d	钠（AI）mg/d	氯（AI）mg/d	铁 mg/d 男	铁 mg/d 女	锌 mg/d 男	锌 mg/d 女	碘 μg/d	硒 μg/d	铜 mg/d	钼 μg/d	氟（AI）mg/d	锰（AI）mg/d	铬（AI）μg/d
0-	200 (AI)	100 (AI)	350	20 (AI)	170	260	0.3 (AI)		2.0 (AI)		85 (AI)	15 (AI)	0.3 (AI)	2 (AI)	0.01	0.01	0.2
0.5-	250 (AI)	180 (AI)	550	65 (AI)	350	550	10		3.5		115 (AI)	20 (AI)	0.3 (AI)	3 (AI)	0.23	0.7	4.0
1-	600	300	900	140	700	1100	9		4.0		90	25	0.3	40	0.6	1.5	15
4-	800	350	1200	160	900	1400	10		5.5		90	30	0.4	50	0.7	2.0	20
7-	1000	470	1500	220	1200	1900	13		7.0		90	40	0.5	65	1.0	3.0	25
11-	1200	640	1900	300	1400	2200	15	18	10	9.0	110	55	0.7	90	1.3	4.0	30
14-	1000	710	2200	320	1600	2500	16	18	12	8.5	120	60	0.8	100	1.5	4.5	35
18-	800	720	2000	330	1500	2300	12	20	12.5	7.5	120	60	0.8	100	1.5	4.5	30
50-	1000	720	2000	330	1400	2200	12	12	12.5	7.5	120	60	0.8	100	1.5	4.5	30
65-	1000	700	2000	320	1400	2200	12	12	12.5	7.5	120	60	0.8	100	1.5	4.5	30
80-	1000	670	2000	310	1300	2000	12	12	12.5	7.5	120	60	0.8	100	1.5	4.5	30
孕妇（早）	+0	+0	+0	+40	+0	+0	—	+0	—	+2	+110	+5	+0.1	+10	+0	+0.4	+1.0
孕妇（中）	+200	+0	+0	+40	+0	+0	—	+4	—	+2	+110	+5	+0.1	+10	+0	+0.4	+4.0
孕妇（晚）	+200	+0	+0	+40	+0	+0	—	+9	—	+2	+110	+5	+0.1	+10	+0	+0.4	+6.0
乳母	+200	+0	+400	+0	+0	+0	—	+4	—	+4.5	+120	+18	+0.6	+3	+0	+0.3	+7.0

脱铁蛋白结合，故吸收率较离子铁高。动物性食物中的铁为血红素铁；非血色素型铁或离子铁，这类铁主要以 Fe(OH)$_3$ 络合物的形式存在于食物中，与它结合的有机分子有蛋白质、氨基酸及其他有机酸等，这种形式的铁必须事先与有机部分分开，并还原成亚铁离子后，才能被吸收。许多膳食因素可影响此过程，如膳食中有较多的植酸根或磷酸根存在，则可形成不溶性铁盐而降低铁的吸收率，因此谷类食物铁的吸收率较低，有时可低到 5% 或更低。③抗坏血酸等还原剂有助于离子铁的吸收，它可把铁还原成亚铁离子，在低 pH 的条件下可与 Fe^{2+} 形成可溶性螯合物。④半胱氨酸对铁的吸收也有类似的作用。肉类食品因含有肉类因子不但本身铁的利用率高，还可提高植物食品中铁的吸收率。"肉类因子"的化学本质尚未确定，有人认为与半胱氨酸有关。⑤胃酸缺乏或服用碱性药物、膳食中的草酸盐、植酸盐、鞣酸等不利于铁的吸收。

（3）缺乏与过量：铁缺乏可导致缺铁性贫血，是常见的营养缺乏病之一，特别是婴幼儿、孕妇、乳母及老年人更易发生。铁缺乏可分为三个阶段：第一阶段为铁减少期；第二阶段为红细胞生成缺铁期；第三阶段为缺铁性贫血期。儿童期缺铁可引起心理活动和智力发育的损害及行为改变。

正常情况，经膳食吸收不会引起铁中毒。铁过量和中毒，常见于非膳食原因，如过量误服铁剂、慢性酒精中毒、门脉性高压肝硬化导致导致消化道吸收铁过量等。铁过量损伤的主要器官是肝，可致肝纤维化、肝硬化等。另外，铁过量与动脉粥样硬化、肿瘤的发生有关。

（4）参考摄入量与食物来源：中国营养学会推荐的中国居民膳食铁适宜摄入量见表 7-6：成年男子 12mg/d，成年女子 20mg/d，孕妇 20～30mg/d，乳母 24mg/d。成人 UL 为 50mg/d。

膳食中铁的最好来源是动物肝、全血、畜禽肉类、鱼类、海带、紫菜、黑木耳。植物性食物如粮谷类、水果及蔬菜中铁含量不高，且利用率较低。

3．锌　锌是人体必需微量元素，人体内含锌 2.0～2.5g，主要存在于肝、肾、肌肉、骨骼和前列腺中。血液中 75%～85% 的锌均匀分布在红细胞中，3%～5% 分布于白细胞，其余在血浆中。

（1）生理功能：参与机体内许多金属酶的组成；维持生物膜结构和功能；促进生长发育与组织再生；参与调节细胞的分化和基因表达；与蛋白质和核酸的合成有关；促进维生素 A 正常代谢和生理作用；维持正常的味觉，促进食欲；参与免疫功能。

（2）影响锌吸收的因素：葡萄糖、乳糖、半乳糖、肉类、柠檬酸等均可促进锌的吸收，维生素 D 和某些氨基酸（如蛋氨酸、组氨酸）也能促进锌的吸收。植酸、鞣酸及膳食纤维以及某些微量元素（如铜、铁）可降低锌的吸收。

（3）缺乏与过量：锌缺乏可导致儿童生长发育迟缓，免疫功能低下，性成熟延迟、性器官发育不全；味觉、嗅觉异常，厌食及异食癖；皮肤粗糙、干燥及智力低下。长期过量补锌可发生贫血、免疫功能下降、高密度脂蛋白降低、乳酸脱氢酶和铜蓝蛋白活性降低；成人一次性摄入 2g 以上的锌会发生急性中毒，主要表现为恶心、呕吐、上腹痛、腹泻等症状。

（4）参考摄入量与食物来源：中国营养学会推荐的中国居民膳食锌推荐摄入量见表 7-6：成人男 12.5mg/d，女 7.5mg/d。动物性食物含锌量较多，牡蛎等贝壳类海产品是锌的最好食物来源，其次畜禽肉及肝、蛋、奶和鱼也含有一定量的锌。

（六）水

水是维持生命活动最基本的物质，是人体含量最多，也是最重要的营养素之一。人在断水时比在断食时更容易发生死亡。例如，人在断食而饮水的情况下可以生存数周；但在断水的情况下只能生存数日，一般断水 5～10 天即可危及生命，可见水的重要性。由于水在自然界分布广泛，一般无缺乏的危险，所以，水没有被列为必需营养素。

1．水的代谢　水是人体内含量最多的成分，因年龄、性别和体型存在个体差异。新生儿含水最多，约占体重的 80%；婴幼儿次之，约占体重的 70%；随着年龄的增大，水逐渐减少，成年男子水约占体重的 60%，女子为 50%～55%。水在体内主要分布在细胞内和细胞外。细胞内液约为总体水的 2/3，细胞外液约为 1/3。各组织器官的含水量相差很大，以血液中最多，脂肪组织最少。

2．水的生理功能

（1）构成细胞和体液的重要成分：水广泛分布于组织细胞内外，构成人体的内环境。

（2）调节体温：水的比热值大，能够吸收较多的能量。水的蒸发热大，蒸发少量的热就能散发大量的热。水的流动性大，能随血液循环迅速分布全身，而且体液中水的交换快，所以水是良好的体温调节剂。

（3）参与人体内的物质代谢：水是良好的溶剂，能使物质溶解，加速体内生化反应的进行，有利于营养物质的消化、吸收、运输和代谢物的排泄。水可直接参加许多化学物质的反应。

（4）润滑作用：在关节、胸腔、腹腔和胃肠道等部位，都存在一定量的水分，对器官、组织能起到缓冲、润滑、保护效应。

3．水的需要量 水的需要量主要受到代谢情况、年龄、体力活动、温度、膳食等因素的影响，故水的需要量变化很大。美国 FNB1989 年第 10 版 RDAs 提出：成人每消耗 4.181kJ 能量，水需要量为 1.5ml；婴儿和儿童体表面积较大，容易发生严重失水，以 1.5ml/4.184kJ 为宜。

（七）人体能量的消耗与摄入平衡

人体的能量主要是由蛋白质、脂肪和碳水化合物提供，以维持各项生命活动。每克产热营养素在体内氧化产生的能量值称为能量系数。每克蛋白质、脂肪、碳水化合物产生的净能量系数为 16.8kJ（4kcal）、36.7kJ（9kcal）和 16.7kJ（4kcal）。

1．人体的能量需求 成年人的能量需要包括维持基础代谢、体力活动和食物特殊动力作用等三方面。孕妇和乳母除上述三方面外，还包括胎儿生长、母体组织储备和授乳所需的能量。婴幼儿、儿童、青少年则应包括生长发育的能量需要。在理想的平衡状态下，人体能量需要与能量消耗是一致的，即个体的能量需要等于其能量消耗。

（1）基础代谢（basal metabolism，BM）是指维持生命活动所需要能量的最低值，即人体处于空腹、清醒、静卧、放松和恒温（18 ～ 25℃）状态下的能量消耗。为测定基础代谢能量消耗，必须先测定基础代谢率。基础代谢率（BMR）是指人体处于基础代谢状态下，单位时间内每平方米体表面积（或每千克体重）的能量消耗。表示单位：kcal（kJ）/（m²·h）。

我国人体表面积的计算公式如下：

体表面积（m²）= 0.00659× 身高（cm）+ 0.0126× 体重（kg）- 0.1603

基础代谢 = 体表面积（m²）×BMR

影响基础代谢的因素主要有：体表面积、性别、年龄和环境等多方面。一般而言，男性基础代谢比女性高，儿童和青少年比成人高，寒冷气候下比温热气候下高。我国正常人的基础代谢率见表 7-7：

表 7-7 我国正常人每小时基础代谢率平均值

年龄（岁）	男	女
	[kJ/m²（kcal/m²）]	[kJ/m²（kcal/m²）]
11 ～	195.4（46.7）	172.4（41.2）
16 ～	193.3（46.2）	181.6（43.4）
18 ～	166.1（39.7）	154.0（36.8）
20 ～	157.7（37.7）	146.4（35.0）
31 ～	158.6（37.9）	146.9（35.1）
41 ～	154.0（36.8）	142.3（34.0）
51 ～	149.0（36.6）	138.5（33.1）

（2）食物特殊动力作用（又称食物热效应）：由于吃入食物而引起多消耗能量的现象称为食物特殊动力作用。蛋白质的食物特殊动力作用最强，相当于蛋白质本身所产生能量的 30% 左右，碳水化合物为其本身所产生能量的 5% ~ 6%，脂肪为 4% ~ 5%。吃普通混合膳食时，食物特殊动力作用所引起的额外能量消耗为 628 ~ 837kJ（150 ~ 200kcal），相当于基础代谢的 10%。引起食物特殊动力作用的原因，至今尚不十分清楚。

（3）身体活动：除基础代谢外，各种身体活动消耗的能量是构成人体总能量消耗的重要组成部分。体力活动所消耗的能量与劳动强度、持续时间及熟练程度有关。

（4）生长发育：处于正常发育期的婴幼儿、儿童和青少年还包括生长发育所需要的能量。

2．能量供给　三大产热营养素供能占能量的比例分别为：碳水化合物 55% ~ 65%、脂肪 20% ~ 30%、蛋白质 10% ~ 12%（儿童青少年 12% ~ 14%）。中国居民劳动强度分级见表 7-8，中国居民膳食能量需要量见表 7-9。

表 7-8　中国成人活动水平分级

活动水平	职业工作		工作内容举例	体力活动水平（PAL）	
	分配时间			男	女
轻	75% 时间坐或站立 25% 时间站着活动		办公室工作、修理电器钟表、售货员、酒店服务员、化学实验操作、教师讲课	1.55	1.56
中	25% 时间坐或站立 75% 时间特殊职业活动		学生日常活动、机动车驾驭、电工安装、车床操作、精工切割等	1.78	1.64
重	40% 时间坐或站立 60% 时间特殊职业活动		非机械化农业劳动、炼钢、舞蹈、体育运动、装卸、采矿等	2.10	1.82

三、各类食物的营养价值

食物营养价值是指某种食物所含营养素和能量满足人体营养需要的程度。食物营养价值的高低，取决于食物中营养素的种类是否齐全、数量是否充足、比例是否合适以及是否易于消化。

（一）各类食物的营养

1．谷类　谷类食物主要包括小麦、大米、玉米、小米、高粱等。各种谷类都是由谷皮、胚乳、胚芽 3 部分组成。

（1）蛋白质：谷类蛋白质的含量，因品种、气候、地区及加工方法的不同而异，蛋白质的含量在 7.5% ~ 15% 之间。谷类蛋白质赖氨酸含量少，苏氨酸、色氨酸、苯丙氨酸、蛋氨酸偏低，因此谷类蛋白质生物价低于动物性食物。

（2）碳水化合物：谷类碳水化合物主要为淀粉，含量在 70% 以上，我国居民膳食中 50% ~ 70% 的能量来自于碳水化合物。

（3）脂肪：谷类脂肪含量低，大米、小麦为 1% ~ 2%，玉米和小米可稍高可达 4%。

（4）矿物质：谷类矿物质为 1.5% ~ 3%，主要在谷皮和糊粉层中。

（5）维生素：谷类是膳食 B 族维生素的重要来源，如硫铵素、核黄素、烟酸、泛酸和吡哆醇，主要分布在糊粉层和胚部。谷类加工的精度越高，维生素损失就越多。

由于谷类的一些营养素在谷胚（谷粒的发芽部分）及表层内含量较高，故加工时碾磨过细可使大量营养素损失，营养价值降低；碾磨过粗则留下的纤维素较多妨碍消化吸收。

2．豆类　豆类分为大豆和其他豆类，其中大豆包括黄豆、黑豆和青豆；其他豆类包括豌豆、蚕豆、绿豆、小豆和芸豆等。

（1）蛋白质：大豆含有 35% ~ 40% 的蛋白质，是植物性食物含蛋白质最多的食物。大豆蛋

表7-9　中国居民膳食能量需要量（2013年修订版）

年龄（岁）/生理阶段	轻体力活动水平 男（MJ）	轻体力活动水平 女（MJ）	中体力活动水平 男（MJ）	中体力活动水平 女（MJ）	重体力活动水平 男（MJ）	重体力活动水平 女（MJ）	轻体力活动水平 男（kcal）	轻体力活动水平 女（kcal）	中体力活动水平 男（kcal）	中体力活动水平 女（kcal）	重体力活动水平 男（kcal）	重体力活动水平 女（kcal）
0-	—	—	0.38MJ/(kg·d)	0.38MJ/(kg·d)	—	—	—	—	90kcal/(kg·d)	90kcal/(kg·d)	—	—
0.5-	—	—	0.33MJ/(kg·d)	0.33MJ/(kg·d)	—	—	—	—	80kcal/(kg·d)	80kcal/(kg·d)	—	—
1-	—	—	3.77	3.35	—	—	—	—	900	800	—	—
2-	—	—	4.60	4.18	—	—	—	—	1100	1000	—	—
3-	—	—	5.23	5.02	—	—	—	—	1250	1200	—	—
4-	—	—	5.44	5.23	—	—	—	—	1300	1250	—	—
5-	—	—	5.86	5.44	—	—	—	—	1400	1300	—	—
6-	5.86	5.23	6.69	6.07	7.53	6.90	1400	1250	1600	1450	1800	1650
7-	6.28	5.65	7.11	6.49	7.95	7.32	1500	1350	1700	1550	1900	1750
8-	6.9	6.07	7.74	7.11	8.79	7.95	1650	1450	1850	1700	2100	1900
9-	7.32	6.49	8.37	7.53	9.41	8.37	1750	1550	2000	1800	2250	2000
10-	7.53	6.90	8.58	7.95	9.62	9.00	1800	1650	2050	1900	2300	2150
11-	8.58	7.53	9.83	8.58	10.88	9.62	2050	1800	2350	2050	2600	2300
14-	10.46	8.37	11.92	9.62	13.39	10.67	2500	2000	2850	2300	3200	2550
18-	9.41	7.53	10.88	8.79	12.55	10.04	2250	1800	2600	2100	3000	2400
50-	8.79	7.32	10.25	8.58	11.72	9.83	2100	1750	2450	2050	2800	2350
65-	8.58	7.11	9.83	8.16	—	—	2050	1700	2350	1950	—	—
80-	7.95	6.28	9.20	7.32	—	—	1900	1500	2200	1750	—	—
孕妇（早）	—	+0	—	+0	—	+0	—	+0	—	+0	—	+0
孕妇（中）	—	+1.25	—	+1.25	—	+1.25	—	+300	—	+300	—	+300
孕妇（晚）	—	+1.90	—	+1.90	—	+1.90	—	+450	—	+450	—	+450
乳母	—	+2.10	—	+2.10	—	+2.10	—	+500	—	+500	—	+500

未制定参考值者用"—"表示；1 kcal=4.184 kJ

白质的氨基酸和人体很接近，具有较高的营养价值；大豆蛋白富含谷类蛋白缺乏的赖氨酸，可以和谷类蛋白质互补，因此大豆蛋白是优质蛋白。

（2）脂肪：大豆所含的脂肪为 15%～20%，其中不饱和脂肪酸占 85%，且以亚油酸最多，高达 50% 以上。此外，大豆油中还含有磷脂和维生素 E。

（3）碳水化合物：大豆含碳水化合物 5%～30%，其中约一半可以利用，另一半是人体不能吸收的棉籽糖和水苏糖，会引起腹胀。

（4）无机盐：大豆含有丰富的钙、磷、铁。

（5）维生素包括硫铵素和核黄素。

（6）大豆中的皂苷和异黄酮具有抗氧化、降低血脂和血胆固醇的作用，特别是大豆皂苷、大豆异黄酮还具有雌激素样作用和抗溶血、抗真菌、抗细菌及抑制肿瘤等作用。

（7）大豆中的抗营养素：大豆中含有一些抗营养素，可影响人体对某些营养素的吸收。

①蛋白酶抑制剂：蛋白酶抑制剂能抑制蛋白酶、糜蛋白酶、胃蛋白酶等蛋白质酶的物质。

②豆腥味：大豆中含有好多酶，其中脂肪氧化酶是产生豆腥味及其他异味的主要酶类。

③胀气因子：占大豆糖类一半的水苏糖和棉籽糖，在肠道微生物的作用下产气。

④植酸：大豆中的植酸可以与锌、钙、镁、铁等螯合，影响其吸收利用。

⑤植物红细胞凝集素为凝集人和动物红细胞的一种蛋白质，可影响动物的生长。

3．蔬菜水果类　蔬菜水果含有各种有机酸、芳香物质和色素等成分，使它们具有良好的感官性状，对增进食欲，促进消化具有重要的意义。

（1）碳水化合物：蔬菜水果所含的碳水化合物包括糖、淀粉、纤维素和果胶物质。

（2）维生素：新鲜的蔬菜水果是供给维生素 C、胡萝卜素、核黄素和叶酸的重要来源。

（3）矿物质：蔬菜水果中含有丰富的矿物质，如钙、磷、铁、钾、钠、镁、铜等，是膳食中矿物质的主要来源，对维持酸碱平衡具有重要的意义。

（4）有机酸：水果中含有各种有机酸，主要有苹果酸、柠檬酸和酒石酸等，一方面可刺激消化液的分泌，促进消化；另一方面使食物保持一定的酸度，对维生素 C 的稳定性具有保护作用。

4．畜类　畜肉指猪、牛、羊、马、驴、骡、兔等牲畜的肌肉、内脏及其制品。

（1）蛋白质：畜肉蛋白质大部分存在于肌肉组织中，含量为 10%～20%。牲畜的品种、年龄、肥瘦程度及部位不同蛋白质的含量有较大的差异，蛋白生物价高。

（2）脂肪：畜肉的脂肪含量因牲畜的品种、年龄、肥瘦程度及部位不同有较大差异。畜肉类脂肪以饱和脂肪酸为主。

（3）碳水化合物：畜肉中的碳水化合物以糖原的形式存在于肌肉和肝中，含量极少，一般为 1%～3%。

（4）矿物质：畜肉矿物质含量为 0.8%～1.2%，瘦肉中的含量高于肥肉，内脏高于瘦肉。畜肉含铁较多，平均含量为 5mg/100g，主要以血红素铁的形式存在。

（5）维生素：畜肉能提供多种维生素，其中主要以 B 族维生素和维生素 A、D 为主。

5．禽肉　禽肉包括鸡、鸭、鹅、鸽、鹌鹑等肌肉、内脏及制品，其营养价值和畜肉相似，不同在于脂肪含量少，含有 20% 的亚油酸，易于消化吸收。禽肉的蛋白质氨基酸组成和人体接近，含量约为 20%。

6．鱼类　鱼类肌肉中蛋白质含量一般为 15%～25%，其蛋白组成中，色氨酸的含量偏低；鱼类脂肪多由不饱和脂肪酸组成（占 80%），熔点低，常温下为液态，消化吸收率达 95%；鱼类矿物质含量为 1%～3%，磷的含量占总灰分的 40%，此外钙、钠、氯、钾、镁含量丰富；鱼类维生素 B_2 的含量较高，海鱼肝含有丰富的维生素 A 和维生素 D。

7．奶及其制品　奶类是一种营养成分齐全、组成比例适应、易于消化吸收、营养价值高的天然食物。奶类不仅能够满足婴儿的生长发育需要，也是各年龄组人群及特殊人群的理想食品。

（1）奶的营养价值：①牛奶中蛋白质的平均含量为 3.0%，主要由酪蛋白、乳清蛋白和乳球蛋白组成，消化吸收率为 87%～89%，生物价为 85，属优质蛋白质；②奶中的脂肪含量为 3.0%～5.0%，其中亚油酸和亚麻酸分别占 5.3% 和 2.1%；③奶类碳水化合物含量为 3.4%～7.4%，人乳中含量最高，牛奶中最少，碳水化合物主要以乳糖的形式存在；④奶类中富含钙、磷、钾等矿物质，但奶类中铁含量较低，用牛奶喂养婴儿时，应注意铁的补充；⑤奶类中含维生素丰富，特别维生素 A、维生素 B_2、维生素 D 较多。奶中含有人体所需的各种维生素。

（2）奶制品：奶制品包括巴氏杀菌乳、奶粉、炼乳、酸奶等。①巴氏杀菌乳：是将新鲜生牛奶经过过滤、加压杀菌后，封装出售的饮用奶。巴氏杀菌乳除了有维生素 C 的损失外，营养价值和鲜牛奶差别不大。②奶粉：根据食用要求奶粉又分为全脂奶粉、脱脂奶粉、加糖奶粉和调制奶粉。全脂奶粉是将鲜牛奶消毒后，除去 70%～80% 的水分，采用喷雾干燥法，将奶喷成雾状微粒。脱脂奶粉的生产工艺同全脂奶粉，但原料奶经过脱脂的过程，由于脱脂使脂溶性维生素损失。此种奶粉适合于腹泻的婴儿及要求少脂膳食的患者。调制奶粉又称人乳化奶粉，该奶粉是以牛奶为基础，按照人乳组成的模式和特点，加以调制而成，使各种营养成分的含量、种类和比例接近母乳。③酸奶是一种发酵制品，以消毒牛奶、脱脂奶、全脂奶粉或炼乳等原料接种乳酸菌，经过不同的工艺发酵而成，酸奶更容易消化吸收，营养价值更高。炼乳是一种浓缩乳，种类较多，按其成分不同可分为甜炼乳、淡炼乳、全脂炼乳、脱脂炼乳，若添加维生素 D 可制成各种强化炼乳。

8. 蛋类 蛋主要指鸡、鸭、鹅、鹌鹑、火鸡等的蛋。各种蛋的营养价值基本相同。蛋类制品有皮蛋、咸蛋、糟蛋、冰蛋、干全蛋粉、干蛋白粉、干蛋黄粉等。①蛋类含蛋白质约为 12.8%。鸡蛋蛋白含有人体所需要的各种氨基酸，且氨基酸模式与人体组织蛋白所需模式接近，易消化吸收，其生物学价值达 95，是最理想的优质蛋白质。②蛋类含糖较少，蛋清中主要是甘露糖和半乳糖，蛋黄中主要是葡萄糖。③蛋类脂肪主要集中在蛋黄内，大部分是中性脂肪，还有卵磷脂和胆固醇。④蛋黄又是维生素 A、D 和核黄素的良好来源。⑤蛋黄富含钙、磷、铁，但蛋黄中的铁因与卵黄高磷蛋白结合吸收率不高。

知识链接

植物化学物质的营养功能

近年来在保健食品的开发中，人们逐渐发现一些食物及中草药中含有一些已知营养素之外的化学成分，具有各种特殊的生理功能，因为植物来源，统称为植物化学物质，其中包括萜类化合物、有机硫化合物、类黄酮、植物多糖等。萜类化合物主要存在于柑橘类水果、黄豆及某些植物油中；有机硫化合物主要存在于菜花、卷心菜等十字花科蔬菜中；类黄酮在各种水果、蔬菜、豆类中含量较多；植物多糖在菌藻类食物中含量比较多。植物化学物质具有抗氧化、调节免疫力、抑制肿瘤、抗感染、降脂、延缓衰老等多种生理功能。

第二节 合理营养指导

一、一般人群的合理膳食指导

合理营养即平衡而全面的营养，是指通过合理的膳食和科学的烹调加工，向机体提供种类齐全、数量充足、比例合理的能量和各种营养素，并与机体的需要保持平衡；平衡膳食又称合理膳食或健康膳食，是指全面符合营养与卫生要求的膳食，既保证能量和各种营养素全面达到营养生理需要量，又在各种营养素之间建立起一种生理上的平衡。

（一）合理膳食的基本要求

1. 适量的能量及各种营养素　食物提供的能量及营养素应种类齐全、数量充足，以维持机体生长发育、新陈代谢等基本生命活动的需要，并满足机体从事各种劳动和生活活动过程的需要。除母乳对 0 ~ 6 月龄婴儿外，任何一种天然食物都不能提供人体所需的全部营养素。平衡膳食必须由多种营养素组成，建议每日膳食应包括各种食物。

2. 营养素之间比例合理　包括三大产热营养素供能比例的平衡，优质蛋白质的比例，维生素 B_1、维生素 B_2、烟酸与能量消耗之间的平衡，饱和脂肪酸与不饱和脂肪酸的比例，酸、碱性食品的比例等。

3. 合理的加工与烹调　通过合理加工与烹调尽量减少营养素的损失和破坏，提高消化吸收率，并保持食物良好的感官性状，以增进食欲。

4. 食物无毒无害保证安全　食物应不含有对人体造成危害的各种因素，食品中的微生物、有毒成分、化学物质、农药残留、真菌毒素、食品添加剂应符合《中华人民共和国食品卫生标准》的要求。

5. 合理的膳食制度及良好的饮食习惯　根据不同人群的生理需要和生活、学习、劳动的特点合理安排，成人一般可一日三餐，对学龄前及学龄儿童可在三餐中适当增加餐次，如上午早晚餐间增加一次点心供给；在日常生活中养成不挑食、不偏食的良好饮食习惯。

（二）世界卫生组织提出的健康膳食建议

2014 年 WHO 发布了新的健康膳食建议，建议特别指出：①健康膳食可以帮助人们预防所有的营养失衡性疾病，以及非传染性疾病（NCDs）如肥胖、糖尿病、心脏病、中风和癌症。②不健康的膳食以及缺乏体育锻炼是健康最主要的危险因素。③健康膳食的行为需要在生命早期开始。建议中特别针对脂肪、糖、盐、蔬菜的摄入提出明确的量，对合理膳食具有很好的指导意义：

1. 脂肪摄入量建议　可以简要表示为 30%、10%、1%。其具体内容是成年人摄入脂肪总量应占总能量的 30% 以下，以预防超重和肥胖。同时饱和脂肪摄入量减至总能量的 10% 以下，反式脂肪降至总能量的 1% 以下。

降低饱和脂肪摄入的做法包括：少吃肥肉、黄油、棕榈油、椰子油、奶油、奶酪、酥油、猪油，以及以它们作为生产原料大量添加的食物，比如冰淇淋；以鱼、鳄梨、坚果、橄榄油等富含不饱和脂肪的食物代替；用植物油代替黄油和猪油。

减少反式脂肪摄入的具体做法是：少吃蛋糕、薯条等含有反式脂肪的加工食品；快餐、油炸食品、馅饼、人造黄油和涂抹食品的酱膏等也是反式脂肪的重要来源；日常生活中用焗烤代替油炸，自制油醋汁代替沙拉酱，用炼乳替代咖啡伴侣等也能减少反式脂肪摄入。

2. 糖摄入量建议　游离糖摄入应低于总能量的 10%，约 50g，低于总能量的 5% 或许具有更多的健康效益。大多的游离糖是通过制造商、厨师或者消费者加入食品中的，也天然存在于蜂蜜、糖浆、果汁和浓缩果汁中；食用游离糖会加剧龋齿（蛀牙）的风险。从含有大量游离糖的食物和饮料中摄取多余热量还会使体重不当增加致使超重和肥胖。可以通过以下方法减少糖摄入量：限制食用含糖量高的食品和饮料（如含糖饮料、甜腻的零食和糖果）；用水果和生蔬代替含糖零食。

3. 盐摄入量建议　保持每天食盐摄入量低于 5g 可帮助成年人群预防高血压，降低心脏病和中风的风险。WHO 指出，很多人摄入钠（食盐）过多，而钾的摄入量却明显不足。食盐摄入超标，再加上钾摄入量不足（少于 3.5g）会诱发高血压，进而加剧心脏病和中风的风险。研究表明，人们若将盐摄入量降至每日低于 5g 的推荐水平，全球每年可避免 170 万人死亡。但遗憾的是，很多人并不清楚自己每日的食盐量，因为盐广泛存在于腊肉、火腿、香肠等加工肉制品，面包、面条等主食以及酱油、鱼露、味精等调味品中。可以通过食用更多的水果和蔬菜增加钾摄入量，减轻钠摄入量过高对血压的不良影响。

4．果蔬摄入建议　每日至少食用 5 份或 400g 果蔬，有助于补充多种维生素、矿物质、植物活性成分和足量的膳食纤维，以降低患多种慢性病风险。为了在膳食中增加果蔬的摄入量，最好做到菜肴中总是配蔬菜；把水果当零食；食用当季新鲜果蔬；经常变换水果和蔬菜种类。

5．食物种类　应包括水果、蔬菜、豆类（例如扁豆、豆角）、坚果和全谷物（例如未加工处理的玉米、小米、燕麦、小麦、糙米）。

6．婴幼儿膳食　健康膳食的建议与成人的相似，此外强调了以下这些内容：①婴幼儿前 6 个月应该坚持纯母乳喂养。②从第 6 个月开始，除母乳外还应该补充一系列的适量、安全和营养素密集的辅食，盐和糖不应该添加到辅食中。③婴幼儿应该持续母乳喂养至 2 岁或更长。

（三）中国居民膳食指南

《中国居民膳食指南》（简称《指南》）是根据营养学原理，结合我国居民膳食消费和营养状况而制定的用于指导居民实践平衡膳食、合理营养的基本原则。随着我国居民营养和健康状况的变化，《指南》也会有相应的改变。2014 年国家卫计委委托中国营养学会再次启动指南修订工作，2016 年 5 月《中国居民膳食指南（2016）》由国家卫计委正式发布。《指南》由一般人群膳食指南、特定人群膳食指南和中国居民平衡膳食实践三个部分组成。其中中国居民平衡膳食宝塔（2016）的结构与内容见图 7-1。

中国居民平衡膳食宝塔（2016）

盐	<6克
油	25~30克
奶及奶制品	300克
大豆及坚果类	25~35克
畜禽肉	40~75克
水产品	40~75克
蛋 类	40~50克
蔬菜类	300~500克
水果类	200~350克
谷薯类	250~400克
全谷物和杂豆	50~150克
薯类	50~100克
水	1500~1700毫升

每天活动6000步

图 7-1　中国居民平衡膳食宝塔（2016）
来源：中国营养学会

二、特殊人群的营养指导

人体处于不同年龄、不同生理状态下，对营养的需求也各不相同，在膳食指导时，根据其不同的生理变化，合理调配，以保持机体的健康状态。

（一）孕妇

妊娠是一个复杂的过程，根据其生理阶段的不同，一般将妊娠期分为三个阶段：妊娠早期（前 3 个月）、妊娠中期（4 ～ 6 个月）和妊娠晚期（7 ～ 9 个月）。不同的妊娠期阶段，孕妇的生理变化、营养需要及膳食要求各不相同。

1. **孕妇的生理特点**　妇女自妊娠期开始直到分娩，机体发生一系列的生理变化，主要包括以下几方面。①代谢改变：在雌激素、黄体酮等激素影响下，基础代谢率升高、合成代谢增加；胰岛素分泌增多，糖耐量试验时血糖增高幅度大且恢复慢，脂肪和蛋白质的合成均增加。②功能改变：妊娠早期消化系统功能降低，肾功能负担加重，血容量增加明显而出现生理性贫血。③体重增加：妊娠妇女增加体重 10.0 ～ 12.5kg，其中包括 6 ～ 7kg 水分、3kg 脂肪和 1kg 蛋白质。妊娠早期（1 ～ 3 个月）增重较少，而妊娠中期（4 ～ 6 个月）和妊娠后期（7 ～ 9 个月）则每周稳定增加 350 ～ 400g。

2. **孕期营养需要**　①能量：孕妇自妊娠中期至晚期，基础代谢增加 10% ～ 20%，因此孕妇自妊娠 4 个月开始，每日增加能量 200kcal（0.84MJ）。②蛋白质：整个妊娠期孕妇应增加 1kg 蛋白质，且应以优质蛋白为主，动物及大豆蛋白应占 1/3 以上。中国营养学会建议的 RNI：妊娠早期（12 周以前）为 55g/d、妊娠中期（第 13 ～ 27 周）为 70g/d、妊娠后期（第 28 周以后）为 85g/d。③碳水化合物：妊娠中晚期，碳水化合物供能以占总能量的 50% ～ 65% 为宜。适当地增加膳食纤维。④脂肪：孕妇妊娠过程体内平均增加 2 ～ 4kg 脂肪作为能量储备，以备分娩哺乳所需，其供热比以 20% ～ 30% 为宜。⑤矿物质：钙、铁、锌、碘、维生素 A、维生素 D、维生素 B_1、维生素 B_2、维生素 C、叶酸等营养的摄入应适当增加。孕早期钙的适宜摄入量为 800mg/d，孕中晚期钙的适宜摄入量为 1000mg/d。孕早期铁的 AI 为 20mg/d，孕中期铁的 AI 为 24mg/d，孕晚期为 29mg/d，锌、碘的 RNI 分别为 9.5mg/d 和 230ug/d。⑥维生素：我国孕妇维生素 A 的 RNI 为 770μgRE/d；维生素 D 为 10μg/d；孕早期维生素 B_1、B_2、维生素 C 的 RNI 分别为 1.2mg/d、1.2mg/d、100mg/d；孕中期维生素 B_1、B_2、维生素 C 的 RNI 分别为 1.4mg/d、1.4mg/d、115mg/d；孕晚期维生素 B_1、B_2、维生素 C 的 RNI 分别为 1.5mg/d、1.5mg/d、115mg/d；烟酸的 RNI 为 12mg/d；同时要注意叶酸的补充，叶酸的 RNI 为 600μgDFE/d，摄入量控制在 1mg 以内。

3. **孕期膳食指南**　①妊娠前期膳食：摄入富含叶酸的食物或补充叶酸；经常食用含铁较多的食物如瘦肉、黑木耳、菠菜等；保证碘的摄入，增加海产品的食用；戒烟禁酒。②妊娠早期膳食：膳食清淡、适口；少食多餐；保证摄入足量富含碳水化合物的食物；多摄入富含叶酸的食物并补充叶酸；戒烟、禁酒。③妊娠中期、妊娠末期膳食：适当增加鱼、肉、蛋、瘦肉、海产品的摄入；适当增加奶类的摄入；常吃含铁丰富的食物；适量身体运动，维持体重的适宜增长；戒烟禁酒，少吃刺激性食物。

（二）乳母

1. **乳母的生理特点**　分娩后，产妇就处于身体恢复时期，同时激素的刺激作用，乳汁分泌。乳母前 6 个月平均每天泌乳 750ml，母乳喂养最适合满足新生儿需要，也有利于产妇身体恢复。

2. **乳母的营养需要**　①能量：乳母在分娩后前 6 个月，1/3 能量来源于脂肪储备，2/3 来源于膳食。我国乳母能量 RNI 是在一般妇女基础上每天增加 2.09MJ（500kcal）。②蛋白质：母乳蛋白质含量平均为 12%，按日泌乳量 850 ～ 1200ml 计，相当于消耗母体 10 ～ 15g 蛋白质。我国乳母蛋白质 RNI 为 80g/d，且注意优质蛋白的摄入。③脂肪：乳母膳食中必须有适量的脂肪，其中必需脂肪酸占总能量的 5% ～ 7% 为宜。④矿物质：乳母钙 RNI 为 1000mg/d；铁 RNI 为 24mg/d；锌、碘的 RNI 分别为 12.0mg/d 和 240μg/d。⑤维生素：乳母膳食中维生素必须适当增加。维生素 A 的 RNI 在孕中期为 1300μgRE/d；维生素 D 为 10μg/d，维生素 B_1、维生素 B_2、维生素 C 及烟酸的 RNI 分别为 1.5mg/d、1.5mg/d、150mg/d 及 15mg/d，叶酸的 RNI 为 550μgDFE/d。

3. **乳母的膳食指南**　增加鱼、禽、蛋、瘦肉及海产品的摄入；适当增饮奶类，多喝汤水；产褥期食物多样，不过量；忌烟酒，避免喝浓茶和咖啡；科学活动和锻炼，保持健康体重。

（三）婴幼儿营养与膳食

1. **婴幼儿的生理特点**　婴幼儿生长发育迅速，代谢旺盛，是一生中身心健康发展的重要时期；但其消化和免疫系统发育不成熟，易发生消化与营养代谢紊乱，抗病能力弱，易患传染病。

2．婴幼儿营养需要

（1）能量：能量摄入不足会导致生长发育迟缓或停滞，能量过多可导致肥胖。中国营养学会推荐婴幼儿每日能量摄入量为：0～1岁 RNI 为男：3.77MJ/（kg·d）、女：3.35MJ/（kg·d）；1～2岁分别为男：4.60MJ/（kg·d）、女：4.18MJ/（kg·d）；2～3岁分别为男：5.23MJ/（kg·d）、女：5.02MJ/（kg·d）；

（2）蛋白质：婴幼儿正处于生长阶段，应有足量的优质蛋白质，维持机体蛋白质的合成和更新。中国营养学会推荐的蛋白质 RNI 婴儿为9g/d，1～2岁幼儿为25g/d，2～3岁幼儿为30g/d。

（3）碳水化合物：碳水化合物是主要的供能营养素，同时还是脑能量供应的主要物质。婴儿乳糖酶活性高，有利于吸收奶中的乳糖。3个月内的婴儿缺乏淀粉酶，故淀粉类的食物应在3～4个月以后添加。婴儿碳水化合物供能占总能量的40%～50%，随着年龄的增加上升至50%～65%。

（4）脂肪：脂肪是体内能量和必需脂肪酸的重要来源，摄入过多或过少对婴幼儿的生长发育都不利。中国营养学会推荐的婴幼儿每日膳食中脂肪提供的能量占总能量的适宜比例，0～6月龄为48%，6月龄～1岁为40%，1～3岁为35%。婴幼儿对必需脂肪酸的缺乏比较敏感，早产儿和人工喂养儿需补充 DHA。

（5）矿物质：婴幼儿矿物质元素极其重要，且容易缺乏，因此要注意补充，尤其是钙、铁、锌等元素。

（6）维生素：几乎任何一种维生素的缺乏都会影响婴幼儿的生长发育。

3．婴幼儿膳食指南

（1）0～6月龄婴儿喂养指南：纯母乳喂养；产后尽早开奶，初乳营养最好；尽早抱婴儿到户外活动或适当补充维生素D；给新生儿和1～6月龄的婴儿及时补充适量维生素；不能用母乳喂养时，宜首选婴儿配方食品喂养；定期监测生长发育状况。

（2）6～12月龄喂养指南：奶类优先，继续母乳喂养；及时合理添加辅食；尝试多种多样的食物，膳食少糖、无盐、不加调味品；逐渐让婴儿自己进食，培养良好的进食行为；定期监测生长发育状况；注意饮食卫生。

（四）老年人营养与膳食

1．老年人的生理特点　基础代谢下降；组织器官功能降低，如牙齿脱落、咀嚼功能差、味觉不敏感、消化液分泌减少、胃肠蠕动减弱，对营养素吸收利用下降，代谢缓慢等等，容易发生蛋白质—热能营养不良、骨质疏松症、缺铁性贫血、维生素缺乏、便秘、肥胖、高脂血症、高血压等。

2．老年人的营养需要　①能量：老年人体力活动减少、基础代谢下降，能量需求相应下降。研究表明，肥胖是糖尿病、高血压等慢性病的危险因素，因此控制能量摄入、降低体重有利于疾病控制。②蛋白质：老年人对蛋白质的需求降低幅度不大，但更需要优质蛋白，因此动物及大豆蛋白应占1/2以上。蛋白质的供热比在12%～14%为宜。③碳水化合物：老年人碳水化合物供能比控制在65%为宜，同时限制单糖和双糖的摄入量，增加淀粉和膳食纤维的摄入。④脂肪：老年人膳食脂肪的供热比控制在20%～30%为宜，限制胆固醇和饱和脂肪酸的摄入。⑤矿物质：在矿物质元素中钙、铁对老年人最重要，应补充含钙和铁丰富的食物。⑥维生素：应注意维生素A、维生素D、维生素E、维生素C和B族维生素的供给。

3．老年人的膳食指南　食物要粗细搭配、松软、易于消化吸收；合理安排饮食，提高生活质量；重视预防营养不良和贫血；多做户外活动，维持健康体重。

（五）特殊环境人群的营养与膳食

在一定情况下，人们可能不可避免地要在特殊的环境条件下（高温、低温、高原等）生活和工作，甚至不可避免地接触各种有害因素。这些都有可能改变人体内的代谢，干扰、破坏机体正常的生理过程，危害人体健康。适宜的营养和膳食可能增加机体对特殊环境的适应能力，增加机体对特殊环境因素的抵抗。

1. 高温环境人群的营养与膳食　高温环境是指 35℃ 以上的生活环境和 32℃ 以上或 30℃ 以上、相对湿度超过 80% 的工作环境，如夏季野外作业、炼钢、印染等。高温环境下，胃肠运动减弱，同时唾液、胃液、胰液、胆汁、肠液等消化液分泌减少，胃液酸度降低，消化功能减退，并常常出现食欲减退。另外，机体代谢率增加，大量出汗，钠、钾、钙、镁等矿物质丢失较多，使机体对蛋白质、钠、钾、钙、镁、铁、维生素 C、硫胺素、核黄素、维生素 A 和水等需要量增加。

(1) 高温膳食营养素的需要：①水的补充：以补偿出汗丢失的水量保持体内的水平衡为原则；无机盐的补充以食盐为主，日出汗小于 3L 者，日补盐量需 15g 左右，日出汗超过 5L 者，日补盐量需 20 ~ 25g。②维生素 C 的供给量为每日 150 ~ 200mg，硫铵素的供给量为 2.5 ~ 3mg/d，维生素 B$_2$ 的日供给量为 2.5 ~ 3.5mg。③由于高温作业人群食欲下降，建议补充优质蛋白质占总蛋白质的比例不低于 50%，当环境的温度在 30℃ 以上时，每上升 1℃ 应增加能量供给 0.5%。

(2) 高温环境下人群的膳食原则：①合理搭配、精心烹制谷类、豆类及动物性食物包括鱼、禽、蛋、肉，以补充优质蛋白质及 B 族维生素。②补充含无机盐尤其钾盐和维生素丰富的蔬菜、水果和豆类。③以汤作为补充水及无机盐的重要措施。

2. 低温环境人群的营养与膳食　低温环境多指温度在 10℃ 以下环境，常见于寒带及海拔较高地区的冬季及冷库作业等。有研究表明，低温作业人员血清中矿物质与微量元素有一定的变化，常见钠、钙、镁、碘、锌比常温中降低；低温条件下摄入较多食盐可使机体产热功能加强。

(1) 低温膳食营养素的需要：低温环境可使基础代谢率增高 10% ~ 15%，因此能量供给较常温下应增加 10% ~ 15%，脂肪供能比应提高至 35% ~ 40%，碳水化合物供能比不低于 50%，有人研究发现大鼠突然接触低温时，肾上腺皮质激素分泌增加，使蛋白质分解加速，极易出现负氮平衡。故低温环境中蛋白质供给量应适当提高，应占总热量的 13% ~ 15%，最高不超过 20%；更重要的是应保持合理的必需氨基酸比例。低温环境下维生素的需要量增加，低温环境下，包括维生素 A、维生素 C、维生素 B$_1$、维生素 B$_2$、烟酸和维生素 D 的供给要增加，专家建议维生素 A 日供给量应为 1500μg 视黄醇当量，硫铵素供给量 2 ~ 3mg/d，核黄素 2.5 ~ 3.5mg/d，烟酸 15 ~ 25mg/d。维生素 C 应额外补充，日补充量为 70 ~ 120mg。每日应补充 10μg 维生素 D。

(2) 低温环境人群的营养与膳食原则：①供给充足的能量。②保证蛋白质的供给。③提供富含维生素 C、胡萝卜素和无机盐钙、钾等新鲜蔬菜和水果，适当补充维生素 C、维生素 B$_1$、维生素 B$_2$、维生素 A 和烟酸等。④食盐的推荐摄入量每人每日 15 ~ 20g。

3. 接触电离辐射人群的营养与膳食　电离辐射是由引起物质电离的带电粒子、不带电粒子或电磁辐射构成的。常见的电离辐射有 X 射线和 γ 射线。从事核试验、核动力生产、医疗放射及日常接触电脑、手机等电子设备的人员均接触电离辐射。

(1) 电离辐射对人体生理、营养代谢的影响：可导致机体能量消耗增加；可使蛋白质分子失活，长期接触出现负氮平衡，可使多不饱和脂肪酸发生过氧化，影响生物膜的功能，影响糖代谢可出现高血糖症。辐射产生大量的自由基，使有抗氧化作用的维生素 C 和维生素 E 损失较多，同时维生素 B$_1$ 消耗增加；由于照射后组织分解和细胞损伤，可出现高血钾症，尿中钾钠、氯排出增加，使水盐代谢发生紊乱，伴有呕吐和腹泻现象。

(2) 电离辐射人群的营养需要：保证充足产能营养素的供给，能量和蛋白质的摄入不足可增加机体对辐射的敏感性，加重辐射损伤。蛋白质供能占总能量的 12% ~ 18%，以优质蛋白质为主；碳水化合物供能占总能量的 60% ~ 65%，选择防辐射较好的果糖和葡萄糖；注意增加必需脂肪酸和油酸的摄入，不宜增高脂肪占总能量的比例；选择富含抗氧化营养素的果蔬食品，保证足量的维生素 C、维生素 A 和 β 胡萝卜素的摄入，同时选择富含维生素 B₁ 和维生素 B₂ 的食物；补充适量的矿物质元素如锌、铜、硒、钠、钾等。

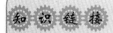

营养素对化学毒物的解毒作用

主要通过在以下几方面起作用：

1. 某些营养素为细胞结构的组成物质：例如生物膜即由双层类脂质及镶嵌其上的多种蛋白质所组成，而进入体内的毒物，多数是通过生物膜的类脂质层向细胞内扩散。故各种化学毒物在体内表现的毒性作用，与体内各组织生物膜对毒物的通透性有关。当类脂质和蛋白质供应不足时，即可影响生物膜的结构，因此影响对毒物的通透性。

2. 某些营养素为酶和辅酶的组成部分或酶的激活因子：毒物在体内的代谢过程主要在酶的作用下进行，长期营养不良尤其蛋白质缺乏时，由于蛋白酶合成减少，可引起肝微粒体中各种酶活性降低，结果毒物生物转化作用缓慢、解毒能力减低，表现毒性增加，如氨基甲酸酯类的农药，动物实验证实：摄入蛋白不足时，毒性明显增加。但如果有毒物质是经肝微粒体酶生物转化后，毒性被激活或变成毒性更大的代谢产物的例外。故考虑蛋白质供给量时应与毒物代谢特点结合起来。再如维生素 C 缺乏也可使肝对某些毒物的生物转化作用减弱，因此在亚硝酸盐、二硫化碳、铅、苯和苯的氨基、硝基化合物中毒时，辅助以维生素 C 治疗有效。此外，维生素 B₂ 在一定条件下可防止奶油黄的致癌作用。维生素 B₁ 是羧化酶的辅酶，参加毒物的转化过程，故可作为苯、氯化钡、硝酸苯和磷中毒的辅助治疗。尼克酸和维生素 B₂ 都是辅酶，参与脂肪合成中的各氧化过程，故对脂溶性毒物的毒性作用有一定阻断作用。

3. 其他作用：很多毒物能在体内与蛋白质结合降低毒性，不同毒物与不同蛋白质的亲和力不同。脂溶性毒物一般都与一些蛋白质结合，毒物与蛋白质结合增多时，即减少游离毒物的浓度，使毒物吸收减少：如砷、汞中毒时，灌入牛奶、蛋清、豆浆等，可使这些毒物与蛋白质结合形成蛋白质盐而不再被吸收；同时蛋白质又保护了胃肠黏膜，免受刺激和腐蚀。再如葡萄糖醛酸或硫酸与毒物的结合、氨基酸或谷胱甘肽与毒物的结合均可降低毒作用；一些含硫的氨基酸，如蛋氨酸可降低有机氯农药和硒的毒性，并供给机体甲基；甘氨酸可与食品防腐剂苯甲酸结合，形成马尿酸排出体外；氰化物可与半胱氨酸结合降低毒性。此外，维生素 C 因具有还原性，可使有毒的六价铬还原成无毒的三价铬、阻止亚硝胺的形成而减少其毒作用。

第三节　营养调查与评价

营养调查与评价的目的是通过了解不同地区、不同生理状况的个体或群体的膳食结构和营养状况，筛选营养危险因子，制订科学合理的营养改善计划和措施。营养调查和评价是营养工作者必须掌握的基本技能，营养调查包括膳食调查、体格检查、实验室检查和临床检查方法。

一、膳食调查

膳食调查（dietary survey）是指在一定时间内，调查对象通过膳食摄入的能量、各种营养素的数量和质量状况，评定营养素满足机体需要程度。膳食调查的结果，可以作为指导调查对象改善营养状况的重要依据。常用膳食调查的方法有称重法、记账法和24h回顾法。

（一）称重法（称量法）

称重法是指在一定时间内，对某一膳食单位（单位食堂或家庭）或个人所消耗食物全部分别称重的方法。通常调查的时间是3～7天。所称重的食物包括：生重、熟重和食用后剩余量；计算出生熟比；记录实际用餐人数，利用食物成分表计算出每人每日各种营养素和能量的摄入量。该法结果准确，但花费人力较多。

（二）查账法（记账法）

对建有食物出入库账目的集体食堂，可以查阅过去一定时期内各种食品的消费总量，并根据同一时期的进餐人数，粗略计算出每人每日摄入的能量和各种营养素的量，再按照食物成分表计算出每人每日各种营养素和能量的摄入量。该查账法简便易行，容易掌握，花费人力物力少，但结果不够精确，可适用于大样本调查。

（三）询问法（回顾法）

通过询问过去24h内所消耗的食物品种及数量，粗略估计调查对象营养状况，此法结果出入较大，一般在无法用称重法和查账法的情况下使用。

（四）化学分析法

化学分析法是分析调查对象每日所摄入食物，在实验室进行化学分析，测定所需要观察的各种营养素及能量的方法。一般选用双份饭菜法。这种方法结果最精确，但花费人力物力也最高，除非特殊需要，一般很少应用。

二、体格测量

机体营养状况评价主要测量身高、体重、皮下脂肪厚度等指标，可评估检查身体发育情况，检查有无影响体格营养状况的其他疾病。体格测量常用的指标有：

1. 理想体重

（1）计算公式：理想体重（kg）= 身高（cm）- 105。

（2）评价标准（成年人）实际体重在理想体重 ±10% 为正常范围，（±10% ～ 20%）为超重或消瘦，超过 ±20% 为肥胖或极消瘦。

2. 体质指数（body mass index，BMI）

（1）计算公式：$BMI = 体重（kg）/ [身高（m）]^2$

（2）18岁以上中国成年人的BMI评价标准：正常值：BMI在18.5～23.9之间；消瘦：BMI值< 18.5，超重：BMI值在24～28之间；肥胖：BMI ≥ 28。此标准不适用于儿童、发育中的青少年、孕妇、乳母、老人及运动员。

3. 上臂肌围　上臂肌围是反映肌蛋白量的变化的良好指标，也可间接反映体内蛋白质贮存情况。它与血清蛋白含量密切相关，能反映机体蛋白质营养状况。测量时，应量取肩峰至鹰嘴连线中点的臂围长。皮褶厚度主要表示皮下脂肪厚度。

（1）计算公式：上臂肌围 = 上臂围（cm）- 3.14× 三头肌皮褶厚度（cm）。

（2）评价标准（成年人）：正常值：男性为25.3（cm），女性为23.2（cm）；测量值大于正常值的90% 为营养正常，80% ～ 90% 为轻度营养不良，60% ～ 80% 为中度营养不良，低于60%为严重营养不良。

4. 皮褶厚度　皮褶厚度反映人体皮下脂肪的含量。常用皮褶厚度的测量包括三头肌皮褶厚度、肩胛下皮褶厚度等。

（1）三头肌皮褶厚度测量方法：被测者上臂自然下垂，取左（或右）上臂背侧、肩峰与尺骨鹰嘴中点上 1～2cm 处，用左手将被测部位的皮肤和皮下组织夹起，在皮褶提起点下方用皮褶计测量皮褶厚度。

评价标准（成年人）正常值：男为 8.3mm，女为 15.3mm，实测值占正常值 90% 以上为正常，80%～90% 为轻度营养不良，60%～80% 为中度营养不良，低于 60% 为重度营养不良，超过 120% 以上为肥胖。若皮褶厚度小于 5mm，则表示无脂肪，机体脂肪耗尽。

（2）肩胛下皮褶厚度测量方法：被测者上臂自然下垂，在左肩胛骨下角下方 2cm 处，顺自然皮褶方向，用左手将被测部位皮肤和皮下组织夹起，在改皮褶夹起的下方用皮褶计测量其皮褶厚度。

评价标准（成年人）男：正常值为 10～40mm，消瘦为 < 10mm，肥胖 > 40mm；

女：正常值为 20～50mm，消瘦为 < 20mm，肥胖 > 50mm。

5. 腰围和腰臀比　腰围是估计腹部脂肪含量最简单、最实用的指标。评价标准：男性 > 85cm、女性 > 80cm，即视为肥胖。

腰臀比是反映体内脂肪分布的一个简单指标，该指标与心血管发病率密切相关。

计算公式：腰臀比 = 腰围（cm）/ 臀围（cm）。

评价标准：标准腰臀比为男性小于 0.8，女性小于 0.7。我国建议腰臀比男性大于 0.9、女性大于 0.8 为腹型肥胖。

三、实验室检查

实验室检查对早期发现人体营养素的缺乏、及时采取防治措施有重要的意义。营养状况的实验室检查测定的样品为血液、尿样等。实验室检查常用的指标见表 7-10。

表 7-10　人体营养状况评价实验检查常用指标

评价项目	常用指标
蛋白质	血清总蛋白、血清白蛋白、血清球蛋白、白 / 球、视黄醇结合蛋白
脂肪	血脂、血清甘油三脂、血清胆固醇、α 脂蛋白、β 脂蛋白
铁	血清铁、血清铁蛋白、血清运铁蛋白饱和度、红细胞游离原卟啉、全血血红蛋白浓度、血细胞比容
钙、磷、维生素 D	血清钙、血清碱性磷酸酶活性、血浆 25-(OH)D_3 和血浆 25-(OH)$_2D_3$
维生素 A	暗适应能力测定、血清视黄醇、血清胡萝卜素
维生素 B_1、维生素 B_2、烟酸、维生素 C	24h 尿排出量、4h 尿负荷试验

四、常见营养缺乏症

膳食结构不合理，营养素摄入不足，则会出现营养不良症状。营养缺乏常见的症状与体征，见表 7-11。

表 7-11　营养缺乏的常见症状和体征

部位	症状与体征	可能缺乏的营养素
全身	消瘦，水肿，发育不良， 贫血	能量，蛋白质，锌 蛋白质，铁，叶酸，维生素 B_{12}，维生素 B_6，维生素 B_2，维生素 C
皮肤	干燥，鳞屑、毛囊角化， 毛囊周围出血点， 裸露部位对称性皮炎， 阴囊炎，脂溢性皮炎	维生素 A 维生素 C 烟酸 维生素 B_6
头发	稀少，失去光泽	蛋白质，维生素 A
眼睛	毕脱斑，角膜干燥，夜盲，结膜苍白	维生素 A，维生素 B_2，铁
唇	口角炎，唇炎	维生素 B_2
口腔	齿龈炎，齿龈出血，齿龈松肿	维生素 C
	舌炎，舌猩红，舌肉红	维生素 B_2，烟酸
	地图舌	维生素 B_2，烟酸，锌
指甲	舟状甲	铁
骨骼	颅骨软化，方颅，鸡胸，串珠肋，O 型腿	维生素 D
	骨膜下出血	维生素 C
神经	肌肉无力，四肢末端蚁行感，下肢肌肉疼痛	维生素 B_1

第四节　常见疾病的膳食指导

一、糖尿病

糖尿病是一组由于胰岛素分泌和作用缺陷所导致的碳水化合物、脂肪、蛋白质等代谢紊乱，具有临床异质性的表现，并以长期高血糖为主要标志的综合征。其慢性并发症可波及全身各个系统，严重危害人们的健康。

（一）糖尿病相关的营养因素

1. 能量　能量过剩引起的肥胖是糖尿病的主要诱发因素之一。美国国家糖尿病会报告，轻、中、重度肥胖者发展为糖尿病的危险性分别是正常体重者的 2 倍、5 倍和 10 倍。肥胖者多有胰岛素代谢紊乱，胰岛素受体数目减少，亲和力下降，游离脂肪酸减少，从而导致胰岛素抵抗。胰岛素抵抗是肥胖者发生糖尿病的基础。

2. 碳水化合物　碳水化合物代谢紊乱的主要标志是高血糖。持续性地摄入高碳水化合物膳食，使血糖水平长期处于较高的状态，则对胰岛 β 细胞的结构和功能造成损害。胰腺因过度刺激而出现病理变化和功能障碍，导致胰岛素分泌绝对和相对不足，最终出现糖尿病。

3. 脂肪　脂肪的消化、吸收代谢与碳水化合物密切相关。脂肪水解产生的脂肪酸主要在骨骼肌内被利用，与葡萄糖存在竞争作用。高脂膳食会使游离脂肪酸的浓度增高，肌肉摄取脂肪酸进行氧化供能的作用增强，使葡萄糖的利用减少，出现胰岛素抵抗，并且长期暴露于高浓度的游离脂肪酸可使胰岛 β 细胞分泌胰岛素的功能受损，发生糖尿病的危险性增高。

4. 蛋白质　目前还没有证据表明蛋白质的含量与糖尿病有直接关系，但蛋白质的代谢与碳水化合物和脂肪密切相关。当碳水化合物和脂肪代谢紊乱时，蛋白质代谢出现不平衡，引起胰岛素的分泌量变化，促进糖尿病发病。

5．矿物质和维生素 目前还没有关于矿物质和维生素对糖尿病发病的深入研究，但三价铬对糖尿病有预防和辅助治疗作用是被普遍接受的。

（二）糖尿病的膳食营养原则

1．控制总能量是糖尿病饮食治疗的首要原则。

2．供给适当的碳水化合物。

3．供给充足的膳食纤维。

4．供给充足的蛋白质。

5．控制脂肪摄入量。

6．多吃蔬菜，供给充足的维生素和无机盐。

7．糖尿病患者不宜饮酒。

8．糖尿病患者应合理安排每日三餐，每餐都应含碳水化合物、脂肪和蛋白质，以有利于减缓葡萄糖的吸收。

二、原发性高血压

高血压是一种以动脉血压升高为主要表现的心血管疾病。高血压是一种由遗传多基因与环境多危险因子交互作用而形成的慢性全身性疾病，一般认为遗传因素大约占40%，环境因素大约占60%，在环境因素中，主要与营养膳食有关。

（一）高血压相关的营养因素

1．超重与肥胖 超重与肥胖是血压升高的重要危险因素，特别是向心性肥胖。体重指数与血压有着明显的正相关关系，随着体重指数增加，血压水平也相应增加。肥胖导致高血压的机制可能归于肥胖引起高血脂，脂肪组织增加导致心排量增加，交感神经活动增加以及胰岛素抵抗。

2．食盐 食盐摄入与高血压显著相关。食盐摄入高的地区，高血压发病率也高，限制食盐摄入可降低高血压。

3．钾 膳食钾有降低血压的作用，钾通过直接的扩血管作用，以及尿钠排出作用而降低血压。

4．酒精 大多研究发现饮酒和血压呈"J"型关系。据推测，酒精低剂量时是血管扩张剂，高剂量时是血管收缩剂。

5．钙 钙摄入低可以增强高盐膳食对血压的作用。膳食钙摄入不足可使血压升高，而增加钙可引起血压降低。据美国膳食调查显示，每日摄入钙低于300mg者与摄入钙1200mg者相比，高血压的危险性高23倍。

6．镁 镁与血压关系的研究较少，一般认为低镁与高血压升高有关。

7．脂类 增加多不饱和脂肪酸的摄入和减少饱和脂肪酸的摄入都有利于降低血压。临床研究发现每天摄入鱼油4.8g可降低血压1.5～3.0mmHg。

（二）高血压的膳食营养原则

1．控制体重，避免肥胖。

2．限制膳食中的钠盐。

3．减少膳食脂肪、补充适量优质蛋白质。

4．注意补充钾、钙和镁。

5．保持饮食中良好的脂肪酸比例。

6．限制饮酒。

三、恶性肿瘤

恶性肿瘤是机体在多种内在与外在致瘤因素的作用下，细胞异常增生而形成的新生物。肿瘤细胞的生长与周围正常组织不一致，而且表现为结构、功能和代谢异常。食物、营养与恶性肿瘤密切相关。

（一）恶性肿瘤相关的营养因素

1. 蛋白质　膳食蛋白质过多或过低均与肿瘤的发生有一定的相关。动物蛋白及总蛋白摄入量与乳腺癌、结肠癌、前列腺癌和子宫内膜癌发生有关系。

2. 脂肪　膳食中脂肪摄入对肿瘤的发生与发展有一定的相关。乳腺癌、结肠癌、前列腺癌和子宫内膜癌等发病与脂肪摄入量，尤其是动物脂肪中的饱和脂肪酸摄入量呈正相关。

3. 膳食纤维　膳食纤维可通过吸收水分增加粪便体积，促进肠蠕动，缩短食物残渣排出体外的时间，稀释致癌物或前致癌物。

4. 维生素　维生素缺乏可导致机体代谢紊乱，从而引发肿瘤。如维生素 A 可预防肺癌、食管癌、卵巢癌，维生素 E 能降低某些恶性肿瘤的危险性等。

5. 矿物质　钙的摄入量与结肠癌和直肠癌的发生呈负相关，硒具有抑制致癌物质诱发恶性肿瘤的作用。

6. 能量　肥胖能增加结肠癌、乳腺癌、子宫内膜癌、前列腺癌等恶性肿瘤的风险。

（二）预防恶性肿瘤的膳食营养原则

1. 食物多样化，主要选择植物性食物，如蔬菜、水果、豆类并选用粗粮。

2. 维持适宜体重。

3. 坚持体育锻炼。

4. 鼓励每天吃蔬菜水果 400～800g，保持蔬菜 3～5 种、水果 2～4 种。

5. 每天吃谷类、豆类、根茎类多种食物 600～800g，尽量多吃粗加工的谷类，限制摄入精制糖。

6. 限制饮用白酒的量。

7. 控制肉类食物的摄入，尽可能选择禽肉、鱼肉代替红肉。

8. 限制脂肪含量高，特别是动物性脂肪含量高的食物。选择食物油，尤其是单不饱和脂肪酸含量高、氢化程度低的油。

9. 限制食盐，成人每日不超过 5g。

10. 避免食用被真菌污染的食物。

11. 易腐败食物应冷藏或用其他适当方法保存。

12. 控制食物中的食品添加剂、农药及其残留物在安全限量以下。

13. 不要吃烧焦的食物，避免把肉、鱼烧焦。

14. 一般不要服用营养补充剂。

本章小结

一、膳食营养素参考摄入量

为了保证人体合理摄入营养素而设定的每日平均膳食营养素摄入量的一组参考值。2014 年中国营养学会发布的参考摄入量有 7 项内容：平均需要量（EAR）、推荐摄入量（RNI）、适宜摄入量（AI）、可耐受最高摄入量（UL）、宏量营养素可接受范围（AMDR）、预防非传染性慢性病的建议摄入量（PI）、某些膳食成分的特定建议值（SPL）。

本章小结

二、营养素与能量

1. 产热营养素　蛋白质可构成人体组织成分、供给能量等，主要来源于肉、鱼、奶、禽蛋及谷类、豆类、干果及其制品等。脂类可贮存和提供能量、构成机体成分、提供脂溶性维生素、提供必需脂肪酸等，主要来源于各种植物油，各种动物油脂、畜、禽肉类、蛋及其制品等。碳水化合物主要贮存和提供能量、节约蛋白质、抗生酮、提供膳食纤维等，粮谷类及其制品是其主要来源。

2. 维生素

（1）维生素 A 可维持上皮组织结构的完整、促进骨骼发育、促进儿童生长发育、参与视觉物质的形成等，缺乏时主要是眼睛和皮肤的症状，肝、禽蛋、深色蔬菜和水果等是其主要来源。

（2）维生素 D 可促进钙、磷吸收、促使骨骼、软骨和牙齿硬化、调节血钙平衡等，缺乏时可引起小儿佝偻病、成人骨质软化症、中老年人骨质疏松症，经常晒太阳可获得充足有效的维生素 D，主要的食物来源有鱼肝油、鱼卵等。

（3）维生素 B_1 可维持神经系统、心肌和消化系统的正常功能等，缺乏可致脚气病，谷类是维生素 B_1 的最重要来源。

（4）维生素 B_2 可参与体内生物氧化与能量代谢，缺乏时主要表现眼、口腔和皮肤的炎症，食物中动物肝、肾、心脏、蛋黄、乳类中含量尤为丰富，植物性食品中以绿色蔬菜、豆类含量较高。

（5）叶酸可参与蛋白质、核酸代谢，促进红细胞、白细胞的合成，缺乏可引起巨幼红细胞贫血，孕妇妊娠早期缺乏叶酸是导致胎儿神经管畸形的主要原因，叶酸的良好来源为动物肝、肾、鸡蛋、绿叶蔬菜、土豆、豆类、麦胚及坚果等。

（6）维生素 C 可维护骨、牙齿正常发育和血管壁的正常通透性，抗氧化力强，降低血胆固醇浓度，可以预防心血管疾病的发生等。缺乏可影响胶原合成，引起毛细血管脆性增加，严重者可患坏血病，维生素 C 的主要来源是新鲜蔬菜和水果。

3. 矿物质

（1）钙可构成骨骼和牙齿、维持神经、肌肉的兴奋性活动，钙的吸收率与膳食、体内钙的含量和维生素 D 的营养状况等因素有关，缺乏时影响骨骼与牙齿的发育，严重缺乏可导致婴幼儿佝偻病、成人骨软化症及老年人骨质疏松症的发生，最好来源是奶与奶制品，其次小虾皮、海带、芝麻酱、大豆及其制品等。

（2）铁构成血红蛋白、肌红蛋白，与红细胞形成和成熟有关，严重缺乏时可出现缺铁性贫血，铁的最好来源是动物肝、全血、畜禽肉类、鱼类。锌能促进生长发育与组织再生等，缺乏引起食欲减退或异食癖，动物性食物含锌量较多，贝壳类是锌的最好食物来源。

4. 能量　人体能量的消耗与摄入应保持平衡，成年人的能量消耗包括维持基础代谢、体力活动和食物特殊动力作用等三方面，婴幼儿、儿童、青少年的能量消耗应包括生长发育的能量需要。三大产热营养素供能占能量的比例分别为：碳水化合物 55% ~ 65%、脂肪 20% ~ 30%、蛋白质 10% ~ 14%。

三、一般人群膳食指导

合理营养是指通过合理的膳食调配和科学的烹调加工，给机体提供足量的热能和种

本章小结

类齐全、数量充足、比例恰当营养素，以满足人体的正常生理需要。中国居民平衡膳食宝塔共分为五层，谷薯类及杂豆位居底层，每人每天要吃 250～400g；蔬菜水果占据第二层，每人每天吃蔬菜 300～500g，水果 200～400g；鱼虾肉蛋类位居第三层每人每天应吃 125～225g；奶类和豆类食物合占第四层，每人每天应吃奶类及奶制品 300g 和大豆类及坚果 30～50g，第五层塔尖是油脂类，每人每天不超过 25～30g。此外，膳食宝塔同时强调足量饮水和增加身体活动的重要性，建议成年人每日至少饮水 1200ml（约 6 杯）。在高温或强体力劳动的条件下，应适当增加。建议成年人每天进行累计相当于步行 6000步以上的身体活动，改变久坐少动的不良生活方式。

四、特殊人群膳食指导

1. 妊娠妇女、乳母、婴幼儿、儿童青少年时期营养的摄入应适当增加：优质蛋白质、钙、铁、锌、碘、维生素 A、维生素 D、维生素 B_1、维生素 B_2、维生素 C、叶酸等。

2. 老年人能量需要减少 20%～30%，食物应清淡少盐，适量膳食纤维。

3. 高温环境下人群的膳食原则　①合理搭配、精心烹制谷类、豆类及动物性食物如鱼、禽、蛋、肉，以补充优质蛋白质及 B 族维生素。②补充含无机盐尤其钾盐和维生素丰富的蔬菜、水果和豆类。③以汤作为补充水及无机盐的重要措施。

4. 低温环境人群的营养与膳食原则　①供给充足的能量。②保证蛋白质的供给。③提供富含维生素 C、胡萝卜素和无机盐钙、钾等新鲜蔬菜和水果，适当补充维生素 C、维生素 B_1、维生素 B_2、维生素 A 和烟酸等。④食盐的推荐摄入量每日每人 15～20g。

5. 电离辐射人群的营养需要　蛋白质供给增加，占总能量的 12%～18%，并以优质蛋白质为主；碳水化合物供给多选择防辐射作用较好的果糖和葡萄糖；脂肪供给注意增加含必需脂肪酸脂肪摄入，不宜增高脂肪占总能量的比例；选择富含抗氧化营养素的果蔬食品，保证足量的维生素 C、维生素 A 和 β 胡萝卜素的摄入，同时选择富含维生素 B_1 和维生素 B_2 的食物；补充适量的矿物质元素如锌、铜、硒、钠、钾等。

五、人群营养状况评价

营养调查与评价包括膳食调查、体格检查、实验室检查和临床检查。常用膳食调查的方法有称重法、记账法和 24h 回顾法。体格测量主要测量身长、体重、皮下脂肪厚；体格检查主要是检查有无影响体格营养状况的其他疾病；实验室检查通过测定的血液、尿样等对早期发现人体营养素的缺乏、及时采取防治措施有重要意义。

六、常见疾病的膳食指导

1. 糖尿病的膳食营养原则　控制总能量是糖尿病饮食治疗的首要原则；供给适当的碳水化合物；供给充足的膳食纤维；供给充足的蛋白质；控制脂肪摄入量；多吃蔬菜，供给充足的维生素和无机盐；糖尿病患者不宜饮酒。

2. 高血压的膳食原则　控制体重，避免肥胖；限制膳食中的钠盐；减少膳食脂肪、补充适量优质蛋白质；注意补充钾、钙和镁；保持良好的脂肪酸比例；限制饮酒。

3. 预防恶性肿瘤的膳食原则　食物多样化，主要选择植物性食物，如蔬菜、水果、豆类并选用粗粮；维持适宜体重；坚持体育锻炼；鼓励每天吃蔬菜水果 400～800g，保持蔬菜 3～5 种；水果 2～4 种；每天吃谷类、豆类、根茎类多种食物 600～800g，尽

本章小结

量多吃粗加工的谷类，限制摄入精制糖；限酒；控制肉类食物的摄入，尽可能选择禽、鱼肉代替红肉；限制脂肪含量高，特别是动物性脂肪含量高的食物，选择植物油，尤其是单不饱和脂肪酸含量高、氢化程度低的油；限制食盐，成人每日不超过6g；避免食用被真菌污染的食物；易腐败食物应冷藏或其他适当方法保存；控制食物中的食品添加剂、农药及其残留物在安全限量以下；不要吃烧焦的食物，避免把肉、鱼烧焦；一般不要服用营养补充剂。

（徐生刚）

第八章 食品安全

学习目标

通过本章内容的学习，学生应能：

识记：

1. 列举影响食品安全的因素，简述食品中农药残留、兽药残留、黄曲霉毒素、N-亚硝基化合物、多环芳烃、二噁英的主要来源、毒作用及预防措施。
2. 说出河豚鱼中毒、麻痹性贝毒素中毒的临床表现特点和救治原则。

理解：

1. 解释食品安全的概念与内涵、举例说明食品标签中与安全相关的标识。
2. 解释食源性疾病的概念，指出食源性疾病的要素与分类。
3. 解释食物中毒的概念，指出食物中毒的特点与分类。
4. 列表比较沙门氏菌属、变形杆菌、葡萄球菌肠毒素、副溶血性弧菌、肉毒毒素食物中毒在常见污染食物、临床表现以及治疗措施方面的异同，总结细菌性食物中毒的治疗和预防措施。
5. 比较胃肠炎型、神经精神型、脏器损伤型、溶血型毒蕈中毒临床表现的特点并说明各型中毒救治的要点。
6. 说明食品中亚硝酸盐的来源、亚硝酸盐中毒的机制、临床表现的特点和特效解毒剂亚蓝使用的原则。

第一节 食品安全概述

早在上古时代，我们的祖先就已经懂得并重视食品营养和安全。西周时期，统治阶级就开始设"食医"和"食官"以保障皇族的营养和食品安全。在祖国医学典籍中，也有不少关于食品卫生安全方面的论述，如唐代孙思邈的《千金方》是我国食品营养和卫生安全的基石，他说"安身之本，必资于食""不知食宜者，不足以存生也"。《论语》记载了古人对食物保鲜的认识："食不厌精，脍不厌细。食饐而餲，鱼馁而肉败，不食。色恶不食，臭恶不食。失饪不食，不时不食。割不正，不食。不得其酱，不食。肉虽多，不使胜食气。"

和孔子那个时代相比，今天的食品从种植、养殖到餐桌之间的链条被拉得越来越长，而且生产、加工、包装、贮藏、运输、销售和消费的方式也可以说是日新月异，随之而来的食品安全也受到了前所未有的挑战：三聚氰胺奶、瘦肉精饲养猪、地沟油、面粉增筋剂、白酒塑化剂、茶叶农药残留、瓜果催熟剂、膨大剂……食品安全事件层出不穷，而2014年被披露的台湾顶新"黑心油"事件、恒天然毒奶粉事件、上海福喜过期变质肉事件更是令人咋舌。与以往私人窝点、黑心作坊等的违规作业不同，著名洋快餐、国际知名食品企业也纷纷登上黑榜，公众对食品产业的信任危机再度被引爆。如何保证食品安全成为当今社会所有国家面临的一个极为严峻的公共卫生问题。

一、食品与食品安全的概念和内涵

（一）食品及相关概念

食品（food）按照我国《食品安全法》中对其定义：指供人食用或者饮用的成品和原料以及按照传统既是食品又是药品的物品，但是不包括以治疗为目的的物品。

中医药学在我国有着悠久的历史，"医食同源，食药同用"一直沿袭到现在。按照传统，既是食品又是药品的物品在传统医药实践中，具有很长的历史。例如，蜂蜜营养价值很高是众所周知的，不仅可以直接饮用，也可以作为医家良药。如何界定这类既是食品又是药品的物品，我国《食品安全法》规定，按照传统既是食品又是中药材的物品的目录由国务院卫生行政部门制定公布。原卫生部于 2002 年发布《关于进一步规范保健食品原料管理的通知》（卫法监发〔2002〕51号），并公布了《既是食品又是药品的物品名单》《可用于保健食品的物品名单》和《保健食品禁用物品名单》。

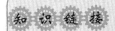

特殊医学用途配方食品（简称医学食品）

医学食品是适用于糖尿病、肾病等患有特定疾病人群的特殊食品，含有各种营养成分以及在临床上的营养支持作用。2013 年之前，我国对这类食品按药品实行注册管理，目前共批准 69 个肠内营养制剂的药品批准文号。2013 年，国家卫计委颁布了此类食品的国家标准，将其纳入食品范畴。2015 年新颁布的《食品安全法》规定：此类食品应当经国务院食品药品监督管理部门注册。注册时，应当提交产品配方、生产工艺等以及表明产品安全性、营养充足性和特殊医学用途临床效果的材料。

（二）食品安全概念与内涵

1. 食品安全定义　"食品安全"一词最早是在 1974 年由联合国粮农组织（FAO）提出的，其主要内容包括三方面：①从食品安全性角度看，要求食品应当"无毒、无害"，指正常人在正常食用情况下摄入可食状态的食品，不会造成对人体的危害。但无毒无害也不是绝对的，允许少量含有，但不得超过国家规定的限量标准。②符合应当有的营养要求。营养要求不但应包括人体代谢所需要的蛋白质、脂肪、碳水化合物、维生素、矿物质等营养素的含量，还应包括该食品的消化吸收率和对人体维持正常的生理功能应发挥的作用。③对人体健康不造成任何危害。这里的危害包括急性、亚急性或者慢性危害。

1997 年世界卫生组织在《关于加强国家级食品安全性计划指南》中把食品安全定义为："对食品按其原定用途进行制作和食用时不会使消费者受到危害"。

我国的《食品安全法》中对食品安全的定义是："食品无毒、无害，符合应当有的营养要求，对人体健康不造成任何急性、亚急性或者慢性危害"。

2. 食品安全的内涵　主要体现在：①全面安全：包括食品质量、食品营养、食品卫生等各个方面的要求，因此，世界上许多国家逐步以食品安全的综合立法替代卫生、质量、营养等要素立法。②全程安全：包括了从食材供应、加工、包装、运输、贮藏、销售、消费等各个环节的安全。③动态安全：其一是随着生物技术与食品检测技术的不断发展，研究手段的不断进步，故有的食品安全理论可能会受到冲击，人们对于关系食品安全性的各种因子的认识必然会被深化或者颠覆，某些现在看来不影响食品安全的因子，在将来的某个时候有可能被发现是安全问题；其二是食品生产技术的提高，政府部门监管体系的不断完善，应该会使食品的安全性不断提高；其三，随着社会的进步，人民生活水平的提高，人们对食品安全度的要求也会相应提高。④社会属性：由于食品安全关系到每一个人的身体健康与生命安全，因此食品安全就成为重要的社会问题、民生问题，甚至人权问题；再则，不同国家、不同地区食品安全所面临的突出问题和治理要求会有所不同。⑤法制保障：由于食品安全与健康紧密相连，食品安全应当具有强制性，属于政府保障和政府强制的范畴。⑥具备衡量标准：食品安全标准是衡量食品是否合格的尺度。食品安全标准制定的依据是食品安全风险评估结果，并参照相关的国际标准和国际食品安全风险评估结果。2015 年新颁布的《食品安全法》规定，食品安全国家标准由国务院卫生行政部门会同国务院食品药品监管部门制定公布。

> **知识链接**
>
> ### 食品安全标准包含哪些内容?
>
> 1. 食品、食品添加剂、食品相关产品中的致病性微生物，农药残留、兽药残留、生物毒素、重金属等污染物质以及其他危害人体健康物质的限量规定。
> 2. 食品添加剂的品种、使用范围、用量。
> 3. 供婴幼儿和其他特定人群食用的主辅食品的营养成分要求。
> 4. 对与卫生、营养等食品安全要求有关的标签、标志、说明书的要求。
> 5. 食品生产经营过程的卫生要求。
> 6. 与食品安全有关的质量要求。
> 7. 与食品安全有关的食品检验方法与规程。

另外，对食品安全的理解可分为相对安全和绝对安全。绝对安全也就是食品应绝对没有风险。不过，由于在客观上人类的任何一种饮食消费甚至其他行为总是存在某些风险，绝对安全或零风险是很难达到的，任何食物成分，尽管是对人体有益的成分或其毒性极低，若食用数量过多或食用条件不当，都可能引起毒害或损害健康。如食盐摄入过量会中毒，过度饮酒会伤身；某些食品的安全性又因人而异，还取决于食用者自身的一些内在条件，如鱼、蟹类水产品经合理地加工制作及适量食用，对多数人是安全的，但对少数有鱼类过敏症的人可能带来危险。食物中某些微量有害成分的影响，也往往在对该成分敏感的人群中表现出来。相对安全性，被定义为一种食物或成分在合理食用方式和正常食量的情况下不会导致对健康损害的实际确定性。

二、食品标志

2015 年 4 月新颁布的《食品安全法》延续了"国家对食品生产经营实行许可制度"这一规定，只是许可的行政审批部门有了变化。新法第三十五条具体规定如下："国家对食品生产经营实行许可制度。从事食品生产、食品销售、餐饮服务，应当依法取得许可。负责许可审核的部门为县级以上地方人民政府食品药品监督管理部门"。因此我国的食品生产经营企业取得相应许可证是从事食品生产经营的必备条件。这样一种行政监管制度，使得只有具备规定条件的生产者才允许进行生产经营活动，具备规定条件的产品才允许销售，具有从源头规范市场行为、保障食品安全的意义；同时在消费环节，便于消费者在选购食品、餐饮消费时，主动寻证识标，进行自我保护和维权。

（一）食用农产品质量合格标志

我国食用农产品经营主体规模小、数量庞大、分散，加上生产环节多、链条长、销售渠道复杂等原因，使得食用农产品安全监管难度较大。但面对食用农产品安全日益严俊的形势，政府在不断地加强监管，2014年11月发布的《农业部食品药品监管总局关于加强食用农产品质量安全监督管理工作的意见》（农质发〔2014〕14号）（简称《意见》），对食用农产品产地准出和市场准入管理做了如下部署："农业部门要抓紧建立食用农产品产地准出制度，因地制宜地按照产品类别和生产经营主体类型，将有效期内"三品一标"质量标志、动植物病虫害检疫合格证明及规模化生产经营主体（逐步实现覆盖全部生产经营主体）出具的食用农产品产地质量检测报告等质量合格证明作为食用农产品产地准出的基础条件；食品药品监管部门要着手建立与食用农产品产地准出制度相对接的市场准入制度，将查验农业行政主管部门认可的作为食用农产品产地准出基础条件的质量合格证明作为食用农产品进入批发、零售市场或生产加工企业的基本条件。农业部门和食品药品监管部门要依托基层执法监管和技术服务机构，加强督导巡查和监督管理，确保产地准出和市场准入过程中的质量合格证明真实、有效"。《意见》对食用农产品质量追溯体系建设工作，也指出优先将生猪和"三品一标"食用农产品纳入追溯试点范围。这表明，现阶段我国食用农产品质量合格的主要标志有：①有效期内的"三品一标"产品。②动植物病虫害检疫合格证明。③规模化生产经营主体出具的食用农产品产地质量检测报告。其中的"三品一标"是指：无公害农产品、绿色食品、有机食品和食用农产品地理标志产品。

（1）无公害食品：是指产地环境、生产过程和最终产品符合无公害食品标准和规范，经专门认证机构认证合格，许可使用无公害农产品标志的未经加工或初加工的食用农产品。无公害食品生产过程中允许限量、限品种、限时间地使用人工合成的化学农药、兽药、渔药、肥料、饲料添加剂等，但有害有毒物质控制在安全允许范围内，禁止使用甲胺磷、氧化乐果等高毒农药。无公害农产品的认证由产地认定和产品认证两个环节组成。产地认定由省级农业行政主管部门组织实施，产品认证由农业部农产品质量安全中心组织实施。无公害农产品产地认定证书有效期为3年。

（2）绿色食品：是指产自优良生态环境、按照绿色食品标准生产、实行全程质量控制并获得绿色食品标志使用权的安全、优质食用农产品及相关产品。绿色食品标准体系包括产地环境质量标准、生产技术标准、产品标准和包装贮藏运输标准四部分。绿色食品标志全国统一、已依法注册为证明商标。中国绿色食品发展中心负责全国绿色食品标志使用申请的审查、颁证和颁证后跟踪检查工作，农业部依法对全国绿色食品及绿色食品标志进行监督管理。绿色食品标志使用证书有效期为三年。

（3）有机食品：是按照国家有机食品标准生产加工的、通过独立的有机食品认证机构认证的食用农产品和加工品。有机食品在生产和加工过程中必须严格遵循有机食品产地、生产、采集、加工、包装、贮藏、运输标准，禁止使用化学合成的农药、化肥、激素、抗生素、食品添加剂等，也禁止使用基因工程技术及该技术的产物及其衍生物。这类食品国外有称"生态食品""自然食品"等。联合国粮农和世界卫生组织（FAO/WHO）的食品法典委员会（CODEX）将这类称谓各异但内涵实质基本相同的食品统称为"organic food"。有机食品的认证机构由国家认证认可监督管理委员会批准设立。有机食品标志除了有国家有机产品认证标志外，还加印有有机认证编号（有机码）和认证机构名称。有机食品认证证书有效期为1年。

（4）农产品地理标志：是指标示农产品来源于特定地域，产品品质和相关特征主要取决于自然生态环境和历史人文因素，并以地域名称冠名的（产地环境、产品质量符合国家强制性技术规范要求）特有农产品标志。国家对农产品地理标志实行登记制度。经登记的农产品地理标志受法律保护。农产品地理标志登记证书长期有效。

（二）食品生产许可证与许可标志

对食品生产经营的许可管理，2015 年新颁布的《食品安全法》做了如下规定：县级以上地方人民政府食品药品监督管理部门应当依照《中华人民共和国行政许可法》的规定，审核申请人提交的本法第三十三条第一款第一项至第四项规定要求的相关资料，必要时对申请人的生产经营场所进行现场核查；对符合规定条件的，准予许可；对不符合规定条件的，不予许可并书面说明理由。对食品生产加工小作坊和食品摊贩的具体管理办法，新法 36 条规定：由省、自治区、直辖市制定。

新法颁布之前，原负责许可管理工作的国家质检总局发布了《食品生产许可管理办法》（简称《办法》）和《关于使用企业食品生产许可证标志有关事项的公告》（简称《公告》），《办法》第三条规定，企业未取得食品生产许可，不得从事食品生产活动。《公告》对企业食品生产许可证标志式样、企业食品生产许可证标志使用提出了要求。从 2010 年 6 月 1 日起，新获得食品生产许可的企业，开始使用"食品生产许可证标志"，即在其产品出厂前在包装上加印标志。按照《公告》要求，企业的食品生产许可证标志以"企业食品生产许可"的拼音"Qiyeshipin Shengchanxuke"的缩写"QS"表示，并标注"生产许可"中文字样。同时企业按《食品安全法》的规定，在取得许可生产的产品上标注食品生产许可证证书编号。

由于食品市场准入管理包括三个方面内容：①对食品生产企业实施生产许可证制度。②对企业生产的食品实施强制检验制度。③对实施食品生产许可制度的产品实行市场准入标志制度，即在产品包装上使用 QS 标志。因此，具有市场准入标志（包括餐饮服务许可证、食用农产品质量合格证明）的食品对消费者而言也就具备以下内涵：①该食品生产企业获得了食品生产许可证。②该企业的这个产品是经过国家核定、检验合格的产品。③消费者食用该食品能获得食品安全的法律保障。

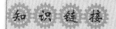

预包装食品标签应当标明哪些内容？

按《食品安全法》规定应当标明如下内容：

（1）名称、规格、净含量、生产日期。

（2）成分或者配料表。

（3）生产者的名称、地址、联系方式。

（4）保质期。

（5）产品标准代号。

（6）贮存条件。

（7）所使用的食品添加剂在国家标准中的通用名称。

（8）生产许可证编号。

（9）法律、法规或者食品安全标准规定应当标明的其他事项。

（10）专供婴幼儿和其他特定人群的主辅食品，其标签还应当标明主要营养成分及其含量。

（11）食品安全国家标准对标签标注事项另有规定的，从其规定。

三、我国的食品安全保障体系

1．法律法规标准体系　主要由法律、行政法规、部门规章和一系列的食品安全标准体系构成。从法律来看，我国目前已出台了《中华人民共和国食品安全法》《农产品质量安全法》等食品安全基本法，以及《消费者权益保护法》《进出口商品检验法》等相关法律，为食品安全的治理提供了法律依据。除法律外，我国目前还形成了一系列的行政法规，如《食品添加剂管理办法》《农业转基因生物安全管理条例》等。据2013年国家卫生计生委公布的信息，我国目前已基本建立了食品安全国家标准、地方标准和企业标准体系，制定公布了乳品安全标准、真菌毒素、农兽药残留、食品添加剂和营养强化剂使用、预包装食品标签和营养标签通则等303部食品安全国家标准。

2．行政监管与检测体系　从监管主体来看，2013年的国务院机构改革提出了新的监管组织体系，将食品安全委员会办公室、原食品药品监管局、质检总局的生产环节食品安全监督管理、工商总局的流通环节食品安全监督管理职责整合，组建国家食品药品监督管理总局，对生产、流通、消费环节的食品安全实施统一监督管理。国家卫生和计划生育委员会负责食品安全风险评估和食品安全标准制定，农业部负责农产品质量安全监督管理，将商务部的生猪定点屠宰监督管理职责划入农业部。除在监管组织体系上进行优化外，近年来我国还加大了食品安全检测体系的建设，食品安全检验能力显著提高。

3．市场准入认证与可追溯体系　我国《食品安全法》规定，国家对食品生产经营实行许可制度。除强制许可证外，我国近年来为提高食品安全水平，还积极引入自愿认证体系，以市场力量激励企业主动提高食品安全生产标准。认证主要可以分为两类：一类是产品型认证，一类是生产操作认证，如HACCP（Hazard Analysis Critical Control Point）认证、ISO22000食品安全管理体系认证等。另外，我国进一步规范了产品包装标志，如转基因食品必须标注，并积极推进可追溯体系建设，如乳品电子追溯系统覆盖所有婴幼儿配方乳粉和原料乳粉生产经营单位。

4．激励与惩治体系　目前，我国正逐步建立食品安全主体行为的激励与惩治体系。在激励方面，有些地区已实行了相应的公示制度，采纳痕迹管理，如检验结果的公示、餐饮中的笑脸公示等；而在惩治方面，近年来我国不但加大了食品安全违规违法行为的经济处罚力度，而且将某些食品安全违法行为纳入《刑法》调整范围，通过处罚规范生产经营主体行为。

5．监测、评估与应急体系　《食品安全法》规定，国家建立食品安全风险监测制度，对食源性疾病、食品污染以及食品中的有害因素进行监测；国家建立食品安全风险评估制度，对食品、食品添加剂中的生物性、化学性和物理性危害进行风险评估。目前，我国已建立统一的国家食品安全风险监测体系，对食源性疾病、食品污染以及食品中的有害因素进行统一、有计划地监测。另外，我国还成立了国家食品安全风险评估专家委员会和农产品质量安全风险评估专家委员会，主要开展食品和食用农产品中重金属和农药兽药残留的风险评估。在应急管理方面，从国家到地方，我国目前已制定出台了一系列的食品安全事故应急预案，以降低食品安全问题的危害与影响。

6．宣传、教育与公众监督体系　自2011年，我国每年开展全国食品安全宣传周活动，促进消费者对食品安全的关注及对食品安全知识的了解。另外，政府通过开通全国统一举报电话、加大举报奖励力度等形式，鼓励广大民众对食品安全问题进行投诉与举报，并充分发挥媒体的监督作用。除此之外，我国目前还出台了问题食品召回以及食品安全信息公开制度，以保障消费者的权益。

第二节 食源性疾病与影响食品安全的因素

一、食源性疾病概述

（一）食源性疾病的定义及要素

《世界卫生组织全球食源性疾病负担评估行动》是由 WHO 与多个伙伴合作启动的，旨在全面评估全球食源性疾病负担并确定相关食物。WHO 在 2008 年公布的行动说明中指出：食源性疾病是因摄入被污染的食物和食品所引起的疾病。它们包括因细菌、病毒和寄生虫、化学品和生物毒素所导致的各种疾病，在"从农场到餐桌"的食物链中，食物遭到其污染。因食源性感染和中毒而造成的疾病表现症状各不相同，既有轻度和自限性症状（恶心呕吐和腹泻），也有衰弱和威胁生命的疾病（比如肾和肝衰竭、脑和神经疾病、瘫痪和癌症）。

我国《食品安全法》对食源性疾病（food borne diseases）的定义为"食品中致病因素进入人体引起的感染性、中毒性等疾病，包括食物中毒。"根据这个定义，食源性疾病包括三个要素：①食物是携带和传播病原物质的媒介；②病原物质是食物中所含有的各种致病因子，主要包括生物性、化学性和物理性三大因素；③对健康的损害是以中毒或感染两种病理变化为主要特点的各类临床综合征。

（二）食源性疾病分类

依据食源性疾病的临床表现，主要可分为 4 类：

1. 食物中毒，即食用了被有毒有害物质污染的食品或者食用了含有毒有害物质的食品后出现的急性、亚急性疾病；

2. 经食品感染的肠道传染病（痢疾）、人畜共患病（口蹄疫）和寄生虫病（旋毛虫病）等；

3. 与食物有关的变态反应性疾病；

4. 因长期少量摄入某些有毒有害物质而引起的以慢性损害为主要特征的疾病。

（三）食源性疾病的流行情况

2008 年 WHO 在其发起的《全球食源性疾病负担评估行动》中说明：①每年有几十亿人有生病的危险或生病，许多人则因食用不安全食品而死亡。估计全球每年仅腹泻病就夺走 180 万儿童的生命，其中相当大比例的儿童被认为是食物中毒。②虽然大多数腹泻死亡发生在发展中国家，但食源性疾病并非仅限于发展中世界。估计美国每年食源性疾病导致约 7600 万人患病，32.5 万人住院治疗，5000 人死亡；在英格兰和威尔士，每年这类病例达 2366000 例，有 21138 人住院治疗，718 人死亡。③食物污染严重事件发生率在过去几十年内有所上升，已引起国际关注。

2015 年 4 月的世界卫生日，WHO 就食源性疾病的全球负担研究做了首批结果报告：受污染食品所导致的肠道疾病患者 40% 以上是五岁以下儿童；导致死亡的肠道病原体多数是伤寒沙门菌（5.2 万例死亡）、肠致病性大肠杆菌（3.7 万例死亡）和诺如病毒（3.5 万例死亡）；肠道食源性疾病负担最高的是非洲区域，其次是东南亚区域；2010 年中，估计发生了涉及 22 种不同食源性肠道疾病的病例 5.82 亿，相关死亡 35.1 万例。

2013 年 8 月，陈岩、严卫星在《BMC Public Health》上发表了《自我报告的急性胃肠道疾病负担：中国人群调查》此项研究由国家食品安全风险监测评估中心重点实验室与上海、江苏、浙江、江西、广西、四川六省的疾病预防控制中心合作完成。研究于 2010 年 6 月至 2011 年 7 月，在 20 个监测点连续每月开展了横断面入户调查，结果：有效报告人数 39686，急性胃肠道疾病的平均月患病率为 4.2%，其中女性患病率为 4.6%，男性为 3.9%，患病率最高的是 5 岁以下年龄组，城市的患病率 3.5%，农村为 5.1%，各季节中以夏季患病率最高，其次为秋季；不同省份的患病率，江西最高为 5.7%，上海最低为 1.2%。报告估计，2010 至 2011 年，全国发生 7.48 亿人次急性胃肠炎，4.2 亿人次因病就诊，1.37 亿人次送检粪便标本。由于缺乏我国急性胃肠炎食源性比例的数据，因此该文根据美国（25%）、英国（26%）和澳大利亚（32%）的急性胃肠炎占食源性疾病的比例，估计我国一年发生 2.09 亿人次食源性疾病。

我国的食源性疾病监测情况，据国家卫计委通报：截至 2014 年底，全国共设置监测点 2489 个，食源性疾病哨点医院 1956 家，实现了监测点覆盖 80% 县级区域的年度目标。2015 年 5 月，国家食品安全风险评估中心发布了第一季度全国食源性疾病暴发监测报告，期间评估中心通过食源性疾病暴发监测报告系统收到全国食源性疾病暴发（包括食物中毒）监测报告为 176 起，患病 2065 人，其中死亡 11 人。这些事件中 97 起由食品生产加工经营行为引发，患病 1533 人，其中死亡 1 人；79 起为非食品生产加工经营行为引发，患病 532 人，其中死亡 10 人。食源性疾病暴发事件的原因：

①食品生产加工经营行为引起的食源性疾病暴发事件中，果蔬类食品和肉类食品是主要的暴发食品。果蔬类食品主要为有毒植物菜豆（88.9%），原因是烹饪不当，主要发生在单位食堂（81.2%）。肉类食品主要为酱卤肉（80%），原因为生熟不分、存储不当导致金黄色葡萄球菌及其毒素、沙门菌等致病微生物污染（33.3%）和超量、违规使用亚硝酸盐（25%）引起，主要发生场所为街头摊点和宾馆饭店。②非食品生产加工经营行为引起的食源性疾病暴发事件，主要发生在家庭（86.1%），主要原因为对菜豆、草乌等有毒植物加工不当、误食桐子和烹饪面米食品、蔬菜时误用亚硝酸盐；5 起死亡事件共死亡 10 人，其中，自制臭豆腐肉毒毒素中毒 1 人，误食亚硝酸钾 2 人，不明原因 7 人（自制发酵玉米面制品 4 人、卤猪脚 2 人、炒菜 1 人）。

知 识 链 接

诺如病毒性腹泻

　　在病毒性腹泻中，常见病原有轮状病毒、星状病毒、杯状病毒，诺如病毒属于杯状病毒科。诺如病毒有很强的感染性，不到 100 个病毒颗粒就能致病，诺如病毒可耐受饮用水中游离氯 0.5~1.0 mg/L 的浓度，当浓度达 10mg/L 时可被灭活。诺如病毒通常存在于牡蛎等贝类中，人可在食入受污染的贝类、接触患者或被污染的物体表面传播，也可以通过患者的呕吐物、排泄物传播，还可以通过飞沫由呼吸传播（特别是在密闭室内，像人员比较集中的学校、养老院等）诺如病毒感染冬季多发，感染后发病的潜伏期最短 12h，最长 72h，多数患者为 24 ~ 48h，发病后的常见症状包括恶心、呕吐、腹痛、腹泻，有时还伴有发烧、头痛、咽痛、流鼻涕、咳嗽等呼吸道症状，吐泻频繁者可发生脱水及酸中毒。治疗方面，目前尚无特效的药物，主要是对症治疗或支持疗法，由于脱水是病毒性胃肠炎致死的主要原因，故对腹泻严重的病例，尤其是幼儿及体弱者应及时补充液体，纠正水、电解质、酸碱平衡失调。诺如病毒感染的多数成人患者症状在 2 ~ 3 天内好转，一周内患者可恢复，预后较好。

　　1995 年我国报道了首例诺如病毒感染，2013 年以来全国发生的疫情明显增加。

二、影响食品安全的因素

（一）食物中的天然毒素

　　天然毒素是指生物体本身含有的或生物体在代谢过程中产生的某些有毒成分。在植物和动物性食品中都可以存在。

1．**植物性食物**　四季豆中的皂素，鲜黄花菜中的类秋水仙碱，马铃薯在储存发芽时产生的龙葵素，果仁中的有毒物质，苦杏仁及木薯中的氰苷类，粗制棉籽油中所含的毒棉酚，蔬菜不新鲜或低盐腌制过程中产生的亚硝酸盐等。

2．**动物性食物**　河豚含有剧毒物质河豚毒素；贝类中的石房蛤毒素等；除此以外，还包括动物食物储存时产生的毒性物质，如鱼体不新鲜或腐败时所形成的组胺等。

（二）食物受到生物性污染

生物性污染主要指病原体的污染，包括细菌、病毒、真菌及其毒素，寄生虫及其虫卵和昆虫对食物的污染和生物制剂污染等。其中以微生物污染范围最广、危害最大，主要有细菌与细菌毒素；寄生虫和虫卵主要有囊虫、蛔虫、绦虫、华支睾吸虫等；昆虫污染主要有甲虫类、螨虫、谷蛾、蝇等；战争时期使用的生物武器可造成生物制剂对食品的污染。

（三）食物受到化学性污染

化学性污染主要是食品受到各种有害的无机、有机人工合成物质的污染，其来源较为广泛：

1．工业"三废"、生活垃圾等对环境的污染，通过种植、养殖业污染食用农产品，特别是有物质可通过食物链产生物富集作用，如镉、铅、砷等重金属和多环芳烃类等有机物。

2．农业生产中不合理地使用农药、兽药（抗生素残留）、植物生长调节素等，其中农药通过食物链产生富集作用早已被证实。

3．食品生产中违法添加物质，如添加非食用物质、滥用食品添加剂，以及在食品生产加工过程中混入的各种污染物。

4．不符合要求的食品生产工具、容器、包装材料对食品的污染。

5．食品加工过程中可能产生的有毒化学物质，如油脂反复高温加热、烘烤或烟熏动物性食物产生的多环芳烃等。

（四）食物受到放射性及其他非化学性的杂物污染

放射性污染主要来源于放射性物质的开采、冶炼、国防以及放射性核素在生产活动和科学实验中使用时，其废物不合理地排放及意外性泄漏，尤其是半衰期较长的放射性核素 ^{131} 碘、^{90} 锶、^{89} 锶、^{137} 铯污染食品。海洋生物和陆生的动植物都是人类主要的食物来源，对不同的放射性核素通过吸收、富集和转移，最终经食物链进入人体，在人体内继续发射多种射线而引起内照射。当放射性物质达到一定浓度时，便能对人体产生损害，其危害性因放射性物质的种类、人体差异、浓集量等因素而有所不同，它们或引起恶性肿瘤，或损坏人体器官，或使免疫系统受到损伤。其他非化学性的杂物污染包括食品制作中的灰尘、砂石、肉中水的注入等。

（五）食品添加剂

1．**食品添加剂的概念**　《食品安全法》中对食品添加剂的定义是：为改善食品品质和色、香、味以及为防腐、保鲜和加工工艺的需要而加入食品中的人工合成或者天然物质，包括营养强化剂。营养强化剂是指为增强营养成分而加入食品的天然或者人工合成的属于天然营养素范围的食品添加剂。

2．**食品添加剂的分类**　目前我国使用的食品添加剂种类繁多，按其来源、功能分类如下：

（1）按来源分：有天然食品添加剂和人工化学合成品两大类。

（2）按功能分类：目前我国批准使用的食品添加剂按其主要功能作用的不同分为：酸度调节剂、抗结剂、消泡剂、抗氧化剂、漂白剂、膨松剂、胶基糖果中基础剂、着色剂、护色剂、乳化剂、酶制剂、增味剂、面粉处理剂、被膜剂、水分保持剂、防腐剂、稳定和凝固剂、甜味剂、增稠剂、食品用香料、食品工业用加工助剂等。

3．**食品添加剂的使用原则**

（1）食品添加剂的质量符合食品安全国家标准规定的质量标准。

（2）食品添加剂的使用符合《食品安全国家标准 - 食品添加剂使用标准》（GB 2760-2014）

规定的允许使用的种类、使用的食品范围以及在食品中的最大使用量或残留量。

（3）不得使用食品添加剂掩盖食品本身或加工过程中的质量缺陷或以掺杂、掺假、伪造为目的。

（4）不得使用食品添加剂掩盖食品已经发生的腐败变质。

（5）不得使用无生产许可证、无产品检验合格及污染变质的食品添加剂。

（6）使用食品添加剂不应降低食品本身的营养价值。

（7）使用食品添加剂，在达到预期目的前提下尽可能降低在食品中的使用量。

不符合《食品添加剂使用标准》规定使用食品添加剂，就可能导致健康损害。不同的食品添加剂引起的生物学效应可能不同，但人们最为关注的是食品添加剂引起的远期效应即致癌、致畸与致突变。因为这些毒性作用可能要经过很长时间才能被发现。

（六）食品腐败变质

食品的腐败变质是食物在以微生物为主的各种因素作用下，所发生的食物成分与感官性质的一切变化。这些变化往往是食品营养成分的降解伴随着产生令人不愉快的色、香、味、形等感官性状的变化，从而使食品丧失营养价值，腐败变质的食品对健康的影响主要有以下几方面：

1．由于腐败变质食品一般微生物污染严重，一方面增加了微生物致病的机会，另一方面也增加如条件性致病菌等微生物引起人体不良反应以至食物中毒的可能性。

2．腐败变质的分解产物对人体有直接危害。如某些鱼类的组织胺中毒和油脂（包括含油脂食品）酸败中毒均是由食品腐败变质所引起；腐败变质的食品还可为亚硝胺的形成提供充分胺类，而硝胺可对健康产生危害，也是很重要的卫生问题。另外，人体对胺类、硫化氢等腐败产物，虽也可与体内相同的代谢产物一起代谢转化，但如果摄入量过多也可产生健康危害。

（七）食品容器和包装材料

食品容器、包装材料在食品的生产加工、输送、包装和盛放过程中与食品接触时，所含的有毒化学物质和致病微生物等会向食品迁移，对食品造成污染。例如塑料是使用最广泛的食品包装材料，塑料属于高分子聚合物，在聚合合成工艺中会有一些单体残留和一些低分子量物质溶出。为了改善塑料的加工性能和使用性能，在其生产过程中需要加入一些添加剂（如稳定剂、润滑剂、着色剂、抗静电剂、可塑剂等加工助剂），上述物质在一定条件下，会从聚合物材料向接触的食品中迁移而污染食品。纸包装的安全问题主要来自于造纸过程中加入的添加剂（防渗剂、填料、漂白剂、染色剂等），或原料本身的不清洁，或采用霉变甚至使用回收废纸作为原料，导致重金属、化学物质残留和微生物污染。金属材料的容器，安全问题主要是其中的有毒成分如铅、镍、铬、镉、铝等有毒金属离子析出和迁移量超标。

第三节　常见食品化学性污染物对健康的危害

食品中污染的化学性有害因素种类繁多，常见的污染物及危害如下。

一、农药残留

（一）食品中农药残留的来源

农药（pesticides）主要是指农业生产中用于消除有害生物（害虫、病菌、鼠类、杂草等）和调节植物生长的各种化学合成或者来源于其他天然物质的一种物质或者几种物质的混合物及其制剂。其中以杀虫剂的应用最广，用量最大。

食品中的农药残留可以来自：①直接污染，即种植过程中对农作物施药后，农药黏附作物表面并渗透到农作物组织内部；②间接污染，即农作物从污染的环境（土壤、水、空气）中吸收，通过食物链污染食品；③还可由于在粮食、蔬菜、水果贮藏时使用农药不当以及事故性污染导致农药残留；④禽畜产品中的农药主要来自饲料和对畜禽体及厩舍使用农药等。

（二）常用农药对健康的危害与农药残留限量标准

1．有机磷农药　有机磷农药是我国目前使用的最普遍的农药。急性中毒时，大量进入体内的农药使胆碱酯酶活力受抑制，从而使其失去分解乙酰胆碱的能力，造成乙酰胆碱在体内大量蓄积，出现胆碱能神经过度兴奋的中毒症状：恶心、呕吐、腹痛、腹泻、头昏、乏力、多汗和肌肉震颤，严重时可导致中枢神经系统功能失常，如共济失调、嗜睡、精神错乱、抑郁、记忆力减退和语言失常等。有关有机磷农药的致畸变、致突变和致癌作用，目前已有动物实验发现：敌敌畏可引起小白鼠骨髓细胞染色体畸变，乐果可引起大鼠多种肿瘤等。

2．氨基甲酸酯类农药　氨基甲酸酯类农药有杀虫剂、除草剂、杀菌剂等。目前我国常用的有西维因、叶蝉散、灭杀威、速灭威等。其毒作用主要是抑制红细胞乙酰胆碱酯酶，使酶活性中心丝氨酸的羟基被氨基甲酰化、失去对乙酰胆碱的水解能力，因而急性中毒的表现与有机磷农药类似。目前已经发现西维因有致畸作用。

3．有机氯农药　有机氯农药是早期使用的主要杀虫剂，目前世界上多数国家已禁止使用，我国曾经使用的品种有六六六、DDT等。此类农药虽毒性中等，但由于其是氯代烃类化合物，在环境中不易降解，残留期长，并可通过食物链的生物富集作用影响人类健康和破坏生态环境，如动物脂肪（猪油、奶油）及禽蛋的卵黄中有机氯杀虫剂的含量较高，鱼虾等的繁殖受到影响。此类农药以慢性危害为主，主要表现对神经系统和肝的损害，慢性中毒常见神经衰弱综合征、多发性神经炎、视调节麻痹等。少数患者可发生中毒性肝炎。并且还可能具有潜在致癌、诱变和致畸作用。

4．拟除虫菊酯类农药　主要用作杀虫剂和杀螨剂，常用的有溴氰菊酯、丙炔菊酯、氯氰菊酯等。此类农药具有高效、杀虫谱广、毒性低、在环境中半衰期短的特点。拟除虫菊酯类农药急性中毒主要表现神经系统症状，但毒性作用机理目前尚不清楚。另外，有的品种如溴氰菊酯对皮肤有刺激和致敏作用，可引起感觉异常（麻木、瘙痒）和迟发型变态反应；还有个别品种（如氰戊菊酯）目前研究结果显示，大剂量使用时有一定的致突变性和胚胎毒性。

知 识 链 接

食品中农药最大残留限量标准

世界卫生组织和联合国粮农组织对农药残留限量的定义为：按照良好的农业生产规范，直接或间接使用农药后，在食品和饲料中形成的农药残留物的最大浓度。2014年4月，由国家农业部和卫生计生委联合发布的新版《食品中农药最大残留限量》(GB2763-2014)规定了387种农药在284种（类）食品中3650项限量指标（农药最大残留限量，用 mg/kg 来表示）。

农药残留限量标准的制定，是根据农药毒理数据、农药残留田间试验数据、居民膳食消费数据和国内农产品市场监测数据，经过风险评估后制定的。世界各国，特别是发达国家对各种农副产品中农药残留都制定了越来越严格的限量标准。

我国农业部依据农药研制和健康风险评估等情况，同时也在动态发布公告我国的《禁用和限用农药名单》。

2015 年 8 月国家食品药品监督管理总局公布上半年食品安全监督抽检结果：在抽检不合格的样品中，禁限用农兽药残留超标，占不合格样品总数的 2.8%。

二、兽药残留

（一）兽药残留的概念

兽药（veterinary drugs）指用于预防、诊断、治疗动物疾病或者有目的地调节动物生理功能的物质（包括药物饲料添加剂）。主要包括疫苗、抗生素、化学药品、诊断制品以及外用杀虫剂、消毒剂等。

兽药残留是指食用动物在使用兽药后，蓄积或残存在动物组织器官中或进入泌乳动物乳汁或产蛋禽蛋中的药物原形、代谢物和杂质等。食品中残留的兽药主要有抗生素类（如氯霉素、四环素类、磺胺类等）、激素类（如瘦肉精、己烯雌酚等）和抗寄生虫类等。

（二）兽药残留产生的原因

1．现代化的动物养殖经常采用集约化的生产方式，由于饲养场所动物密度高、疾病易传播，导致养殖过程中用药频率的增加。

2．滥用兽药　①养殖户为了降低成本，常在饲料中添加一定量的药物以改善饲养效果。②不按药物标签说明的使用的品种、剂型、剂量、给药途径等使用。③不遵守休药期的规定。休药期指停止给药到允许动物屠宰或其产品上市的间隔时间，即是从停止给药到保证所有食用组织中总残留浓度至安全浓度以下所需的时间。④屠宰前用药物来改善病畜症状、逃避屠宰前检查。⑤食品保鲜过程中加入的抗微生物制剂。⑥违规使用饲料添加剂。如瘦肉精（盐酸克伦特罗）的使用，对于动物可促进生长，提高瘦肉率，而对人有危害。此外，食品生产、加工、运输过程中操作人员为自身预防而无意带入的某些化学物也可能导致兽药残留。

（三）食品中常见残留兽药的危害

1．急性毒性反应　有些兽药的毒性较大，过量使用或者非法使用禁用品种可导致急性中毒，如食用残留有盐酸克伦特罗（瘦肉精）的猪肉，可使人的心跳加快，心律失常，肌肉震颤，代谢紊乱；红霉素等大环内酯类可导致急性肝损伤。

2．慢性毒性和"三致"作用　在 20 世纪 80 年代时，美国的兽药残留曾以磺胺最为严重。人体长期摄入含磺胺类药物的食品，可破坏人体的造血功能，引起肾损害。从 2000 年起，我国将动物肝中磺胺类药物残留作为重点监控内容。残留兽药的致癌、致畸、致突变作用，最典型的是雌激素、硝基呋喃类、砷制剂等违禁药物，都已被证明具有致癌作用，还有苯丙咪唑类抗蠕虫药，能抑制细胞活性，具有潜在的致突变性和致畸性。

3．引起激素样作用　经常食用含低剂量激素（生长激素、性激素和甲状腺素类）残留的食品，或不断接触和摄入动物体内的内源性激素，会让人体内的内分泌系统误认为是天然荷尔蒙，而加以吸收，占据了在人体细胞中正常荷尔蒙的位置，从而引发内分泌紊乱，造成人体正常激素调节失常。表现在发育障碍、生殖异常、器官病变、畸胎率增加、母乳减少、男性精子数下降、精神、情绪等多个方面的问题。这些作用不仅是对人体，对于其他野生动物体也是一样的。

4．过敏反应　某些抗菌药（青霉素、四环素、磺胺类、呋喃类和氨基糖苷类等）由于具有抗原性，可刺激机体内抗体的形成，一些过敏性个体在接触这些药物的残留后，容易引发过敏反应或变态反应。

5．诱导产生耐药菌株和破坏肠道菌群的平衡　动物经常反复接触某一种抗菌药物后，其体内敏感菌株将受到选择性地抑制，从而使耐药菌株大量繁殖；同样，人体经常食用含抗生素药物残留的动物性食品，也可诱导耐药菌株的产生。结果，一方面可能引起人畜共患病耐药性的病原菌大量增加，另一方面带有药物抗性的耐药因子可传递给人类病原菌，使得人类感染性疾病的治疗效果也受到极大影响。再则，耐药菌株的繁殖，使肠道内的正常菌群和敏感菌受到抑制或大量死亡，从而增加肠道感染的发生。此外，还可导致需要肠道正常菌群存在才能产生的维生素的缺乏。

（四）兽药残留的预防控制措施

1．不断完善兽药残留管理的法律法规和标准，健全兽药残留监控体系，加强兽药残留的监测与监管，防止兽药残留超标的动物性食品流入市场。

2．加强兽药残留对健康危害和兽药残留检测方法研究，进一步完善兽药残留标准和兽药残留检测方法标准，为兽药残留监管法规建设提供依据，为防控兽药残留危害提供依据。

3．对养殖户普及科学养殖的知识，通过改善饲养环境，发展生态养殖等方式，同时普及兽药使用的相关知识，合理使用兽药。

三、黄曲霉毒素

（一）化学结构及性质

黄曲霉毒素（aflatoxin，AF）是黄曲霉和寄生曲霉中产毒株产生的一种代谢产物，为二氢呋喃氧杂萘邻酮的衍生物，即基本结构中都含有一个二呋喃环和一个氧杂萘邻酮（又叫香豆素），目前已分离出 20 多种。其结构与毒性和致癌性有关，凡二呋喃环的末端有双链者毒性较强并有致癌性。毒性较强的有 AFB_1、AFB_2、AFG_1、AFG_2、AFM_1 和 AFM_2 6 种，其中粮油食品中 AFB_1 存在量最大，且毒性和致癌性最强，因此在食品卫生监测中常以 AFB_1 作为污染指标。黄曲霉毒素在中性和酸性条件下比较稳定，在碱性条件下可分解，AFB_1 有较高的热稳定性，裂解温度为 280℃左右，故烹调中的一般加热不能破坏黄曲霉毒素。在有氧条件下，紫外线照射可以去毒。

（二）产毒条件和对食品的污染

黄曲霉生长产毒的温度是 12 ~ 42℃，最适产毒温度为 25 ~ 33℃。自然环境下，AF 污染的食品以玉米、花生和棉籽油最易受到污染，其次是稻谷、小麦、大麦、豆类等。世界各国的农产品普遍受到黄曲霉毒素的污染，一般热带和亚热带地区的食品污染较重。我国受黄曲霉毒素污染严重的地区是长江流域以及长江以南的广大高温高湿地区。

（三）毒性

AF 是目前已知真菌毒素中毒性最强的。它的毒作用主要是对肝的损害，短时间大剂量摄入时，可发生肝的急性损害，患者表现厌食、恶心，呕吐、黄疸、肝区疼痛，肝功能异常等。长期小剂量摄入黄曲霉毒素所致的慢性损害，可使肝实质细胞变性、肝硬化甚至诱发肝癌。AF 是国际癌症研究中心（IARC）确认的致癌化学物质，除肝癌外还可诱发多种肿瘤，如胃癌、肾癌、泪腺癌、直肠癌、乳腺癌，卵巢及小肠等部位的肿瘤。

（四）预防措施

1．食物防霉 防霉是预防食品被黄曲霉毒素污染的最根本措施。降低食品中的水分、降低食品存放温度和氧气浓度、保证食品存储仓库干燥、通风，使得黄曲真菌不易生长。

2．去除毒素 对于受黄曲霉毒素污染的食品可采用挑选霉粒法、碾压加工法（粮食）、淘选、加碱去毒（植物油）、活性炭吸附（植物油）、紫外线照射等方法去毒。

3．制定食品中 AF 限量标准 限定各种食品中 AF 含量是控制 AF 对人体危害的重要措施。我国食品药品 AFB_1 限量标准：玉米、花生、花生油及制品不得超过 20μg/kg，大米、其他食用油不得超过 10μg/kg，其他粮食、豆类、发酵食品不得超过 5μg/kg，婴儿代乳食品不得检出。我国还规定婴幼儿奶粉中不得检出 AFM_1，牛奶中 AFM_1 含量不得超过 0.5μg/L。

四、N- 亚硝基化合物

（一）N- 亚硝基化合物性质

N- 亚硝基化合物（N-nitroso compounds，NOC）目前已知的有 300 多种，根据分子结构不同可分为 N- 亚硝胺、N- 亚硝酰胺两大类。N- 亚硝胺在常温下为黄色油状液体或固体，在中性和碱性环境中较稳定；N- 亚硝酰胺化学性质活泼，在酸性和碱性条件下均不稳定，在酸性条件下分解为相应的酰胺和亚硝酸；在弱碱性条件下快速分解为重氮烷。

（二）N- 亚硝基化合物食物来源

N- 亚硝基化合物在食物中的含量很少，但是它的前体物胺类、硝酸盐、亚硝酸盐广泛存在于食物和自然界，在微生物或天然催化剂的作用下，能够在环境和人体内生成 N- 亚硝基化合物。反应速度与亚硝酸、胺类或酰胺的浓度、pH 有关，卤化物和甲醇有一定的催化作用；维生素 C 则能抑制反应的进行。人体接触 N- 亚硝基化合物主要通过三个途径：①食物、水及空气中由前体物已合成的 N- 亚硝基化合物；②摄入前体物而在体内合成 N- 亚硝基化合物；③体内形成前体物后在体内合成 N- 亚硝基化合物。人体内合成 N- 亚硝基化合物的主要部位是胃，尤其是患有胃病消化功能不正常时，如胃炎患者由于胃酸不足，食物中胺类和硝酸盐便可合成。N- 亚硝基化合物的食物来源主要有以下几种。

1．肉、鱼等动物性食品中含有丰富的蛋白质、脂肪和少量的胺类物质，在其腌制、烘培等加工处理过程中，尤其是在油炸、油煎等烹调过程中，可以产生较多的胺类化合物。腐烂变质的鱼肉类，也可以产生大量胺类物质，这些胺类化合物能与亚硝酸盐反应产生亚硝胺。

2．腌制和贮藏时间长的食物　蔬菜水果中含有的硝酸盐来自于土壤和肥料。贮存过久的新鲜蔬菜、腐烂蔬菜及放置过久的煮熟蔬菜中的硝酸盐在硝酸盐还原菌的作用下转化为亚硝酸盐，可生成亚硝胺，特别是叶类菜硝酸盐含量高、生成的亚硝酸盐也多。刚腌不久的蔬菜（暴腌等）含有大量亚硝酸盐，一般于腌后 20 天消失。

3．肉类加工　加工肉制品时，会加入一定量的硝酸盐和亚硝酸盐，可使肉制品具有良好的风味和色泽，且具有一定的防腐作用。

（三）N- 亚硝基化合物的毒性

N- 亚硝基化合物经多种灵长类动物实验证实具有致癌作用，可诱发动物多种组织器官的肿瘤。国际癌症研究组织（IARC）将 N- 亚硝基二甲胺和 N- 亚硝基二乙胺列为 ⅡA 类环境致癌因素：很可能对人致癌（指对人类致癌性证据有限，对实验动物致癌性证据充分）。世界上许多国家和地区的流行病学调查资料表明，人类的某些癌症（胃癌、食管癌、肝癌、直肠癌）可能与接触 N- 亚硝基化合物有关。例如我国河南林县是食管癌高发区，当地居民有吃腌菜的饮食习惯，腌菜中的亚硝酰胺及其前体物质检出率与含量均较高，当地井水还可以检出硝酸盐和亚硝酸盐。

（四）预防措施

1．尽量少吃腌制的咸菜、加工的肉制品，腌菜时间要足够，一般 15 天后才食用。

2．加强食品安全监管，控制肉制品等食品中硝酸盐或亚硝酸盐的量在国家标准范围之内。

3．阻断亚硝基化反应　维生素 C、维生素 E 以及酚类及黄酮类化合物有较强的阻断亚硝基化反应的作用。已有研究证明，茶叶、猕猴桃、沙棘果汁等对预防亚硝胺的危害有较好的效果，大蒜和大蒜素可抑制胃内硝酸盐还原菌的活性，使胃内亚硝酸盐含量明显降低。这类食物宜多食。

五、多环芳烃化合物

（一）理化特性

多环芳烃类化合物（polycyclic aromatic hydrocarbon，PAH）是指两个或两个以上苯环稠合在一起的一系列烃类化合物及其衍生物，是一类具有较强致癌作用的食品污染物。目前已鉴定出数百种，其中苯并芘［苯并（a）芘］［B（a）P］是第一个被发现的环境化学致癌物，而且致癌性很强。苯并芘在常温下为浅黄色的针状结晶，沸点 310℃，熔点 178℃，难溶于水，易溶于苯、甲苯、二甲苯及环己烷等有机溶剂中。性质较稳定，但日光及荧光可使其发生光氧化反应。

（二）食品中的污染来源

苯并（a）芘在高分子有机化合物不完全燃烧和高温裂解可产生，因此食物中的主要来源如下：

1．高温烹调加工时，食品成分发生热解或热聚合反应直接生成。

2．用煤、炭和植物燃料烘烤或熏制食品时直接污染。

3．土壤、水和大气中的 PAH 直接或间接污染植物性食品、水产品。

4．食品加工、贮存中被机油、沥青和包装材料等污染，如在柏油路上晒粮食或在内壁附着石蜡涂料的容器中存放牛奶均可使食品受到污染。

（三）毒性

多环芳烃类化合物对人体的主要危害部位是呼吸道和皮肤，人长期处于 PAH 污染的环境中，可引发痤疮型皮炎、毛囊炎等皮肤损害。苯并（a）芘是致癌性多环芳烃中最有代表性的一种，其致癌作用须经细胞微粒体中的混合功能氧化酶激活，主要诱发上皮细胞恶变，可诱发的恶性肿瘤有皮肤癌、肺癌、消化道的癌肿等。

（四）预防措施

1．防止食物被 PAH 污染　①加强环境治理，减少环境苯并（a）芘的污染，从而减少其对食品的污染；②熏制、烘烤食品及烘干粮食等加工过程应改进燃烧过程，避免使食品直接接触炭火或直接接触烟；③不在柏油路上晾粮食和油料种子，以防沥青玷污；④食品生产加工过程中要防止润滑油污染食品，或改用食用油作为润滑油。

2．去毒　活性炭吸附法可去除食品中的一部分苯并（a）芘。

3．制定食品中限量标准　我国现行的食品卫生标准（GB2762-2005）中苯并（a）芘的限量标准为：粮食和熏烤肉 ≤ 5 μg/kg，植物油 ≤ 10 μg/kg。

六、二噁英类化合物

（一）理化特性

二噁英并不是一种单一物质，而是结构和性质都很相似的包含众多同类物或异构体的两大类有机化合物，全称分别叫多氯二苯并 - 对 - 二噁英（简称 PCDDs）和多氯二苯并呋喃（简称 PCDFs），我国的环境标准中把它们统称为二噁英类。二噁英类化合物无色无味，难溶于水，脂溶性强，化学性质极稳定，自然环境中的微生物和水解作用对二噁英的分子结构影响较小，因此，环境中的二噁英不易分解，可长期存于环境中。

（二）食品中的污染来源

1．主要来自环境的污染，如金属冶炼、纸浆的氯气漂白以及含氯农药的合成和使用，垃圾（特别是含聚氯乙烯的垃圾）焚烧、医疗废弃物、汽油的不完全燃烧，都可产生二噁英，环境中的二噁英不易分解，经食物链产生生物富集，主要蓄积在动物的脂肪组织，动物在食物链中的位置越高，二噁英聚积的程度就越高。

2．食品包装材料的污染，如聚氯乙烯塑料、氯气漂白过的纸张，均可将其中残留的二噁英迁移到食品中。

3．意外事故的污染　20 世纪六七十年代日本和我国台湾都发生过因食用二噁英污染的米糠油而导致中毒的事件。

（三）毒性

二噁英进入人体，同样易于被脂肪组织吸收，在体内的半衰期可达 7 ~ 11 年。对人的毒作用主要有：

1．皮肤损伤　短期接触大剂量的二噁英，可导致皮肤损害，如氯痤疮和皮肤色斑。

2．肝毒性　短期接触大剂量的二噁英，还可引起肝损害，表现为黄疸、肝性脑病甚至死亡。

3．生殖毒性和内分泌系统毒性　二噁英类化合物均属于环境内分泌干扰物质，能引起雌性动物卵巢功能障碍、不孕、胎仔减少、流产等。给予二恶英的雄性动物会出现精细胞减少、成熟精子退化、雄性动物雌性化等。流行病学研究发现，在生产中接触 2,3,7,8-TCDD 的男性工人血清睾酮水平降低，提示它可能有抗雄激素的作用。

4. 致癌性 二恶英能在多种动物诱发出多个部位的肿瘤，流行病学研究也表明，二恶英暴露可增加人群患癌症的危险度。国际癌症研究组织（IARC）已经将 2,3,7,8-TCDD 列为 I 类致癌物。

（四）预防控制措施

关键在于要减少和消除环境污染，以及加强监测，制定食品允许限量。

七、食品中常见的违法添加物

非法添加物指违规添加到食物中的物质，即不属于《食品安全国家标准 食品添加剂使用标准》内的物质。近几年来，我国相继发生的几起食品安全重大事件，许多就是不法分子为了牟利将非食用物质添加到食品中的情况。原卫生部从 2008 年开始，发布公告《食品中可能违法添加的非食用物质和易滥用的食品添加剂名单》及其检测方法，已经先后公布了 6 批。2014 年国家卫计委会同有关单位在对原卫生部公告的 6 批《名单》清理整合后，制定了《食品中可能违法添加的非食用物质名单》和配套检验方法，不再将原卫生部发布的 6 批《名单》中的《易滥用的食品添加剂名单》列入其中，因为我国的食品添加剂已纳入《食品添加剂使用标准》（GB2760）管理。新版的《食品中可能违法添加的非食用物质名单》已经发出征求意见稿。

《食品中可能违法添加的非食用物质名单》，可为相关部门打击食品掺假行为提供线索，但不能涵盖食品生产加工过程中可能存在的所有违法添加非食用物质的问题。

常见的食品中可能违法添加的物质举例如下。

（一）苏丹红

苏丹红，学名苏丹，是一种偶氮类化工染色剂，主要用于油彩、机油、蜡、鞋油等产品的染色剂。由于用苏丹红染色后的食品颜色非常鲜艳且不易褪色，能引起人们强烈的食欲，一些不法食品商贩可能把苏丹红添加到食品中。进入体内的苏丹红在胃肠道微生物还原酶的作用下，代谢成相应的胺类物质。这种胺类物质，可诱发肝细胞的基因突变而增加人类患癌症的危险性。苏丹红及其代谢产物都属于 II 类或 III 类致癌物质，因其脂溶性强，能在动物或人体的脂肪组织中积累，因此如果长期低剂量摄入苏丹红，也可能给健康带来潜在的危害。

常见的可能添加苏丹红的食品有辣椒粉、辣椒油、香肠、泡面、熟肉、馅饼、调味酱、红豆腐、红心禽蛋等。

（二）吊白块

化学名称为次硫酸氢钠甲醛或甲醛合次硫酸氢钠，高温下具有极强的还原性，有漂白作用，属化工原料，在印染工业用作拔染剂和还原剂、生产靛蓝染料、还原染料等。吊白块加热后分解成甲醛和二氧化硫，前者具有防腐作用，后者可使腐竹、粉丝等产品颜色黄中发白，色泽光亮且耐腐，煮食时有韧性，口感好。食用添加了"吊白块"的食品后可能引起过敏、肠道刺激等不良反应，损坏肾、肝。吊白块产生的甲醛对人体中枢神经系统有毒性作用，大剂量时能刺激肺部引起中毒性肺水肿。

不法商户可能主要在生产腐竹、粉丝、面粉、米粉、竹笋中使用。

（三）敌敌畏

敌敌畏是有机磷农药、中等毒性。工业品为黄褐色油状液体，具有熏蒸、触杀作用，是广谱性杀虫、杀螨剂。人吃了含敌敌畏较多的食品后可致急性中毒，出现头晕、头痛、恶心、呕吐、腹痛、腹泻、视线模糊、大量出汗、呼吸困难等症状，如果长期低剂量摄入，影响同前述内容：农药残留。

可能添加或存在的食品主要是火腿、鱼干、咸鱼等制品。一些不法生产加工点在火腿浸泡的过程中加入敌敌畏。还有的在制作鱼干过程中为了防腐和驱蚊蝇、令鱼体表面光滑明亮、感观良好，直接洒敌敌畏等农药在鱼体上或者将鲜鱼腌制后再进行清洗，洗鱼过程中要在放了敌敌畏的水中浸泡，有的在鱼晒干后装箱时，箱里还要再洒一些敌敌畏。

知 识 链 接

转基因食品

转基因食品是指利用转基因技术，将某些生物的基因转移到其他物种中去，改造它们的遗传物质，使其在性状、营养品质、消费品质等方面向人们所需要的目标转变，这种以转基因生物为直接食品或原料加工生产的食品就是转基因食品，又称基因工程食品或基因修饰食品。

转基因食品的安全性问题，目前还没有足够的证据表明其对人类健康无害或有害。

对转基因食品的管理，欧盟各个国家在没有得到官方授权的情况下，转基因食品就不能在市场上流通。对所有含有可以检测到的转基因食品都必须加贴特殊标签，并且对其实行审定和可溯源回收制度。

第四节　食 物 中 毒

案例分析

2010年7月5日晚20时起，某卫生院陆续收治了20名来自6户的村民，症状为恶心、反复呕吐、上腹隐痛、无发热、个别腹泻，其中4名病情较重转市中心医院就诊。经询问患者的饮食史，发现所有患者都在当日下午食用了购买于某镇某市场经营户钱某的熟牛肝及其他熟肉制品，患者发病的潜伏期最短2h，最长6h。7月6日后无新发类似病例。所有患者经治疗后，预后良好。

问题与思考：

1. 此次事件能否判断为食物中毒？有何依据？
2. 如何预防此类事件再次发生？

一、概述

（一）食物中毒的概念

食物中毒（food poisoning）是指食用了被生物性、化学性有毒有害物质污染的食品或者食用了含有毒有害物质的食品后出现的以急性、亚急性过程为主的疾病，是一类典型的食源性疾病。

食物中毒既不包括因暴饮暴食而引起的急性胃肠炎、食源性肠道传染病（伤寒）和寄生虫病（猪囊尾蚴病），也不包括长期少量摄入某些有毒有害物质而引起的以慢性毒性为主要特征（致畸、致癌、致突变）的疾病。食物中毒是一大类最常见最典型的食源性疾患。食物中毒的病原可以是生物性致病微生物和化学毒物；中毒原因可以是食品污染、食用有毒动植物以及把有毒有害的非食品当作食品误食；其发病的特点是非传染性的急性、亚急性疾病，可区别于其他食源性疾患。

（二）食物中毒的分类

食物中毒根据病因可以分为以下四大类。

1．细菌性食物中毒 细菌性食物中毒是指人们摄入含有细菌或细菌毒素的食品而引起的食物中毒，与食品加工、销售、保存等环节卫生条件差，群众食品卫生意识淡薄等密切相关。细菌性食物中毒有明显的季节性，一般在 5 ~ 10 月份最多。细菌性食物中毒是引起食物中毒的最主要、最常见的原因。动物性食品是引起细菌性食物中毒的主要食品，其中肉类及熟肉制品居首位，其次有变质禽肉、病死畜肉以及鱼、奶、剩饭等。

2．真菌毒素食物中毒 真菌在谷物或其他食品中生长繁殖产生有毒的代谢产物，人和动物食入这种毒性物质发生的中毒，称为真菌性食物中毒。真菌毒素是多种真菌所产生的各种毒素的总称，对热稳定，一般烹调和食品加工如炒、烘、熏等，对食品中真菌毒素往往不能破坏或破坏甚少。真菌生长繁殖及产生毒素需要一定的温度和湿度，因此真菌毒素中毒往往有比较明显的季节性和地区性，如霉变的甘蔗中毒在初春的南方发生较多。

3．有毒动植物食物中毒 动物性食物中毒主要有 2 种：①将天然含有有毒成分的动物或动物的某一部分当作食品，误食引起中毒；②食入了在一定条件下可以产生大量有毒成分的可食的动物性食品。近年，我国发生的动物性食物中毒主要是河豚中毒，鱼类组胺中毒、麻痹性贝类中毒、鱼胆中毒等。植物性食物中毒包括将天然含有有毒成分的植物或其加工制品当作食品，如桐油、大麻油等引起的食物中毒。桐油中毒、苦杏仁中毒、发芽的马铃薯中毒等。

4．化学性食物中毒 食用被有毒化学物质污染的食物或误食有毒化学物质而引起的食物中毒，如亚硝酸盐、有机磷、砷化物等引起的食物中毒。化学性食物中毒发病季节和地区均不明显，发病率、病死率一般都比较高。

（三）食物中毒的发病特征

1．食物中毒一般潜伏期短呈暴发性 短时间内有大量人发病，发病曲线呈突然上升的趋势。

2．中毒患者具有相似的临床表现 如为细菌性食物中毒，患者常常表现急性胃肠炎，出现恶心、呕吐、腹痛、腹泻等消化道症状。

3．中毒的发生与某种食物有关 询问饮食史可发现，中毒患者在相近的时间内都食用过同样的有毒食品，未食用者不发病。

4．一般无人与人之间的直接传播 即使是细菌性的食物中毒，停止食用该食品后发病很快停止，发病曲线在突然上升后呈突然下降趋势，无余波。

5．可表现季节性 如细菌性食物中毒多发生在夏季，化学性食物中毒多无季节性，毒蕈中毒多发于春季。

二、常见细菌性食物中毒

细菌性食物中毒是食物中毒中最常见的一种，主要是由于食品在生产、加工、运输、贮存、销售等过程中被细菌污染，细菌在食品中大量繁殖并产生毒素造成。细菌性食物中毒的机制可分为三种类型。①感染型：因病原菌污染食品并在其中大量繁殖，随同食品进入机体后，直接作用于肠道而引起的食物中毒。②毒素型：由致病菌在食品中产生毒素，因食入该毒素而引起食物中毒，如葡萄球菌毒素和肉毒梭状芽孢杆菌毒素等。③混合型：某些致病菌引起的食物中毒是致病菌的直接作用于肠道和其产生的毒素的协同作用，因此称混合型，如沙门菌食物中毒、副溶血性弧菌引起的食物中毒。细菌性食物中毒通常有明显的季节性，多发生于气候炎热的季节，主要是由于细菌在较高的温度下易于生长繁殖和产生毒素；同时由于此时期内人体防御机能较低而易感性高。

（一）沙门菌属食物中毒

1. 病原菌及其生物学特性　沙门菌属（Salmonella）是一群寄生在人类和动物肠道中，生化反应和抗原结构相关的革兰氏染色阴性杆菌。沙门菌属细菌的血清型已经发现的有 2400 种以上，广泛分布于自然界，包括所有脊椎动物的肠道和很多种类的节肢动物中。大多动物感染无症状或为自限性胃肠炎。沙门菌属细菌绝大多数血清型宿主范围广泛，如鼠伤寒沙门菌。另有一些沙门菌有特殊的动物宿主，如猪霍乱沙门菌为猪，都伯林沙门菌为牛等。这种以家畜家禽为特殊宿主的沙门菌，也可感染人，引起人类食物中毒或败血症，这类细菌常见的有鼠伤寒沙门菌、猪霍乱沙门菌、肠炎沙门菌、鸭沙门菌等十余种。

沙门菌属一般无荚膜、无芽孢。在 20℃ 以上即能繁殖，最适繁殖温度为 37℃，本菌在水中能存活 2～3 周，粪便中可存活 1～2 个月，在冰中能存活更长时间。沙门菌属抵抗力不强，60℃ 经 10min 被杀死，70℃ 经 5min 被杀死、100℃ 立即被杀死，对一般消毒剂敏感。沙门菌可产生毒性较强的内毒素，个别菌株尚能产生肠毒素。沙门菌污染食物后不分解蛋白质，通常不影响食物的感官性状，因而不易察觉到细菌污染。

2. 引起中毒的食品及污染来源　沙门菌在人和动物中有着广泛的宿主。沙门氏菌食物中毒多由动物性食品引起，特别是畜肉类（主要由于生前感染），其次为禽肉、蛋，极少数由鱼虾、奶类引起。

3. 中毒的临床表现　随食物进入消化道的沙门菌，附着于肠黏膜上皮并侵入黏膜下组织，使肠黏膜发炎；沙门菌进一步可通过肠黏膜上皮细胞和细胞间隙侵入黏膜固有层，并可在固有层内引起炎症反应；炎症导致组织液体渗出、同时抑制水分和电解质吸收引起腹泻；另外，固有层内细菌可被吞噬细胞吞噬杀灭，未被杀灭的细菌被吞噬细胞携带侵犯小肠下部的集合淋巴结和孤立淋巴滤泡，经淋巴管进入肠系膜淋巴结和淋巴组织，然后进入血液循环，引起一时性菌血症；活菌在肠系膜淋巴结和网状内皮细胞被破坏时，可放出毒力较强的内毒素。

沙门菌属食物中毒的临床症状有五种类型。最常见的是胃肠炎型，此外还有类霍乱型、类伤寒型、类感冒型和败血症型。中毒的潜伏期：最短为 6h，最长为 48～72h，一般为 12～24h。

（1）胃肠炎型：前驱症状有寒战、头晕、头痛、恶心、痉挛性腹痛。以后出现呕吐、腹泻、全身酸痛、发热。大便为黄色或黄绿色水样便，有黏液、脓血。腹泻一日数次到 7～8 次。少数患者有里急后重。体温可高达 39～40℃。重症患者出现惊厥、谵妄、全身痉挛，脉搏频数微弱并出现发绀。病程 3～5 天，多数于 2～3 日腹泻停止、体温和食欲恢复正常。儿童、老人、体弱者可因循环衰竭而死亡。

（2）类霍乱型：发病急，患者呕吐、腹泻次数多，粪便呈米泔水样，患者呈严重脱水现象：面皮肤干燥，尿量少。

（3）类伤寒型：胃肠炎症状较轻。主要有伤寒病样症状。高热、全身疲倦、头痛、腰痛、脾大，出现玫瑰疹。

（4）类感冒型：头晕、头痛、高热、全身酸痛、关节痛、咽峡炎、腹痛、腹泻等。

（5）败血症型：表现寒战、发热、多汗、胃肠炎。持续发热 1～2 周。热型不规则，可呈高度弛张热及间歇型。患者可出现并发症，肋软骨局部脓肿和肋骨骨髓炎较多见，也可有并发化脓性脑膜炎、心内膜炎、肺炎、胸膜炎、脓胸、肾盂肾炎、胆囊炎等。

（二）副溶血性弧菌食物中毒

1. 病原菌及其生物学特性　副溶血性弧菌（Vibro parahaemolyticus）是一种嗜盐菌，可呈弧状、杆状、丝状等多种形态，为革兰氏染色阴性无芽孢的兼性厌氧菌，在含盐 3%～4% 的培养基中生长良好，无盐时不生长，但盐含量超过 12% 也不易繁殖。繁殖最适宜的温度是

30 ~ 37℃。细菌不耐热，加热 56℃ 5min 或 90℃ 1min 即死亡。

2．引起中毒的食品与污染来源 由于海水中广泛分布着副溶血性弧菌，因此，海鱼、虾、蟹、贝类等海产品带菌率很高，是引起此类食物中毒的主要食品。有调查显示，带鱼溶血性弧菌的带菌率为 40% ~ 90%，海蟹为 79.8%，墨鱼为 93%，熟盐水虾 35%。在不同季节，海产品的带菌率也不相同，冬季带菌率较低，甚至阴性；夏季带菌率较高，平均 90% 以上。此外腌制的菜也是较常见的污染食品。

3．中毒的临床表现 潜伏期一般为 10h，短者 4h，长者可达 48h。发病初期症状为腹部不适，上腹部疼痛或胃部痉挛状，随后出现恶心、呕吐、腹泻，发病 5 ~ 6h 后腹痛剧烈，脐部阵发性绞痛是本病特点，腹泻多为水样便，一天数次，多者可达 10 次以上，大便多为黏液便或黏液血便，易被误诊为细菌性痢疾。患者可表现发烧，体温一般在 37 ~ 39℃。腹痛腹泻多持续 1 ~ 2 天，以后逐渐减轻，预后良好。

副溶血性弧菌食物中毒有很明显的地区性和季节性，我国沿海地区发病率较高；夏秋季节尤其 6 ~ 9 月是副溶血性弧菌食物中毒的高发季节，其原因除温度和湿度条件以外，最突出的问题是海产品带菌率高。

（三）葡萄球菌肠毒素食物中毒

1．病原菌及其生物学特性 葡萄球菌为革兰氏染色阳性兼性厌氧菌，无芽孢。本菌属现有 19 个菌种，从人体上检出的有 12 个菌种，如金黄色葡萄球菌、表皮葡萄球菌、腐生葡萄球菌等。

引起食物中毒是葡萄球菌产生的肠毒素，有 20% ~ 35% 金黄色葡萄球菌能产生肠毒素，已发现的肠毒素共有 A、B、C、D、E5 型，引起食物中毒常见的是 A 型肠毒素。食物中肠毒素的量与产毒细菌的量有关，细菌多产的肠毒素也多。肠毒素是单纯的蛋白质，耐热性很强，一般烹调温度不易将其破坏。如 B 型肠毒素加热至 100℃ 经 5min 只能破坏其生物活性的一半，加热至 115.6℃ 经 32.5min 才可灭活。A 型肠毒素耐热性稍差，加热至 80℃ 3min 或 100℃ 1min 可被灭活。肠毒素易溶于水和稀的食盐溶液。

2．引起中毒的食品及污染来源 最常见的食物是肉制熟食或半成品如火腿、肉饼、酱牛肉，其次为奶类、鱼类食品。也有腌制食品引起的，是由于腌制时用的盐不足以抑制葡萄球菌的生长。葡萄球菌污染食品的来源，可以是携带本菌的炊事人员或食物制备人的鼻、咽、皮肤患有葡萄球菌感染，奶制品污染可来自奶牛乳头的皮肤感染。

3．中毒的临床表现 肠毒素作用的机制目前还不是十分清楚，但已知肠毒素不是直接作用于胃肠黏膜，因为静脉注射也可以引起呕。目前一般认为是肠毒素作用于腹部内脏，通过神经传导，刺激延髓的呕吐中枢而导致以呕吐为主要症状的食物中毒。

中毒临床表现的特征是起病急，食用污染食物后在 1 ~ 6h 内发病，平均潜伏期约为 3h。患者首先出现恶心、呕吐，接着发生腹疼、腹泻，但以剧烈地反复呕吐为特点。患者一般不发热。严重患者可发生脱水和电解质紊乱，导致循环衰竭，肌肉痉挛。发生死亡的情况较少，极少数体质虚弱的患者可能由于循环或肾衰竭而死亡。病程一般为 1 天，预后一般良好。

（四）变形杆菌属食物中毒

1．病原菌及其生物学特性 变形杆菌（Proteus）为革兰氏染色阴性杆菌，无芽孢、无荚膜，需氧或兼性厌氧，在自然界广泛分布于土壤、污水及垃圾中，人和动物肠道内也常带有此菌，属条件致病菌，在 10 ~ 43℃ 均可生长，最适繁殖温度为 20 ~ 40℃，根据生化反应的不同，可分为普通变形杆菌、摩根氏变形杆菌、雷极氏变形杆菌、无恒变形杆菌。细菌抵抗力不强，一般加热 60℃ 30min 即死亡，对常用消毒剂敏感。

2．引起中毒的食品及污染来源 引起变形杆菌食物中毒的食品主要是动物性食品，特别是熟肉及动物内脏的熟制品，也有病死家畜肉等。此外，豆制品、凉拌菜、剩饭、水产品等也有引起变形杆菌食物中毒的报道。食品中的带菌率可因季节不同有所差异，一般夏、秋季节高，冬季则降低。正常人带菌率 1% ~ 10%，有腹泻史的人带菌率可高达 50%。

3．中毒的临床表现　变形杆菌食物中毒主要是由于大量活菌侵入肠道引起的感染，同时也有细菌产生的肠毒素的共同作用。该食物中毒的潜伏期一般为 12 ~ 16h，短者 1 ~ 3h，长者可达 60h。主要表现为恶心、呕吐、腹泻，大便为水样便，伴有黏液、恶臭，一日数次。患者可表现发热，体温一般不超过 39℃。病程较短，一般 1 ~ 3 天可恢复，很少死亡，预后良好。引起胃肠炎型食物中毒的变形杆菌主要是普通变形杆菌和奇异变形杆菌。

变形杆菌中的摩根变形菌，具有很强的脱羧基力，可使食物（特别是鱼类）中组氨酸脱羧形成组胺，从而引发人的过敏反应。

（五）肉毒梭菌食物中毒

1．病原菌及其生物学特性　肉毒梭状芽孢杆菌（Clostridium botulinum）简称肉毒梭菌，为革兰氏染色阳性厌氧菌，广泛分布在土壤，江河湖海淤泥沉淀物，尘土及动物粪便中。在无氧环境下 18 ~ 30℃能生长繁殖并产生外毒素，即肉毒毒素。细菌对热的抵抗力不强，加热 80℃经 10 ~ 15min 就可死亡，细菌芽孢抵抗力较强，需经高压蒸汽 121℃ 30min 或干热 180℃ 5 ~ 15min 或湿热 100℃ 5h 才能将其杀灭。肉毒毒素加热至 90℃ 2min 可完全破坏；在 pH11 的碱性溶液中 3min 就可灭活，但肉毒毒素对消化酶、酸和低温稳定。该毒素分为 A、B、C、D、E、F、G 7 型，常引起人食物中毒的是 A、B、E 型，各型毒素都只能被同型的抗毒素血清中和。

2．常见中毒食物及污染来源　食品被肉毒梭菌污染的主要来源是土壤。引起中毒的食品种类往往同饮食习惯有关。我国多为家庭制作的豆、谷类发酵制品，如臭豆腐、豆瓣酱、豆豉、面酱、罐头食品、腊肉、酱菜和越冬密封保存的肉制品；英国多为禽肉类，欧洲其他各国（德国、荷兰、比利时等）引起中毒的主要食品多为火腿、腊肠及其他肉类制品；美国主要为家庭自制的水果及蔬菜罐头、水产品及肉、奶制品；日本因家庭制作鱼和鱼子制品引起中毒者最多。

3．中毒的临床表现　肉毒梭菌食物中毒是由肉毒毒素引起的。肉毒毒素被吸收后，经血液循环作用于颅脑神经核、植物神经末梢、外周神经肌肉接头的特殊感受器，阻碍乙酰胆碱的正常释放，造成运动神经麻痹。中毒潜伏期短的 4h，长的可至 10 天，多数患者为 12 ~ 48h。中毒患者首先出现视力模糊、复视、眼睑下垂等眼部症状，严重者可出现会聚运动不佳、瞳孔放大、眼球震颤等视神经、动眼神经、外展神经障碍。继眼睛出现症状之后或同时出现声音嘶哑、语言和吞咽困难，病情继续发展，出现颈部和手臂虚弱无力，随后呼吸肌和下半身肌肉受到影响，呼吸麻痹出现最晚，也是致死的主要原因。肉毒中毒患者不发热，意识清晰，这和神经系统的其他传染病不同。肉毒中毒发病率不高，但如果不能及时诊断并立即给予适当治疗，病死率很高（30% ~ 70%），中毒患者潜伏期越短，病死率越高。

肉毒毒素食物中毒一年四季均可发生，但大部分发生在每年的 1 ~ 5 月。

（六）细菌性食物中毒的治疗

1．迅速排出毒物　对潜伏期短的中毒患者，可催吐、洗胃以促进毒物排出。

2．对症治疗　及时补液补电解质纠正脱水和电解质紊乱，腹痛严重的，可用解痉剂。

3．特殊治疗　对急性胃肠炎的治疗，如为沙门菌属食物中毒的重症患者、菌血症患者，用抗生素疗法是完全必要的，可选用氯霉素或氨苄西林等敏感抗生素，并在退热后持续服药 3 ~ 4 天，但病情轻者，可不用抗生素治疗。特别是对葡萄球菌肠毒素引起的食物中毒一般不用抗生素，以防止耐药性葡萄球菌的产生。肉毒中毒的治疗不必等待实验室检验结果，应临床诊断后尽快使用抗毒素。及早用药可以有效降低死亡率尽早使用多价抗毒素血清，降低病死率，同时可用盐酸胍以促进神经系统功能的恢复。

（七）细菌性食物中毒的预防措施

1．防止食品受细菌污染　食品加工储存和销售等过程中要严格遵守卫生制度，搞好食具、容器和工具的消毒，防止原材料受污染，避免生熟交叉污染，家禽家畜宰前严格检疫，阻止病畜肉流入市场，凡属病死、毒死或死因不明的畜、禽、兽的肉及内脏，一律禁止出售。罐头食品和家庭自制发酵食品，注意原料挑选和彻底清洗。食品加工人员要取得从业健康证，并遵守操作规程。

2. 控制细菌繁殖 食品贮存过程中，采用低温、隔绝空气、提高食品渗透压等方法，以控制减少细菌的繁殖和毒素的形成。

3. 食品在食用前要采取彻底加热、加醋等方法杀灭可能污染的病原体。罐头食品保藏过程中出现胖听，无条件检验时应废弃。

三、常见有毒动植物中毒

（一）河豚中毒

河豚是暖水性海洋底栖鱼类，主要于分布在温带、亚热带及热带海域，是一种滋味鲜美但含有剧毒的鱼类。

1. 有毒物质 河豚中的有毒成分是河豚毒素，河豚毒素在鱼的卵巢和肝含量最高，其次为肾、血液、眼、鳃和皮肤。一般雄鱼内脏中毒素含量低于雌鱼，虽新鲜洗净的肌肉可视为无毒，但鱼死后较久，内脏毒素可溶入体液并可逐渐渗入肌肉。每年 2 ～ 5 月，为卵巢发育期，鱼的毒性也较强。河豚毒素耐热，加热 120℃ 20 ～ 60min，才可破坏，日晒、盐渍也不能将其破坏。河豚毒素小鼠腹腔注射河豚毒素的最小致死量为 8 ～ 20μg/kg，而氰化钠为 10000μg/kg，其毒性较氰化钠强 500 倍以上。

2. 中毒表现 河豚毒素主要的毒性作用是对随意肌（包括呼吸肌）的进行性麻痹作用，且发展迅速。河豚毒素阻断神经肌肉传导的机理，主要是阻断钠离子的通透性，使神经轴索膜和骨骼肌细胞膜对钠离子不起透过作用，不能产生动作电位，从而阻碍神经传导，使神经呈麻痹状态。这种麻痹作用，首先是感觉神经麻痹，其次是运动神经麻痹。并且对神经末梢和神经中枢均有麻痹作用，有时该毒素对外周神经的麻痹作用大于对中枢神经的作用，河豚毒素可还引起外周血管扩张，使血压下降。

河豚中毒起病急，潜伏期一般为 10min ～ 3h。患者最初感觉手指、唇和舌有刺痛，然后出现恶心、呕吐、腹痛、腹泻等胃肠道症状，继而出现四肢无力，发冷，口唇和肢端等处首先出现麻痹，以致身体摇摆、共济失调，甚至全身麻痹、瘫痪。严重者血压下降、心动过缓、呼吸困难，最后因呼吸循环衰竭而死亡。

3. 中毒救治与预防 目前尚无特效解毒药，一般以排毒和对症处理为主。中毒早期催吐、洗胃和导泻，以便及早排除毒素；同时静脉补液也可促进毒素排泄和维持水和电解质平衡。中草药可给鲜橄榄和鲜芦根 125g 洗净后捣汁内服；也可用鲜芦根 1kg 捣汁内服。

预防河豚中毒应加强向群众的宣传，认识河豚毒性，同时应从渔业产销上严加控制，禁止出售和食用鲜河豚。

（二）麻痹性贝类中毒

麻痹性贝类毒素是一种毒性极强的海洋毒素，几乎全球沿海地区都有过麻痹性贝类中毒的报道。

1. 毒素来源 麻痹性贝毒素（paralytic shellfish poisoning，PSP）来源于赤潮中的有毒藻类。已知中国沿岸海域中能引起赤潮的生物有 260 余种，其中能产生赤潮毒素的就有 78 种，与有毒赤潮相关的赤潮藻毒素（贝毒素）主要有麻痹性贝毒、腹泻性贝毒、神经性贝毒、记忆丧失性贝毒和雪卡毒素五大类。其中，PSP 被公认为对健康危害最严重。有毒赤潮发生时，贝类大量摄食有毒藻，其藻毒素在贝类体内蓄积，而有毒贝类外观、味道等与正常贝类无异，麻痹性贝毒素溶于水、对酸稳定而且冷冻和加热不能使毒素完全失活。

2. 中毒表现 麻痹性贝毒素在贝体内呈结合状态，因而贝类摄入此毒素对自身不会造成危害。当人摄入含麻痹性贝类毒素的食物后，毒素会迅速释放并通过阻断神经细胞钠离子通道，对人体神经系统产生麻痹作用。潜伏期仅数分钟或数小时，中毒的最初症状为口唇、舌感觉异常和麻木，随后麻木向面部、颈部和全身扩展，指尖和脚趾常有针刺般痛的感觉，伴有轻微的头痛和头晕。病情继续发展，出现上下肢麻痹，运动障碍；也有患者早期出现恶心和呕吐。中毒严重时，由于呼吸肌麻痹导致呼吸困难、甚至窒息而死亡。中毒致死的突出特点是患者临终前意识始终清晰。病程的危险期为 12 ~ 14h，度过此期者，可望恢复。

3．救治与预防措施　目前对毒贝类中毒尚无特效解毒药物，一般应尽早采取催吐、洗胃、导泻的方法，及时去除毒素，同时采取对症治疗及支持疗法。

麻痹性贝类毒素中毒的品种主要为扇贝，且毒素主要集中于肠腺，因此食前清洗漂养、去除内脏等方法，可低至贝毒浓度；另外由于麻痹性贝毒的发生与"赤潮"有关，因此在藻类繁殖季节 5 ~ 10 月，应加强对贝类检测，发生"赤潮"禁止该海域贝类的捕捞和销售。

（三）毒蕈中毒

1．有毒蕈类的生物学特性　蕈类俗称蘑菇，属真菌。因有较大的子实体，又称大型真菌。蕈类常分为食蕈、条件可食蕈和毒蕈三类。食蕈味道鲜美，有一定营养价值；条件可食蕈，主要指通过加热、水洗或晒干等处理后方可食用的蕈类（如白乳菇等）；毒蕈系指食后可引起中毒的蕈类。我国食蕈约 300 余种，毒蕈 100 余种，其中含剧毒者仅 10 多种。

毒蕈中所含有的有毒成分很复杂，一种毒蕈可含有几种毒素，而一种毒素又可存在于数种毒蕈之中。几种有毒成分同时存在时，有的互相拮抗，有的互相协同，并且毒蕈含毒素量又因地区、季节和生长条件不同而异；个人体质、烹调方法和饮食习惯等均与能否引起中毒或中毒的轻重有密切关系。因而毒蕈中毒表现较为复杂。

2．中毒的临床表现　临床上根据毒蕈所含有毒成分所导致健康损害的特点，一般分为以下几种类型：

（1）胃肠毒型：胃肠毒型毒蕈的毒素可能为类树脂物质，存在于乳菇属、粉褶蕈属和白蘑属的某些蕈种。误食含有胃肠毒素的毒蕈常以胃肠炎症状为主。潜伏期 10min ~ 6h，患者表现以胃肠炎症状为主，如呕吐、腹痛、腹泻，病程 2 ~ 3 天，预后良好。

（2）精神神经型：精神神经型毒蕈的毒素主要有 4 种：①毒蝇碱。②蜡子树酸及其衍生物。③色胺取代物。④幻觉原。中毒症状一般于食后 30min ~ 3h 出现，患者表现多汗、流涎、流泪、脉搏缓慢、瞳孔缩小，部分患者可有胃肠道症状。重症患者出现谵妄、精神错幻觉。

（3）溶血型：溶血型毒蕈的毒素为鹿花毒素，存在于鹿花蕈，属甲基联胺化合物，有强烈的溶血作用，可使红细胞遭到破坏，中毒潜伏期为 6 ~ 12h，除急性胃肠炎症状外，可有贫血、黄疸、血尿和肝脾大等溶血症状。

（4）脏器损害型：此型中毒病情最为严重。引起中毒的毒素为毒肽类，毒肽类根据其化学结构主要包括两类，即毒伞七肽类和毒伞八肽类，含这些毒肽的蕈类主要有毒伞属的毒伞、白毒伞、鳞柄白毒伞以及褐鳞小伞等。此类中毒如不及时抢救病死率很高。毒素主要作用于肝、肾等内脏器官，临床表现可分为 5 期：①潜伏期，潜伏期的长短可因毒蕈中两类毒肽含量比重不同而异，一般为 6 ~ 24h。②胃肠炎期，出现急性恶心、呕吐，腹痛、腹泻，一般 1 ~ 2 天后症状基本消失。③假愈期，无明显症状，给人以病愈的感觉，其实此时毒素正在通过血液进入肝等内脏器官并造成损害，如为轻度中毒患者肝损害不严重，可由此进入恢复期。严重病例则表现明显的内脏损害，其中以肝损害最为严重。④内脏损害期，肝、肾、脑、心脏等脏器均有一定程度的损害，而以肝损害最为严重，出现中毒性肝炎的表现。患者可有肝大、肝痛、黄疸、肝转氨酶明显升高，尿检查有红细胞与白细胞，伴有恶心、头晕、头痛、低热、腹胀、厌食、嗜睡。严重者肝大后又迅速缩小、黄疸加深、全身广泛出血、尿闭、心率加快等，严重发生急性肝坏死，出现肝性昏迷。如果能及时和积极治疗可在 1 ~ 2 周内进入恢复期，而后痊愈。⑤恢复期，中毒症状渐减轻，肝损害逐渐好转，一般要经过 10 ～ 15 天积极治疗，肝功能才能完全恢复正常。

（5）光过敏性皮炎型毒蕈毒素：其毒素为光过敏物质卟啉类。当毒素经过消化道被吸收，进入体内后可使人体细胞对日光敏感性增高，凡日光照射部位均出现皮炎，如颜面出现肿胀、疼痛，特别是嘴唇肿胀、外翻、形如猪嘴唇，有火烤样发烧及针刺般疼痛。潜伏期较长，一般在食后 1 ～ 2 天发病。

3. 救治

（1）迅速排出毒物：潜伏期短的患者，首先应及时催吐、洗胃，以排除尚未吸收的毒素。潜伏期超过 4 ～ 5h 的患者，可行导泻。

（2）不同中毒类型的治疗措施：①对胃肠炎型：主要是对症处理，给患者补液补电解质；②神经精神型：出现毒蝇碱引起的副交感神经兴奋症状，可使用阿托品；出现精神错乱，幻视等症，可用镇静剂等；③治疗溶血类型中毒可用泼尼松、可的松等肾上腺质激素类药物，严重贫血者可给予输血治疗；④肝肾损害型：使用巯基类解毒药如二巯基丙磺钠，二巯基丁二酸钠等，阻断毒素的作用，同时采取护肝治疗措施；⑤光过敏性皮炎型：使用抗过敏药物氯苯那敏、苯海拉明、氢化可的松等，同时可辅以维生素 C。

4. 预防　应广泛宣传毒蕈中毒的危险性，农业部门应组织有关技术人员进行蕈种调查，制定本地区毒蕈图谱，并广为宣传，以提高广大群众鉴别毒蕈的能力。采摘时，应在技术人员的指导下，有组织地采集蕈类。凡是识别不清，或是过去未曾食用的新蕈种，必须经有关部门鉴定，确认无毒后，方可采集食用。

（四）动物甲状腺

1. 毒性物质　甲状腺含有大量的甲状腺激素，其毒理作用是使组织细胞的氧化率突然提高，分解代谢加速，产热量增加，并扰乱机体正常的分泌活动，使各系统、器官间的平衡失调。由于甲状腺激素的性能比较稳定，一般的烹调方法不能将其破坏，人食用以后可引起类似甲状腺功能亢进的中毒反应，会出现头晕、头痛、烦躁、失眠、四肢酸痛、疲乏无力、腹痛、恶心、呕吐等症状。

2. 中毒原因　动物甲状腺中毒一般皆因牲畜屠宰时未行摘除甲状腺而使其混在喉颈等部碎肉中被人误食所致。

3. 预防措施　由于甲状腺毒素耐高温，一般烧煮方法不能使之无害化，因此，预防甲状腺中毒的方法，主要是在屠宰牲畜时严格摘除甲状腺，以免误食。

四、常见化学性食物中毒

（一）亚硝酸盐中毒

1. 毒性和中毒机制　常见的亚硝酸盐有亚硝酸钠和亚硝酸钾。亚硝酸盐急性中毒机制是将正常血红蛋白中的 Fe^{2+} 氧化为 Fe^{3+}，后者不具备携氧能力，从而导致组织缺氧。亚硝酸盐对周围血管也有麻痹作用。亚硝酸盐毒性较强，可引起血压下降。亚硝酸盐的中毒剂量为 0.3 ～ 0.5g，摄入 1 ～ 3g 可致人死亡。

2. 中毒原因　亚硝酸盐食物中毒在我国较为常见，中毒原因归纳起来主要有以下几方面：

（1）误食：亚硝酸盐的外观及口感与食盐相似，易被当作食盐加入食品中而导致中毒。

（2）大量食用腌制不够充分的蔬菜或储存过久的不新鲜蔬菜，许多蔬菜中（如菠菜、小白菜、甜菜叶、萝卜叶、韭菜等）都含有较多的硝酸盐，特别是土壤中大量施用氮肥及除草剂或缺乏钼肥时，蔬菜中硝酸盐的含量更高，这些硝酸盐可在蔬菜自身含有的硝酸盐还原酶作用下，将硝酸盐还原为亚硝酸盐；还可在环境中一些微生物作用下还原为亚硝酸盐；咸菜在腌制过程中，盐水浓度为 5% 时，温度越高（37±2℃），所产生的亚硝酸盐越多；盐水为 10% 时，变化次之；如盐水为 15% 则变化很少。腌菜的最初 2 ～ 4d 中亚硝酸盐含量逐渐增加，7 ～ 8d 时达到最高，

9d 以后则下降，故以较稀的盐水腌菜，在腌后 15d 内食用，容易引起中毒。蔬菜腐烂变质时，亚硝酸盐含量迅速上升。

（3）肉类食品加工时，常用硝酸盐和亚硝酸盐作为防腐剂和发色剂，使用过量时亦可引起中毒。

3．亚硝酸盐中毒的临床表现　潜伏期一般 1～3h，短者 10min，主要表现为口唇、舌尖、指（趾）甲及全身皮肤青紫等缺氧症状，并有头晕、恶心、呕吐、腹痛、腹泻等症状，严重者昏迷、惊厥、大小便失禁，常死于呼吸衰竭。

4．急救与治疗

（1）迅速排出毒物：采用催吐、洗胃，导泻措施，促使未吸收毒物排出。

（2）特效治疗：采用小剂量亚甲蓝（又称美蓝）解毒，美蓝小剂量使用时可使高铁血红蛋白还原为低铁血红蛋白，恢复其输氧功能，通过多次反复循环使用，使高铁血红蛋白浓度逐渐降低。同时补充大量维生素 C，有助于高铁血红蛋白还原成亚铁血红蛋白。

5．预防措施　妥善保管亚硝酸盐，防止污染食品和误食；勿食存放过久的变质蔬菜以及腌制不充分的蔬菜；腌制肉类食品及肉类罐头加入的亚硝酸盐量，应严格按照国家标准规定；加强水质监测，不饮用硝酸盐和亚硝酸盐含量高的井水。

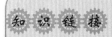

食源性疾病病例报告

国家卫计委 2014 年 11 月提出的《食源性疾病管理办法（试行）（征求意见稿）》要求：

1．医疗机构在诊疗活动中，根据临床表现和病史，认为或者怀疑是食源性疾病病例的，应当在 24h 内向所在地县级卫生计生行政部门指定的疾病预防控制机构报告。

2．医疗机构发现食源性疾病或者疑似食源性疾病有下列情形之一的，应当在 2h 内报告：

（1）30 人以上群体就诊病例；

（2）死亡 1 人及以上；

（3）肉毒中毒、河豚毒素中毒等严重中毒性病例；

（4）学校、幼儿园、建筑工地等集体单位 5 人以上就诊病例；

（5）地区性或者全国性重要活动期间 5 人以上就诊病例。

3．医疗机构的首诊医生或者负责报告职责的人员，应当通过国家食源性疾病监测与报告系统报告食源性疾病信息。暂时不具备网络直报条件的或者紧急情况时，可以通过电话报告。

本章小结

一、食品安全概念与食品安全保障体系

1．食品安全概念　是指食品无无毒、无害，符合应当有的营养要求，对人体健康不造成任何急性、亚急性或者慢性危害。

本章小结

2. 与食品安全相关的食品标志主要有 无公害农产品、绿色食品、有机食品、食用农产品地理标志产品、动植物病虫害检疫合格证明、规模化生产经营主体出具的食用农产品产地质量检测报告和企业的食品生产许可证标志（"QS"标志）。

3. 我国食品安全保障体系 包括法律法规标准体系、检测与监管体系、市场准入认证与可追溯体系、激励与惩治体系、监测评估与应急体系、宣传教育与公众监督体系。

二、食源性疾病的概念、要素与分类

1. 食源性疾病概念 是指食品中致病因素进入人体引起的感染性、中毒性等疾病，包括食物中毒。

2. 食源性疾病的三个要素 ①食物是携带和传播病原物质的媒介；②病原物质是食物中所含有的各种致病因子，包括生物性、化学性和物理性三大因素；③对健康的损害是以中毒或感染两种病理变化为主要特点的各类临床综合征。

3. 食源性疾病分类 依据临床表现可分为4类：①食物中毒，即食用了被有毒有害物质污染的食品或者食用了含有毒有害物质的食品后出现的急性、亚急性疾病；②经食品感染的肠道传染病（如痢疾）、人畜共患病（口蹄疫）和寄生虫病（旋毛虫病）等；③与食物有关的变态反应性疾病；④因一次大量或长期少量摄入某些有毒有害物质而引起的以慢性损害为主要特征的疾病。

三、影响食品安全的因素

包括食物中的天然毒素、食物受到生物性污染、食物受到化学性污染（工业"三废"、生活垃圾、农业投入品、食品加工生产过程中产生等）、食物受到放射性及其他非化学性的杂物污染、滥用食品添加剂、违法添加、食品腐败变质和食品容器及包装材料中有害物的溶出和渗入。

四、常见食品化学性污染物对健康的危害

常见食品化学性污染物主要有农药和兽药残留、黄曲霉毒素、N-亚硝基化合物、多环芳烃类化合物、二恶英类化合物、非法添加物（吊白块、苏丹红、三聚氰胺、塑化剂等），其对健康的危害，引起人们高度重视的主要是慢性危害（如对肝、肾、内分泌等的影响）、"三致"作用和生态影响。

五、食物中毒

1. 概念 食物中毒是指食用了被生物性、化学性有毒有害物质污染的食品或者食用了含有毒有害物质的食品后出现的以急性、亚急性过程为主的疾病。

2. 食物中毒的特点 ①一般潜伏期短常呈暴发性；②中毒患者一般具有相似的临床表现；③中毒的发生与某种食物有关；④一般无人与人之间的直接传播；⑤可表现季节性。

3. 食物中毒的分类 ①细菌性食物中毒。②真菌毒素食物中毒。③有毒动植物食物中毒。④化学性食物中毒。

4. 细菌性食物中毒 细菌性食物中毒在我国最常见，其中又以副溶血性弧菌、沙门氏菌属食物中毒较常见，除肉毒毒素食物中毒外细菌性食物中毒的临床表现主要是急性胃肠炎，对患者的治疗应把握以下原则：①补液、纠正电解质紊乱是救治中的重要措施；

本章小结

②抗生素的使用应据致病菌和病情合理选用；③肉毒毒素中毒导致运动神经麻痹、致死率高，抢救措施中最重要的是临床诊断后应尽快使用抗毒素。细菌性食物中毒的预防措施主要是：①防止食品污染。②控制细菌繁殖。③食用前通过加热等方法彻底杀灭病原体。

5. 有毒动植物中毒　我国以毒蕈较常见，对患者的救治要依据中毒临床表现的类型分别采取针对性的治疗措施（胃肠炎型：补液补电解质；神经精神型：用阿托品类药物；脏器损害型：用巯基类解毒剂；溶血型：用肾上腺质激素类药物）。河豚和麻痹性贝毒中毒，目前尚无特效解毒药，救治措施主要是迅速排毒。预防措施关键是做好宣传教育普及食品安全知识，防止误食。

6. 化学性食物中毒　较常见的是亚硝酸盐中毒，其污染食品的来源主要是①误食；②大量食用不新鲜的蔬菜；③大量食用腌制不久的蔬菜；④肉类食品加工时过量使用硝酸盐和亚硝酸盐。中毒机制亚硝酸盐将正常血红蛋白中的 Fe^{2+} 氧化为 Fe^{3+}，使血红蛋白失去携氧能力，从而导致组织缺氧，严重可致死亡。救治措施，除采用催吐、洗胃，导泻措施迅速排出毒物外，特效治疗采用小剂量亚甲蓝（又称美蓝）解毒。预防应针对中毒原因采取措施。

（唐　娟　郝晓鸣）

第九章　疾病预防与控制

学习目标

通过本章内容的学习，学生应能：

识记：

1. 概述传染病发生的基本条件、流行的基本环节，分析说明不同传染源对传染病流行的意义。
2. 列出实施预防接种的步骤和工作要求，指出预防接种的禁忌证。
3. 说出影响医院安全的常见因素和患者安全、医务人员安全的防范措施。

理解：

1. 解释疫源地概念和疾病流行强度常用术语，指出疫源地消灭的条件，分析不同传播途径引起的传染病的流行特征。
2. 联系心脑血管疾病、糖尿病、恶性肿瘤的危险因素说明其三级预防措施。
3. 解释地方病概念与分类，联系统计学和流行病学知识说明地方病的流行特点，指出碘缺乏病、地方性氟中毒病因、典型临床表现及其防控措施。

运用：

1. 运用本章所学知识开展传染病、心脑血管疾病、糖尿病、恶性肿瘤预防的健康教育。
2. 依据各种疫苗的免疫程序和预防接种证（卡）管理制度开展预防接种服务。

第一节　传　染　病

　　传染病（communicable diseases）是由病原体（如细菌、病毒、立克次体、螺旋体、真菌、原虫和蠕虫等）感染人体后产生的有传染性、在一定条件下可在人群中传播的疾病，这种病原体及其毒性产物可以通过感染的人、动物或储存宿主直接或间接地传染给易感染宿主。

　　历史上天花、鼠疫、霍乱的流行曾经给人类造成重大的灾难，严重影响了人类的健康水平。经过一个多世纪的努力，传染病防治已取得举世瞩目的成就。特别是近半个世纪以来，随着免疫接种计划的落实、卫生状况的改善和疾病控制的国际合作，全球消灭了天花，一些常见传染病的发病率和死亡率在各个国家均有不同程度的下降。但是，传染病迄今仍是一类威胁人类健康的重要疾病，尤其是在发展中国家；国家统计局公布的 2013 年我国城乡居民疾病死亡率与死因，城市居民的传染病死亡率为 6.93/10 万，是城市居民的第 10 位死亡原因；农村居民的传染病死亡率为 7.94/10 万，也为农村居民的第 10 位死亡原因；再则，包括我国在内，世界各地新发传染病不断出现，而新发传染病常常起病急、早期发现及诊断较为困难，加之缺乏特异性防治手段，这又使得传染病防治面临新的挑战。

一、传染病的流行过程

传染病的流行过程（epidemic process）是指传染病在人群中发生、发展和转归的过程，即病原体从感染者体内排出，经过一定的传播途径，再侵入新的易感染者，并不断发生、发展的过程。

（一）传染病发生的基本条件

1. 病原体（pathogen）　病原体是指能够引起宿主致病的各种生物体，包括病毒、细菌、真菌和寄生虫等。病原体侵入宿主机体后能否致病，主要取决于病原体的特征、变异及其侵入门户等。

（1）病原体的特征：①传染力：是指病原体引起易感宿主发生感染的能力。传染力大小可通过引发感染所需的最小病原微生物量来衡量。②致病力：是指病原体侵入宿主后引起临床疾病的能力。致病力的大小取决于病原体在体内的繁殖速度、组织损伤的程度及病原体能否产生特异性毒素。③毒力：是指病原体感染机体后引起疾病严重程度的能力。毒力和致病力的区别：致病力强调的是感染后发生临床疾病的能力，而毒力强调的是疾病的严重程度。

（2）病原体的变异性：病原体在长期进化过程中，受各种环境的影响，当外环境改变影响遗传信息时，引起一系列代谢上的变化，其结构形态，生理特性均发生改变。与流行病学有关的病原体变异主要有：抗原性变异、毒力变异、耐药性变异。病原体变异对传染病的流行、预防和治疗具有重要意义，如耐药性变异是多种传染病流行不能控制或复燃的重要原因之一。

（3）侵入门户：侵入门户是指病原体侵入宿主的最初部位。一般病原体都有严格的侵入门户，并需要达到宿主体内特定的部位生长、繁殖。

2. 宿主（host）　宿主是指在自然条件下被病原体寄生的人或动物。宿主不仅能接受损害，也能抵御、中和外来侵入。当机体具有充分的免疫力时，病原体难以侵入，或难以在宿主体内生存、繁殖，或侵入后被排除和消灭。

3. 感染过程与感染谱

（1）感染过程（infection process）：感染过程是指病原体进入机体后，病原体与机体相互作用的过程，即感染发生、发展、直至结束的整个过程。

（2）感染谱（spectrum of infection）：感染谱是指宿主对病原体传染过程反应的轻重程度的频率。不同的传染病，由于病原体的不同，导致的感染谱也不相同；同一种传染病，由于宿主个体差异，在不同的群体（如老年、青年、少年等）中导致的感染谱也可能不相同。人群中常见的感染谱：①以隐性感染为主：隐性感染是指体内有病原体存在，但没有该疾病的临床表现。这类疾病的感染结局中隐性感染者所占的比例较大，显性感染或危重及致死性病例较少，如流行性脑脊髓膜炎、脊髓灰质炎、艾滋病等。②以显性感染为主：绝大多数感染者有明显的临床表现，极少数患者有严重症状或导致死亡，如麻疹、水痘等。③隐性感染与显性感染比例接近：如流行性腮腺炎。④大部分感染者以死亡为结局：绝大部分感染者呈现严重临床症状，以死亡为结局，如狂犬病。

（二）传染病流行过程的三个基本环节

传染病在人群中发生流行必须具备三个基本环节，即传染源、传播途径和易感人群。这三个环节相互依存、相互联系，缺少其中任何一个环节，传染病的流行就不会发生或终止。

1. 传染源（source of infection）　传染源是指体内有病原体生长、繁殖并且能排出病原体的人和动物，包括患者、病原携带者和受感染的动物。感染者排出病原体的整个时期，称为传染期，传染期是决定传染病患者隔离期限的重要依据。

（1）患者：患者是显性感染者，患者体内通常存在大量病原体，可以通过咳嗽、呕吐、腹泻等排出病原体，是最重要的传染源。患者作为传染源的意义主要取决于患者的类型、活动范围和病程的不同阶段所排出的病原体的数量和频度。

（2）病原携带者：病原携带者是指没有任何临床症状而能排出病原体的人，即带菌者、带毒者和带虫者。病原携带者按其携带状态和疾病分期可分为三类。①潜伏期病原携带者：是指在潜伏期内携带并排出病原体者；②恢复期病原携带者：是指临床症状消失后继续携带和排出病原体者，如痢疾、伤寒、乙型肝炎等；③健康病原携带者：是指整个感染过程中均无明显临床症状与体征而排出病原体者，如白喉、脊髓灰质炎等。病原携带者作为传染源的意义取决于其排出病原体的数量、携带病原体的时间长短、携带者的职业、社会活动范围、个人卫生习惯、环境卫生条件和防疫措施等。在饮食服务行业、供水企业、托幼机构等单位工作的病原携带者对人群的威胁严重。

（3）受感染的动物：人类的某些传染病是由动物传播造成的，这些疾病的病原体在自然界的动物间传播，在一定条件下可以传染给人，所致疾病称为自然疫源性疾病或人畜共患病，如鼠疫、森林脑炎、钩端螺旋体病、狂犬病、血吸虫病等。动物作为传染源的意义主要取决于人与受感染的动物接触的机会和密切程度、动物传染源的种类和密度、环境中是否有适宜该疾病传播的条件等。

2．传播途径（route of transmission） 传播途径是指病原体由传染源排出，侵入新的易感宿主之前，在外环境中所经历的全部过程。病原体从传染源经过外界环境而达到另一个易感个体，需借助于外界环境中一定的媒介，如空气、食物、手、日常用品等。传染病可通过一种或多种途径传播，常见的传播途径有：

（1）经空气传播（air-borne infection）：经空气传播有三种方式。①经飞沫传播：含有大量病原体的飞沫在患者呼气、大声说话、嚎哭、打鼾、咳嗽、打喷嚏时经口鼻排出。小的飞沫在空气中悬浮的时间不长。飞沫传播的范围仅限于患者或携带者周围的密切接触者。流行性脑脊髓膜炎、流行性感冒、百日咳等均可经此方式传播。拥挤的临时工棚、旅客众多的船舱、车站候车室、影剧院等是发生此类传播的常见场所。②经飞沫核传播：飞沫在空气悬浮过程中由于失去水分而剩下的蛋白质和病原体组成的核，这种飞沫核可以在空气中悬浮较长时间，漂浮距离也较远，白喉、结核病、猩红热等可经飞沫核传播。③经尘埃传播：含有病原体的飞沫或分泌物落在地面，干燥后形成尘埃。易感者吸入后即可感染。凡耐干燥的病原体，如结核杆菌、炭疽杆菌芽孢均可经尘埃传播。

经空气传播的传染病流行特征：①传播广泛，传播途径易实现，发病率高；②可表现为季节性，冬春季高发；③在未免疫预防的人群中，发病呈现周期性升高，而免疫力持久的疾病，儿童多见；④发病与人口密集程度、居住条件等有关。

（2）经水传播（water-borne infection）：经水传播有两种方式。①经饮水传播：一般肠道传染病经此途径传播，如伤寒、霍乱、痢疾、甲型肝炎等。饮水被污染可能由于自来水管网破损污水渗入，或因地面污物被雨水冲刷而流入，或因粪便、垃圾落入及在水源中洗涤污物直接或间接污染而引起疾病，经饮水传播的疾病常呈暴发流行。流行强度取决于水源类型、供水范围、水受污染的强度及频度、病原体在水中存活时间的长短、饮水卫生管理是否完善及居民卫生习惯等。其流行特征：病例分布与供水范围一致，有饮用同一水源史；除哺乳婴儿外，发病无年龄、性别、职业差别；水源经常受到污染时，病例可终年不断；停用污染水源或采取消毒净化措施后，流行或暴发即可平息。②经疫水传播：易感者接触含有病原体的疫水所引起的传播。病原体经过皮肤、黏膜侵入机体，引起感染，如钩端螺旋体病、血吸虫病。此类疾病的流行特征是：患者有接触疫水史；发病有地方性、季节性、职业性；大量易感人群进入疫区接触疫水可呈爆发或流行；加强疫水洁治措施和个人防护，可控制病例发生。

（3）经食物传播（food-borne infection）：经食物传播的传染病有肠道传染病、某些寄生虫病及个别呼吸道病（如结核病、白喉等）。传播方式：一种是食物本身含有病原体，另一种是食物在不同条件下被污染。如1988年1至3月，上海市发生大规模甲型肝炎流行，急性甲型肝炎患者达20余万人，其原因是当地居民生吃或半生吃受甲型肝炎病毒污染的毛蚶。食物是病原微生物生存的良好场所，在生产、加工、运输、贮存、饲养与销售的各个环节均可能被污染。

经食物传播的传染病的流行特征：①患者有食用同一食物史，不吃者不发病；②易形成暴发，与吃污染食物的人数有关；停止供应污染食物后，发病即可平息。

（4）经接触传播（contact infection）：经接触传播有两种方式。①直接接触传播：是指传染源与易感者直接接触所造成的传播，如狂犬病、性传播疾病；②间接接触传播：是指易感者接触了被传染源排泄物或分泌物污染的日常生活用品而造成的传播，许多肠道传染病、体表传染病及某些人畜共患病可通过间接接触传播。经接触传播的流行特征：①病例一般呈散发，可形成家庭或同室内传播；②无明显季节性，流行过程缓慢；③个人卫生习惯不良和卫生条件较差地区发病较多；④改善环境卫生条件及个人卫生习惯后，可减少或终止疾病的发生。

（5）经节肢动物传播（arthropod-borne infection）：是指经节肢动物叮咬吸血或机械携带而传播的传染病。其传播方式①机械携带传播：是指节肢动物只是机械携带、传送病原体，病原体在其体内或体表均不发育繁殖，如苍蝇、蟑螂携带肠道传染病病原体，传播细菌性痢疾、伤寒等；②生物学传播：是指病原体必须在节肢动物体内经过一段时间（外潜伏期）的发育繁殖后，传给易感者，如蚊、蚤、蜱、螨等传播疟疾、丝虫病、登革热、流行性乙型脑炎、回归热、森林脑炎等。经节肢动物传播的流行特征：具有一定地区性、明显的季节性和职业性，发病年龄有差异，新疫区各年龄组发病无差异，老疫区多集中于儿童，发病率与节肢动物媒介密度呈正相关。

（6）经土壤传播（soil-borne infection）：是指易感者通过各种方式接触了被病原体污染的土壤所致的传播。经土壤传播的传染病往往与病原体在土壤中的存活时间、个体与土壤接触的机会和个人卫生条件有关，如蛔虫、钩虫、鞭虫等受精虫卵在人体内并不发育，只有随粪便排到土壤中经发育后的虫卵才具有传染性，赤脚下地在未加处理的人粪施肥土壤上劳动，易被钩蚴感染；儿童在泥土中玩耍，易感染蛔虫病；破伤风、炭疽等细菌的芽孢在土壤中可长期生存，可经破损的皮肤引起感染。

（7）医源性传播（iatrogenic infection）：是指在医疗、预防工作中，由于未能严格执行规章制度和操作规程，而人为地造成某些传染病的传播，称为医源性传播。医源性传播有两种类型。①经医疗器械和设备传播：是指易感者在接受治疗、预防或检验（检查）措施时，由于所用器械、针筒、针头、针刺针、采血器、导尿管受医护人员或其他工作人员的手污染或消毒不严而引起的传播，如乙型肝炎、艾滋病等；②经药品及生物制品传播：是指药厂或生物制品生产单位所生产的药品或生物制品受污染而引起传播，如我国曾报道血友患者因使用进口的第Ⅷ因子而感染HIV。

以上7种传播途径均是病原体在外环境中借助于传播因素而实现人与人之间的相互作用，故可将其统称为水平传播，与之相对应的是垂直传播。

（8）垂直传播（vertical infection）：是指病原体通过母体传给子代的传播，又称母婴传播。主要传播方式①经胎盘传播：是指受感染的孕妇经胎盘血液使胎儿受感染，如风疹病毒、乙型肝炎病毒、梅毒螺旋体和HIV等；②上行性传播：是指病原体经孕妇阴道通过子宫颈口到达绒毛膜或胎盘引起胎儿感染，如葡萄球菌、链球菌、大肠杆菌、肺炎球菌及白色念珠菌等；③分娩时传播：是指分娩过程中胎儿在通过严重感染的孕产道时可被感染，如淋球菌、疱疹病毒等。

3. 易感人群（susceptible population）　是指对传染病病原体缺乏特异性免疫力，易受感染的人群。人群作为一个整体对传染病病原体的易感程度称为人群易感性，通常人群易感性以人群中非免疫人口占全部人口的百分比表示。群体免疫水平高，即人群中免疫人口比例大，则人群易感性低，可控制传染病流行。

（1）影响人群易感性升高的主要因素：①新生儿增加：出生后6个月以上未经人工免疫的婴

儿，由于他们从母体得到的抗体逐渐消失，而获得性免疫尚未形成，缺乏特异性免疫力，故对许多传染病都易感。②易感人口迁入：流行区的居民因隐性感染或显性感染而获得免疫力。但如大量缺乏相应免疫力的非流行区居民进入，会使流行区人群易感性升高。③免疫人口免疫力自然消退：当人群的病后免疫或人工免疫水平随时间逐渐消退时，人群的易感性升高。④免疫人口死亡：免疫人口的死亡可相对地使人群易感性升高。⑤病原体发生变异：人群对病原体的新变异株缺乏免疫力，因而普遍易感。

（2）影响人群易感性降低的主要因素：①免疫接种：预防接种可提高人群对传染病的特异性免疫力，是降低人群易感性的重要措施。②传染病流行：一次传染病流行后，由于病后或隐性感染后获得特异性免疫力，从而增加了免疫人口。③隐性感染：易感者通过隐性感染后，产生特异性免疫力，降低人群易感性。

（三）影响传染病流行过程的因素

传染病的流行依赖于传染源、传播途径和易感人群三个环节的连接和延续，任何一个环节的变化都可能影响传染病的流行和消长。这三个环节的连接往往受自然因素和社会因素的影响和制约，而传染病的控制、预防和消灭也离不开这两类因素的作用。

1. 自然因素对流行过程的影响 自然因素包括气候、地理、土壤、生物等，其中气候和地理因素对传染病流行过程影响最明显。

（1）自然因素对传染源的影响：自然因素对动物传染源有明显的影响，特别是野生动物，因为自然疫源地的形成有赖于一定的地理和气候因素。如肾综合征出血热传染源黑线姬鼠，栖息在潮湿、多草地区；黄鼠有冬眠习性，多在春夏之交繁殖，秋季密度达到高峰，从而决定了黄鼠鼠疫及其引起的人间鼠疫流行季节为 4 ~ 10 月份。

（2）自然因素对传播途径的影响：以节肢生物媒介作为传播途径时，自然因素的影响明显。因为媒介生物的地理分布、季节消长、活动能力以及病原体在媒介生物体内的发育、繁殖等均受自然因素制约。因此，疟疾、流行性乙型脑炎等由节肢动物媒介传播的传染病，有明显的地区性和季节性。气温影响环境中病原体的存活，如在冰中的伤寒杆菌可以越冬；雨量可影响病原体的传播，夏季暴雨所致的洪水泛滥，往往可使水型钩端螺旋体病暴发流行。

（3）自然因素对易感人群的影响：自然因素能影响人体受感染的机会及机体抵抗力，使传染病呈现时间分布的特点。如夏季气候炎热，人们喜食生冷食物，易发生肠道传染病；冬季寒冷，人们多在室内活动，增加了飞沫传播的机会，同时冷空气刺激呼吸道黏膜使血管收缩，造成局部缺血，致使上呼吸道抵抗力下降，从而使某些呼吸系统传染病的发病率增高。

2. 社会因素对流行过程的影响 社会因素包括社会制度、生产活动、生活条件、医疗卫生状况、经济发展、文化水平、人口发展、宗教信仰、风俗习惯、生活方式、社会安定等。近年来新发、死灰复燃的传染病的流行，很大程度上受到了社会因素的影响。社会因素对传染病流行的三个环节均可以造成一定程度的影响。

（1）抗生素和杀虫剂的滥用使病原体和传播媒介耐药性日益增强。目前全球约有耐药结核杆菌感染者 1 亿，使结核病的传染源增加，并且不易被消除。

（2）城市化和人口爆炸使人类传染病有增无减。城市化造成贫富分化差距越来越大，贫穷、营养不良、居住环境拥挤、卫生条件恶劣、缺乏安全的饮水和食物，是传染病滋生与发展的温床。

（3）战争、动乱、难民潮和饥荒促进了传染病的传播和蔓延。如苏联的解体和东欧的动荡局势使这一地区 20 世纪 90 年代白喉严重流行。

（4）全球旅游业的急剧发展，航运速度的不断增快也有助于传染病的全球性蔓延。

（5）环境污染和环境破坏造成生态环境的恶化，森林砍伐改变了媒介昆虫和动物宿主的栖息习性，均可能导致传染病的蔓延和传播。

（四）疫源地与流行过程

1．疫源地（infection focus） 疫源地是指传染源及其排出的病原体，向周围传播时可能波及的范围。疫源地的范围可大可小。传染源排出的病原体污染范围较小的疫源地或单个传染源所构成的疫源地，称为疫点，如以患者的住户或附近几户为范围。传染源排出的病原体污染范围较大的疫源地或若干疫源地连成片时，称为疫区，如一个村或几个村庄，一条街道或一个居委会。

影响疫源地范围大小的因素，主要取决于五个方面：传染源的存在时间，传染源的活动范围，传播途径的特点，周围人群的免疫状况，防治措施的效果。如一个住院隔离的传染病患者造成的疫源地范围很有限，而一个自由活动的病原携带者或患者造成的疫源地范围则较大；只能经飞沫传播的麻疹疫源地有限，而通过蚊传播的疟疾，疫源地范围则决定于蚊的活动范围。疫源地范围的大小，决定了采取的防疫措施的范围。

2．疫源地消灭的条件 疫源地消灭必须具备下列条件：①传染源被移走（住院或死亡）或不再排出病原体（治愈）；②传染源播散在环境中的病原体被彻底消灭；③所有易感接触者经过该病的最长潜伏期没有新感染发生。

3．疫源地与流行过程 疫源地是构成流行过程的基本单位。每一个新发生的疫源地都由过去的疫源地发展而来，一系列相互联系、相继发生的疫源地构成了传染病的流行过程，即病原体通过一定的传播途径，不断更迭宿主的过程。只有传染源、传播途径和易感人群三个基本环节相互连接、协同作用，才能发生新的疫源地，才使得流行过程延续下去。及时、有效地消灭疫源地，可终止流行过程。

4．疾病的流行强度 是指某病在某地某人群中一定时期内发病数量的变化及其特征。常用的术语有散发、暴发、流行和大流行等。

（1）散发：是指某病在一定地区的发病率呈现历年的一般水平，且病例间无明显的联系。散发多用于表示区、县以上的范围内某病的流行强度，不适于小范围的某病流行强度。历年的一般发病率水平可参照当地前三年该病的平均发病率水平。

（2）暴发：是指在一个局部地区或集体单位中，短时间内突然有很多相同患者出现的现象。大多数患者常出现在该病的最长潜伏期内，如在集体食堂中发生的食物中毒，托儿所或幼儿园里的麻疹暴发、水痘暴发等。

（3）流行：是指某地区某病发病率显著超过该病历年的散发发病率水平。流行和散发是相对的概念，应根据不同病种、不同时期和不同地点流行的实际水平来判断。如果某地某病达到流行水平，意味着有促进发病率升高的因素存在，应当引起注意。

（4）大流行：是指某病发生迅速蔓延、涉及地域广、发病率远远超过流行的水平。范围在短期内可越过省界、国界甚至洲界。超出国界甚至洲界的流行称世界大流行。例如，流行性感冒和霍乱历史上曾发生过多次世界大流行。

二、传染病的预防与控制

近年来全球传染病发病率大幅度回升，一些被认为早已得到控制的传染病又死灰复燃，同时又新发现了数十种传染病。因此，传染病的预防和控制仍是世界各国的一个突出重点。

（一）经常性的预防措施与预防接种管理

1．经常性预防措施

（1）健康教育：健康教育可以提高人群预防传染病的知识水平，促使人们养成良好的行为和生活方式，减少受感染机会。健康教育是预防传染病最经济、高效的重要措施，如艾滋病的健康教育就是目前艾滋病防治最有效的方法。

（2）改善卫生条件：改善卫生条件，实现初级卫生保健的有关要求，消除外环境可能存在的疾病传播因素或使其无害化，是预防传染病的根本性措施。具体措施包括：有计划地建设和改建城乡公共卫生设施；改善饮用水卫生条件，保证用水安全；对污水、污物、粪便进行无害化处理；加强医疗机构、食品和公共场所的卫生监督；定期开展灭鼠、灭蝇工作等。

（3）国境卫生检疫：是指国境卫生检疫机关为了防止传染病由国外传入或者由国内传出，依照国境卫生检疫的法律、法规，在国境口岸、关口对入境、出境人员、交通工具、运输设备以及可能传播传染病的行李、货物、邮包等物品实施传染病检疫、监测和卫生监督、卫生处理的卫生行政执法行为。国境卫生检疫的传染病有三种：鼠疫、霍乱和黄热病。其检疫期限鼠疫 6 天、霍乱 5 天、黄热病 6 天。

2．预防接种

（1）预防接种：预防接种是指根据疾病预防控制规划，利用疫苗，按照国家规定的免疫程序，由合格的接种技术人员给适宜的接种对象进行接种，以达到提高人群免疫水平，预防和控制传染病发生和流行的目的。预防接种的种类①人工自动免疫：又称人工主动免疫，是指将免疫原性物质接种到机体内，使人体产生特异性免疫的方法。其制剂有：减毒活疫苗、灭活疫苗、类毒素、多联多价疫苗。②人工被动免疫：是指将含有抗体的血清或其制剂直接注入机体，使人体立即获得抗体的免疫方法。其制剂有：免疫血清（抗毒素）、免疫球蛋白。③被动自动免疫：是指在接种被动免疫制剂的同时接种自动免疫制剂，使兼有被动及自动免疫的优点。一般只在有疫情的时候采用，多用于保护婴幼儿及体弱接触者。

（2）计划免疫与扩大免疫规划：计划免疫是应用免疫学的原理，根据疾病的疫情监测和人群免疫的特点，制定科学的免疫程序，有计划、有组织地利用疫苗进行预防接种，以提高人群免疫水平，达到控制和消灭相应传染病的目的，也就是有计划地进行预防接种。婴幼儿处于生理免疫低下状态，对各种传染病的感染几率大，因此普及儿童计划免疫是预防传染病最有效的措施。我国于 1950 年起就在全国范围内开始免费给儿童接种卡介苗、百白破联合疫苗、牛痘疫苗，并在 1960 年消灭天花，以后又相继增加了麻疹、脊髓灰质炎疫苗、乙肝疫苗。1974 年 WHO 提出了扩大免疫规划（expanded program on immunization，EPI），EPI 的内容包括两方面：①不断扩大免疫接种的覆盖面，使每个儿童出生后都能获得免疫接种的机会；②不断扩大免疫接种的疫苗，除接种"四苗"外，各地应根据当地的情况增加接种疫苗的种类。我国 1981 年正式加入全球 EPI 活动。2007 年 12 月 29 日原卫生部印发了关于《扩大国家免疫规划实施方案》，该方案的主要内容：①在现行全国范围内使用的乙肝疫苗、卡介苗、脊灰疫苗、百白破疫苗、麻疹疫苗、白破疫苗等 6 种国家免疫规划疫苗基础上，以无细胞百白破疫苗替代百白破疫苗，将甲肝疫苗、流脑疫苗、乙脑疫苗、麻腮风疫苗纳入国家免疫规划，对适龄儿童进行常规接种；②在重点地区对重点人群进行出血热疫苗接种，发生炭疽、钩端螺旋体病疫情或发生洪涝灾害可能导致钩端螺旋体病暴发流行时，对重点人群进行炭疽疫苗和钩体疫苗应急接种。通过接种上述疫苗，预防乙型肝炎、结核病、脊髓灰质炎、百日咳、白喉、破伤风、麻疹、甲型肝炎、流行性脑脊髓膜炎、流行性乙型脑炎、风疹、流行性腮腺炎、流行性出血热、炭疽和钩端螺旋体病。

（3）免疫程序：免疫程序是指对需要接种疫苗的种类、时间、剂次、次序、剂量、部位等做的具体规定。免疫程序是根据传染病流行特征、人群免疫应答能力、免疫水平的变化以及实施免疫预防的条件等多方面因素综合考虑后制定的。扩大国家免疫规划疫苗与免疫程序见表 9-1。

表 9-1 扩大国家免疫规划疫苗与免疫程序

疫苗种类	接种对象月（年）龄	接种剂次	接种部位	接种途径	接种剂量/剂次	备注
乙肝疫苗	0、1、6月龄	3	上臂三角肌	肌内注射	酵母苗 5μg/0.5ml，CHO苗 10μg/1ml、20μg/1ml	出生后24小时内接种第1剂次，第1、2剂次间隔≥28天，第3剂次接种时间间隔为6月龄
卡介苗	出生时	1	上臂三角肌中部略下处	皮内注射	0.1ml	
脊灰疫苗	2、3、4月龄 4周岁	4		口服	1粒	第1~2剂次，2~3剂次的间隔时间均应≥28天
百白破疫苗	3、4、5月龄 18~24月龄	4	上臂外侧三角肌	肌内注射	0.5ml	各剂次的间隔时间均应≥28天
白破联合疫苗	6周岁	1	上臂三角肌	肌内注射	0.5ml	百白破疫苗的第5剂加强免疫
麻疹-风疹联合疫苗	8月龄	1	上臂外侧三角肌下缘附着处	皮下注射	0.5ml	
麻腮风疫苗（麻腮联合疫苗、麻疹疫苗）	18~24月龄	1	上臂外侧三角肌下缘附着处	皮下注射	0.5ml	含麻疹疫苗成分的联合疫苗，是麻疹疫苗的复种
乙脑灭活疫苗	8月龄（2剂次）2周岁、6周岁	4	上臂外侧三角肌下缘附着处	皮下注射	0.5ml	第1、2剂次为基础免疫，间隔7~10天，第3、4剂次为加强免疫
乙脑减毒活疫苗	8月龄、2周岁	2	上臂外侧三角肌下缘附着处	皮下注射	0.5ml	第1剂次为基础免疫
A群流脑疫苗	6~18月龄（2剂次）	2	上臂外侧三角肌附着处	皮下注射	30μg/0.5ml	第1、2剂次间隔≥3个月
A+C群流脑疫苗	3周岁、6周岁	2	上臂外侧三角肌附着处	皮下注射	100μg/0.5ml	2剂次间隔≥3年；第1剂次与A群流脑疫苗第2剂次间隔≥12个月
甲肝减毒活疫苗	18~23月龄	1	上臂外侧三角肌附着处	皮下注射	1ml	
甲肝灭活疫苗	18月龄、24~30月龄	2	上臂三角肌附着处	肌内注射	0.5ml	2剂次间隔≥6月
出血热疫苗（双价）	16~60周岁	3	上臂外侧三角肌	肌内注射	1ml	接种第1剂次后14天接种第2剂次，第3剂次在接种第1剂次后6个月接种
炭疽疫苗	炭疽疫情发生时，病例或病畜间接接触者及疫点周围高危人群	1	上臂外侧三角肌附着处	皮上划痕	0.05ml（2滴）	病例或病畜的直接接触者不能接种
钩体疫苗	流行地区可能接触疫水的7~60岁高危人群	2	上臂外侧三角肌附着处	皮下注射	成人第1剂0.5ml，第2剂1ml；7~13岁剂量减半，必要时7岁以下儿童依据年龄、体重酌情注射，不超过成人剂量的1/4

（4）预防接种证（卡）管理：我国实行儿童预防接种证制度。

①负责新生儿接生的单位，在新生儿出生后24h内及时为其接种首针乙肝疫苗和卡介苗，同时填写《新生儿首针乙肝和卡介苗接种登记卡》。

②预防接种证（卡）按照受种者的居住地实行属地化管理。在儿童出生后1个月内，家长或者监护人应持《新生儿首针乙肝疫苗和卡介苗接种登记卡》，至儿童常住地所在的预防接种单位，办理预防接种证。

③户籍在外地的6岁及以下儿童在本地居住时间在3个月及以上，由居住地的预防接种单位及时建立预防接种卡，无预防接种证者需同时建立预防接种证。

④接种单位对适龄儿童实施预防接种时，应当查验预防接种证，并按规定做好记录。接种医生在每次接种完成后，应在证（卡）上做好相应记录，并签名或盖章。

⑤预防接种证由实施接种工作的人员填写。书写工整、文字规范、填写准确、齐全，时间（日期）栏（项）填写均以公历为准。

⑥当儿童户口迁移或寄居（托、养）于其他地区时，应持预防接种证到负责该儿童免疫接种的预防接种单位办理迁出手续；之后，持证再到新迁入或寄居地区的预防接种单位登记，以继续接受各种疫苗的预防接种。

⑦儿童入托、入学时，托幼机构、学校应当查验预防接种证，发现未依照国家免疫规划程序受种的儿童，应当向所在地的县级疾病预防控制机构或者儿童居住地承担预防接种工作的接种单位报告，并配合疾病预防控制机构或者接种单位督促其监护人在儿童入托、入学后及时到接种单位补种。无预防接种或未按照规定程序接种疫苗的儿童，必须补证或补种疫苗。

⑧预防接种证由儿童家长或其监护人保管，接种单位应在接种证上加盖公章或预防接种专用章。

⑨接种单位至少每半年对责任区内儿童的预防接种卡进行一次核查和整理，剔出迁出、死亡或是未联系1年以上的儿童预防接种卡资料，由接种单位另行妥善保管。

⑩预防接种证由儿童监护人长期保管。预防接种卡城市由接种单位保管，农村由乡镇防保组织保管。预防接种卡的保管期限应在儿童满6周岁后再保存不少于15年。

如果已经应用《儿童预防接种信息管理系统》进行计算机管理的预防接种单位，应按照有关规定，及时将预防接种证、卡的有关信息录入计算机，并定期将免疫信息库中的接种资料以书面形式进行备份。实施儿童预防接种计算机管理地区，可以用儿童预防接种信息的电子档案逐步取代预防接种卡，但不得代替儿童预防接种证。

儿童预防接种个案基本信息未经儿童监护同意，不得向其他人员提供。

预防接种卡的内容见表9-2。

表9-2　预防接种卡

编号_____

儿童姓名_____性别_____出生日期_____年____月____日____

监护人姓名_____与儿童关系_____联系电话_____

家庭现住址_____户籍地址_____

迁入时间_____迁出时间_____迁出原因_____

疫苗异常反应史：_____

接种禁忌证：_____

传染病史：_____

建卡日期_____建卡人_____

疫苗名称	剂次	接种日期	接种部位	疫苗批号	有效日期	生产企业	接种医师	备注
乙肝疫苗	1							
	2							
	3							
卡介苗								
脊灰疫苗	1							
	2							
	3							
	4							
百白破疫苗	1							
	2							
	3							
	4							
白破疫苗								
麻疹 - 风疹联合疫苗								
麻腮风疫苗	1							
	2							
麻腮疫苗								
麻疹疫苗	1							
	2							
A 群流脑疫苗	1							
	2							
A+C 群流脑疫苗	1							
	2							
乙脑（减毒）活疫苗	1							
	2							
乙脑灭活疫苗	1							
	2							
	3							
	4							
甲肝减毒活疫苗								
甲肝灭活疫苗	1							
	2							
其他疫苗								

（5）预防接种服务流程见图9-1。

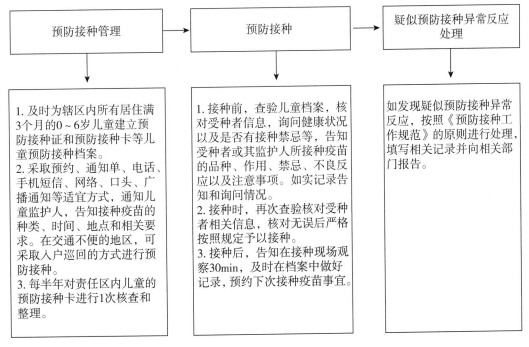

图9-1 预防接种服务流程

（6）实施疫苗接种的步骤及其工作要求见表9-3。

表9-3 实施接种的步骤及其工作要求

工作步骤	工作要求
接待儿童家长	（1）热情接待儿童家长
	（2）向家长说明接种疫苗的目的、对象、接种后注意事项及有关知识
	（3）热情接待儿童家长
询问儿童健康状况	（1）回收接种通知单
	（2）检查接种卡、证，核对儿童姓名、出生日期及接种记录，确定是否为本次接种对象，接种何种疫苗
	（3）如发现原始记录中儿童姓名、出生日期有误应及时更正
	（4）对不属于本次接种对象，要向家长做好说服解释工作
接种疫苗	（1）正确实施接种
	（2）联合免疫时应先口服脊髓灰质炎疫苗
记录和预约	（1）接种后医师及时填写卡、证并签名（盖章）
	（2）向家长交代接种后可能出现的反应及家庭处理办法
	（3）向家长预约下次疫苗接种的时间、地点及种类
观察接种反应	（1）接种后，儿童不要离开现场，要留察10～30min
	（2）发现异常反应及时处理
整理接种现场	（1）清理核对接种通知单，对未接种的儿童再补发通知
	（2）处理好剩余疫苗，清理冷藏背包和清洗接种器材，做好清洁卫生
统计报告随访	（1）统计、填写规定的接种报表
	（2）随访接种对象，了解接种反应

（7）预防接种禁忌证

1．一般禁忌证有　①急性感染性疾病正在发热者，应查明病因，治愈后再接种。②患银屑病、皮肤感染、严重皮炎、湿疹者，须待皮肤病痊愈后方可进行接种。③患有心脏病、肝炎、肾炎、活动性结核病者。④脑或神经系统发育不正常，有脑炎后遗症、癫痫病者。⑤重度营养不良、严重佝偻病等免疫力低下者。⑥先天性免疫缺陷者。⑦过敏体质及患哮喘、荨麻疹者。⑧正在腹泻者。⑨腋下或颈部淋巴结肿大者。

2．特殊禁忌证　任何疫苗都有其特异的禁忌证，因此接种前必须仔细查看疫苗说明书（各种疫苗都有明确规定）严格掌握禁忌证。

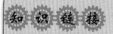

不同疫苗能否同时接种?

应依据以下几条综合考虑：

（1）任何两种疫苗同时接种在不同部位，没有证据证明会增加不良反应的风险。但一次接种太多种疫苗，可能会引起免疫疲劳，不能达到预期的免疫效果。

（2）灭活疫苗一般无免疫干扰，可同时接种。但为了避免接种后出现变态反应而难以查清是何种疫苗过敏，也可间隔时间接种。

（3）两种都是注射用减毒活疫苗，可以同时接种在不同部位。若没有同时接种，则必须间隔28天才能接种。

（4）丙种球蛋白与其他疫苗接种一般须间隔3个月以上。

（8）计划外预防接种：即国家免疫规划接种对象之外的人群进行预防接种，包括传染病流行季节前的预防接种和医护人员接种乙肝疫苗、从事畜牧、屠宰、肉类加工的工作人员接种布鲁菌活菌苗等，也应合理安排接种时间，如传染病流行季节前的预防接种，一般应在流行季节前1个月内进行，使机体产生免疫力的时间正好在历年发病的高峰时间；在流行乙型脑炎和脊髓灰质炎流行期间不应接种百日咳菌苗，以免促发接种者感染乙型脑炎和脊髓灰质炎或诱发潜在感染。

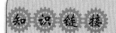

预防接种偶合症

预防接种偶合症是指受种者正处于某种疾病的潜伏期，或者存在尚未发现的基础疾病，接种后巧合发病（复发或加重），因此偶合症的发生与疫苗本身无关。疫苗接种率越高、品种越多，发生的偶合率越大。

（二）疫情控制措施

疫情控制措施是指在疫情发生以后，为了限制传染病发生和流行的强度和范围，防止疫情蔓延所采取的各种措施。

1．针对传染源的措施　包括针对患者、病原携带者和动物传染源的措施。

（1）对患者措施：应做到早发现、早诊断、早报告、早隔离和早治疗。为了早发现、早治疗，应广泛提高群众的防病知识以及识别传染病的能力，不断提高医务人员业务水平，开展人群普查，定期进行健康检查以及实施卫生检疫等。

目前，我国法定传染病分为甲、乙、丙 3 类共计 39 种，其中甲类传染病 2 种、乙类传染病 26 种、丙类传染病 11 种。凡从事医疗、保健、卫生防疫工作的人员均为法定报告人，发现法定报告的传染病患者或病毒携带者和疑似患者，应在规定时限内，向当地卫生防疫机构报告。报告时限：发现甲类传染病和乙类传染病的肺炭疽、传染性非典型肺炎、脊髓灰质炎，或发现其他传染病和不明原因疾病暴发时，应于 2h 内报告。对其他乙、丙类传染病患者、疑似患者和规定报告的传染病病原携带者在诊断后，应于 24h 报告。

甲类传染病和乙类传染病的艾滋病、肺炭疽患者，必须强制隔离治疗，必要时由公安部门协助采取强制隔离治疗措施。其他乙类传染病患者，根据病情可住院隔离或在家中隔离治疗，直至治愈。其中有些患者其传染源作用不大，如肾综合征出血热、钩端螺旋体病、布鲁杆菌病等患者可不必隔离。丙类传染病中活动性肺结核、瘤型麻风病患者必须经临床和微生物检查证实痊愈才可恢复工作、学习，其他丙类传染病患者在临床治愈后即可工作、学习。

（2）对病原携带者的措施：对病原携带者应做好登记，并根据携带者的类型、病原种类进行管理，指导督促他们自觉养成良好的卫生习惯和道德风尚。在食品行业、服务行业及托幼机构工作的病原携带者必须暂离工作岗位，艾滋病、乙型病毒性肝炎和疟疾的病原携带者严禁作为献血员。

（3）对接触者的措施：凡与传染源有过接触并有受感染可能者都应接受检疫。检疫期为最后接触日至该病的最长潜伏期。①留验：即隔离观察。甲类传染病接触者应留验，即在指定场所进行观察，限制活动范围，实施诊察、检验和治疗。②医学观察：乙类和丙类传染病接触者可正常工作、学习，但需接受体检、测量体温、病原学检查和必要的卫生处理等医学观察。③应急接种和药物预防：对潜伏期较长的传染病可对接触者施行应急预防接种，用于应急预防接种的疫苗应该起效快、能在短时间内诱导免疫系统产生抗体，如麻疹疫苗、白喉疫苗、脊髓灰质炎疫苗、流脑多糖疫苗、甲肝疫苗、水痘疫苗等。此外还可采用药物预防，如服用青霉素预防猩红热，服用乙胺嘧啶或氯喹预防疟疾等。

（4）对动物传染源的措施：可根据动物所患传染病的种类及动物自身的经济价值采取不同的处理方法。对人类危害大且无经济价值的动物应予以消灭，如灭鼠；危害性较大的病畜或野生动物，应予以捕杀、焚烧、深埋，如患疯牛病和炭疽病的家畜、患狂犬病的狗等。

2．针对传播途径的措施　是对传染源污染的环境采取的措施。不同的传染病因其传播途径各异，所采取的主导措施也各不相同，如呼吸系统传染病主要是通过飞沫和空气传播，重点措施是加强通风、空气消毒及个人防护。主要采取消毒、杀虫、灭鼠等卫生措施消灭传播途径中的病原体和媒介昆虫。消毒是指用化学、物理、生物的方法杀灭或消除环境中致病微生物的一种措施，包括预防性消毒和疫源地消毒。预防性消毒是指对可能受到病原微生物污染的场所和物品施行消毒，如乳制品消毒、饮水消毒等。疫源地消毒是指对现有或曾经有传染源存在的场所进行消毒；其目的是消灭传染源排出的致病性微生物。

3．针对易感人群的措施　应提高易感人群的集体免疫力，保护其不受传染。

（1）免疫预防：当发生传染病后，被动免疫和主动免疫是保护易感者的有效措施。如注射丙种球蛋白、胎盘球蛋白，可对预防麻疹、流行性腮腺炎、甲型病毒性肝炎等产生一定效果；发生麻疹、白喉流行时，可采取应急接种疫苗，但有些产生免疫力缓慢的疫苗（如伤寒疫苗、白百破疫苗），则不能在疫区进行应急接种，可在疫区外围尽早进行。

（2）药物预防：在某些传染病流行时，可以给予药物预防，药物预防在特殊条件下可作为应急措施。由于药物预防作用时间短、预防效果不巩固、易产生耐药性，一般只对密切接触者使用而不做普遍用药。

（3）个人预防：针对传染病的不同传播途径所采取的个人防护措施，如戴口罩、手套、鞋套、使用蚊帐和安全套等都可起到一定的防护作用。

第二节　医院安全管理

医院安全管理是指医院对其服务设施、仪器设备、服务流程等的不安全因素进行管理和控制，以保证患者、患者家属及其医务人员在医院不发生人身伤害。医院安全管理包括一般安全管理和医疗安全管理，其中医疗安全管理是医院管理的核心内容，是全面提高医疗质量的重要基础，是现代医院管理的重要内容。医院安全管理的关键是预防和减少患者及医务人员在诊疗过程的不良事件。医院不安全往往是多因素导致的结果，它不仅存在于医院本身，也包括医院以外的广泛性因素。

一、医院常见有害因素

（一）医院专业因素

医院专业因素，也称为医源性因素，主要是指医务人员在专业操作过程中的不当或过失行为，给患者造成的不安全感或者不安全结果。医院专业因素是临床上造成患者医疗不安全的主要因素，其引起的不安全后果也较为严重。

1. 技术性有害因素　技术性有害因素是指影响患者安全的各种技术原因，包括医务人员医疗技术水平低、经验不足或协作技术能力不高而对患者安全构成威胁的因素。如因临床信息把握不足，造成漏诊、误诊等。

2. 药物性有害因素　药物性有害因素是指由于使用药物引起不良后果的因素，包括用药不当、药物过失或无效用药等。如药物剂量过大、连续应用超限量药物等，都可造成患者伤害，有些伤害是不可逆的。我国20世纪70年代流行的"四环素牙"，就是当时四环素使用不当所导致的。

（二）医院环境因素

医院环境因素是医院建筑卫生、卫生工程、消毒隔离、环境卫生、营养卫生等诸多环境卫生学因素对患者和医务人员健康和安全的潜在威胁。由于医院是人群特别是免疫力低下人群的集中场所，如果医院缺乏环境卫生防护，极易在院内造成交叉感染。

1. 医院感染　医院感染是指住院患者在医院内获得的感染，包括在住院期间发生的感染和在医院内获得出院后发生的感染，但不包括入院前已开始或者入院时已处于潜伏期的感染。医院感染涉及面广，危害性大，造成的后果比较严重。

2. 射线损伤　各种放射装置防护不当、使用不当导致射线对患者和医务人员健康的损害。

3. 设施安全　由于医院设施不符合安全管理需要而给患者和医务人员的健康带来危害。如医院的地板过于潮湿导致患者跌倒等。

4. 环境污染　医院规划、选址、布局、结构不符合规范，导致医院室内空气、用水等受到污染，均可造成患者或者医务人员的健康损害。

5. 食品安全　医院在食品原料的采购、储存、加工、销售等环节使食品受到污染或不合理膳食，均可影响患者的健康。

（三）医院管理因素

医院管理因素是指由于医院的各项组织管理措施不到位或不落实，运行机制不顺畅等原因造成患者或医务人员安全受到威胁的因素。如医院过于强调患者先交钱后治疗，导致的患者就诊不及时甚至死亡事件在全国经常发生。

（四）医院社会因素

医院社会因素是指可能引发患者和医务人员健康危害的医院相关的外界社会因素，包括环境、人口、文明程度（政治、经济、文化、法律法规等）。如卫生资源总量不足、结构失衡、配置不当等，致使许多医院和医务人员常年超负荷运转状态，容易诱发不安全因素；医院工作场所暴力事件的发生防范不力，严重干扰医院的正常工作和影响医务人员的身心健康，同时也影响其他患者的正常诊疗。

二、患者安全及防范措施

（一）患者安全现状

患者安全是指使患者避免医疗诊治过程由于意外而导致的不必要伤害。患者安全管理是指在医疗过程中为避免或预防患者不良的结果或伤害所采取的一系列必要措施，包括预防偏差、预防错误和意外的发生。近年来，由于患者自主意识的提高，患者安全已成为世界卫生组织及欧美国家高度重视的课题。关注患者安全，共创医患双赢的局面，是现代医疗服务模式所追求的目标。美国哈佛大学的调查显示，美国纽约州的住院患者中 3.7% 的住院患者遭受医疗失误，其中 70% 的患者出现轻度短期的功能障碍，7% 的患者出现永久的残障，14% 的患者死亡。根据国际统计资料显示，每 300 例失误中就有 1 例是严重的、可能致命的不良事件。患者安全问题在世界各国都存在，但是在发展中国家尤为突出。发展中国家约 50% 的医疗设备存在安全隐患，77% 的药物使用存在安全隐患，49% 的给药过程中至少发生一次错误，其中 1% 为严重错误。

我国不合理用药现象严重存在，尤其是抗生素、激素、解热镇痛药与输液滥用尤为突出。目前，我国患者安全问题面临六大挑战：

1. 医务人员整体素质和技术水平有待提高，继续教育和培训相对滞后，个别医务人员责任心不强，忽视患者安全，导致医疗事故时有发生。

2. 在医疗服务过程中，有些医疗机构不规范执业，过度服务以追求经济效益。

3. 对高新技术的应用缺乏规范化管理，加之医疗技术本身的风险性，给患者造成伤害。

4. 患者的知情同意权、选择权、隐私权和参与权等没有得到充分尊重和保证。

5. 对医疗质量和患者安全缺乏有效的信息、监测和评价机制。

6. 不合理用药，尤其是滥用抗菌药物，此外还有注射安全、血液安全等隐患问题。

（二）患者安全防范措施

1. 建立医疗质量保障体系 2002 年 8 月前卫生部和国家中医药管理局发布了《重大医疗过失行为和医疗事故报告制度的规定》，但各医疗机构并没能很好地执行。我国尚缺少一个针对医疗机构的统一标准的医疗质量评价体系，医疗机构难以科学、客观地评价自身。目前，我国正在探索建立统一指标体系、评价标准、评价方法和评价程序的国家医疗质量评价体系和制度。

2. 制定和严格执行各种安全相关制度 ①严格执行查对制度，提高医务人员对患者身份识别的准确性。②建立临床实验室"危急值"报告制度。③认真执行护理交接班制度。交/接班护士要对工作质量负责，由护理组长及高级责任护士以上人员主持早上交接班、重患者交接班、重大及特殊手术交接班等工作。④提高用药安全。制定及落实细胞毒性药物、血管活性药物及特殊药物的使用指引，保证患者安全。⑤严格执行在特殊情况下医务人员之间有效沟通的程序，做到正确执行医嘱。⑥严格防止手术患者、手术部位及术式发生错误。⑦严格执行手卫生，落实医院感染控制的基本要求；落实消毒隔离制度，严格预防导尿管引起的泌尿系感染、导管相关血源性感染等发生。⑧评估患者安全危险因素，向患者、家属、陪伴人员做好安全教育工作，预防护理意外事件发生，鼓励患者参与医疗安全。⑨主动报告医疗安全（不良）事件。⑩落实患者请假外出制度。

3. 采取措施预防错误的发生 预防错误发生的主要措施：①减少医院工作的复杂性。通过制订完成任务的步骤、分解任务、明确协调方式等措施将复杂的工作简单化，减少复杂性是减少错误的有效措施。②建立减少错误的约束机制。如设备插头与插座的匹配、麻醉设备中不同气体连接管道的标志、计算机药物处方系统自动拒绝不正常的药物剂量输入等。③在新项目、新技术、新设备应用之前必须经过充分的论证、培训并做出周密的计划以控制错误的发生。④患者参与是预防错误的有效手段。在医患之间彼此信任的基础上对患者进行宣传，使其了解有关治疗与用药情况，鼓励患者在有不寻常情况发生时提出问题，可以减少由于错误导致的伤害。

三、医务人员安全及防护措施

（一）影响医务人员安全的因素

现代医学的成长和发展与职业危害并存。由于医疗工作的特殊性，医务人员在日常医疗工作中，大量的危害如无形无影的"杀手"在损害着医务人员的健康，如放射线、紫外线、化学消毒剂、电磁波、铅污染等。医务人员的健康伤害主要有：

1. 化学伤害　主要来自消毒制剂及抗肿瘤化疗药。化学消毒剂对人体具有显著的损害，如：84消毒液、次氯酸粉、来苏、氨水、甲醛等有刺激性气味，如防护不当或浓度过高，可刺激人的眼睛及呼吸道，引起咽喉炎、职业性哮喘、咳嗽、眼睛流泪、干涩，更为严重的是长期处于有污染的环境中，会使人的白细胞下降。抗肿瘤药是某些疾病的诱变物质，能引起已婚的育龄护士致畸、宫外孕、死胎、流产、脱发、头晕、皮炎等副作用。

2. 物理伤害　主要来源于放射线、紫外线、电磁波、设备的电击伤。放射线是看不见、摸不着的，它能损害人体组织器官、腺体与造血功能，长期处于该环境中，毒性蓄积，可引起头晕、乏力、失眠、造血功能损害、内分泌失调、自主神经功能紊乱。对男性工作者造成死精或少精，引起生育功能障碍，对女性则是月经失调或面部色素沉着。前卫生部曾对15个省市的医院进行监测，结果发现，医务人员接受辐射居各行业之首。紫外线可引起皮肤癌、眼炎、恶心等臭氧中毒症状。

3. 生物伤害　主要指针刺伤、刀划伤及医务人员伤口继发性感染。针刺伤是医务人员最常见的职业危险因素，高达87%。当医务人员手部有破损时，接触了传染性的血液或体液就有感染的可能。近年来，医务人员感染HIV、HCV等的事件已经不是个案，最严重是事件是2003年发生在我国的SARS流行初期医务人员发病比例为33%。

4. 医院暴力　医护人员在工作场所受到辱骂、威胁或袭击，包括被侮辱、被殴打、身体被伤害、财产被破坏、性攻击等暴力行为。医院暴力的高危人群是医生、护士，暴力的主要地点在病房和护士站，暴力的主要危险因素是社会人员醉酒、精神障碍和医患纠纷等。有研究表明，发生在卫生保健场所的暴力，实际上是一个全球性的现象，是整个社会的流行病，超越国界、文化、工作环境以及职业群体。

（二）医务人员安全防范措施

1. 化学制剂的防护　在配制中，戴厚纱布口罩及乳胶手套，尽量不要直视，保持一定的距离，有条件的可戴防护眼镜；合理安排好护理步骤，缩短接触制剂的时间。若操作不慎将药液溅到皮肤或眼睛，应立刻用生理盐水反复冲洗并及时就医。

2. 抗肿瘤药物的防护　在治疗室安装排风设备，护士在配制药物时要按规程操作，洗手、戴布口罩，将头发全部罩于帽内，穿隔离衣、戴橡胶手套防护。打开安瓿要垫无菌纱布，在溶解粉剂药物时，要将溶酶沿瓿壁缓慢注入，待与粉剂完全浸润后再轻摇，保持药瓶内外压力平衡，用大号针头抽吸，防外溢，完成药物配制后，将此次所用的医疗废弃物集中放入污物袋封闭处理。

3. 物理伤害的防护　主要措施：①安装排风设备，排除有害气体，保持空气的流通。尤其是在制作防护铅模块时，铅的熔点低，易随蒸汽蒸发到空气中，对环境造成污染，损害呼吸道和皮肤，在接触、摆放铅模块时，要戴厚棉纱手套。②严格遵循放射线操作规程，按要求程序进入操作间，争取短时间内完成检查或治疗，手术人员要充分利用屏蔽装置，穿戴好铅制防护服，减少不必要的过量照射。③紫外线空气消毒应选择在治疗、护理操作少的时间，如中午或晚间，长时间接触消毒光线要遮盖皮肤及眼睛。

4．避免生物伤害造成的感染　为防针刺伤或刀划伤，要掌握正确的持针或握刀的方法，保持锐利面的使用空间，不要将锐利面对着自己或他人，用后将针头或刀片放入利器盒中，按医疗废弃物的处理原则处置。在操作中，防止血液或体液喷溅到头面、眼部，如果发生此类情况，立刻用大量清水冲洗或用抗生素眼药水；如操作者手上原有伤口，一定要戴乳胶手套进行各项操作，防止病毒入侵机体造成伤害。医护人员长期与患者接触，有必要注射乙肝疫苗，破坏、阻断病毒的活性，增强机体免疫力，每年定期体检，早预防、早诊断、早治疗。

5．完善风险管理，强化危险意识，防止医院暴力　主要措施：①院方要采取得力的防暴措施，如提供保安服务、监控系统、警报等，能有效遏制暴力事件的发生，提高对医务人员人身安全的保障。②强调医德医风建设，倡导积极和谐的医患关系。在全院开展"防医院暴力"的培训班，包括"如何预防袭击，控制暴力的技巧，摆脱暴力的方法"等，提高医务人员的防暴意识和应对能力。③运用法律武器，惩治野蛮的医院暴力当事人，达到惩前毖后的警示效应。④推进社会沟通，增进社会理解，实事求是地处理好医患纠纷和医疗事故。运用严谨、公正的媒体导向进行宣传。

第三节　慢性非传染性疾病

慢性非传染性疾病简称慢性病，是指以生活方式、环境危险因素为主引起的肿瘤、心脑血管疾病、糖尿病、慢性阻塞性肺疾病等为代表的一组疾病。对人群生活质量和生命质量危害最大的是心脑血管疾病、肿瘤和糖尿病。随着人口期望寿命的延长，传染病的有效控制，慢性病占人口全死因的比例越来越高。防治慢性病的目的是：在人类生命的全程预防和控制慢性病的发生，降低慢性病的患病、失能及早亡，提高人群的健康水平和生命质量。

一、心脑血管疾病

心脑血管疾病就是心脏血管和脑血管的疾病统称，最常见、最严重的是高血压、冠心病、肺心病、风湿性心脏病、先天性心脏病、心律失常、心肌疾病等。心脑血管疾病是一种严重威胁人类，特别是50岁以上中老年人健康的常见病，即使应用目前最先进的治疗手段，仍有50%以上的脑血管意外幸存者生活不能完全自理，全世界每年死于心脑血管疾病的人数高达1500万人，居各种死因首位。

（一）高血压

高血压（hypertension）是指由于心输出量和总外周阻力关系紊乱导致的血流动力学异常，引起动脉收缩压和（或）舒张压持续升高的疾病。它既是一种世界性的常见疾病，又是其他心血管病的主要危险因素。

1．高血压的流行病学特征　高血压患病率世界各国均高，其患病往往与工业化程度、地区和种族有关。目前全世界超过三分之一的成年人有高血压，这一比率随着年龄增长而增长，在超过五十岁的人中高达50%。调查结果显示，我国18岁以上居民高血压患病率为33.5%，据此估计患有高血压人数高达3.3亿，高血压患病越来越年轻化，25～34岁的年轻男性中高血压患病率高达20.4%。目前我国约有1.3亿患者不知道自己患有高血压，接受治疗的患者中有75%没有达标。

我国高血压的流行特点：①高血压患病率逐年升高；②城市高血压患病率高于农村，农村高血压发病率正在快速上升，"城乡差别"明显减少；③高血压发病率北方高，南方低，且有自东北向西南递减的趋势；④男性高血压患病率高于女性，35～44 岁人群高血压患病增长率男性为 74%，女性为 62%；⑤人群高血压知晓率、治疗率和控制率低。

2. 高血压的危险因素

（1）遗传因素：目前多数学者认为，高血压的发生与遗传因素有关，估计遗传对收缩压的影响为 82%，对舒张压的影响为 64%。

（2）超重或肥胖：体质指数（BMI）、腰围／臀围比值与血压呈正相关。肥胖人脂肪多，这不仅引起动脉硬化，而且还因脂肪组织内微血管的增多，造成血流量增加。

（3）饮食因素：高钠摄入可使血压升高，而低钠饮食可降低血压；钾、钙和镁食量过低、优质蛋白质的摄入不足，被认为是使血压升高的因素之一。

（4）饮酒：饮酒可升高血压。少量饮红葡萄酒，可能有预防冠心病的作用，但长期中度以上的饮酒，对血压有不良影响。

（5）体育活动：体育活动过少可引起中心性肥胖、胰岛素抵抗以及自主神经功能下降，从而导致高血压发生。

（6）精神因素：紧张的生活和工作节奏，长期精神紧张、愤怒、烦恼等不良情绪，以及生活的无规律，容易导致高血压的发生。

3. 高血压的预防与控制

（1）一级预防：主要对象是健康人群，主要措施是避免和控制危险因素，以减少发病率。具体措施为：①减轻体重：应该保持理想体重，建议将体质指数控制在 24 以下。②合理膳食：限制钠盐摄入量，增加新鲜蔬菜、瓜果的摄入，适当补充含钙高的食物，减少脂肪，补充适量优质蛋白质。③限制饮酒：适度饮酒可降低高血压和心脑血管疾病的发生，大量饮酒者高血压的发病率是非饮酒者的 5～7 倍。④适度的体力活动和体育运动：坚持适度而有规律的体育锻炼，如慢跑、游泳、球类运动、健美操等以及体力劳动有助于减轻体重、降低血压和提高机体免疫力。⑤保持良好的心理状态。

（2）二级预防：主要对象是高危人群，主要措施是早发现、早诊断、早治疗。具体措施为：①规范化筛查：高血压筛查最简单的方法是测量血压，通过对社区人群进行规范化筛查，有利于高血压的早发现和早诊断，以便早治疗。②合理治疗：早期发现高血压后要及早治疗，同时教育患者积极配合治疗，防止随意中断治疗和停药，以减少复发和加重。

（3）三级预防：主要对象是患病个体，充分利用社区及家庭资源，开展康复治疗和医护咨询，教育高血压患者科学安排自己的日常生活。如患者血压稳定且无明显并发症时，可进行适当运动，如快步走、慢跑、骑自行车、游泳、打网球、跳绳、打羽毛球等。当患者血压控制不好或有明显并发症时，只可进行较温和的运动，如散步、做操、打太极拳等。

（二）冠心病

冠心病是冠状动脉粥样硬化性心脏病的简称，是由于冠状动脉功能性或器质性改变而引起的冠状动脉血流和心肌需求不平衡所导致的心肌缺血性心脏病。冠心病一般可分为五型：隐性冠心病（也称无症状心肌缺血）、心绞痛、心肌梗死、缺血性心肌病、猝死，其中以心绞痛和心肌梗死最常见。

1. 冠心病的流行病学特征　全世界不同的国家和地区冠心病的发病率和死亡率明显不同，差别可达 10～15 倍。据世界卫生组织公布的 11 个国家资料：30～69 岁冠心病死亡率以北爱尔兰最高，芬兰次之，日本最低。与西方国家相比，我国的特点是脑卒中高发，冠心病较低。在多数西方发达国家人群冠心病及脑卒中发病率呈下降趋势时，我国人群冠心病及脑卒中发病率却呈增加趋势，主要原因是：20 世纪 80 年代以来，我国经济的高速增长以及人民生活水平提高、膳食结构不合理、人群体力活动减少、体重上升、血清胆固醇升高、血压升高、男性吸烟率上升、生活节奏加快、社会心理压力加重等。国家统计局公布的 2013 年我国城乡居民疾病死亡率与死因，城市居民的心脏病死亡率为 133.84/10 万，是城市居民的第 1 位死亡原因；农村居民的心脏病死亡率为 143.52/10 万，也为农村居民的第 1 位死亡原因；据国家卫生统计年报资料显示，我国居民的冠心病死亡率持续上升，并且发病呈现年轻化趋势，35 ~ 64 岁冠心病死亡人数明显增加。据世界卫生组织资料显示，中国的冠心病死亡人数已列世界第二位。

我国冠心病的流行特点：①冠心病是中老年的好发疾患，其发病率和死亡率随年龄增长而上升。一般认为男性年龄超过 40 岁冠心病的发病率随年龄的增长而升高，大约每增长 10 岁发病率上升 1 倍；②冠心病的发生多在冬春季；③冠心病的发病率北方高于南方、城市高于农村、男性高于女性、脑力劳动者高于体力劳动者。

2．冠心病的危险因素

（1）高血压：高血压是发生冠心病的重要因素，无论是收缩压还是舒张压增高，都会使冠心病的危险性增高。国内外报道高血压与冠心病存在正相关关系，血压愈高，动脉粥样硬化程度愈严重，发生冠心病或心肌梗死的可能性也明显增高。

（2）血脂异常：血清总胆固醇水平与冠心病的发病率和死亡率成正比。高胆固醇血症患者发生冠心病的相对危险度为 5。胆固醇在体内与蛋白质结合成脂蛋白，其中低密度脂蛋白胆固醇（LDL-C）为粥样斑块中胆固醇的主要来源，高密度脂蛋白胆固醇（HDL-C）与冠心病的发生呈负相关。

（3）行为生活方式：①吸烟：吸烟与冠心病存在明显联系，且随吸烟量增加其危险性上升。因香烟中的一氧化碳造成的缺氧，可损伤动脉内膜，促进动脉粥样硬化的形成，而香烟中的尼古丁可刺激血管收缩，使血管内膜受损，亦可引起冠状动脉痉挛，诱发心绞痛和心肌梗死；②高脂饮食：可使患冠心病危险性增加，调查发现冠心病高发地区人们的饮食中往往富于脂肪，尤其是肉和乳制品；③酗酒：大量饮酒不仅使血压升高，而且使血凝时间缩短，促进血栓形成，使冠心病的相对危险度上升；④缺乏运动：缺乏体育锻炼的人患冠心病的危险度是正常活动量者的 1.5 ~ 2.4 倍，且与冠心病的危险性呈等级相关。

（4）糖尿病：冠心病是糖尿病患者最常见的并发症，有糖尿病的高血压患者，患冠心病的机会较无糖尿病的高血压患者高一倍。

（5）肥胖：超标准体重的肥胖是冠心病的危险因素。肥胖能使血压和血清胆固醇升高。国外研究显示：体重增加 10%，血压平均增加 0.86kPa（6.5mmHg），血清胆固醇平均增加 18.5mg。35 ~ 44 岁男性体重增加 10%，冠心病危险性增加 38%，体重增加 20%，冠心病危险性增加 86%。

（6）危险因素的联合作用：冠心病是由多种因素综合作用引起的疾病。上述危险因素越多，动脉粥样硬化、冠心病发病或发生并发症的可能性越大。

3．冠心病的预防与控制

（1）一级预防：控制和消除产生冠心病的危险因素，如高血压、高脂血症、吸烟、肥胖、糖尿病等，是预防冠心病发生的根本措施。①降低血压：血压升高、高胆固醇血症和吸烟被认为是冠心病最主要的三个危险因素；②降低血清胆固醇：实验表明，只有维持较长时间的理想胆固醇水平，才能达到预防冠心病的发病或不加重冠心病的目的。建议主要通过非药物途径在人群中预防血脂升高；③戒烟、限酒：应采取各种措施向无烟社会迈进，例如，禁止青少年吸烟，提倡中老年人戒烟；④预防和控制肥胖：主要是减少热量的摄入和增加运动量，尤其是肥胖者应严格限制吃高糖和高脂肪的食物，多吃富含纤维素和维生素的蔬菜和水果，防止能量的过分摄取；⑤适度运动：经常性地参加适当地体育活动可以减轻体重，增强心血管的功能，可以预防糖尿病的发生。

（2）二级预防：如果冠心病已经发生，尚未出现引起自己注意的症状，而早期发现、早期治疗，可有效阻止病变的发展。①冠心病患者的自我报警：凡突发上腹或胸部疼痛、胸闷、心慌、气短、疲乏、精神不振、烦躁、头晕等症状，一定要到医院进行检查，一经确诊，及时治疗。②高危人群定期检查：凡有以下六项内容之一者，可视为冠心病的高危人群：高脂血症者；多年吸烟史者；高血压者；肥胖者；糖尿病者；有冠心病家族史者。应每年进行一次检查。

（3）三级预防：冠心病患者实行有计划合理治疗和积极的自我保健相结合的对策，是防止冠心病病情复发和恶化的关键。

（三）脑卒中

脑血管疾病（cerebrovascular diseases）是指脑供血系统血管病变引起的一时性或持久性脑血液循环障碍所引起的疾病。临床上分为急性和慢性两种，急性脑血管病在临床上又称为脑卒中或脑中风。脑卒中是指脑部血液供应障碍引起的一组突然起病，以局灶性神经功能缺失为共同特征的急性脑血管疾病。脑卒中可分为出血性卒中（脑出血和蛛网膜下腔出血）和缺血性卒中（脑梗死、脑栓塞）两大类。

1. 脑卒中的流行病学特征　脑卒中是全球范围内第二致死原因和成人致残的主要原因。随着人口的老龄化，脑卒中的患者数及其致残的负担在将来势必急剧增加。仅次于缺血性心脏病，已经成为全世界面临的重大问题，对发展中国家是一个巨大的挑战。脑卒中发病率各地区不同，而且多个研究结果显示，发展中国家和欠发达地区发病率更高。国家统计局公布的 2013 年我国城乡居民疾病死亡率与死因，城市居民的脑血管病死亡率为 125.56/10 万，是城市居民的第 3 位死亡原因；农村居民的脑血管病死亡率为 150.17/10 万，是农村居民的第 2 位死亡原因；据世界银行预测，假如不采取有效措施，中国脑卒中发病病例数会直线上升。至 2030 年，中国将有3177 万脑卒中患者，脑卒中防控形势将非常严峻。

我国脑卒中的流行病学特点：①北方地区脑卒中的发病率、死亡率明显高于长江以南，且由南向北的梯度趋势递增。其中黑龙江省尚志县朝鲜族居民的发病率比广西壮族居民发病率高 6倍，死亡率高 9 倍；②中国居民中脑出血的发生率大大高于欧美人。在一些欧美国家，脑出血的发生率占所有卒中的 10% ~ 15%，而我国脑出血的发生频率为 30% ~ 40%，个别高发区（如长沙市）高达 50%；③脑卒中的患病率、发病率城市居民高于农村人群，但死亡率城乡差别不大。

2. 脑卒中的危险因素

（1）高血压：高血压是脑卒中的最主要的、独立的危险因素。在任何年龄组，血压升高程度与脑卒中的发病危险性均呈正相关，其作用并不随年龄增长而衰减。

（2）心脏病：心脏病与脑卒中的关系非常密切。风湿性心脏病、冠心病、高血压性心脏病、先天性心脏病以及各种原因所致的心律失常等均可增加脑卒中特别是缺血性卒中的危险。有心房纤颤者发生卒中的危险性增加 5 倍。冠心病患者发生脑梗死的机会也比无冠心病者高 4 ~ 6 倍。

（3）糖尿病：研究证实糖尿病是缺血性脑卒中的危险因素。肥胖者易合并高血压、冠心病、糖尿病等，可增高脑卒中的危险性。

（4）吸烟：吸烟主要容易引发缺血性卒中，吸烟量较大的男性发生脑卒中的危险性是非吸烟者的 3 倍。吸烟还可引起蛛网膜下腔出血，其危险度随着吸烟量增加而上升。

（5）酗酒：少量饮酒并不增加脑卒中的危险，但长期过量饮酒，尤其是酗酒则容易诱发出血性脑血管病。

（6）血脂异常：高血脂对脑血管的危险性比冠心病稍弱，但高血脂与低密度脂蛋白浓度同时升高，是缺血性脑卒中不容忽视的危险因素。

3. 脑卒中的预防与控制

（1）一级预防：通过对高危致病因素的干预，以降低脑卒中的发病率。措施：①控制盐摄入，减少高血压：盐摄入量与高血压所致的脑卒中死亡率呈正相关，降低血压可以有效地降低脑卒中的发生率；②合理饮食：提倡低盐、低脂肪、低热量的饮食，并以富含蛋白质、维生素、微量元素及粗纤维食物为主；③限制饮酒，严格戒烟；④控制体重，增加运动；⑤合理安排生活和工作，劳逸结合；⑥保持良好的心理状态。

（2）二级预防：一旦有脑卒中的前期征兆，应早发现、早诊断、早治疗，及时就医，防止脑卒中病情加重，对于改善患者的预后，防止并发症具有重要意义。

出现以下症状：①突然头晕；②肢麻、面麻舌麻；③说话吐字不清；④突然一侧肢体活动不灵活或无力；⑤头痛程度突然加重；⑥精神状态发生变化；⑦原因不明的跌倒；⑧嗜睡；⑨一时性视物不清。患者的家人朋友要做到：让昏迷的患者就地平躺，把患者的衣领打开，让患者的头偏向一侧；马上拨打急救电话；不给患者任何药物，谨防病情加重；一定要尽快将患者送到附近的医院。

（3）三级预防：为了减少脑卒中的后遗症，应尽早进行康复训练，加快和促进脑卒中患者各方面的康复，同时避免原发病的复发。康复训练的主要内容包括康复医疗、训练指导、心理疏导、知识普及、用品用具、咨询宣教等方面，以尽可能恢复或补偿患者缺损的功能，增强其参与社会生活的能力，提高生活质量。

二、糖尿病

糖尿病（diabetes mellitus，DM）是由于胰岛素分泌不足和（或）胰岛素的作用不足（靶组织细胞对胰岛素敏感性降低）引起的以高血糖为主要特点的全身性代谢紊乱性疾病。临床上分为四种类型，即 1 型糖尿病、2 型糖尿病、妊娠糖尿病和特殊型糖尿病，其中发病最多的是 2 型糖尿病。

（一）糖尿病的流行现状

近年来，随着生活水平的提高、饮食结构的改变、生活节奏的日趋紧张以及少动多坐的生活方式等诸多因素，全球糖尿病发病率和患病率增长迅速，糖尿病已经成为继肿瘤、心血管病变之后第三大严重威胁人类健康的慢性疾病。为了评估糖尿病对全球的影响，为国际社会、各国政府和医疗机构制定针对糖尿病的政策提供依据，国际糖尿病联盟（IDF）定期根据全球糖尿病流行病学和卫生经济学研究的最新数据更新"IDF 糖尿病地图"。国际糖尿病联盟（IDF）2013 年的最新统计，全球糖尿病在 20～79 岁成人中的患病率为 8.3%，患者人数已达 3.82 亿，其中 80% 在中等和低收入国家，并且在这些国家呈快速上升的趋势。估计到 2035 年全球将有近 5.92 亿人患糖尿病。2013 年全球共有 510 万人死于与糖尿病相关的疾病，占所有死亡人数的 8.39%。该年糖尿病的全球医疗花费达 5480 亿美元，占全球医疗支出的 11%。在对各个国家和地区的发病率和发病趋势的估计中，中国 2013 年糖尿病的患病人数为 9840 万，居全球首位，其次是印度（6510 万）、美国（2440 万），IDF 估计，到 2035 年中国的糖尿病患病人数将达到 1.43 亿，仍然居于全球首位。

据 2010 年杨文英教授等在《新英格兰医学杂志》上发表的一项中国 14 省糖尿病流行病学调查结果，我国成人糖尿病的患病率为 9.7%，据此估算我国当时已有糖尿病患者 9240 万，居全球之首，同时，糖尿病前期的糖耐量受损人群达到了 1 亿 4 千 8 百万人，糖尿病已经开始在 20～39 岁中国年轻人中流行，每年有 100 万糖尿病新增病例。糖尿病患者人数增速迅猛与我国居民生活水平提高、不健康的生活方式增加密不可分。

（二）糖尿病的危险因素

1．遗传因素　父母是糖尿病患者，其子女罹患糖尿病的可能性比较大。并且 1 型和 2 型糖尿病都有遗传。家系调查显示，糖尿病一级亲属的患病率较一般人群高 5～21 倍。

2．超重与肥胖　肥胖是 2 型糖尿病最重要的易患因素之一。其发病机制是由于脂肪细胞变得肥大，脂肪细胞膜上的胰岛素受体密度变小，同时对胰岛素的敏感性降低，从而易发生糖尿病。据调查，60%～80% 的成年糖尿病患者都属于肥胖体型。

3．膳食因素　饮食中高脂肪、高热量的成分大增，直接造成身体脂肪的过度堆积，成为糖尿病发病率上升的主要诱因。

4．缺乏体力活动　体力活动影响葡萄糖代谢，马拉松运动员的血糖水平及糖耐量中，胰岛素水平比同样体重未经训练的人低，这说明训练或体育活动可以增加胰岛素敏感性；反之，严重的体力活动减少，如卧床休息，容易导致胰岛素升高和糖耐量异常。

5．糖耐量受损　糖耐量受损（IGT）是指患者血糖水平介于正常人血糖值和糖尿病患者血糖值之间的一种中间状态。IGT 是 2 型糖尿病的高危险因素，IGT 诊断后 5 ～ 10 年进行复查时，大约有 1/3 的人发展为 2 型糖尿病。

6．高血压　许多研究发现，高血压患者发展为糖尿病的危险比正常血压者高。高血压与 2 型糖尿病常常并存，这类患者比较容易患上心脑血管瘤和肾并发症。

7．病毒感染　感染在糖尿病的发病诱因中占非常重要的位置，特别是病毒感染是 1 型糖尿病的主要诱发因素。许多病毒（如柯萨奇 B_4 病毒、风疹病毒、腮腺炎病毒等）感染后可引起胰岛炎，损伤了胰岛 β 细胞，导致胰岛素分泌不足而发生糖尿病。另外，病毒感染后还可使潜伏的糖尿病加重而成为显性糖尿病。

8．自身免疫　90% 的 1 型糖尿病新发病例血浆中有胰岛素细胞自身抗体。很多学者认为，糖尿病是由自身免疫机制导致胰岛 β 细胞破坏所引起的一种慢性疾病。

9．血脂异常　血脂是将来发生 2 型糖尿病的一项重要的预测指标，而且是糖尿病患者发生心脑血管并发症的重要危险因素。糖尿病伴随有脂蛋白的运输、合成和代谢异常。

10．精神因素　工作压力大的人由于精神长期高度紧张，造成肾上腺素分泌过多，从而引起血糖、血压的持续增高。

11．吸烟　吸烟引发糖尿病的机制可能与通过改变体内脂肪分布，对胰岛 β 细胞的毒害作用有关。吸烟会增加糖尿病患者尤其是女性的心肌梗死和周围血管疾病的危险性。吸烟有致血脂和脂蛋白变化的不良作用。

（三）糖尿病的预防与控制

1．一级预防　主要对象是一般人群，目的是纠正可控制的糖尿病危险因素，预防糖尿病的发生。主要措施包括：①通过健康教育，提高全社会对糖尿病危害的认识。②提倡健康的生活方式，加强体育锻炼和体力活动；提倡膳食平衡，多吃富含纤维素和维生素的蔬菜和水果，避免过多的能量摄入，预防和控制肥胖。③戒烟、限酒。④治疗高血压，改善血脂异常。

2．二级预防　主要对象是高危人群。通过社区筛查尽量做到糖尿病的早发现、早诊断和早治疗，预防糖尿病的发生和进展。筛查试验包括空腹血浆葡萄糖（FPG）检验和 75g 口服葡萄糖耐量（OGTT）试验，社区筛查中 FPG 检验更适用。对筛检的糖尿病患者和 IGT，应该进行积极治疗，控制血糖，预防并发病的发生。

3．三级预防　延缓与防治糖尿病并发症。对已诊断的糖尿病患者，除了控制血糖，同样还要控制心血管疾病的其他危险因素。通过健康教育提高患者对糖尿病的认识，采取合理的治疗手段，进行血糖的自我监测，通过规范的药物治疗，饮食治疗和体育锻炼，控制血糖稳定，预防并发症的发生，提高生命质量。对已发生并发症的患者主要采取对症和康复治疗，防止病情恶化和伤残，减少糖尿病的致残率和死亡率，改善糖尿病患者的生活质量。

三、恶性肿瘤

恶性肿瘤是指细胞不仅异常快速增殖，而且可发生扩散转移的肿瘤。恶性肿瘤从细胞类型上分为癌和肉瘤两大类。

（一）恶性肿瘤的流行病学特征

近年来，恶性肿瘤的总体发病情况在世界各国呈上升趋势，但其中个别癌种在部分国家和人群中有所下降。据统计，2012 年全球共新增 1400 万癌症病例，820 万人死于癌症，新增癌症病例有近一半出现在亚洲，其中大部分在中国，中国新增癌症病例高居第一位。在肝、食管、胃和肺等 4 种恶性肿瘤中，中国新增病例和死亡人数均居世界首位。目前，全球癌症负担不断加重，未来 20 年每年新发癌症病例将达到 2200 万，同期癌症死亡数将上升到 1300 万例。受人口增长和老龄化影响，发展中国家的癌症数量不断攀升，全球 60% 的病例发生在非洲、亚洲和中美洲及南美洲地区，并且占全世界癌症死亡数的 70%。

世界癌症报告估计，2012 年中国癌症新发患者数为 306.5 万，约占全球发病的五分之一；癌症死亡人数为 220.5 万，约占全球癌症死亡人数的四分之一。《2012 中国肿瘤登记年报》显示，全国肿瘤登记地区恶性肿瘤发病第一位的是肺癌，其次为胃癌、结直肠癌、肝癌和食管癌；死亡第一位的是肺癌，其次为肝癌、胃癌、食管癌和结直肠癌。根据国际癌症研究署预测，如不采取有效措施，我国癌症发病数和死亡数到 2020 年将上升至 400 万人和 300 万人；2030 年将上升至 500 万人和 350 万人。

我国癌症流行特点：①癌症呈现明显上升趋势，居各类死因之首。目前癌症死亡人数比 30 年前增长了 1 倍多，总的增长趋势为农村大于城市；②严重威胁我国人民生命健康的癌症主要有胃癌、食管癌、肝癌、大肠癌、肺癌、宫颈癌、乳腺癌、白血病和鼻咽癌；③我国癌谱以消化道恶性肿瘤为主，除宫颈癌、鼻咽癌和食管癌等癌症的死亡率有所下降外，其他部位肿瘤均呈上升趋势。其中，肺癌、乳腺癌和白血病相对增幅较大；④我国癌症死亡率男性高于女性，其性别之比是 1.681，高于一些欧美国家；⑤癌症死亡率最高的是上海、江苏等地区，最低是云南、贵州、四川、湖南、广西等地区。⑥中国城乡癌症死亡情况存在差异，农村癌症死亡率水平与城市相当，但调整后高于城市。癌症分类构成在城乡分布不同，一方面，城市居民的食管癌、胃癌、肝癌、宫颈癌的死亡率低于农村；另一方面，城市肺癌、乳腺癌、膀胱癌、肠癌等的死亡率高于农村。

（二）恶性肿瘤的危险因素

1．环境因素　世界卫生组织指出，人类恶性肿瘤的 80% ~ 90% 与环境因素有关，其中最主要的是与环境中化学因素有关。环境因素根据性质可分为物理因素、化学因素和生物因素。

（1）物理因素：物理致癌因素有电离辐射、紫外线、机械性和外伤性长期慢性刺激等，其中以电离辐射最为重要。电离辐射可引起多种恶性肿瘤，如白血病、肺癌、皮肤癌、骨肉瘤、甲状腺癌等；紫外线可引起皮肤癌。

（2）化学因素：化学致癌物数量多，人群接触广、时间长、作用复杂，环境化学物质可通过污染空气、水源、土壤和食物，最终危及人类健康或引起恶性肿瘤。目前已证实可对动物致癌的环境化学物有 100 多种，通过流行病学调查证实对人类有致癌作用的达 70 多种。

（3）生物因素：世界上有 15% ~ 20% 的肿瘤与病毒有关。目前认为与人类恶性肿瘤关系较密切的有：乙肝病毒引起肝癌，EB 病毒可引起鼻咽癌，幽门螺旋杆菌可引起胃癌等。

2．行为生活方式

（1）吸烟：吸烟与 1/3 的癌症有关。吸烟可引起肺癌、口腔癌、喉癌、咽喉癌、食管癌、胃癌、肾癌和膀胱癌等。吸烟与肺癌的关系最密切，而且大量资料证实肺癌与吸烟量、吸烟时间、开始吸烟的年龄、戒烟的年限等，都有明显的剂量反应关系。

（2）饮酒：饮酒与口腔癌、咽癌、喉癌、食管癌、胃癌、直肠癌有关。长期饮酒可导致肝硬化，继而可能与肝癌有关。饮酒又吸烟者可增加某些恶性肿瘤的危险性。

（3）饮食：世界癌症研究基金会研究报告指出，不合理的膳食结构、运动锻炼的缺乏是导致癌症发病的主要原因。如过多摄入精制食物、"三高一低"（高脂肪、高蛋白、高能量和低纤维素）饮食与结肠癌、乳腺癌、前列腺癌和胰腺癌有关；食物粗糙、营养素摄入不足、习惯硬食及烫食可促发食管癌和胃癌。

3．社会心理因素　大量的研究证明社会心理因素与癌症发病有关。负性事件、不成熟因子、掩饰因子、好生闷气、C 型性格等是癌症发病的危险因素。

4．遗传因素　目前，已发现数十种为显性或隐性遗传的肿瘤和肿瘤综合征，不过，大多数肿瘤属于多基因遗传范畴，即由遗传与环境因素相互作用的结果。与遗传关系较为密切的癌症有：乳腺癌、结肠癌、肺癌、视网膜母细胞瘤、鼻咽癌、胃癌。

5．职业因素　据估计，在我国恶性肿瘤中，职业肿瘤在全部恶性肿瘤中占 5%。目前已公认的职业致癌物有 19 种，与工作环境关系较紧密的"职业癌症"包括①肺癌：石棉、砷加工、镉、煤焦油等相关工业；②膀胱癌：制革、制铝、品红制造等行业；③鼻咽癌：接触甲醛、异丙醇、石棉粉、芥子气等行业以及制革业；④淋巴瘤及白血病：接触苯（如印刷业）、氯乙烯、X 射线等行业；⑤肝癌：接触砷、氯乙烯的工人。

（三）恶性肿瘤的预防与控制

1．一级预防　是指促进健康及减少危险因素，防止癌症的发生。其措施：①加强防癌健康教育，增强个人防癌意识；②保护良好的生态环境，防治和消除致癌因素污染；③倡导健康的生活方式，减少致癌因素，如不吸烟、不酗酒等；④保持乐观的情绪；⑤消除职业性致癌因素，识别职业高危人群，尽量防止职业性接触，对经常接触致癌因素的职工进行定期体检，及时诊治。

2．二级预防　是指通过筛检癌前病患或早期癌症病例，做到早发现、早诊断、早治疗。自我检查是早期发现癌症的重要措施之一，可以发现浅表和检查方便部位的肿瘤。如发现血管上皮重度增生、胃黏膜的不典型增生、化生和萎缩性胃炎，慢性肝炎和肝硬化，结肠息肉，支气管上皮的增生和化生等，应引起高度重视，密切随访，积极治疗。

3．三级预防　是对已患癌症患者，减少并发症，防止致残，提高生存率，康复率，以及减轻由癌症引起的疼痛。一旦诊断为癌症，首先是尽快得到治疗，治疗方法有手术治疗、放射治疗、化学治疗或免疫治疗等；其次是术后康复，康复过程中需要营养支持、心理治疗、体育锻炼。在肿瘤晚期可能遇到严重的疼痛问题，医生应给予专业处理。

第四节　地方病

一、地方病概述

（一）地方病的概念

地方病（endemic disease）是指发生在某一特定地区，同一定的自然环境有密切关系的疾病。

（二）地方病的分类

按病因可分为化学元素性地方病和生物源性地方病。化学元素性地方病又称为地球化学性疾病，是指由于地壳元素分布不均衡，人和动物从外界环境中获得微量元素的量过多或过少，超过或不能满足正常生理需要所引起的疾病，如碘缺乏病、地方性氟中毒、地方性砷中毒等。生物源性地方病是指在某些特定地区，由于某些病原微生物或某些疾病媒介生物孳生繁殖而引起的一类传染性地方病，如鼠疫、森林脑炎、流行性出血热、血吸虫病等。

我国地方病有 70 余种，列为国家重点防治的有：碘缺乏病、地方性氟中毒、地方性砷中毒、大骨节病、克山病、鼠疫和布鲁菌病。

（三）地方病的基本特征

1．在病区内各种人群的发病率和患病率都显著高于非病区，周围非地方病病区内很少或无该病发生。

2．非病区健康人进入地方病病区同样有患病可能，属于高危险人群。

3．从地方病病区迁出的健康者（潜伏期者除外）不会再患该地方病，原有患者症状不再加重，并逐渐减轻甚至痊愈。

4．地方病病区内的某些易感动物也可罹患同类地方病。

5．地方病病区内的自然环境中存在着引起该地方病的自然因子。如地方病的发病与病区环境中人体必需元素的过剩、缺乏或失调密切相关，或在疫区存在着病原微生物、寄生虫及其昆虫媒介和动物宿主的生长繁殖条件。

6．彻底根除地方病病区自然环境中的致病因子，可使这转化为健康化地区。

（四）地方病的监测控制策略

1．改革地方病管理体制　卫计委设有全国地方病防治办公室；各省、自治区、直辖市都建立了相应的管理机构。各省、自治区、直辖市还针对本地区情况设立了专业机构，组建专业队伍深入病（疫）区工作。

2．建立地方病监测系统　牢固树立长期防治的思想，有计划、有系统、有规律地连续监测地方病消长趋势、影响因素和预防措施效果；通过经常性监测，收集、分析、提供地方病动态信息资料，研究地方病的流行规律，做出预报预测及评价防治效果。

3．重点抓好地方病的一级预防　对病因明确的化学元素性地方病，补充环境和机体缺乏的元素，限制环境中过多的元素进入机体；对生物源性地方病，杀灭宿主、媒介昆虫和传染源，加强个人防护。

二、碘缺乏病

碘缺乏病（iodine deficiency disorders，IDD）是指程度不同的碘缺乏对机体不同发育时期所造成的损害，包括胎儿早产、死胎、先天畸形、单纯聋哑、克汀病、亚临床克汀病以及单纯性甲状腺肿。胚胎期至出生后 2 岁缺碘造成的损害后果最为严重，儿童期、青春期缺碘主要导致地方性甲状腺肿。

（一）流行特征

1．地区分布　碘缺乏病是一种世界性的地方病，世界各国（除冰岛外）都有不同程度的流行，目前主要分布在拉丁美洲、非洲、亚洲和大洋洲的大多数发展中国家。我国除上海市外 31 个省、市、自治区都有不同程度的流行。碘缺乏病的流行分布特点山区、丘陵、平原都有流行。主要分布于那些地形倾斜、洪水冲刷严重，或降雨量集中，水土易流失的地带，碘随水不断丢失。除了山区外，一些内陆、丘陵及水网地带也有不同程度流行。一般流行规律是：山区＞丘陵＞平原＞沿海；农村高于城市。

2．人群分布　在碘缺乏病病区，甲状腺肿可见于任何年龄的人群，青春发育期发病率急剧增加，40 岁以后逐渐下降；性别上，除重病区外，一般女性患病率明显高于男性，而地方性克汀病的男女患病率无显著差别。此外，在有地方性甲状腺肿流行而无克汀病流行的地区，也有一定数量的亚克汀患者。

（二）发病原因

1．地方性甲状腺肿的发病原因

（1）碘缺乏：是地方性甲状腺肿的主要原因。水、土壤及食物中的碘含量与该病的发病率高度相关。机体缺碘时，甲状腺素合成减少，血液中 T_3、T_4 水平下降，反馈性地使垂体促甲状腺素（TSH）分泌增加，致使甲状腺增生肥大。

（2）致甲状腺肿物质：某些物质可以干扰甲状腺素的合成、释放、代谢，加重碘缺乏而致甲状腺肿，如杏仁、核桃仁中含有的硫氰酸盐和卷心菜、芥菜、甘蓝等蔬菜中含有的硫葡萄糖苷。

（3）膳食原因：膳食中蛋白质、能量、维生素不足时，可加重碘缺乏的健康危害。

（4）其他原因：环境中其他矿物质不平衡，如钙、镁、锰、铁元素偏高，硒、钴、钼含量偏低可加重碘的缺乏。此外，长期摄入碘元素过多也可抑制甲状腺素的合成而出现甲状腺肿大。

2．地方性克汀病的发病原因

（1）碘缺乏：是地方性克汀病的主要原因。胚胎期和出生后早期严重缺碘，生长发育会受到严重影响。

（2）遗传因素：地方性克汀病有家庭多发倾向，国内外均有大量资料报道。近年来，国内对地方性克汀病的遗传做了多方面研究，多数学者认为该病不符合单基因显性或隐性的遗传规律，这一问题有待进一步研究。

（3）致甲状腺肿物质：如木薯含有葡萄糖苷，在体内酶的作用下可形成硫氰化合物导致甲状腺肿。

（三）主要临床表现

1．地方性甲状腺肿　是 IDD 的主要表现形式之一，起病缓慢，早期无明显临床症状，甲状腺轻、中度弥漫性肿大，质软，无压痛。严重者由于肿大的甲状腺压迫气管和食管可出现气短、呼吸困难、声音嘶哑或吞咽困难等。甲状腺功能基本正常，但约 5% 的患者由于甲状腺代偿功能不足出现甲状腺功能减低，影响智力及生长发育。少数地方性甲状腺肿患者由于长期血清促甲状腺激素（TSH）水平增高，当补充碘后，甲状腺素合成过多，形成碘甲亢。

我国现行的地方性甲状腺肿诊断标准：①居住在地方性甲状腺肿的病区；②甲状腺肿大超过本人拇指末节；③排除甲亢、甲状腺炎、甲状腺癌等其他甲状腺疾病；④尿碘低于 $50\mu g/g$ 肌酐，甲状腺吸碘率呈"饥饿曲线"可作为参考指标。

2．地方性克汀病　是严重缺碘地区 IDD 的最严重表现形式。多因孕期妇女、哺乳期妇女和婴幼儿期严重缺碘影响了胎儿和发育前儿童的中枢神经系统大脑皮层神经细胞的分化增殖，使大脑发育、机体生长明显滞后，患者有不同程度的智力低下、体格矮小、听力障碍、神经运动障碍及甲状腺功能低下和甲状腺肿，可概括为呆、小、聋、哑、瘫。

地方性克丁病诊断标准：具备必备条件和两种辅助条件中的 1 项及以上。

（1）必备条件：①出生居住在碘缺乏地区；②具有不同程度的精神发育迟滞，智商（IQ）≤ 54。

（2）辅助条件：

1）神经系统障碍：①运动神经障碍（锥体系和锥体外系），包括不同程度的痉挛性瘫痪，步态、姿势异常，斜视。②不同程度的语言障碍（哑或说话障碍）。③不同程度的听力障碍。

2）甲状腺功能障碍：①不同程度的身体发育障碍。②不同程度的克汀病形象：眼距宽、鼻梁塌、傻笑并伴有耳软、腹膨隆、脐疝。③不同程度的甲状腺功能低下的表现：黏液水肿、皮肤干燥、毛发干粗。

3）实验室和 X 线检查：甲减时血清 TSH 高于正常、TT_4（FT_4）低于正常，TT_3（FT_3）正常或降低，亚临床甲减时，血清 TSH 高于正常、TT_4（FT_4）正常；X 线骨龄发育落后或骨骺愈合延迟。

亚克汀诊断标准：具备必备条件和两种辅助条件中的 1 项及以上。

（1）必备条件：

1）出生居住在碘缺乏地区；

2）具有轻度的精神发育迟滞，智商（IQ）介于 55 ~ 69 之间。

（2）辅助条件：

1）神经系统障碍：①轻度或极轻度的神经系统损伤，表现为精神运动障碍和（或）运动技能障碍。②轻度的语言障碍或正常。③极轻度的听力障碍，电测听时，听力阈值升高，高频或低频有异常。

2）甲状腺功能障碍：①轻度的体格发育障碍。②轻度骨龄发育落后或骨骺愈合延迟。③实验室检查：没有甲减；可发现亚临床甲减，或者单纯性低甲状腺素血症（血清 TSH 正常，TT_4 或

FT$_4$低于正常）。

（四）防治措施

1．补碘措施　在碘缺乏病病区应进行人群补碘，常见的补碘方法有碘盐法和碘油法。

（1）碘盐法：食用合格碘盐是我国预防碘缺乏病的最主要、最方便、最适用的方法。碘盐是把微量碘化物（碘化钾、碘酸钾、海藻碘）加入食盐混匀后食用。2011年前卫生部公布的食品安全国家标准《食用盐碘含量》规定，食用盐产品（碘盐）中碘含量的平均水平（以碘元素计）为 20 ～ 30mg/kg。食用盐碘含量的允许波动范围为规定的食用盐碘含量平均水平 ±30%。各省、自治区、直辖市人民政府卫生行政部门在规定的范围内，根据当地人群实际碘营养水平，选择适合本地情况的食用盐碘含量平均水平。

（2）碘油法：是用碘与植物油制成的有机碘化物，主要有注射用针剂和口服用胶囊两种剂型。碘油为碘盐的临时性替代措施或应急性措施，其应用范围小，主要用于暂时还不能供应碘盐或碘盐尚不能满足补碘需要的中、重度病区。

2．碘缺乏病监测　为保证加碘食盐的碘含量，要常抽查监测加碘食盐从加工厂、批发、销售、入户、食用各个环节，同时注意加碘食盐的防潮、防晒、密闭保存。对人群进行定期调查，比较食用加碘食盐前后的人群甲状腺肿发病率的动态变化。

3．其他措施　对于非缺碘性甲状腺肿流行区要查明原因，采取针对性防治措施，如减少食用促甲状腺肿物质（硫氰酸盐、硫葡萄苷）含量高的食品；水中不缺碘而硬度过高时，选用软水水源或饮用煮沸过的水等。

三、地方性氟病

地方性氟病是由于外界环境中氟元素含量过多，使生活在该环境中的居民长期摄入过量氟所引起的一种慢性全身性疾病，亦称地方性氟病。

（一）流行特征

1．地区分布　地方性氟病是世界上分布最广的一种地方病。全世界大约有50多个国家流行本病，主要流行于印度、苏联、波兰、捷克斯洛伐克、德国、意大利、英国、美国、阿根廷、墨西哥、摩洛哥、日本、朝鲜、马来西亚等国；我国除上海市外，其他省、市、自治区均有不同程度的地方性氟病的流行区，病区主要分布在长白山以西、长江以北的广大区域，为浅层高氟地下水病区，是我国面积最广的病区类型；渤海湾滨海平原等地区为深层高氟地下水病区；北京小汤山、广东丰顺等地区是高氟泉水病区；昆明、贵阳等地区为高氟岩矿病区。另外，四川、广西、湖北等12省的150个县中的病区为生活燃煤污染型病区。

2．人群分布　乳牙一般不发生斑牙，恒牙形成期生活在高氟区的儿童均可患氟斑牙，且终身携带；氟骨症多见于成人，主要在青壮年时期，且随年龄增长患病率增加。一般认为氟斑牙与氟骨症均无明显的性别差异。氟骨症的发病与居住在病区的年限有关，在其他条件相似的情况下，居住年限越长患病率越高，病情越重。

（二）发病原因

地方性氟中毒发病的主要原因是当地岩石、土壤中含氟量过高，造成饮水和食物中含氟量高。根据高氟来源和环境介质不同，我国地方性氟中毒可分为3种类型：

1．饮水型氟中毒　是由于居民长期饮用高氟水所致。饮水型氟中毒分布最广、最常见。由于水源类型不同，高氟区可分为：①浅层泉水高氟区：在我国分布在长白山以西，长江以北的广大区域内；②深层高氟地下水地区：最典型的就是渤海湾一带；③富氟岩石和氟矿床地区：主要是与当地存在的萤石矿、磷灰石矿或冰晶石矿有直接关系，如辽宁义县、浙江义乌市、河南洛阳市、内蒙古赤峰市、山东烟台、贵州的贵阳市等地区；④地热和温泉高氟水地区：在我国从东北到南方沿海地区几乎都有散在的分布。

2. 煤烟污染型氟中毒　是当地居民长期使用"无排烟道"的土炉或土灶，燃烧的含氟量较高的石煤：取暖、做饭或烘烤粮食、蔬菜等，导致室内空气受到严重的氟污染，如家中的粮食、蔬菜等主要食物，长期接触，导致人体摄入过高的含氟量，而引起的慢性氟中毒。主要分布在长江两岸附近及西南的边远山区。重病区集中在云南、贵州、四川省交界的山区。目前发现的病区有：云南、贵州、四川、重庆、湖北、湖南、陕西、河南、江西、山西、广西、浙江、辽宁、北京等14个省、自治区、直辖市。

3. 饮茶型氟中毒　是由于砖茶中的含氟量很高，长期大量饮用，造成体内氟大量蓄积，而引起慢性氟中毒。主要分布在四川、青海、西藏、新疆、内蒙古、云南等省、自治区的少数民族地区。

（三）临床表现

1. 氟斑牙　是地方性氟中毒中最早出现的体征，出生并生长在病区者几乎均可患氟斑牙。

（1）釉质光泽度改变：釉质失去光泽，不透明，可见白垩样（似粉笔样）线条、斑点、斑块，甚至白垩样改变也可布满整个牙面。

（2）釉质着色：釉质出现不同程度的颜色改变，呈浅黄、黄褐、深褐色或黑色的斑点、斑块，并以门牙着色较为严重。

（3）釉质缺损：缺损的程度不一，可表现为釉面细小凹痕，较大凹窝，以至浅层釉质较大面积剥脱，或涉及整个牙面。缺损可仅限于釉质表层，或深及牙本质，以致牙齿断裂、牙体外形不整。

2. 氟骨症　是氟中毒的重要临床表现，以躯干、四肢运动受限和肢体变形为主。起病缓慢，由于骨骼的脱钙和肌腱、韧带的钙化，引起肢体变形、颈项强直，脊柱前弯受限制，呈现驼背畸形。四肢大关节屈曲固定，肌肉挛缩，失去随意运动的能力。患者自觉症状主要是四肢、脊柱酸痛，尤以膝、肘、腰多见。发病过程先是下肢关节痛，然后到腰和上肢。

（四）预防措施

1. 一级预防　控制氟的来源和减少氟的摄入量是根本性的预防措施。

（1）改水降氟：对于饮水型，改换低氟水源和饮水除氟，集中式供水可用混凝沉淀法和活性氧化铝法、分散式给水可用碱式氯化铝和硫酸铝法除氟。

（2）改灶降氟：对于燃煤型，改良炉灶，更换燃料，改进室内燃煤方式，加强排烟措施，减少室内空气污染。

（3）控制食物氟污染：改良食物干燥方法，避免炉烟直接接触食物，降低食物的氟含量；降低砖茶的含氟量，或用低氟茶代替含氟高的砖茶。

2. 二级预防　结合环境监测和人体健康检查，做到早期发现、早期诊断、早期治疗。

3. 综合措施　改造盐碱土壤、疏通河道、植树造林，以减少氟化物积蓄；改善饮食结构，多摄入蛋白质、维生素、钙丰富的食物，增强体质和机体抗氟能力；注意个人防护，不用含氟牙膏、含氟药物。

本章小结

一、传染病

（一）传染病发生取决于：①病原体的传染力、致病力、毒力和侵入门户；②宿主缺乏免疫力；③感染发生、发展的结果。

本章小结

（二）传染病流行过程的三个基本环节：传染源；传播途径；易感人群。

1. 传染源　包括患者、病原携带者和受感染的动物。

2. 传播途径可以是

（1）经空气传播：①经飞沫传播；②经飞沫核传播；③经尘埃传播。

（2）经水传播：①经饮水传播；②经疫水传播。

（3）经食物传播。

（4）经接触传播：①直接接触传播；②间接接触传播。

（5）经媒介节肢动物传播：①机械携带传播；②生物学传播。

（6）经土壤传播。

（7）医源性传播主要指：①诊疗设备等受污染；②药品、生物制品受污染。

（8）垂直传播：①经胎盘传播；②上行性传播；③分娩时传播。

（三）疫源地的概念　是指传染源及其排出的病原体，向周围传播时可能波及的范围。

（四）疫源地消灭的条件　①传染源被移走或消除了排出病原体的状态；②传染源播散在环境中的病原体被彻底消灭；③所有易感接触者经过该病的最长潜伏期没有新感染发生。

（五）疾病的流行强度　是指某病在某地某人群中一定时期内发病数量的变化及其特征。描述流行强度分为散发、暴发、流行和大流行四种情况。

（六）传染病的预防与控制

1. 经常性的预防措施包括两方面

（1）一般措施：①健康教育；②改善卫生条件；③国境卫生检疫。

（2）免疫预防：我国的儿童免疫规划疫苗有：乙肝疫苗、卡介苗、脊灰疫苗、百白破疫苗、麻疹疫苗、白破疫苗、麻腮风疫苗、乙脑疫苗、流脑菌苗、甲肝疫苗；重点人群接种的疫苗：出血热疫苗、炭疽疫苗、钩体疫苗。通过接种上述疫苗，可预防15种传染病。

（3）实施预防接种：要严格按照《预防接种工作规范》和免疫程序进行，对各种疫苗的接种途径、接种剂量、保存条件严格按疫苗说明书执行，并要特别注意各种疫苗接种的禁忌证。

2. 疫情控制措施有

（1）针对传染源：主要是对患者的隔离和接触者的检疫、应急预防。

（2）针对传播途径：主要采取消毒、杀虫、灭鼠等卫生措施消灭传播途径中的病原体和媒介昆虫。

（3）针对易感人群主要是：①免疫预防；②药物预防；③针对传播途径采取个人防护措施。

二、医院安全管理

1. 影响医院安全的因素包括

（1）医院专业因素：①技术性有害因素；②药物性有害因素。

（2）医院环境因素：①医院感染；②射线损伤；③设施安全；④环境污染；⑤食品安全。

（3）医院管理因素。

本章小结

（4）医院以外的社会因素。

2. 患者安全防范　主要通过建立医疗质量保障体系、制定和严格执行各种安全相关制度以及建立减少错误发生的约束机制等方面的措施。

3. 医务人员安全防范　主要从化学制剂的防护、抗肿瘤药物的防护、物理伤害的防护、避免生物伤害造成的感染、完善风险管理、防止医院暴力几方面着手采取措施。

三、慢性非传染性疾病

（一）慢性非传染性疾病危险因素

1. 高血压的危险因素　遗传；超重或肥胖；饮食因素；饮酒；体育活动；精神因素。

2. 冠心病的危险因素　高血压；血脂异常；行为生活方式（吸烟、高脂饮食、大量饮酒、缺乏体育锻炼）；糖尿病；肥胖；危险因素的联合作用。

3. 脑卒中的危险因素　高血压；心脏病；糖尿病；吸烟；酗酒；血脂异常。

4. 糖尿病的危险因素　遗传因素；超重与肥胖；膳食因素；缺乏体力活动；糖耐量受损；高血压；病毒感染；血脂异常；精神因素；吸烟。1型糖尿病与自身免疫有关。

5. 恶性肿瘤的危险因素

（1）环境因素：物理因素、化学因素、生物因素。

（2）行为生活方式：吸烟、饮酒、饮食。

（3）社会心理因素：负性事件、C型性格等。

（4）遗传因素：多数肿瘤属于多基因遗传范畴。

（5）职业接触。

（二）慢性非传染性疾病的预防

主要是围绕危险因素做好三级预防工作，尤其是一、二级预防。

四、地方病

（一）地方病　是指发生在某一特定地区，同一定的自然环境有密切关系的疾病。

（二）地方病的分类　按病因可分为化学元素性地方病和生物源性地方病。

（三）常见地方病的病因与临床表现

1. 碘缺乏病的病因　主要是碘缺乏。

2. 碘缺乏病的临床表现　主要有甲状腺肿和地方性克汀病（患儿不同程度的智力低下、体格矮小、听力障碍、神经运动障碍及甲状腺功能低下和甲状腺肿）。

3. 地方性氟中毒的病因　主要是由于当地岩石、土壤中含氟量过高，造成饮水和食物中含氟量高而引起的。

4. 地方性氟中毒的临床表现　主要有氟斑牙、氟骨症。

（四）地方病的预防　对病因明确的，重点是做好一级预防；同时加强对地方病的监测，为地方病的防控提供依据。

（凌　媛）

附录 1 t 界值表

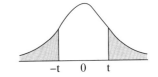

自由度	单侧	0.25	0.1	0.05	0.025	0.01	0.005	0.0025	0.001	0.0005
ν	双侧	0.50	0.2	0.1	0.05	0.02	0.01	0.005	0.002	0.001
1		1.000	3.078	6.314	12.706	31.821	63.657	127.321	318.309	636.619
2		0.816	1.886	2.920	4.303	6.965	9.925	14.089	22.327	31.599
3		0.765	1.638	2.353	3.182	4.541	5.841	7.453	10.215	12.924
4		0.741	1.533	2.132	2.776	3.747	4.604	5.598	7.173	8.610
5		0.727	1.476	2.015	2.571	3.365	4.032	4.773	5.893	6.869
6		0.718	1.440	1.943	2.447	3.143	3.707	4.371	5.208	5.959
7		0.711	1.415	1.895	2.365	2.998	3.499	4.029	4.785	5.408
8		0.706	1.397	1.860	2.306	2.896	3.355	3.833	4.501	5.041
9		0.703	1.383	1.833	2.262	2.821	3.250	3.690	4.297	4.781
10		0.700	1.372	1.812	2.228	2.764	3.169	3.581	4.144	4.587
11		0.697	1.363	1.796	2.201	2.718	3.106	3.497	4.025	4.437
12		0.695	1.356	1.782	2.179	2.681	3.055	3.428	3.930	4.318
13		0.694	1.350	1.771	2.160	2.650	3.012	3.372	3.852	4.221
14		0.692	1.345	1.761	2.145	2.624	2.977	3.326	3.787	4.140
15		0.691	1.341	1.753	2.131	2.602	2.947	3.286	3.733	4.073
16		0.690	1.337	1.746	2.120	2.583	2.921	3.252	3.686	4.015
17		0.689	1.333	1.740	2.110	2.567	2.898	3.222	3.646	3.965
18		0.688	1.330	1.734	2.101	2.552	2.878	3.197	3.610	3.922
19		0.688	1.328	1.729	2.093	2.539	2.861	3.174	3.579	3.883
20		0.687	1.325	1.725	2.086	2.528	2.845	3.153	3.552	3.850
21		0.686	1.323	1.721	2.080	2.518	2.831	3.135	3.527	3.819
22		0.686	1.321	1.717	2.074	2.508	2.819	3.119	3.505	3.792
23		0.685	1.319	1.714	2.069	2.500	2.807	3.104	3.485	3.768
24		0.685	1.318	1.711	2.064	2.492	2.797	3.091	3.467	3.745
25		0.684	1.316	1.708	2.060	2.485	2.787	3.078	3.450	3.725
26		0.684	1.315	1.706	2.056	2.479	2.779	3.067	3.435	3.707
27		0.684	1.314	1.703	2.052	2.473	2.771	3.057	3.421	3.690
28		0.683	1.313	1.701	2.048	2.467	2.763	3.047	3.408	3.674
29		0.683	1.311	1.699	2.045	2.462	2.756	3.038	3.396	3.659
30		0.683	1.310	1.697	2.042	2.457	2.750	3.030	3.385	3.646
31		0.682	1.309	1.696	2.040	2.453	2.744	3.022	3.375	3.633
32		0.682	1.309	1.694	2.037	2.449	2.738	3.015	3.365	3.622
33		0.682	1.308	1.692	2.035	2.445	2.733	3.008	3.356	3.611
34		0.682	1.307	1.691	2.032	2.441	2.728	3.002	3.348	3.601
35		0.682	1.306	1.690	2.030	2.438	2.724	2.996	3.340	3.591
36		0.681	1.306	1.688	2.028	2.434	2.719	2.990	3.333	3.582
37		0.681	1.305	1.687	2.026	2.431	2.715	2.985	3.326	3.574
38		0.681	1.304	1.686	2.024	2.429	2.712	2.980	3.319	3.566
39		0.681	1.304	1.685	2.023	2.426	2.708	2.976	3.313	3.558
40		0.681	1.303	1.684	2.021	2.423	2.704	2.971	3.307	3.551
50		0.679	1.299	1.676	2.009	2.403	2.678	2.937	3.261	3.496
60		0.679	1.296	1.671	2.000	2.390	2.660	2.915	3.232	3.460
70		0.678	1.294	1.667	1.994	2.381	2.648	2.899	3.211	3.435
80		0.678	1.292	1.664	1.990	2.374	2.639	2.887	3.195	3.416
90		0.677	1.291	1.662	1.987	2.368	2.632	2.878	3.183	3.402
100		0.677	1.290	1.660	1.984	2.364	2.626	2.871	3.174	3.390
200		0.676	1.290	1.660	1.984	2.364	2.626	2.839	3.174	3.390
500		0.675	1.290	1.660	1.984	2.364	2.626	2.820	3.174	3.390
1000		0.675	1.289	1.658	1.980	2.358	2.617	2.813	3.160	3.373
∞			1.282	1.645	1.960	2.326	2.576	2.807	3.090	3.291

附录2 χ² 界值表

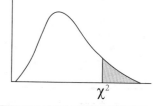

χ^2

自由度	概率 P												
ν	0.995	0.990	0.975	0.950	0.900	0.750	0.500	0.250	0.100	0.050	0.025	0.010	0.005
1	...	...	...	...	0.02	0.10	0.45	1.32	2.71	3.84	5.02	6.63	7.88
2	0.01	0.02	0.02	0.10	0.21	0.58	1.39	2.77	4.61	5.99	7.38	9.21	10.60
3	0.07	0.11	0.22	0.35	0.58	1.21	2.37	4.11	6.25	7.81	9.35	11.34	12.84
4	0.21	0.30	0.48	0.71	1.06	1.92	3.36	5.39	7.78	9.49	11.14	13.28	14.86
5	0.41	0.55	0.83	1.15	1.61	2.67	4.35	6.63	9.24	11.07	12.83	15.09	16.75
6	0.68	0.87	1.24	1.64	2.20	3.45	5.35	7.84	10.64	12.59	14.45	16.81	18.55
7	0.99	1.24	1.69	2.17	2.83	4.25	6.35	9.04	12.02	14.07	16.01	18.48	20.28
8	1.34	1.65	2.18	2.73	3.40	5.07	7.34	10.22	13.36	15.51	17.53	20.09	21.96
9	1.73	2.09	2.70	3.33	4.17	5.90	8.34	11.39	14.68	16.92	19.02	21.67	23.59
10	2.16	2.56	3.25	3.94	4.87	6.74	9.34	12.55	15.99	18.31	20.48	23.21	25.19
11	2.60	3.05	3.82	4.57	5.58	7.58	10.34	13.70	17.28	19.68	21.92	24.72	26.76
12	3.07	3.57	4.40	5.23	6.30	8.44	11.34	14.85	18.55	21.03	23.34	26.22	28.30
13	3.57	4.11	5.01	5.89	7.04	9.30	12.34	15.98	19.81	22.36	24.74	27.69	29.82
14	4.07	4.66	5.63	6.57	7.79	10.17	13.34	17.12	21.06	23.68	26.12	29.14	31.32
15	4.60	5.23	6.27	7.26	8.55	11.04	14.34	18.25	22.31	25.00	27.49	30.58	32.80
16	5.14	5.81	6.91	7.96	9.31	11.91	15.34	19.37	23.54	26.30	28.85	32.00	34.27
17	5.70	6.41	7.56	8.67	10.09	12.79	16.34	20.49	24.77	27.59	30.19	33.41	35.72
18	6.26	7.01	8.23	9.39	10.86	13.68	17.34	21.60	25.99	28.87	31.53	34.81	37.16
19	6.84	7.63	8.91	10.12	11.65	14.56	18.34	22.72	27.20	30.14	32.85	36.19	38.58
20	7.43	8.26	9.59	10.85	12.44	15.45	19.34	23.83	28.41	31.41	34.17	37.57	40.00
21	8.03	8.90	10.28	11.59	13.24	16.34	20.34	24.93	29.62	32.67	35.48	38.93	41.40
22	8.64	9.54	10.98	12.34	14.04	17.24	21.34	26.04	30.81	33.92	36.78	40.29	42.80
23	9.26	10.20	11.69	13.09	14.85	18.14	22.34	27.14	32.01	35.17	38.08	41.64	44.18
24	9.89	10.86	12.40	13.85	15.66	19.04	23.34	28.24	33.20	36.42	39.36	42.98	45.56
25	10.52	11.52	13.12	14.61	16.47	19.94	24.34	29.34	34.38	37.65	40.65	44.31	46.93
26	11.16	12.20	13.84	15.38	17.29	20.84	25.34	30.43	35.56	38.89	41.92	45.64	48.29
27	11.81	12.88	14.57	16.15	18.11	21.75	26.34	31.53	36.74	40.11	43.19	46.96	49.64
28	12.46	13.56	15.31	16.93	18.94	22.66	27.34	32.62	37.92	41.34	44.46	48.28	50.99
29	13.12	14.26	16.05	17.71	19.77	23.57	28.34	33.71	39.09	42.56	45.72	49.59	52.34
30	13.79	14.95	16.79	18.49	20.60	24.48	29.34	34.80	40.26	43.77	46.98	50.89	53.67
40	20.71	22.16	24.43	26.51	29.05	33.66	39.34	45.62	51.80	55.76	59.34	63.69	66.77
50	27.99	29.71	32.36	34.76	37.69	42.94	49.33	56.33	63.17	67.50	71.42	76.15	79.49
60	35.53	37.48	40.48	43.19	46.46	52.29	59.33	66.98	74.40	79.08	83.30	88.38	91.95
70	43.28	45.44	48.76	51.74	55.33	61.70	69.33	77.58	85.53	90.53	95.02	100.42	104.22
80	51.17	53.54	57.15	60.39	64.28	71.14	79.33	88.13	96.58	101.88	106.63	112.33	116.32
90	59.20	61.75	65.65	69.13	73.29	80.62	89.33	98.64	107.56	113.14	118.14	124.12	128.30
100	67.33	70.06	74.22	77.93	82.36	90.13	99.33	109.14	118.50	124.34	129.56	135.81	140.17

中英文专业词汇索引

主要参考文献

1. 世界卫生组织. 世界银行与世界卫生组织联合发布全民健康覆盖的新目标 [EB/OL]. (2013-12-10) [2014-02-16]. http://www.worldbank.org/en/topic/universalhealthcoverage.

2. 中华人民共和国统计局. 2014 中国统计年鉴 [EB/OL]. http://www.stats.gov.cn/tjsj/ndsj/2014/indexch.htm.

3. 中华人民共和国卫生和计划生育委员会. 2013 中国卫生统计年鉴 [EB/OL]. http://www.nhfpc.gov.cn/htmlfiles/zwgkzt/ptjnj/year2013/index2013.html.

4. 郝晓鸣, 鲍缇夕. 预防医学. 北京: 北京大学医学出版社, 2011.

5. 郭秀花. 医学统计学与软件实现方法. 1 版. 北京: 科学出版社, 2012.

6. 王建华. 预防医学. 2 版. 北京: 北京大学医学出版社, 2009.

7. 北京疾病预防控制中心. 北京居民健康期望寿命研究结果 [EB/OL]. http://www.bjcdc.org/article/38901/2014/6/1402963518440.html.

8. 中华人民共和国卫生和计划生育委员会. 国家基本公共卫生服务规范 (2011 年版) [EB/OL]. http://www.nhfpc.gov.cn/zhuzhan/wsbmgz/201304/cb5978bb42814451a26e5c97dd855254.shtml.

9. 吴争鸣, 等. 国家基本公共卫生服务知识与技能. 北京: 军事医学科学出版社, 2012.

10. 李志华. 流行病学. 北京: 科学出版社, 2011.

11. 凌文华. 预防医学. 3 版. 北京: 人民卫生出版社, 2012.

12. 唐明德. 社区预防医学. 北京: 北京大学医学出版社, 2009.

13. 傅华. 预防医学. 5 版. 北京: 人民卫生出版社, 2008.

14. 袁聚祥. 预防医学. 3 版. 北京: 北京大学医学出版社, 2008.

15. 中华人民共和国卫生和计划生育委员会. 卫生标准 [EB/OL]. http://www.nhfpc.gov.cn/zwgkzt/pwsbz/wsbz.shtml.

16. 中国疾病预防控制中心. 公共卫生科学数据中心 [EB/OL]. http://www.phsciencedata.cn/Share/ky_sjml.jsp.

17. 程义勇. 《中国居民膳食营养素参考摄入量》2013 修订版简介. 营养学报 2014, 36 (4): 313-320.

18. 世界卫生组织. 健康膳食建议 [EB/OL]. http://www.who.int/mediacentre/factsheets/fs394/en/.

19. 世界卫生组织. 世卫组织全球食源性疾病负担评估行动 [EB/OL]. http://www.who.int/foodsafety/fs_management/No_05_FBD_July08_ch.pdf?ua=1.

20. 中华人民共和国中央人民政府. 中华人民共和国职业病防治法 [EB/OL]. http://www.gov.cn/banshi/2005-08/01/content_19003.htm.

21. 中华人民共和国中央人民政府. 中华人民共和国食品安全法 [EB/OL]. http://www.gov.cn/xinwen/2015-04/25/content_2852919.htm.

22. 中华人民共和国中央人民政府. 中华人民共和国传染病防治法 [EB/OL]. .http://www.gov.cn/fwxx/bw/wsb/content_417553.htm.